専門医のための
眼科診療クオリファイ

シリーズ総編集
大鹿哲郎
筑波大学
大橋裕一
愛媛大学

眼救急疾患スクランブル

編集
坂本泰二
鹿児島大学

中山書店

シリーズ刊行にあたって

　21世紀はquality of life（生活の質）の時代といわれるが，生活の質を維持するためには，感覚器を健康に保つことが非常に重要である．なかでも，人間は外界の情報の80％を視覚から得ているとされるし，ゲーテは「視覚は最も高尚な感覚である」（ゲーテ格言集）との言葉を残している．視覚を通じての情報収集の重要性は，現代文明社会・情報社会においてますます大きくなっている．

　眼科学は最も早くに専門分化した医学領域の一つであるが，近年，そのなかでも専門領域がさらに細分化し，新しいサブスペシャリティを加えてより多様化している．一方で，この数年間でもメディカル・エンジニアリング（医用工学）や眼光学・眼生理学・眼生化学研究の発展に伴って，新しい診断・測定器機や手術装置が次々に開発されたり，種々のレーザー治療，再生医療，分子標的療法など最新の技術を生かした治療法が導入されたりしている．まさにさまざまな叡智が結集してこそ，いまの眼科診療が成り立つといえる．

　こういった背景を踏まえて，眼科診療を担うこれからの医師のために，新シリーズ『専門医のための眼科診療クオリファイ』を企画した．増え続ける眼科学の知識を効率よく整理し，実際の日常診療に役立ててもらうことを目的としている．眼科専門医が知っておくべき知識をベースとして解説し，さらに関連した日本眼科学会専門医認定試験の過去問題を"カコモン読解"で解説している．専門医を目指す諸君には学習ツールとして，専門医や指導医には知識の確認とブラッシュアップのために，活用いただきたい．

大鹿　哲郎
大橋　裕一

序

　視覚の担い手となる眼球は，人体諸臓器のなかでも特殊な形をしているのみならず，きわめて精緻な構造をしている．そのため，小さな侵襲（外傷など）によっても，回復不可能な機能障害に陥る危険性がある．一方，眼球および付属器は，整容の点からも重要な役割を担っている．機能は障害されなくても，外傷などによって整容的に問題が残れば，社会生活を送るうえで重大な問題を引き起こすことは，容易に理解されよう．

　これらのことは古くから認識されており，外傷などの救急疾患に対する対処法は，眼科においては特に重要な学問領域，治療領域とされ，多くの書籍や文献が出版されてきた．それらをすべて網羅することは不可能であるが，最も重要なエッセンスをあえて一言でいえば，"初期治療が肝心"ということである．糖尿病や緑内障などの慢性疾患においては，診断から治療までに一定の時間的猶予があるが，救急疾患においては，そのような猶予はない．診療を行っている限りは，患者が思わぬ状況に陥って，救急処置が必要な事態は常に起こりうるので，ある程度の用意をあらかじめしておく必要がある．

　ただし，他医学領域と異ならず，この領域も急速に変化，進歩している．数年前の標準治療が，現在では受け入れられていないことも多い．また，診断治療への社会からの要求水準も確実に上昇している．そこで本巻では，現時点での眼科救急疾患治療について，基本的な内容から，最先端の内容まで包括的にまとめた．本巻を外来に置くことで，いざという時の手引書とすることも可能であり，書斎で本巻をじっくり読むことで，救急疾患を体系的に理解することも可能である．特に注意していただきたい点は，救急疾患や外傷は，受傷機転がさまざまであり標準的モデルがつくれない．そのため，標準治療が存在しない場合には，独自の方法で治療して成功しているベテラン医師も少なくはない．本巻では，そのような議論のある点についても，執筆者名を記すことで，あえて掲載した．

　本巻を読まれたかたの眼科救急疾患への理解がより深まり，救急医療実践の一助になれば幸いである．

2014年2月

鹿児島大学大学院医歯学総合研究科眼科学／教授
坂本　泰二

専門医のための眼科診療クオリファイ
21 ■ 眼救急疾患スクランブル
目次

1 主訴からみた眼救急疾患

眼痛	内野英輔	2
流涙	藤田敦子	5
目が赤い	大熊真一	9
目が腫れた	家里康弘, 村田敏規	13
視力低下	坂本泰二	15
視野欠損	園田恭志	18
複視	上笹貫太郎	21
頭痛, 悪心, 嘔吐	立松良之, 酒井恵理子	24

2 症状・所見からみた疾患の鑑別と治療

結膜浮腫	佐々木香る	32
結膜下出血 カコモン読解 19臨床6	武田篤信	37
眼脂	重安千花, 山田昌和	40
CQ 眼脂でも救急性のあるものはありますか？	松本光希	44
角膜炎, 角膜潰瘍	井上幸次	46
眼圧上昇	阿部早苗, 吉冨健志	51
前房蓄膿	木村育子	54
瞳孔異常	木村直樹, 三村 治	57
白色瞳孔	鈴木茂伸	60
水晶体脱臼	高橋 浩	63
硝子体混濁	庄司拓平, 森 圭介	66

カコモン読解 過去の日本眼科学会専門医認定試験から，項目に関連した問題を抽出し解説する "カコモン読解" がついています．（凡例：21臨床30→第21回臨床実地問題30問，19一般73→第19回一般問題73問）
試験問題は，日本眼科学会の許諾を得て引用転載しています．本書に掲載された模範解答は，実際の認定試験において正解とされたものとは異なる場合があります．ご了承ください．

CQ "クリニカル・クエスチョン" は，診断や治療を進めていくうえでの疑問や悩みについて，解決や決断に至るまでの考え方，アドバイスを解説する項目です．

眼底白斑	原 千佳子	69
黄斑浮腫	今井 章, 村田敏規	73
網膜周辺部変性・裂孔	西村 彰	76
網膜・硝子体出血	鈴間 潔	79
うっ血乳頭, 乳頭浮腫	中馬秀樹	82
乳頭陥凹, 視神経萎縮	石橋真吾, 田原昭彦	86
眼球突出	水野かほり, 井上洋一	89
眼球運動障害 カコモン読解 21臨床37 22臨床35	中馬秀樹	92
眼振	新明康弘	98

3 外傷で救急処置が必要な眼疾患

眼窩／眼窩骨折 カコモン読解 18一般77 24臨床44	山田貴之	106
眼窩／眼窩内異物 カコモン読解 22臨床40	古田 実	111
眼瞼／眼瞼挫傷・裂傷・欠損	渡辺彰英	117
眼瞼／外傷性眼瞼下垂	上笹貫太郎, 嘉鳥信忠	120
眼瞼／眼瞼内異物	鹿嶋友敬	123
眼瞼／涙小管断裂	野田実香	126
CQ 外傷後の眼瞼形成について, 専門医に送る際の注意点を教えてください	上笹貫太郎, 嘉鳥信忠	129
結膜／結膜異物	園田 靖	131
結膜／結膜裂傷	片上千加子	134
角膜／角膜異物 カコモン読解 18臨床16 19臨床35	笹元威宏, 小池 昇	137
角膜／角膜裂傷 カコモン読解 18臨床6 23臨床42	渡辺 仁	145
角膜／薬物・熱傷による角膜傷害	外園千恵	151
角膜／電気・放射線障害	森重直行	156
CQ LASIK後の角膜外傷について教えてください	戸田郁子	159
SQ 角膜再生治療の現状を教えてください	相馬剛至, 西田幸二	162
強膜／強膜破裂 カコモン読解 19臨床38 24臨床43	牛田宏昭	164
水晶体／外傷性白内障 カコモン読解 20臨床44	西村栄一	170
水晶体／水晶体脱臼	加治優一, 大鹿哲郎	174
CQ 外傷性白内障術後の眼内レンズ挿入時期を教えてください	林 研	176
ぶどう膜／前房出血 カコモン読解 22臨床38	久冨智朗	178
ぶどう膜／外傷性虹彩炎	澤田智子	182

SQ "サイエンティフィック・クエスチョン"は, 臨床に直結する基礎知見を, ポイントを押さえて解説する項目です.

ぶどう膜／虹彩離断，隅角離開	カコモン読解 18臨床34 21臨床42	久保田敏昭，中室隆子，横山勝彦	184
ぶどう膜／外傷性散瞳		筑田 眞	189
ぶどう膜／虹彩脱出 カコモン読解 23臨床46		筑田 眞	192
CQ 外傷後の交感性眼炎は，どのようなことに気をつけたらよいですか？		後藤 浩	196
ぶどう膜／外傷性感染性眼内炎		加藤亜紀，安川 力	198
ぶどう膜／脈絡膜破裂 カコモン読解 19臨床34 20臨床42 24臨床42		石子智士	202
SQ 出血が組織障害を起こすメカニズムについて教えてください		納富昭司，久冨智朗	207
CQ shaken baby syndromeについて教えてください		牧野伸二	210
網膜／網膜出血 カコモン読解 22臨床4		小島正嗣，緒方奈保子	213
網膜／網膜振盪症		板倉宏高	216
網膜／外傷性網膜壊死		板倉宏高	218
網膜／外傷性網膜剝離		國方彦志	220
網膜／外傷性黄斑円孔 カコモン読解 19臨床42 24臨床16		西村哲哉	225
網膜／外傷性低眼圧黄斑症 カコモン読解 21臨床41		大黒 浩，渡部 恵	229
CQ 日食網膜症について教えてください		大鹿哲郎	231
網膜／レーザー光による障害		北口善之，不二門 尚	233
CQ 眼底が見えないときの画像診断について教えてください		林 英之	236
SQ 外傷性網膜病変のOCT所見について教えてください		丸子一朗	240
硝子体／眼内異物		池田俊英	245
硝子体／眼球鉄症 カコモン読解 22一般83		飯島裕幸	249
視神経／外傷性視神経症，視神経管骨折 カコモン読解 20臨床6		柏井 聡	252
SQ 外傷性視神経障害のERGについて教えてください		町田繁樹	258
全身性／むちうち症		江本博文，江本有子，清澤源弘	262
全身性／Purtscher網膜症 カコモン読解 18一般79 23臨床41 24一般78		小川葉子，小澤洋子	264
CQ Valsalva網膜症について教えてください		吉田茂生，高木健一	269

4 イラストでわかる救急時の眼科特殊処置

眼瞼裂傷への処置		鹿嶋友敬	272
前房内異物への処置		宮崎勝徳	277
二重穿孔への処置 カコモン読解 22一般82		河合憲司	280
角膜裂傷への処置		忍田太紀	291
硝子体・網膜異物への処置 カコモン読解 19臨床37		小泉 閑	295
駆逐性出血への処置		櫻井真彦	300

5 外傷以外で救急処置が必要な眼疾患

項目	著者	頁
感染性角膜炎	宇野敏彦	308
コンタクトレンズによる障害　カコモン読解　21臨床16	守田裕希子，森重直行，植田喜一	310
再発性角膜びらん	内野英輔	314
急性前部ぶどう膜炎　カコモン読解　24臨床21	北市伸義	316
CQ　Behçet病の発作時の診断治療を教えてください	南場研一	320
流行性角結膜炎	内尾英一	322
SQ　急性結膜炎の簡便な診断法について教えてください	内尾英一	325
細菌性眼内炎	喜多美穂里	327
CQ　真菌性眼内炎の特徴を教えてください	喜多美穂里	330
急性緑内障発作	有村尚悟，稲谷 大	332
CQ　血管新生緑内障の治療を教えてください	髙村佳弘，稲谷 大	336
網膜中心動脈閉塞症	石龍鉄樹	338
CQ　網膜中心静脈閉塞症で緊急治療が必要なものはありますか？	近藤峰生	340
網膜下出血　カコモン読解　20臨床18	納富昭司，久冨智朗	342
裂孔原性網膜剝離	井上 真	347
眼窩蜂巣炎	松尾俊彦	350
視神経炎	山上明子	353
CQ　視神経炎と間違えやすいぶどう膜炎を教えてください	中尾久美子	356

文献* 359

索引 371

* "文献"は，各項目でとりあげられる引用文献，参考文献の一覧です．

編集者と執筆者の紹介

シリーズ総編集	大鹿　哲郎	筑波大学医学医療系眼科
	大橋　裕一	愛媛大学大学院医学系研究科視機能外科学分野（眼科学講座）
編集	坂本　泰二	鹿児島大学大学院医歯学総合研究科眼科学
執筆者 （執筆順）	内野　英輔	鹿児島大学大学院医歯学総合研究科眼科学
	藤田　敦子	鹿児島大学大学院医歯学総合研究科眼科学
	大熊　真一	住友別子病院眼科
	家里　康弘	信州大学医学部眼科学教室
	村田　敏規	信州大学医学部眼科学教室
	坂本　泰二	鹿児島大学大学院医歯学総合研究科眼科学
	園田　恭志	鹿児島大学大学院医歯学総合研究科眼科学
	上笹貫太郎	聖隷浜松病院眼形成眼窩外科
	立松　良之	愛媛県立中央病院眼科
	酒井恵理子	愛媛県立中央病院眼科
	佐々木香る	星ヶ丘厚生年金病院眼科
	武田　篤信	九州大学大学院医学研究院眼科学分野
	重安　千花	杏林大学医学部眼科学教室
	山田　昌和	杏林大学医学部眼科学教室
	松本　光希	くまもと森都総合病院眼科
	井上　幸次	鳥取大学医学部視学病態学
	阿部　早苗	秋田大学大学院医学系研究科医学専攻病態制御医学系眼科学講座
	吉冨　健志	秋田大学大学院医学系研究科医学専攻病態制御医学系眼科学講座
	木村　育子	横浜市立大学医学部眼科学講座
	木村　直樹	兵庫医科大学眼科学教室
	三村　　治	兵庫医科大学眼科学教室
	鈴木　茂伸	国立がん研究センター中央病院眼腫瘍科
	高橋　　浩	日本医科大学眼科学教室
	庄司　拓平	埼玉医科大学眼科
	森　　圭介	埼玉医科大学眼科
	原　千佳子	大阪大学大学院医学系研究科眼科学
	今井　　章	信州大学医学部眼科学教室
	西村　　彰	西村眼科クリニック
	鈴間　　潔	長崎大学大学院医歯薬学総合研究科眼科・視覚科学
	中馬　秀樹	宮崎大学医学部感覚運動医学講座眼科学分野
	石橋　真吾	産業医科大学眼科学教室
	田原　昭彦	産業医科大学眼科学教室
	水野かほり	オリンピア眼科病院
	井上　洋一	オリンピア眼科病院
	新明　康弘	北海道大学大学院医学研究科眼科学分野
	山田　貴之	広島大学大学院医歯薬学総合研究科視覚病態学／やまだ眼科
	古田　　実	福島県立医科大学医学部眼科学講座
	渡辺　彰英	京都府立医科大学眼科学教室
	嘉鳥　信忠	聖隷浜松病院眼形成眼窩外科
	鹿嶋　友敬	群馬大学医学部視覚病態学講座

野田　　実香	北海道大学大学院医学研究科眼科学分野
園田　　　靖	目白通りクリニック
片上千加子	ツカザキ病院眼科
笹元　　威宏	昭和大学江東豊洲病院眼科
小池　　　昇	あおぞら眼科中青木
渡辺　　　仁	関西ろうさい病院眼科
外園　　千恵	京都府立医科大学眼科学教室
森重　　直行	山口大学大学院医学系研究科眼科学
戸田　　郁子	南青山アイクリニック
相馬　　剛至	大阪大学大学院医学系研究科眼科学
西田　　幸二	大阪大学大学院医学系研究科眼科学
牛田　　宏昭	静岡済生会総合病院眼科
西村　　栄一	昭和大学藤が丘リハビリテーション病院眼科
加治　　優一	筑波大学医学医療系眼科
大鹿　　哲郎	筑波大学医学医療系眼科
林　　　　研	林眼科病院
久冨　　智朗	国立病院機構九州医療センター眼科
澤田　　智子	滋賀医科大学眼科学講座
久保田敏昭	大分大学医学部眼科学講座
中室　　隆子	大分大学医学部眼科学講座
横山　　勝彦	大分大学医学部眼科学講座
筑田　　　眞	獨協医科大学越谷病院眼科
後藤　　　浩	東京医科大学眼科
加藤　　亜紀	名古屋市立大学大学院医学研究科視覚科学
安川　　　力	名古屋市立大学大学院医学研究科視覚科学
石子　　智士	旭川医科大学医工連携総研講座
納富　　昭司	国立病院機構九州医療センター眼科
牧野　　伸二	自治医科大学医学部眼科学講座
小島　　正嗣	奈良県立医科大学眼科
緒方奈保子	奈良県立医科大学眼科
板倉　　宏高	前橋赤十字病院眼科
國方　　彦志	東北大学大学院医学系研究科神経感覚器病態学講座眼科学分野
西村　　哲哉	関西医科大学附属滝井病院眼科
大黒　　　浩	札幌医科大学医学部眼科学講座
渡部　　　恵	札幌医科大学医学部眼科学講座
北口　　善之	住友病院眼科
不二門　　尚	大阪大学大学院医学系研究科感覚機能形成学
林　　　英之	福岡大学医学部眼科学教室
丸子　　一朗	東京女子医科大学眼科学教室
池田　　俊英	大阪労災病院眼科
飯島　　裕幸	山梨大学大学院医学工学総合研究部眼科学
柏井　　　聡	愛知淑徳大学健康医療科学部視覚科学
町田　　繁樹	岩手医科大学眼科学教室
江本　　博文	東京医科歯科大学眼科学教室
江本　　有子	江本眼科
清澤　　源弘	東京医科歯科大学眼科学教室
小川　　葉子	慶應義塾大学医学部眼科学教室
小澤　　洋子	慶應義塾大学医学部眼科学教室
吉田　　茂生	九州大学大学院医学研究院眼科学分野
髙木　　健一	九州大学大学院医学研究院眼科学分野
宮崎　　勝徳	九州大学大学院医学研究院眼科学分野
河合　　憲司	東海大学医学部専門診療学系眼科学
忍田　　太紀	日本大学医学部視覚科学系眼科学分野

小泉　閑	京都市立病院眼科
櫻井　真彦	埼玉医科大学総合医療センター眼科
宇野　敏彦	白井病院
守田裕希子	山口大学大学院医学系研究科眼科学
植田　喜一	ウエダ眼科
北市　伸義	北海道医療大学個体差医療科学センター眼科学／北海道大学大学院医学研究科炎症眼科学
南場　研一	北海道大学大学院医学研究科眼科学分野
内尾　英一	福岡大学医学部眼科学教室
喜多美穂里	国立病院機構京都医療センター眼科
有村　尚悟	福井大学医学部眼科学講座
稲谷　大	福井大学医学部眼科学講座
髙村　佳弘	福井大学医学部眼科学教室
石龍　鉄樹	福島県立医科大学医学部眼科学講座
近藤　峰生	三重大学大学院医学系研究科臨床医学系講座眼科学
井上　真	杏林大学医学部眼科学教室
松尾　俊彦	岡山大学大学院医歯薬学総合研究科眼科学分野
山上　明子	井上眼科病院
中尾久美子	鹿児島大学大学院医歯学総合研究科眼科学

1. 主訴からみた眼救急疾患

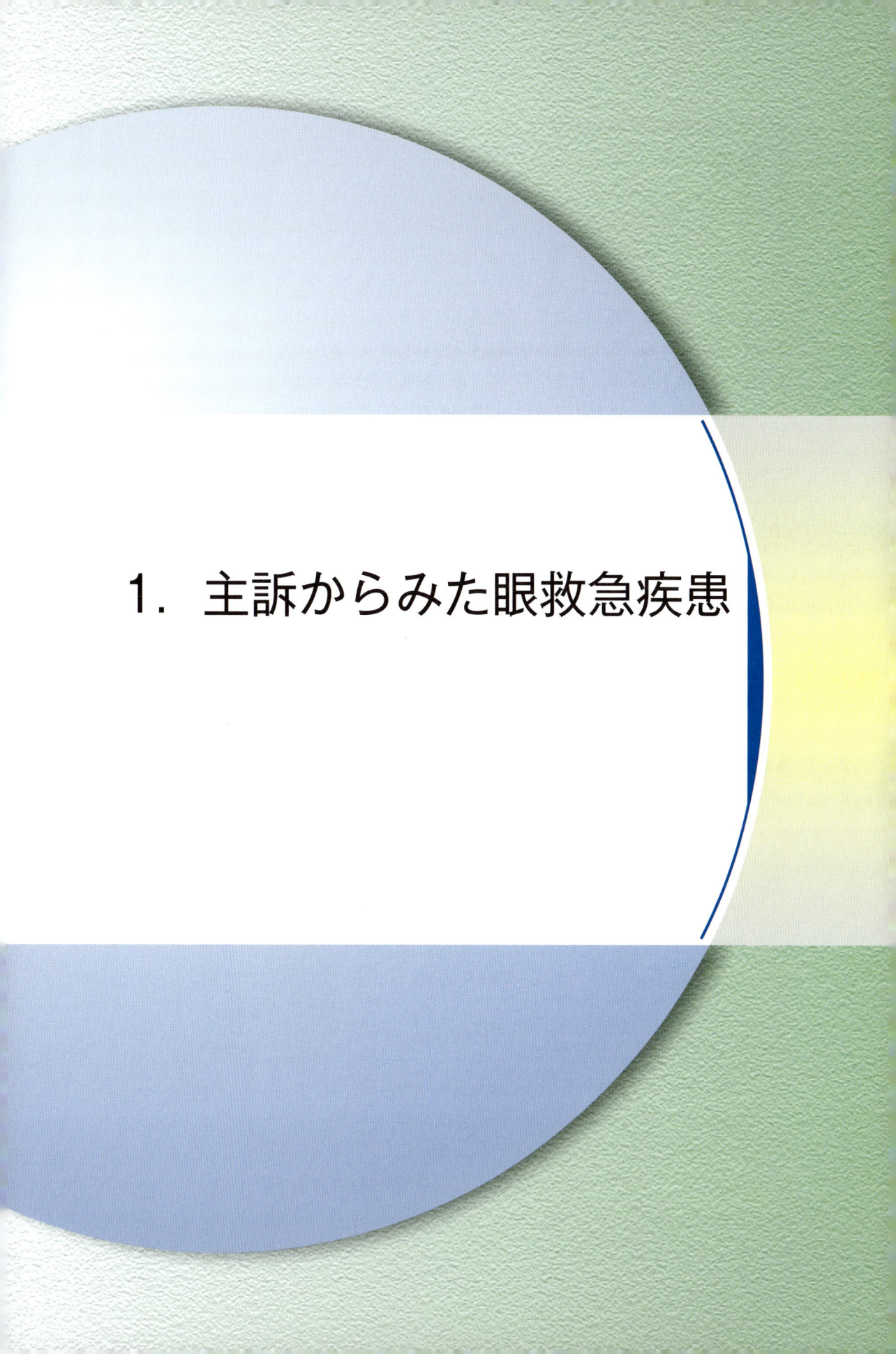

眼痛

　眼痛を伴う疾患は多岐にわたり，救急外来に関連する疾患に限定しても多数存在する（表1）．痛みは患者本人の自覚症状であり，何よりも問診が重要である．問診によって，ある程度疾患を絞ったうえで検査を組み立て，最終的な診断，治療方針の決定に至ることになる．救急外来を受診する前に電話連絡がある場合には，その時点でポイントを絞ってある程度話を聞いておく[*1]．

*1 家族が電話をかけてくることがあるが，可能であれば本人に代わってもらうとよい．

いつから痛いのか（図1）

　まず眼痛を自覚した時期，急性か慢性か，なにかきっかけとなった出来事がないかたずねる．外傷，異物や化学薬品の飛入など契機が明らかである場合には眼痛の発生時期も明確であり，診断が容易である．紫外線による電気・放射線性角膜障害では，曝露の数時間後に眼痛を生じる．再発性角膜びらんでは起床時に突然痛みが起こ

表1　眼痛から考えられる主な疾患

外傷	鈍的外傷	強角膜裂傷，硝子体出血，網膜剥離	眼圧上昇	閉塞隅角
	鋭的外傷	強角膜裂傷，網膜剥離		隅角新生血管
	異物	角膜異物，結膜異物		ぶどう膜炎
	化学薬品（アルカリ，酸）	化学角膜外傷		水晶体融解
	熱傷		その他	三叉神経痛
	紫外線（溶接作業）	電気・放射線性角膜外傷		眼精疲労
感染	コンタクトレンズトラブル	角結膜炎		眼窩腫瘍
	内眼手術後	眼内炎		脳血管障害
	眼窩蜂巣炎			
炎症	強膜炎			
	ぶどう膜炎			
	視神経炎			
	特発性眼窩炎症			

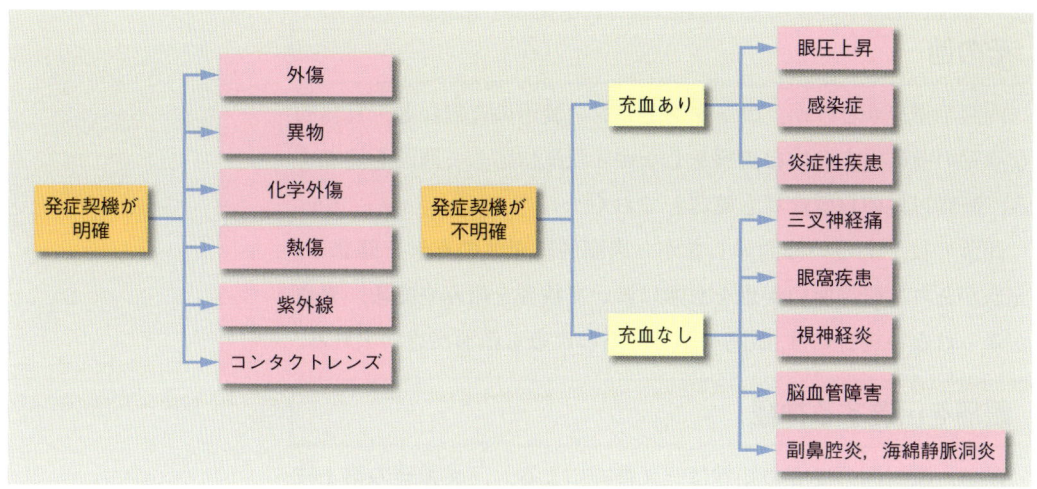

図1 救急外来でみられる眼痛を伴う疾患の診断手順
発症契機,充血の有無によって大まかに鑑別疾患を想定し,次の検査を組み立てる.

ることが多い.
　その後の痛みが持続的か間欠的か,増悪傾向なのか改善傾向なのかといった時間経過も記録しておく.

どこが痛いのか

　単に"眼が痛い"という訴えであっても,詳しくたずねると,"まぶたが痛い","眼の奥が痛い"など,診断の手助けになるキーワードが隠れていることがある.眼瞼の痛みであれば麦粒腫などが疑われるし,球後痛なら視神経炎も念頭に置く必要がある.片眼性であるか,両眼性であるかも原疾患を特定するための重要なポイントである.

どのような痛みか

　"ゴロゴロする","チクチクする"というような表面の痛み,"ズキズキする"といった眼球の痛み,"眼の奥が痛い","頭が痛い"というような眼球後方の痛みなど,痛みの性状からもある程度のあたりをつけることができる.麦粒腫では,"まばたきすると痛い"と訴えることも多い.痛みの程度もさまざまであり,急性閉塞隅角緑内障や虹彩毛様体炎では非常に激しい眼痛を訴える.
　なお,痛みの性状の形容は多様であり,患者本人の発した表現をそのまま記録する.特に地方では,標準的な用語に変換しがたい方言的な表現が存在する.

その他

　内眼手術後かどうか，コンタクトレンズ装用の有無など，具体的な診察の前に，あるいは診察をしながら状況に応じて問診を追加する．眼痛以外の自覚症状も確認しておく．

　問診の後，あるいは問診しながら肉眼的に充血の有無を確認し，充血があれば眼局所の疾患を念頭に置いて検査を組み立てる．充血がみられない場合には，眼窩や脳神経系の疾患も鑑別疾患に入れる．

眼痛を伝達する神経

　眼球，眼周囲の皮膚の知覚は三叉神経による．三叉神経の第1枝（眼神経）が眼球や上眼瞼に分布する．第2枝（上顎神経）は眼窩下神経として下眼瞼皮膚，下眼瞼結膜に分布する．角膜は知覚神経が密に存在し，角膜上皮障害では疼痛をきたしやすい．後部強膜や視神経には知覚神経は少なく，それらの炎症における痛みは三叉神経の枝である毛様体神経への炎症の波及による．

〔内野英輔〕

流涙

涙腺の分泌調節

涙液の多くは涙腺から分泌される．涙腺の分泌調節には下記の2種類がある[1]．

1. **神経性分泌**：交感・副交感神経による．涙液分泌反射弓の求心路は角結膜や鼻粘膜に分布する三叉神経であり，遠心路は上唾液核あるいは涙腺核より始まる（図1）[*1]．
2. **ホルモン性分泌**：副腎皮質刺激ホルモン（adrenocorticotropic hormone；ACTH）やエストロゲン，グルココルチコイド，インスリンなど，視床下部-下垂体-性腺系ホルモンによる．これらは涙腺の構造や機能に大きく影響する．

涙液の排出路

涙液は角結膜表面を潤し，汚れや異物などを集めながら流れ，上・下涙点から涙小管，涙囊，鼻涙管を経て下鼻道に排出される．

文献は p.359 参照．

[*1]「風に当たると涙がでる」と訴える患者によく遭遇する．角結膜の知覚は，①ポリモーダル侵害受容器，②機械的侵害受容器，③温度受容器，④"silent"侵害受容器の4種類が知られている[2]．上記は③による過度の涙液蒸発に伴う温度低下への反射であり，眼球の乾燥予防に貢献する大切な働きである．

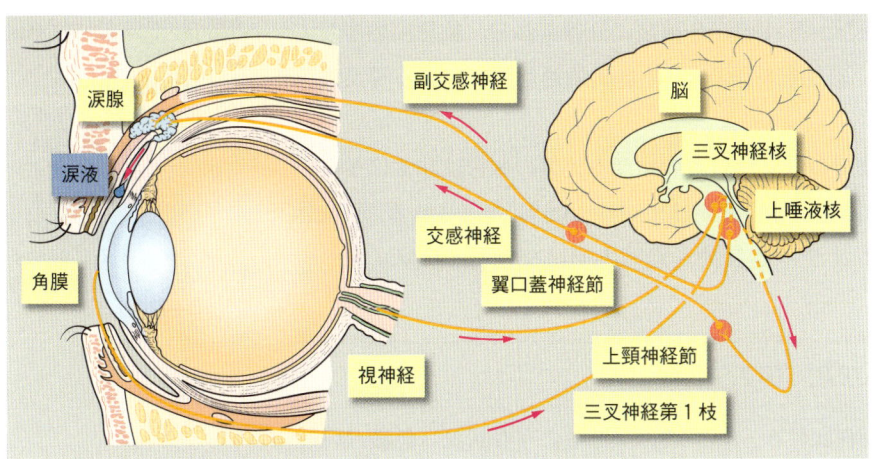

図1 健常人の涙液分泌における神経反射（涙液分泌反射弓）のシェーマ
求心路（角結膜の知覚神経）が刺激されると，涙腺に分布する交感・副交感神経が遠心路として活性化し，涙腺から蛋白質，水および電解質が分泌される．同様の反射は，眼表面の上皮およびほかの涙の産生腺にも起こる．
(Zoukhri D：Effect of inflammation on lacrimal gland function. Exp Eye Res 2006；82：885-898 より改変．)

表1 続発性後天性涙道障害の病因分類

感染性		細菌性,ウイルス性,真菌性,寄生虫性
炎症性	内因性	Wegener肉芽腫,サルコイドーシス,Stevens-Johnson症候群など
	外因性	点眼薬：抗ウイルス薬,緑内障治療薬,硝酸銀,抗癌薬など
		放射線治療
		フルオロウラシル（全身投与）
		GVHD（graft versus host disease；移植片対宿主病）
		化膿性肉芽腫
		アレルギー
		熱傷　熱,化学薬品

腫瘍性	原発性	腺様嚢胞癌,血管線維腫など
	続発性	腺様嚢胞癌,基底細胞癌など
	転移性	乳癌,黒色腫など
外傷性	医原性	涙点閉鎖術,鼻涙管ブジーなど
	非医原性	涙小管断裂,涙嚢断裂など
機械的	内部	涙石,医療用具,BB弾（エアガン）
	外部	キッシング涙点,結膜弛緩症,副鼻腔嚢胞など

(Bartley, GB：Acquired lacrimal drainage obstruction：an etiologic classification system, case reports, and a review of the literature. Part 3. Ophthal Plast Reconstr Surg 1993；9：11-26.)

流涙の分類と病因

涙腺の分泌過多による分泌性流涙と，涙液の通過障害による導涙性流涙の2種類に大きく分けられる．

分泌性流涙はさらに，①生理的流涙と②症候性流涙（角結膜の知覚神経である三叉神経に刺激を受けたときに起こる流涙）に，導涙性流涙は，③機能的通過障害による機能性流涙と，④器質的通過障害による流涙[*2]，それぞれ2種類に分けられる．救急疾患として鑑別すべきは，②症候性流涙と④器質的通過障害による導涙性流涙である．

外来日常診療での流涙症患者の頻度や実態の報告は非常に少ないが，器質的通過障害に伴う流涙は19.4～48.0％[5,6]とされる．眼救急疾患においても流涙＝器質的通過障害ではないことに留意すべきである．

[*2] 後天性涙道閉塞の病因はさまざま（表1）[3]だが，近年，経口抗癌薬（TS-1®：5-フルオロウラシル〈5-FU〉のプロドラッグと他2剤との合剤）による涙道閉塞が注目されている．投与患者の10～16％で開始後4か月ころから発症することが多い[4]．今まで以上に薬歴聴取に留意すべきである．

検査の進めかた（図2）

問診：片眼性か両眼性か，いつごろ，どのような状況（急激/緩徐，外傷の有無，就労状況〈溶接作業など〉，コンタクトレンズの超過装用など）で始まり，どのような症状（痛み，充血，眼脂の有無など）があり，どのような経過（改善，増悪など）かを十分に問診することで，原因はある程度推定できる．

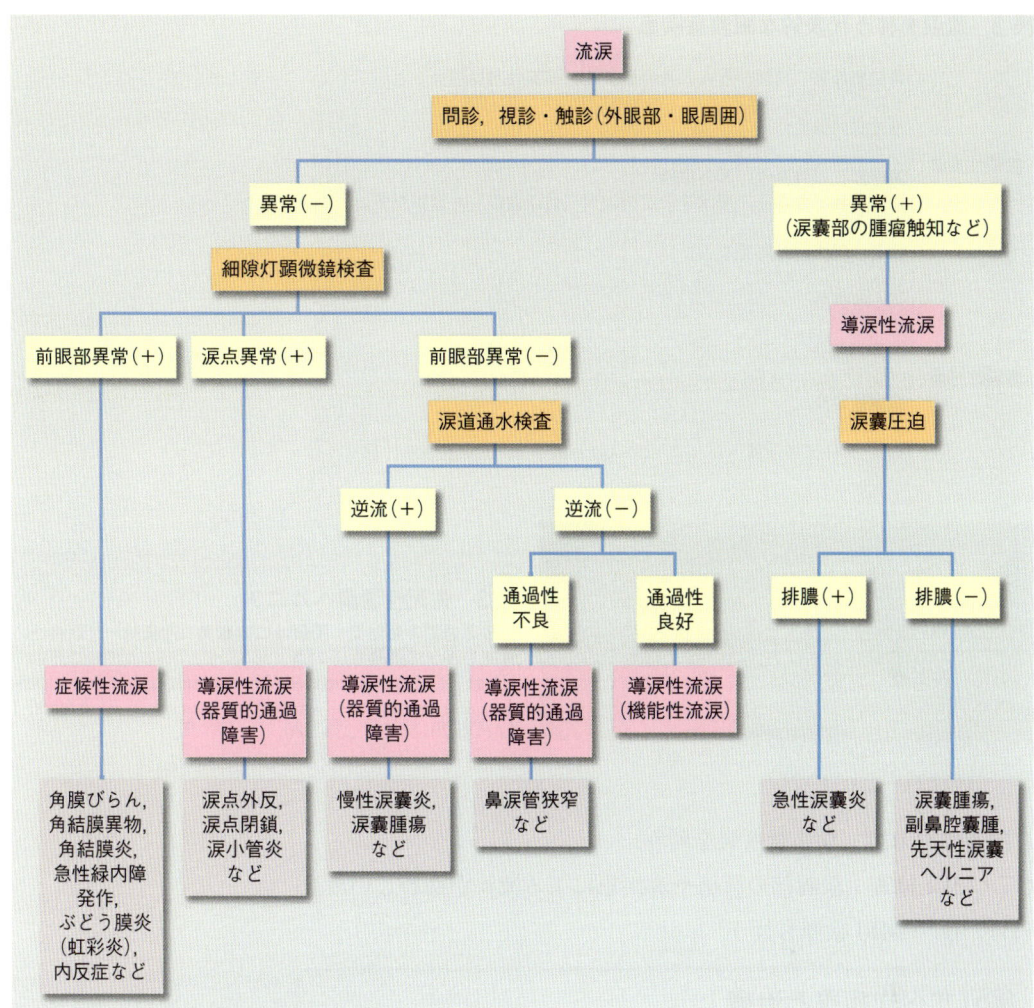

図2 流涙に伴う眼救急疾患の鑑別フローチャート

視診，触診：眼位・眼球運動も検査する．涙囊部の腫脹などでは，眼球の偏位や眼球運動障害がみられることがある．また，涙囊部皮膚の腫脹・圧痛，圧迫による膿の逆流の有無を確認する．

細隙灯顕微鏡検査：
1. 症候性流涙の原因となりうる疾患（睫毛内反，角結膜の疾患，虹彩炎など）の有無を確認する．
2. 導涙性流涙の原因となりうる疾患（眼瞼や涙点の外反，涙点閉鎖の有無）や，涙囊部圧迫時の膿の排出の有無について観察する．

涙道通水検査：通水時，抵抗や逆流があれば涙道の通過障害が疑われる．上下の涙点間の交通も確認することで涙小管の状態も推測できる．通水時の易出血性があれば，涙小管炎や涙囊の腫瘤も考慮する．通水時の生理食塩水が異所性（内眼角皮膚の創の断端からなど）

表2 流涙を伴う代表的な眼救急疾患

症候性流涙	角結膜障害（角膜びらん，角結膜異物，感染性角結膜炎など）
	急性緑内障発作
	眼球穿孔（外傷性，非外傷性） 流涙単独ではなく，房水等の眼外流出（偽流涙症）も合併が多い．
	ぶどう膜炎（虹彩炎など）
導涙性流涙	涙小管断裂
	急性涙嚢炎
	眼窩蜂巣炎
	（乳児）先天性涙嚢ヘルニア（congenital dacryocystocele，図3）[7]

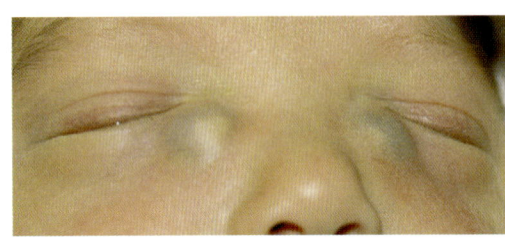

図3　先天性涙嚢ヘルニア
生後2週間の新生児．両眼性に内眼角（涙嚢部）が緊満性に青味を帯びて腫脹している．
（Dagi LR, et al：Associated signs, demographic characteristics, and management of dacryocystocele in 64 infants. J AAPOS 2012；16：255-260.）

に排出されれば，涙小管断裂を疑う．
CT・MRI検査：涙嚢部の腫瘍や鼻疾患による流涙が疑わしい場合には，CT・MRI検査も行う．

鑑別すべき疾患と治療

鑑別すべき疾患を表2にまとめる．
急性涙嚢炎：多くは慢性涙嚢炎の急性増悪による．内眼角下方の涙嚢部が発赤腫脹し，強い自発痛や圧痛を認める．まずは抗菌薬による治療を行うが，膿の貯留が著しい場合は，保存的治療に加え，腫脹部を可及的に穿刺・排膿する場合もある．根治療法は鼻涙管閉塞に対する治療である．
先天性涙嚢ヘルニア：新生児にみられる．先天的に下鼻道の膜性鼻涙管開口部と内総涙点が同時に閉鎖しているため起こる．片眼性または両眼性に青味を帯びた涙嚢部の腫脹がみられる．発症頻度は，先天性涙道閉塞患者のうち約0.1％[8]とされ，まれな疾患であるが，本症では下鼻道の膜性鼻涙管が膨大し呼吸困難を起こすことがあり，外科的治療が必要となる．

（藤田敦子）

目が赤い

さまざまな原因疾患と重篤性

　眼科外来・救急外来において，"目の赤み"を主訴の一つとして来院する患者は多いが，その原因疾患は多岐にわたる．病変が角膜や結膜といった眼表面に限局するもの，前房・水晶体・ぶどう膜などの眼内組織に起因するもの，眼窩や頭蓋内などの眼球外組織に由来するものと，その範囲は非常に広い．また，非外傷性結膜下出血のように治療の必要性のないものから，術後眼内炎や緑内障発作のように早急に対応しなければ重篤な障害を残すものまで，その重症度もさまざまである．

　特に夜間・救急外来などにおいては，緊急性の高い疾患を除外することが最も重要であり，「目が赤い」という訴えに対して，注意すべき状況・疾患を念頭に置き，それに準じた問診・診察・説明を行うことが肝要である．

鑑別すべき疾患

　上記のように，"目の赤み"をきたす疾患は多岐にわたるが，そのなかで眼救急疾患として重要なものを表1に示す．これはあくまで

表1 "目が赤い"症状で救急疾患として注意すべきもの

外傷	鈍的・鋭的眼外傷（図1） 眼表面・眼内・眼窩異物 化学外傷（図2）
感染	術後眼内炎（図3），濾過胞炎（図4），内因性眼内炎 感染性角膜炎（図5） 淋菌性結膜炎 眼窩蜂巣炎[*1]
著明な眼圧上昇	相対的瞳孔ブロックに伴う急性原発閉塞隅角症（図6）のみならず，水晶体亜脱臼・融解，毛様体ブロック，炎症，新生血管など，さまざまな要因で起こりうる．
炎症	ぶどう膜炎 非感染性角膜潰瘍 Stevens-Johnson症候群

[*1] "眼窩蜂窩織炎"と同義．ここでは，『眼科用語集（第5版）』の表記にあわせた．

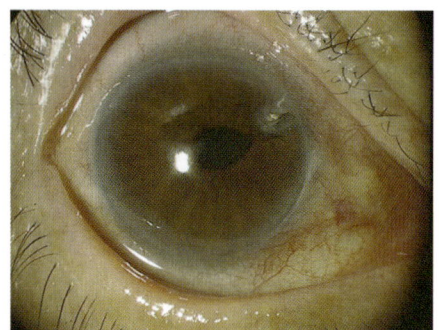

図1 外傷性角膜穿孔

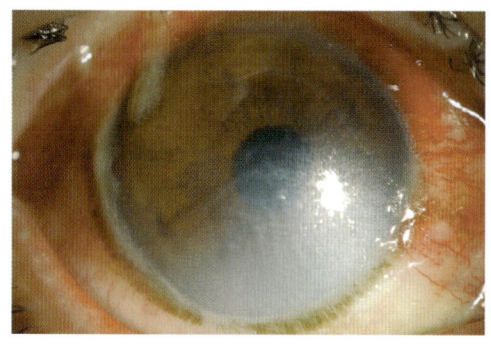

図2 アルカリ外傷

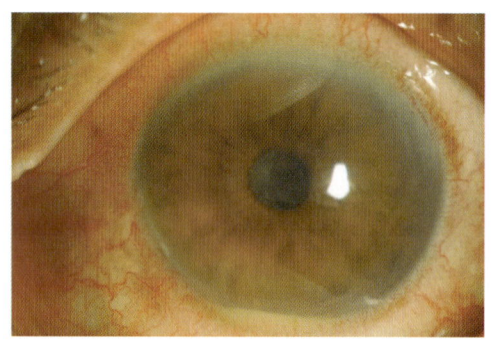

図3 白内障術後眼内炎

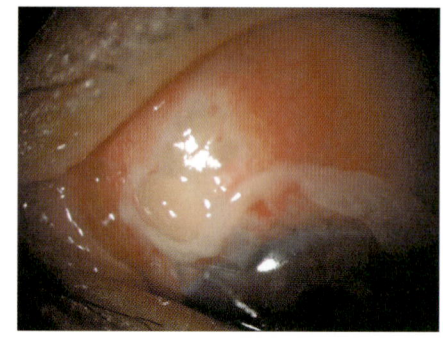

図4 濾過胞炎
(蕪城俊克：ぶどう膜炎における緑内障手術．専門医のための眼科診療クオリファイ 13 ぶどう膜炎を斬る！東京：中山書店；2012．p.151-155．)

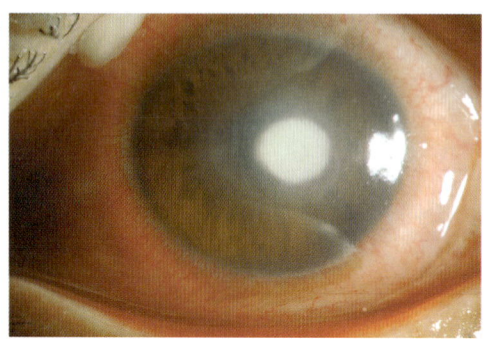

図5 感染性角膜潰瘍

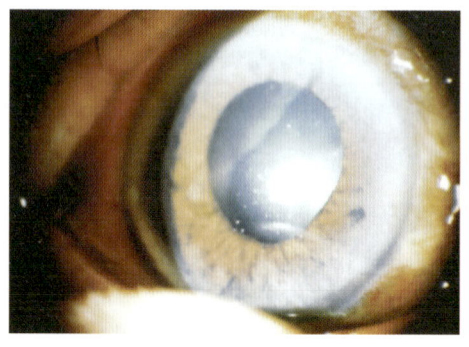

図6 急性原発閉塞隅角症（APAC）
原発閉塞隅角緑内障の急性発作．
APAC：acute primary angle-closure
(近藤武久：原発閉塞隅角緑内障．増田寛次郎ら編．眼科学大系3A 緑内障．東京：中山書店；1993．p.184．)

一例だが，特に重要な要素として"外傷の既往"，"眼科手術歴"が挙げられる．

診察の進めかた (1) 問診の注意点

上記のように，重篤・緊急となりうる疾患を除外することが重要であり，そのためにはまず問診が大切である．問診で確認すべき内容を表2に示す．特に，"外傷の有無"，"眼科手術歴"を確認することは必須であり，それによって想定し診断していくべき疾患の方向性が大きく変わる．また，問診を行いながら，肉眼的に眼・眼周囲の状況（創・腫脹・色調・開瞼の状態など）を確認する．

診察の進めかた (2) 外傷症例

外傷の際には，特に"穿孔性障害の有無"，"異物の有無"に注意し，眼内・眼周囲の状況を注意深く確認する必要がある．

視力検査，対光反射：受傷の状況により，施行困難または細隙灯顕微鏡検査を先行させる場合もあるが，以後の経過や眼内・視神経障害の有無推測のために，可能な限り，現状の視力を評価・記録しておくことが望ましい．また，直接・間接対光反射の比較，交互点滅対光反射試験（swinging flashlight test）を行うことで，視神経障害・重篤な視力障害の有無や，外傷性の瞳孔括約筋麻痺との鑑別を行う．

細隙灯顕微鏡検査：外傷の状況に準じ，まず強角膜穿孔創・異物がないかを丹念に確認する．鋭利な小穿孔創や，小異物が眼内に飛入したような外傷では，受傷直後の自覚症状が軽度だったり，創がわかりにくいことがあるので注意を要する．また，結膜下出血により強膜穿孔の有無が確認できない場合は，外傷の状況や他所見とあわせて総合的に判断し，疑わしい場合には結膜切開を行って直接確認することを厭わない．

上記にあわせ，前房・虹彩・瞳孔・隅角・水晶体の状態について確認する．

眼圧測定：眼表面の状態に適した方法で眼圧測定を行い，左右眼で比較する．前房出血がある場合には急激な眼圧上昇をきたしやすく，また低眼圧であれば穿孔性眼外傷の可能性も懸念される．

眼底検査，画像検査：散瞳し，硝子体腔の異物・出血・混濁，網膜剥離など眼底病変の有無を確認する．透見困難な場合や後眼部・眼窩に及ぶ障害が疑われる場合は，超音波検査・X線写真・CTを併用し，異物の有無や，眼球壁の連続性，眼球容積の左右差，眼窩・視神経周囲・頭蓋内の状態を確認する．

表2 問診で確認すべき内容

外傷の有無，状況
眼科手術歴の有無
コンタクトレンズ使用
発症時期
経過（急性・亜急性・慢性，初回症状か反復性か）
片眼性か，両眼性か
随伴症状の有無 　視力低下 　眼痛・頭痛 　異物感・瘙痒感 　眼脂の有無・性状　など
全身状態，既往歴
薬物（点眼・内服・点滴）

診察の進めかた（3）非外傷症例

　非外傷例では，"眼科手術歴の有無"に特に注意し，重篤な眼感染症や著明な眼圧上昇の有無を確認する．

視力検査，眼圧測定：流行性角結膜炎など接触が好ましくないと思われる場合を除き，視力低下や眼痛・頭痛などの随伴症状の有無，細隙灯顕微鏡検査所見による必要性に応じて，視力・眼圧測定を行う．

細隙灯顕微鏡検査，眼底検査：術後眼内炎は最も重篤な眼疾患の一つであり，3か月以内の内眼手術既往があれば，創部の状態および炎症・混濁の眼内への波及の有無・程度をまず第一に確認する．また，線維柱帯切除術後の場合は，手術から長期間経過した後でも眼内炎を引き起こしうるので，問診・診察に際し一層の注意が必要である．

　非手術例においても，まず眼表面・前房・虹彩・水晶体を観察し，病変の主座・範囲を確認する．感染性角膜潰瘍が疑われれば，コンタクトレンズや点眼薬の使用，植物・土壌による受傷・汚染の可能性を確認し，病巣擦過を行って検鏡・培養検査に提出する．

　著明な眼圧上昇を認めた場合には，周辺および中央前房深度，虹彩の一様な前弯の有無を確認し，相対的瞳孔ブロックに伴う急性原発閉塞隅角症（acute primary angle-closure；APAC）の可能性を確認する．水晶体亜脱臼・融解，毛様体ブロック，炎症，新生血管など高度な眼圧上昇をきたす機序はほかにも存在するため，僚眼との比較や他所見の確認も怠らない．著明な眼圧上昇＝相対的瞳孔ブロックに伴う古典的APACと短絡せずに，眼圧上昇機序および状況を正確に把握し，適切な治療へとつなげる．

　ぶどう膜炎が疑われれば，両眼の隅角検査・眼底検査を併施し，著明な眼圧上昇や炎症・網膜壊死など治療を急ぐ状況がないかを確認したうえで，以後の精査・治療の計画をたてる．

〈大熊真一〉

目が腫れた

考えられるさまざまな疾患

「目が腫れた」といって受診する場合，考えられる疾患の範囲は広い（表1）．部位においては，眼瞼，涙器，結膜や眼球突出に伴う腫脹なども患者にとって目が腫れたといえるだろう．疾患が広範囲に及ぶため，本項では緊急性の高い疾患を中心に概括し，治療法に関しては診療時間外に遭遇する頻度が高いと思われる疾患を中心に最低限度とする．具体的な治療については，本巻他項を参考されたい．

診断・検査の要点（緊急性の観点から）

腫れている場所はどこか：患者の"目が腫れた"は，眼科医のいう"眼"ではないことを注意して問診・視診をする．範囲が狭く限局している場合は，麦粒腫や涙嚢炎などがある．一方，広範である場合は，結膜炎や眼窩部炎症（蜂巣炎），全眼球炎などがある．一般に広範なものほど緊急性が高く，内服など全身投与が必要なことも多い．特に蜂巣炎で眼球運動障害を伴うような場合，安易に外来で内服薬を処方して様子をみることは危険である．

急性か慢性か：急性のものは外傷，感染，急性炎症によるものがあり，慢性のものは腫瘍や慢性炎症（肉芽形成）がある．
　一般に急性のものほど緊急性が高いが，慢性の経過でも視力障害や眼球運動障害などの症状を伴う場合は，緊急の治療が必要な状態であることもある．

痛みや発赤はあるか：痛みがあるものは感染や急性炎症の疾患が多く，病勢が急速に進行することもあり，緊急性が高いことが多い．また，発赤は感染や炎症のサインであり注意を要し，発赤がない場合の多くは慢性の経過であることが多い．

視力障害や眼球運動障害はあるか：すでに述べているが，視力障害や眼球運動障害を伴っている場合は，緊急の対応が必要になることが多い．腫れを起こしている部位とその範囲がどこであるか，障害の原因は炎症なのか圧迫なのか浸潤なのか，などを念頭に入れつつ

表1 "目が腫れた"という主訴から想定すべき疾患

感染性疾患
麦粒腫
結膜炎
涙嚢炎
蜂巣炎

炎症性疾患
霰粒腫
眼窩炎性偽腫瘍

アレルギー性疾患
眼瞼炎
結膜炎

自己免疫性疾患
甲状腺眼症
IgG4関連疾患

腫瘍性疾患
眼瞼・涙腺・結膜・眼窩腫瘍

表2　麦粒腫への処方例

クラビット®点眼　1日3回	
タリビッド®眼軟膏　1日3回	
重症例ではケフレックス®内服　分4	

表3　虫刺症への処方例

ネオメドロールEE®眼軟膏　1日3回	
ポララミン®内服　分3	
感染が疑わしい例では，ケフラール®内服　分3	

表4　結膜炎への処方例

細菌性	クラビット®点眼　1日3回
アレルギー性	パタノール®点眼　1日4回
アレルギー性（重症）	0.1%フルメトロン®点眼　1日4回

表5　眼窩蜂巣炎への処方例

クラビット®点眼　1日4回 ケフラール®内服　分3もしくはオーグメンチン®内服　分4
入院妥当だが，どうしても外来の場合ロセフィン®点滴（2g）　1日1回

診断をつけて早急な治療を行う必要がある．ほとんどの場合，CTやMRIなどの画像検査が必要であり，施行できない場合などは超音波Bモードで眼球・眼窩部を評価することもよいだろう．

疾患と治療例

麦粒腫：発赤・疼痛を伴い，典型例では膿点を認める．治療は，抗生物質の投与（表2），切開排膿．

虫刺症：小児に多く，眼瞼の発赤・腫脹・瘙痒感，時に疼痛を伴う．咬傷・刺入部やかさぶたを認めることもある．虫の種類，眼窩蜂巣炎など感染性疾患との鑑別が重要である．治療は，冷却，ステロイド・抗生物質の投与，抗ヒスタミン薬の投与（表3）．

結膜炎：おおまかに感染性，アレルギー性に分けられ，疼痛や瘙痒感，眼脂や眼瞼結膜所見などから判断する．"目が腫れた"といって受診する場合，結膜浮腫を伴ったアレルギー性結膜炎が多い．治療は原因によって異なる（表4）．

眼窩蜂巣炎：外傷歴の確認，眼球運動障害や視力障害の有無が重要．処方例（表5）を記載するが，治療は症例によって大きく異なる．内服もしくは点滴による全身的な投与が必要であり，また基本的には入院を検討・考慮する．治療は抗生物質の十分量の投与．

（家里康弘，村田敏規）

視力低下

視力低下症状の重要性

　眼救急疾患の重症度判定にはさまざまな方法があるが，とりわけ重要なものが視力低下の有無である．一般に視力低下が著しいものは，緊急性が高く，視力予後が不良であることが多い．慢性に視力低下する救急疾患もあるが，ほとんどは急激に視力低下するので，それについて述べる．

問診の重要性

　視力低下のきっかけ，視力低下の重篤度，突発性か潜行性か，片眼性か両眼性か，痛み，充血などの合併症状があるか，進行性か非進行性かを問診で聞くことが重要である．

　視力低下の重篤度の表現は個人差が大きい．近くと遠くで見えかたに差があるのか，見えない範囲がどこにあるのか，視野変化はあるのかに注意する．突発性か潜行性かの判断にも注意を要する．仮に潜行性の病変であっても，患者は気づいたときを発症時と混同していることがある．一般に，片眼性の場合，気がつきにくいが，救急疾患では両眼性のものよりも，片眼性のもののほうが多い．合併症状としては，痛み，充血のほか，眼球運動痛，複視，頭痛，悪心，嘔吐，全身症状（知覚麻痺などの神経症状）に注意する．

　ただし，救急疾患の場合，患者が冷静でいることはまれであり，情報にバイアスが掛かっていることが多い．問診に必要以上の時間をとられ，治療処置が遅れないようにしなくてはならない．

鑑別すべき疾患

外傷：多くの救急疾患が含まれる．化学外傷は緊急性が高い．
前眼部疾患：角膜炎，角膜びらんなどの角膜疾患，緑内障発作による角膜浮腫，眼内炎による角膜浮腫や前房混濁がある．水晶体や眼内レンズの脱臼，亜脱臼も少なくない．
硝子体混濁：網膜静脈閉塞，増殖糖尿病網膜症などによる硝子体出

血，裂孔原性硝子体出血，眼内炎による硝子体混濁がある．
網膜疾患：糖尿病網膜症，網膜静脈閉塞症，加齢黄斑変性，網膜細動脈瘤などによる出血が黄斑に及ぶと，急速に視力低下する．裂孔原性網膜剥離が黄斑に及んでも，急速に視力低下する．網膜動脈閉塞症は急速かつ高度な視力低下を引き起こす．
視神経疾患：視神経炎や虚血性視神経症など，視神経に病変が及ぶと急激に視力低下する．
視覚認識に関する高次連合皮質系の異常：脳梗塞や脳出血でも視力低下する．
機能的異常：心因性のものやヒステリーが含まれる．

特に重要な疾患

外傷：大部分の穿孔性眼外傷では，出血などのために高度な視力低下をきたす．微小異物などが水晶体を損傷すると，受傷直後は視力低下が軽度でも，数日以内に白内障をきたして高度に視力低下することがある．異物などが疑われたら，必ずX線撮影を行い異物の眼内遺残を確認する．

　化学的外傷では，結膜囊のpHを診断後，直ちに持続洗眼する．原因となった薬物を持参してもらうことが，診断の助けになることがある．特にアルカリ性のものが原因の場合，局所の融解壊死を起こし，それが次の融解壊死病巣になるので，長時間の持続洗眼が必要である．初診時には，視力低下が軽度で軽傷にみえても，後には重篤な結果に至ることも少なくないので，慎重な予後の説明が求められる．

　頭部外傷時に眼窩外上縁部を打撲すると，視神経管を損傷することがあり，急激な視力低下をきたす．視神経管撮影のみでなく，断層撮影，三次元CTなどの検査が必要である．

手術後の感染性眼内炎：眼内手術後の感染性眼内炎は，視力予後もさることながら，医療訴訟などの観点からも，最大限注意すべき眼救急疾患である．発症のサインは眼痛ではなく，視力低下であることがほとんどである．手術後1週間はもちろんであるが，弱毒菌感染によるものであれば，数か月後にも発症しうる．

コンタクトレンズによるもの：わが国は近視人口が多く，コンタクトレンズ装用者も多い．軽度の角膜びらんでも視力低下が著しく，患者の重篤感が強い．通常は短期間に軽快するが，むしろ機械的障害による角膜びらんの奥に潜むアメーバなどの感染性疾患を見落と

さないように気をつける．

硝子体混濁：ぶどう膜炎などの硝子体混濁による視力低下は，比較的ゆっくりと発症することが多い．硝子体出血によるものは，突然発症する．また，視界に墨を流したように見えると自覚されることもある．眼底が透見できる程度のものであれば，原因特定は比較的容易である．しかし，眼底透見が不可能なほどの硝子体混濁であれば，原因の特定は容易ではない．糖尿病網膜症の場合は，問診，僚眼の状況から推定可能である．中年から高齢者で僚眼に著変がない場合は，陳旧性の網膜静脈閉塞症であることが多い．特に周辺の病変であれば，前回の発症に気がつかない場合もある．高齢者の場合は，加齢黄斑変性，網膜細動脈瘤破裂などを考える必要がある．

網膜中心動脈閉塞症：多くの場合，視力は指数弁，手動弁くらいにまで低下する．検眼鏡所見として，眼底後極部が表層性に薄い乳白色に混濁し，中心窩のみが赤い斑点を示す cherry-red spot 所見を呈する．蛍光眼底造影が診断に有効であるが，80歳以上で全身状態に問題がある場合は，安全性の観点から施行が躊躇される場合も少なくない．その場合，ERG（electroretinogram；網膜電図）検査でb波振幅が減少すること，OCT（optical coherence tomography；光干渉断層計）検査で初期には網膜内層に浮腫がみられることで判断可能である．

虚血性視神経症：検眼鏡的に視神経乳頭変化を認める前部虚血性視神経症と，発病初期には眼底病変が認められない後部虚血性視神経症に分けられる．わが国では，側頭動脈炎に合併して発症する動脈炎性のものより，特発性のものが多い．

〔坂本泰二〕

視野欠損

初期診断の難しさ

　中心暗点の症例で"中心が見えない"と自覚されずに"視力低下"と自覚されている場合が少なくない．また"下方が見えない"などという明確な主訴も必ずしも多くはなく，詳細な病歴聴取をすることにより，初めて視野障害が確認できる場合がある．また，視野検査や中心暗点表[*1]などを用いることにより，初めて視野異常を確認できる場合も少なくない．

視野と部位診断

　中枢性神経障害による視野障害の症例では，病巣部位の特定が非常に重要である．そのなかで網膜神経線維は視交叉で鼻側線維と耳側線維に分かれているという解剖学的特徴と両眼の視野障害の形態を検討することにより，病巣部位の推定に有効である場合が多い．あわせてCTやMRI所見などの画像所見を考慮すると，きわめて診断的価値が高い．特に視交叉以降の病変でみられる同名半盲，視交叉病変でみられる異名半盲（多くは両耳側半盲）であれば早急に画像診断を行う必要がある．さらに同名半盲でも一致性（congruous）であれば後頭葉視中枢の病変が疑われるし，不一致性（incogruous）であれば神経線維の収束していない部位の病変を考慮する必要がある．

　図1に示すように，視野の特徴的な障害のされかたから病変を推定できる場合も多い．代表的なものを以下に示す．

両耳側半盲：視交叉病変でみられ，原因としては下垂体腫瘍が多い．
結合暗点：頭蓋内視神経と視交叉の結合部に病変が起こった場合にみられる視野障害であり，頭蓋内視神経障害側には中心暗点，他眼には上耳側沈下がみられる．
同名四分の一盲：Meyer係蹄の障害時にみられる．
同名性中心暗点：後頭葉視中枢の先端部，黄斑線維が到達する部位の障害でみられる．
黄斑回避（macular sparing）：後頭葉に近い病変でみられやすく，

[*1] 画像診断の発達により，以前ほどの重要性がなくなったかもしれないが，そのようにして検出された視野異常のパターンから，病変の部位診断を行うことは依然として眼科救急，プライマリケアにおける意義は高いと考えられる．

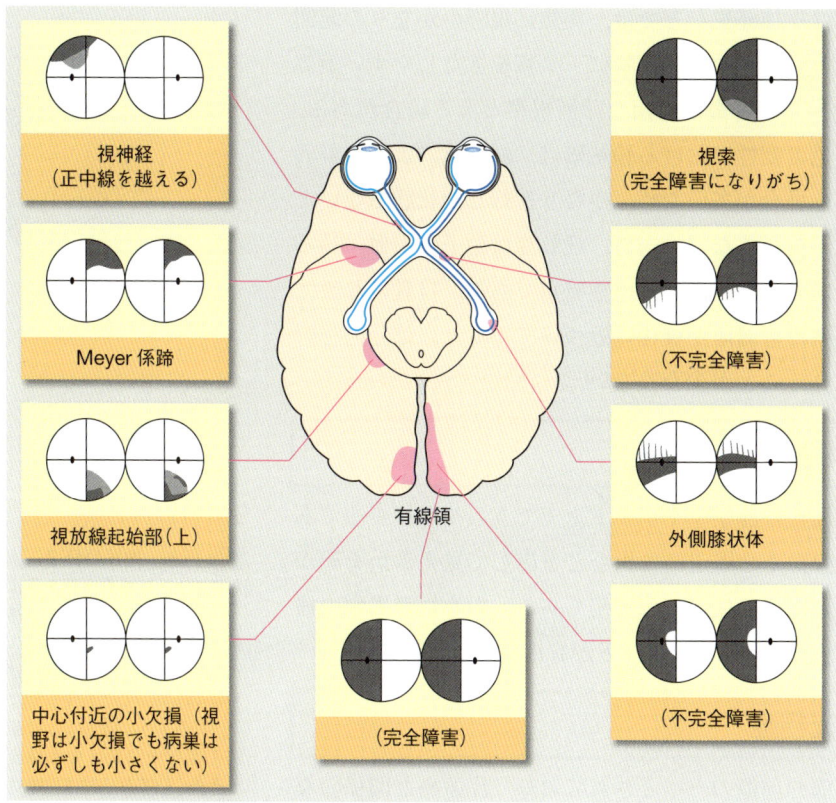

図1 視野障害と中枢神経の障害部位

障害が完全でないときに起こる．片側有線領の破壊では，視野は完全な黄斑分割をきたす．

中心暗点

"見ようとするところが見えない"という訴えが一般的である．周辺視野欠損が比較的自覚しにくいのに対して，中心暗点は両眼視を障害することより比較的自覚されやすい．

黄斑部の障害：黄斑変性，黄斑円孔，黄斑浮腫などによって中心暗点をきたす．光干渉断層計（optical coherence tomography；OCT）などにより診断を行い，硝子体手術や薬物療法などの治療を検討する．

視神経障害：多くは中心暗点を示し，さらに乳頭浮腫を伴う場合は盲点中心暗点となりやすい．乳頭黄斑線維の障害に由来している．

部分的視野欠損

部分的視野障害は，通常，患者自身が自覚することは少なく，視野検査をして初めてわかる場合が多い．ただし網膜血管障害，虚血

性視神経炎，外傷性視神経炎などでは，突然に視野のかなりの範囲が障害されるため自覚されやすい．特に下半盲をきたしやすい前部虚血性視神経症は，この特徴が有用な診断根拠となる場合がある．これに対して網膜色素変性における輪状暗点，緑内障による視野異常は徐々に進行する場合が多いため，かなり進行した状態でないと自覚されないことが少なくない．一方，飛蚊症は硝子体出血，硝子体混濁，硝子体剝離などに由来する実性暗点であり，自覚されやすい．裂孔原性網膜剝離も剝離が後極に近づいてくると，部分的視野欠損として自覚されることが少なくない．

緊急時の視野検査

対座法は，最も簡便に診察室やベッド上でできる視野検査法である[*2]．固視目標を固視させ周辺側に指などを出して見えるかを確かめる．明らかな半盲などの検出には有用である．中心視野異常の検出には，中心暗点表やAmslerチャートが有用な場合がある．

閃輝暗点[*3]と光視症

閃輝暗点は片頭痛の前徴の一つとされており，片頭痛と関係のない視野に出現する閃輝閃光は光視症として分けて考える．

閃輝暗点：突然，視野の中心近くに太陽を直視した後の残像のようなキラキラした点状の光が見られた後，右もしくは左半視野にノコギリの刃のような幾何学模様の光の波形が周辺へと広がってみられる．引き続いて頭痛がみられる．閃輝暗点の原因は脳血管の収縮により一時的に血流が障害されるために起こると考えられ，チョコレートやワインの摂取後になりやすいともいわれる．閃輝暗点は特異的な症状であり，驚いて眼科を受診する患者が少なくないが，閃輝暗点がみられた場合には頭部の精査まで行ったほうがよい．

光視症：視覚系のニューロンが自生放電するために起こると考えられている．光視症が起こった目を自覚できれば網膜性，どちらの目で起こったかわからなければ非網膜性（中枢性）とされる．

網膜性の光視症は，網膜裂孔，網膜剝離，ぶどう膜炎，網膜血管障害などでみられ，通常，光視は周辺視野に起こりやすい．非網膜性のものは閃輝暗点と鑑別困難な場合がある．病歴の聴取を詳細に行い，必要に応じて頭部の精査を行う．

（園田恭志）

[*2] 近年，機器の発達によりさまざまな検査が行えるようになっている．しかし，神経疾患の患者のなかには，ベッドサイドで診断を行わなければならないことも少なくなく，このような場合には対座法の選択が必要になる場合もある．いずれにせよ，病状に応じて目的にかなった検査法の選択が重要である．

[*3] 芥川龍之介の作品『歯車』で，"僕"が激しい頭痛とともに目にしたと記述されている"歯車"は閃輝暗点であるといわれている．

複視

複視とは

　複視とは，一つの対象物を見たときに，二つの異なる位置に見える状態である．救急の現場において複視を伴う疾患は珍しくない．複視には水晶体偏位や乱視などによる単眼性複視もあるが，ここでは，救急疾患に多くみられる片眼が対象物を網膜中心窩に投影されつつ，他眼で中心窩外へ投影されることで起こる両眼複視を中心に述べる．

　複視は，問診による疾患の推定と検査による原因部位の検索によって診断される（**図1**）．複視の原因には，眼科疾患に限らず脳疾患（血管障害，脱髄，脳炎，脳症など）や圧迫性病変，浸潤性病変，炎症，外傷，全身疾患などが挙げられる．

問診

　まずは病歴，経過（急性か慢性か），症状（眼痛，頭痛），危険因子の有無（高血圧，糖尿病など）を確認する．年齢別に多い疾患が異なるため，年齢も重要な判断要素となる（**表1**）．頭痛がある場合は項部硬直などの髄膜刺激症状も調べる．発症経過は，虚血性，圧迫性，炎症性でパターンがある．虚血性は急性発症であり，患者がいつから発症したかを明確に覚えていることが多い．脳腫瘍などの圧迫性障害は，発症時期がはっきりせず，ゆっくりと進行して受診に至るが，動脈瘤などは比較的経過が早く，数日または数週間で悪化する．炎症性障害は亜急性で，甲状腺眼症やTolosa-Hunt症候群，眼窩筋炎などがある．それ以外に重症筋無力症など日内変動があるものや，眼窩骨折など受傷起点の明確な外傷性のものもある．

表1　年齢別原因疾患

幼小児	先天性 頭蓋内腫瘍
若年	先天性 甲状腺眼症 多発性硬化症
中高年	動脈瘤 脳腫瘍 甲状腺眼症 多発性硬化症 筋疾患 虚血性疾患（脳血管障害，糖尿病，動脈硬化など）
共通	外傷 全身疾患（重症筋無力症，Fisher症候群など）

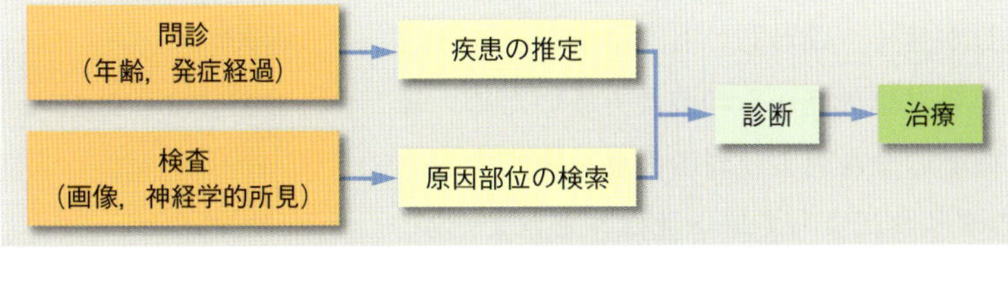

図1　複視の診断手順

検査[1,2]

　眼位，眼球運動を確認し，どの神経の障害かを診断する．眼球運動は，動眼神経（Ⅲ），滑車神経（Ⅳ），外転神経（Ⅵ）の三つの脳神経が六つの外眼筋をコントロールして行われている．さらに中枢の大脳（前頭葉と後頭葉）と脳幹（橋と中脳）にある注視中枢が両眼の共同を調節している．複視は注視中枢より下位の障害で起こる．つまり，複視から脳幹および上記の脳神経，外眼筋の障害を疑い，起こりうる疾患を鑑別していく．三つの脳神経より上位の障害を核上性神経麻痺，核そのものの障害を核性神経麻痺，下位のものを核下性神経麻痺と分類する．主に問題になるのは，核性神経麻痺または核下性神経麻痺である．核性神経麻痺の場合，各神経障害に加えて眼瞼下垂，Horner症候群，顔面神経麻痺など特有の症状を認めることがある（表2）．また，核下性神経麻痺の場合は，症状が単一神経性か複合しているかで原因疾患を推定する（表3）．糖尿病を含む虚血性のものは単神経麻痺が多い．単神経麻痺の80％は3か月以内に改善を認める．片側のみの複合神経麻痺（片側複合神経麻痺）なら各神経の走行に近い部位が原因と考えられる．両側の複合神経麻痺（両側複合神経麻痺）なら全身疾患を考える．

診断[3]

　生命にかかわるような緊急性の高い疾患から除外していく．はじめに除外診断すべき疾患は，頭蓋内病変や感染，外傷などである．

頭蓋内病変：脳動脈瘤，脳幹病変（脳幹梗塞など），腫瘍性病変（脳腫瘍など）などが挙げられる．特に瞳孔散大を伴う動眼神経麻痺では内頚動脈・後交通動脈分枝部の動脈瘤による神経の圧迫が疑われるため，MRIやMRAなどを行って除外する．大きいものであれば，CTでも診断できることがある．脳動脈瘤の破裂でくも膜下出血をきたし，また痛みがなくても瘤の拡大による破裂のリスクがある．脳動脈瘤が発見された場合は，早急に脳神経外科にコンサルトし手術を行う必要がある．また，腫瘍性病変は通常徐々に増大するが，まれに出血による急性発症がある．膿瘍などの感染性腫瘤や結核，真菌などの深在性感染も進行が速く，疑わしいときは髄液検査などの精査が必要である．真菌感染は副鼻腔からの波及も多いため，耳鼻科的な精査を行い，抗真菌薬の全身および局所投与を開始する．

眼窩骨折：骨折部位，骨折のタイプによって緊急性はさまざまだが，

文献はp.359参照．

表2　核性神経麻痺

動眼神経
動眼神経支配筋麻痺＋対側上直筋麻痺＋両側眼瞼下垂
滑車神経
対側上斜筋麻痺＋同側Horner症候群（ないこともある）
外転神経
同側水平注視麻痺＋両側顔面神経麻痺（ないこともある）

表3　核下性神経麻痺

単神経麻痺
虚血性疾患など
片側複合神経麻痺
海綿静脈洞病変，眼窩内病変，眼窩骨折など
両側複合神経麻痺
全身疾患（重症筋無力症，甲状腺眼症，Fisher症候群など）

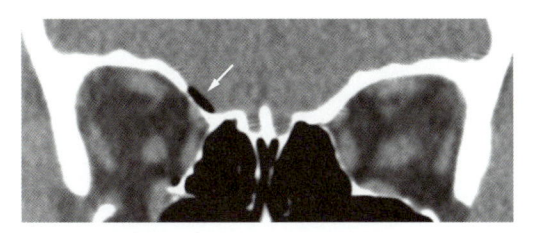

図2 開放型眼窩骨折＋頭蓋底骨折（24歳，女性）
右眼窩下壁骨折を認めるが，頭蓋内に free air を認め，頭蓋底骨折の合併が疑われる（矢印）．

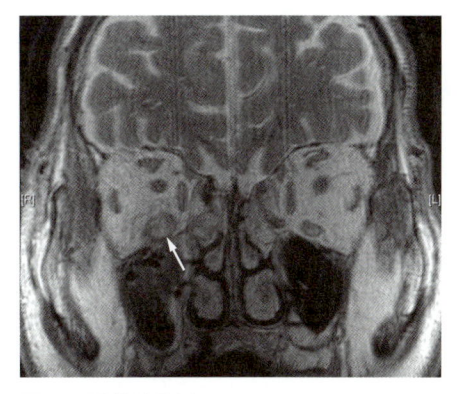

図4 甲状腺眼症（82歳，男性）
下直筋の腫大を認める．特に右眼は顕著である（矢印）．

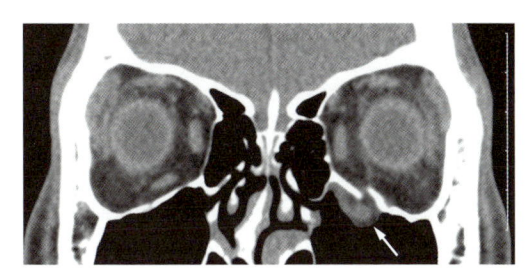

図3 閉鎖型眼窩骨折（筋絞扼型）（13歳，男性）
左眼下直筋が眼窩下壁骨折部に嵌頓し，絞扼されている（矢印）．眼窩内から下直筋がなくなっているようにみえる（missing rectus）．

頭蓋底骨折や筋絞扼性の閉鎖型眼窩骨折など，手術を含めた可及的速やかな対応が必要なものもある（**図2, 3**）．髄液鼻漏（頭蓋底骨折を疑う）や悪心嘔吐や激しい疼痛（筋絞扼を疑う）などの症状がある場合には，早急にCT検査で，頭蓋内 free air の所見（**図2**）から頭蓋底骨折や，missing rectus（**図3**）などの所見から骨折部の外眼筋絞扼などを検索する必要がある．緊急度に対応した手術を行う．

その他：緊急性がなくても経時的に進行し，診断の遅れが予後に影響するものもある．海綿静脈洞症候群（海綿静脈洞瘻など）や頭蓋底部浸潤性病変（悪性リンパ腫，転移性/浸潤性癌など），炎症（髄膜炎などの感染，サルコイドーシスなど）などの頭蓋底に局所的な疾患，あるいは重症筋無力症や Fisher 症候群など神経系疾患が挙げられる．甲状腺眼症は比較的頻度の高い疾患であり，MRI（**図4**）や血液検査などで鑑別する．診断が確定したら，各疾患に応じた治療を開始する．

まとめ

複視は眼科領域にとどまらず，脳神経外科，内科領域とも緊密にかかわりのある所見であるため，注意が必要である[*1]．診断に迷うときは，他科と連携して緊急性のある疾患から順に除外するよう検査を進めていくことが大切である．

（上笹貫太郎）

[*1] 複視には先天性も含め，列挙したもの以外にも多くの原因が考えられる．今回は主に救急の領域で鑑別を求められる可能性が高いものについて解説した．

頭痛，悪心，嘔吐

　頭痛，悪心，嘔吐を主訴に，眼科外来を受診するケースは多くはないが，迅速かつ適切な診断ができなければ，不可逆的な後遺症が残ったり，場合によっては死に至る疾患も含まれるので注意したい．本項では，外来で遭遇する頻度が比較的高いものとして，①急性緑内障発作，②閉鎖型眼窩骨折，③脳動脈瘤，④脳腫瘍，⑤Tolosa-Hunt症候群について述べる．

急性緑内障発作（急性閉塞隅角緑内障）

　一般的には，50歳以上の女性の遠視眼に多く発症する．突然の眼痛，頭痛，悪心，嘔吐を訴え救急外来を受診し，くも膜下出血を疑われて頭部CTやMRIを撮影するも問題なく，少し遅れて眼科に紹介される場合もある．誘因として，睡眠薬などの抗緑内障禁忌薬や消化管内視鏡検査時のアトロピン注射などが挙げられるが，特に誘因はないことも多い．急激な視力低下，眼圧上昇が起こり，検眼鏡的には浅前房，角膜上皮浮腫，毛様充血，中等度散瞳を認め，隅角検査で隅角閉塞の所見を呈するため，診断は比較的容易である．

　病態は，浅前房や白内障の進行により後房から前房への房水の循環が阻害され，虹彩の前弯が助長され，広範囲な隅角閉塞を起こすことによる相対的瞳孔ブロックである．高眼圧が継続すると，視神経乳頭の虚血壊死を起こし不可逆的な視力低下，失明に至るので早急な治療を必要とする．

　治療としては，まず，1％または2％ピロカルピン点眼の頻回投与，高張浸透圧薬の点滴を行い，その後にレーザー虹彩切開術や虹彩切除術を行い，隅角閉塞を解除する．解除されなければ，水晶体摘出術を行い房水の流出路を確保する．近年，白内障手術が安全に行われるようになり，治療の第一選択を水晶体摘出術とする施設も多い．また，すでに周辺虹彩癒着を起こしている場合は慢性閉塞隅角緑内障へと移行することがあるため，水晶体摘出時に隅角癒着解除術，レーザー線維柱帯形成術を併用することもある．

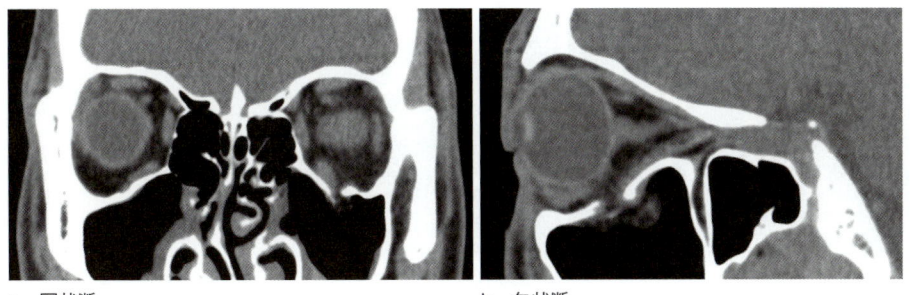

a. 冠状断　　　　　　　　　　　　　　　　b. 矢状断

図1　左閉鎖型眼窩下壁骨折（脂肪のみ絞扼）のCT画像

a.　　　　　　　　　　　　　　　　　　　b.

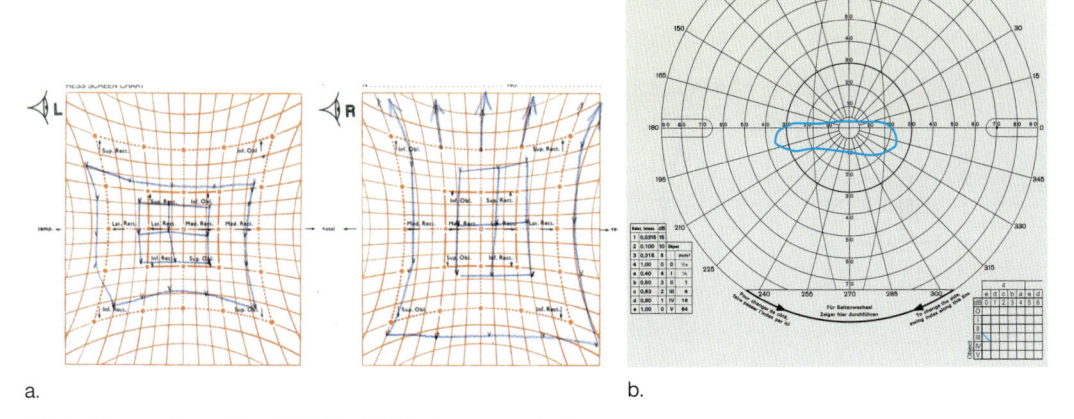

図2　Hessチャート，両眼単一視野（図1と同一症例）
左眼の著明な上転障害を認める（a）．両眼単一視野も非常に狭い（b）．

閉鎖型眼窩骨折[1,2)]

　スポーツなど眼部の鈍的外傷後に頭痛，悪心，嘔吐や複視を訴える場合，特に若年者では閉鎖型眼窩骨折を疑うことが重要である．眼窩骨折は眼部の打撲により眼窩内圧が上昇し，眼窩骨の薄い部位である下壁や内壁が骨折し眼窩内組織が上顎洞や篩骨洞に脱出するものであるが，若年者では骨の弾性により若木骨折を起こし，偏位した骨が速やかにもとの位置に帰ってくることが多い．そうして脱出した眼窩内組織が，絞扼される病態が閉鎖型眼窩骨折である（図1,2）．本症では眼痛，頭痛のほか悪心，嘔吐を伴うことが多く，眼球運動は著明に制限されている．開放型（図3,4）と異なり症状が非常に強く，急性期の手術が必要である．この閉鎖型のなかでもさらに重篤かつ緊急を要する病態が存在する．下直筋や内直筋そのものが骨折部に絞扼されるもの（図5,6）で，筋が虚血壊死に陥る

文献はp.359参照．

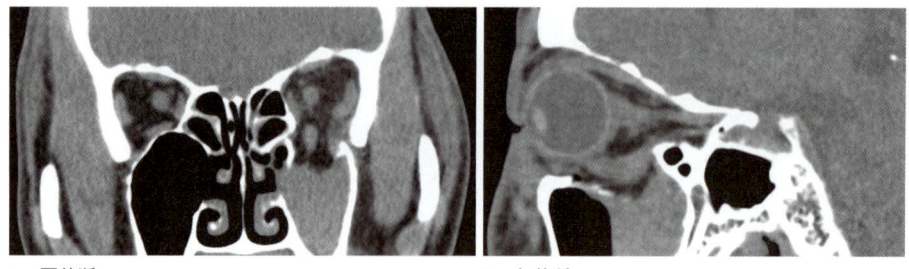

a. 冠状断   b. 矢状断

図 3　左開放型眼窩下壁骨折の CT 画像

a.　　　　　　　　　　　　　　　　　　b.

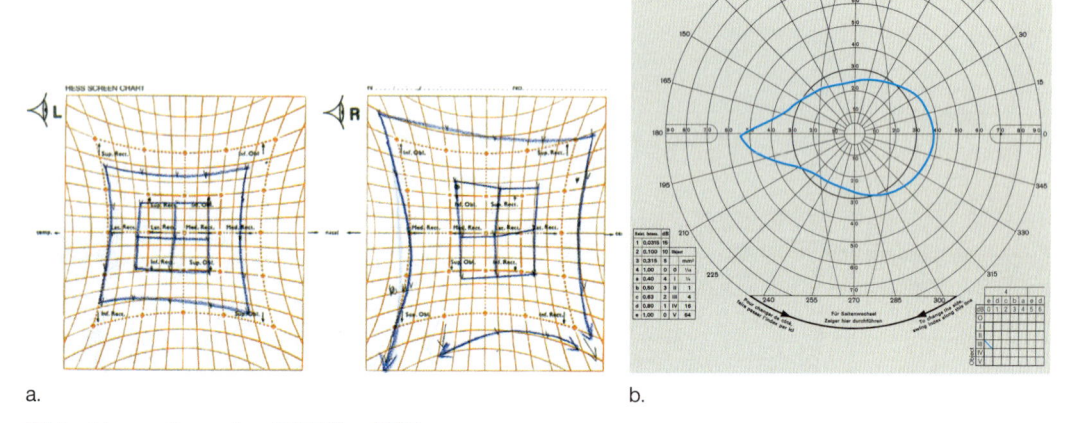

図 4　Hess チャート，両眼単一視野（図 3 と同一症例）
左眼の上転障害を認めるが，閉鎖型に比較すると軽度である．

前に緊急で絞扼を解除する手術が行われなければならない．筋が壊死してしまうと，重篤かつ不可逆的な眼球運動障害が残る．

　ところが，眼部の鈍的外傷後に頭痛，悪心，嘔吐を訴え救急病院などを受診し，頭部 CT を施行されるも脳には異常がないとして保存的治療が行われ，本症が見逃されるケースも散見される．眼窩骨折の好発部位は眼窩下壁，内壁であるが，通常の頭部 CT は水平方向（axial）の撮影でありスライスも厚いので，特に下壁骨折は開放型でさえも見落とされる可能性が高い．下壁の閉鎖型骨折となると，まず診断できないといってもよい．したがって眼窩骨折が疑われる場合，冠状断（coronal）の眼窩 CT をオーダーすることが最低限必須である．その際，thin slice での撮影と，骨条件（bone density）の追加もオーダーしておくことが望ましい．なお，下直筋の絞扼が認められた場合は視神経に沿った矢状断（sagittal）を追加しておくと，さらに診断の精度が上がり，手術の際に非常に有用な情報となる．

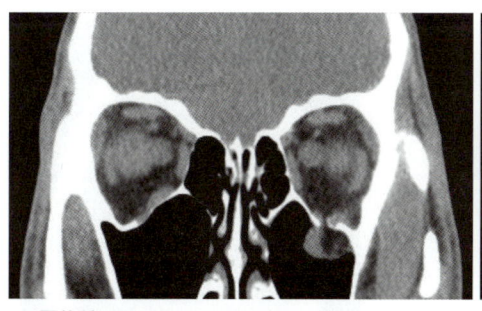

a. 冠状断 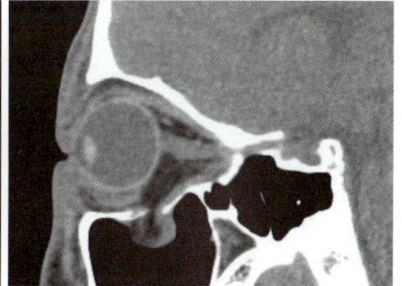 b. 矢状断

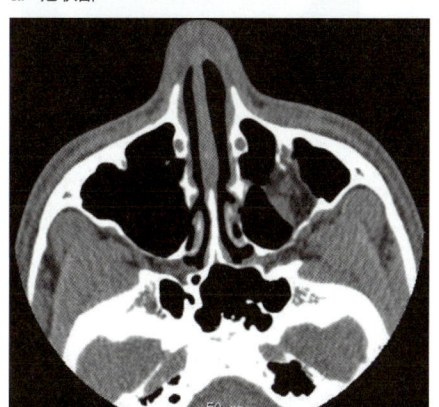

c. 水平断

図5 左閉鎖型眼窩下壁骨折（下直筋の嵌頓，絞扼）のCT画像
a, b. 下直筋の筋腹が上顎洞に嵌頓し，骨折部で絞扼されている（missing rectus）．
c. 水平断のみでは見落とされる可能性が高い．

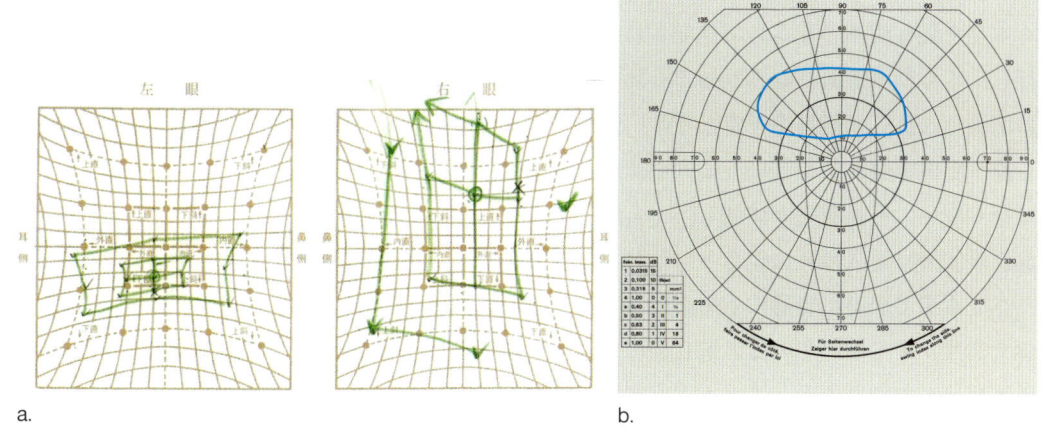

a. b.

図6 Hessチャート，両眼単一視野（図5と同一症例）
左眼の上転，下転は著明に障害され，眼位の異常も著しい．

脳動脈瘤

　複視を主訴に眼科を受診することが多い．患側の散瞳や眼瞼下垂や内転，上転，下転障害がみられ，動眼神経麻痺と診断された場合，必ず内頸動脈-後交通動脈分岐部（IC-PC：internal carotid artery-

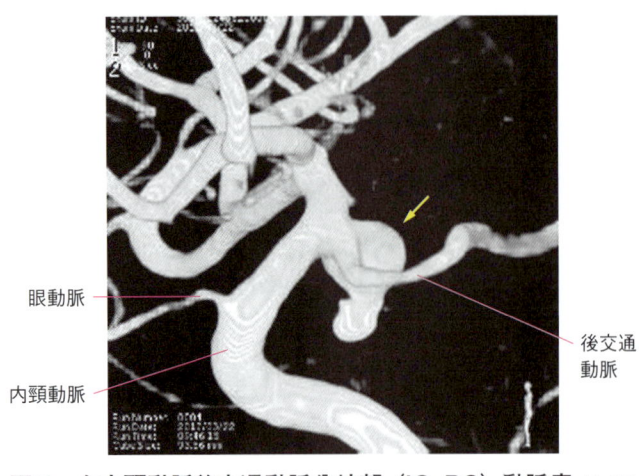

図7　右内頸動脈後交通動脈分岐部（IC-PC）動脈瘤（矢印）

眼動脈
内頸動脈
後交通動脈

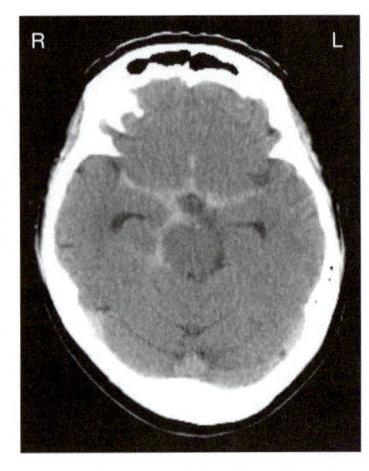

図8　くも膜下出血のCT画像
図7と同一症例．複視が出現して数日後に動脈瘤が破裂し，くも膜下出血を発症した．

posterior communicating artery）動脈瘤の可能性を考慮に入れるべきである（図7）．まずは問診が非常に重要で，複視の発症時期や発症のしかたが急かどうか，発症時に髄膜刺激症状（頭痛，悪心，嘔吐）を伴っていたかどうかを積極的に質問しなければならない．突然の激しい頭痛のあとで，複視が出現したというエピソードは，強く本症を疑う根拠となるので銘記されたい．即日CTやMRAを施行し，くも膜下出血や脳動脈瘤の有無を確認する必要がある．予約の関係でこれらが後日の予定となり，帰宅後しばらくして重症のくも膜下出血を発症したというような悲惨な事態は絶対に避けなければならない．脳動脈瘤が破裂し，くも膜下出血を発症した患者のおおよそ3人に1人は死に至るといわれているからである．

　さて本症で眼科に受診する患者の多くは，数日前からの複視が主訴であり，よく聞いてみると数日前に急な頭痛や悪心があったというエピソードであるが，もともと存在した動脈瘤が急に大きくなったり，小さな出血（minor leak）を起こしたときに，このような経過をたどることになる．これは近いうちに破裂することを警告しているサインであることをぜひ知っておきたい．われわれ眼科医がこの段階で見つけることができれば，一人の患者の命を救うことになるのである（図8）．

脳腫瘍

　視力低下や視野障害，複視を主訴に眼科を受診し，脳腫瘍が見つ

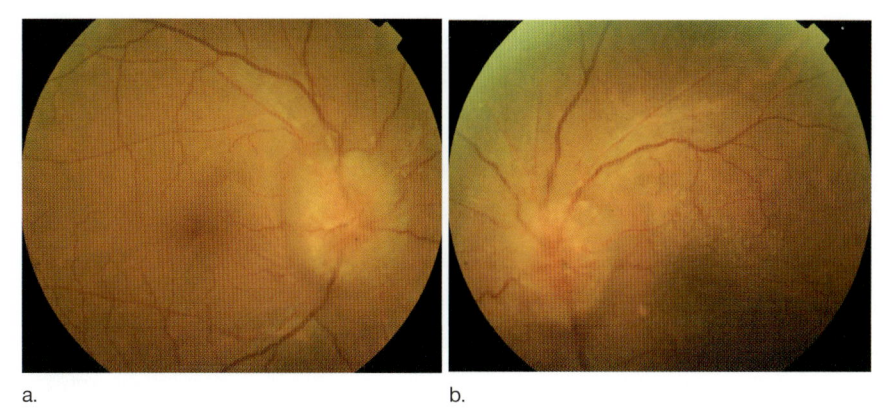

図9 うっ血乳頭の眼底写真

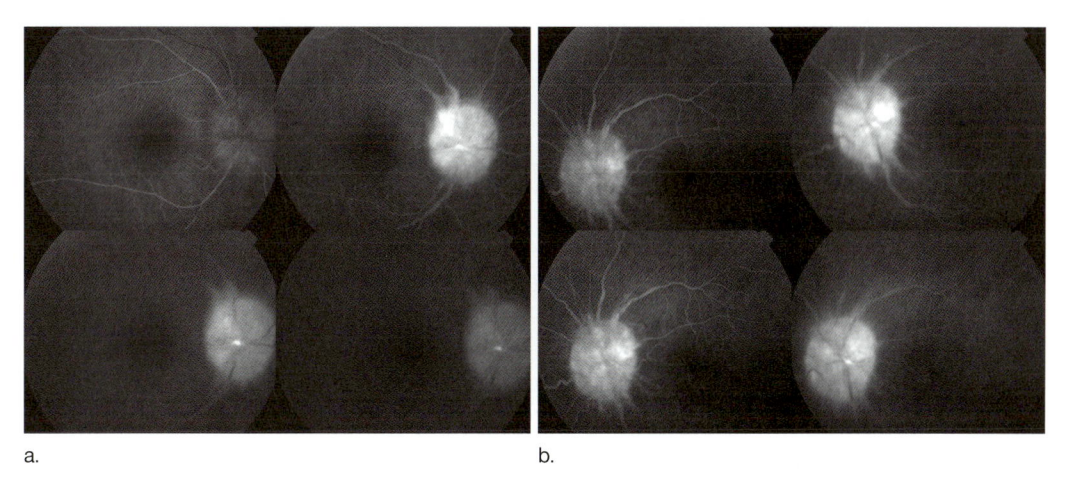

図10 うっ血乳頭の蛍光眼底造影（図9と同一症例）
両眼ともに視神経乳頭の過蛍光を認める．後期まで明らかな漏出は認めない．

かるということは時に経験される．脳腫瘍による頭蓋内圧亢進症状（頭痛，悪心，嘔吐）の程度は，腫瘍の増大速度や周囲の脳浮腫の程度により大きく異なる．一般的に悪性度の高い脳腫瘍では早期より頭痛や嘔吐が起こるが，髄膜腫のような良性腫瘍ではかなり大きくなってもほとんど頭痛を訴えないこともある．うっ血乳頭は頭蓋内圧亢進時にみられる所見である（図9, 10）．初期には視力低下をきたさないが，数か月という長期にわたると不可逆的な視力障害に至る．このほか視神経を圧迫する腫瘍では視力低下がみられ，視交叉を圧迫するトルコ鞍部腫瘍（下垂体腫瘍など）では，典型的には両耳側半盲がみられ，視交叉以降の視路の障害では同名半盲の傾向がみられる．眼球運動にかかわる動眼神経，滑車神経，外転神経の走行経路，すなわち脳幹部や頭蓋底，海綿静脈洞などの腫瘍では，これらの神経が障害されて複視を生じる．また，頭蓋内圧亢進が続く

と外転神経麻痺がみられることがある．

　脳腫瘍のなかで緊急を要する特殊な病態として，下垂体卒中がある[3]．下垂体腫瘍内に出血を起こし，突然の強い頭痛，悪心，嘔吐に加え，視力障害，眼球運動障害，半盲などが急激に発症する．本症が疑われる場合，直ちに頭部CTまたはMRIを撮影する必要がある．治療は汎下垂体機能不全を回避するため，すぐに副腎皮質ステロイドの静脈内投与を行う．早期に脳神経外科手術が行われれば，視力や視野，眼球運動障害の回復は良好である．

　問診や視力検査，眼底検査，視野検査，眼球運動検査，中心フリッカ検査などで総合的に判断し，頭蓋内病変が疑われる場合は，頭部CT，MRIを積極的にオーダーするようにしたい．

Tolosa-Hunt 症候群

　ある日突然，穿つような眼窩部痛に引き続き，眼球運動障害（複視）や眼瞼下垂を発症し，副腎皮質ステロイドの投与で劇的に症状の改善がみられるが，再発を繰り返す疾患である．

　実際の臨床では問診や症状から，まずは内頸動脈後交通動脈分岐部（IC-PC）動脈瘤が疑われ，緊急の頭部CTやMRAが施行されて，それが否定されている．本症候群は別名 painful ophthalmoplegia といわれ，まさに当を得た表現であると思われる．時に悪心，嘔吐を伴う．外転神経や動眼神経，ときに滑車神経も障害されるが，瞳孔不同はみられない．通常は視力や視野，眼底には異常を認めない．海綿静脈洞から上眼窩裂，眼窩先端部にかけて，何らかの原因による炎症性の肉芽組織が形成されることが病因とされている．診断には造影MRIが有用である[4]．治療はプレドニゾロン60mg/日またはベタメタゾン16mg/日程度から漸減する．通常は投与48時間以内に劇的に症状の改善がみられる．いったんは治癒するも，数か月から数年で再発がみられることが多い．

〔立松良之，酒井恵理子〕

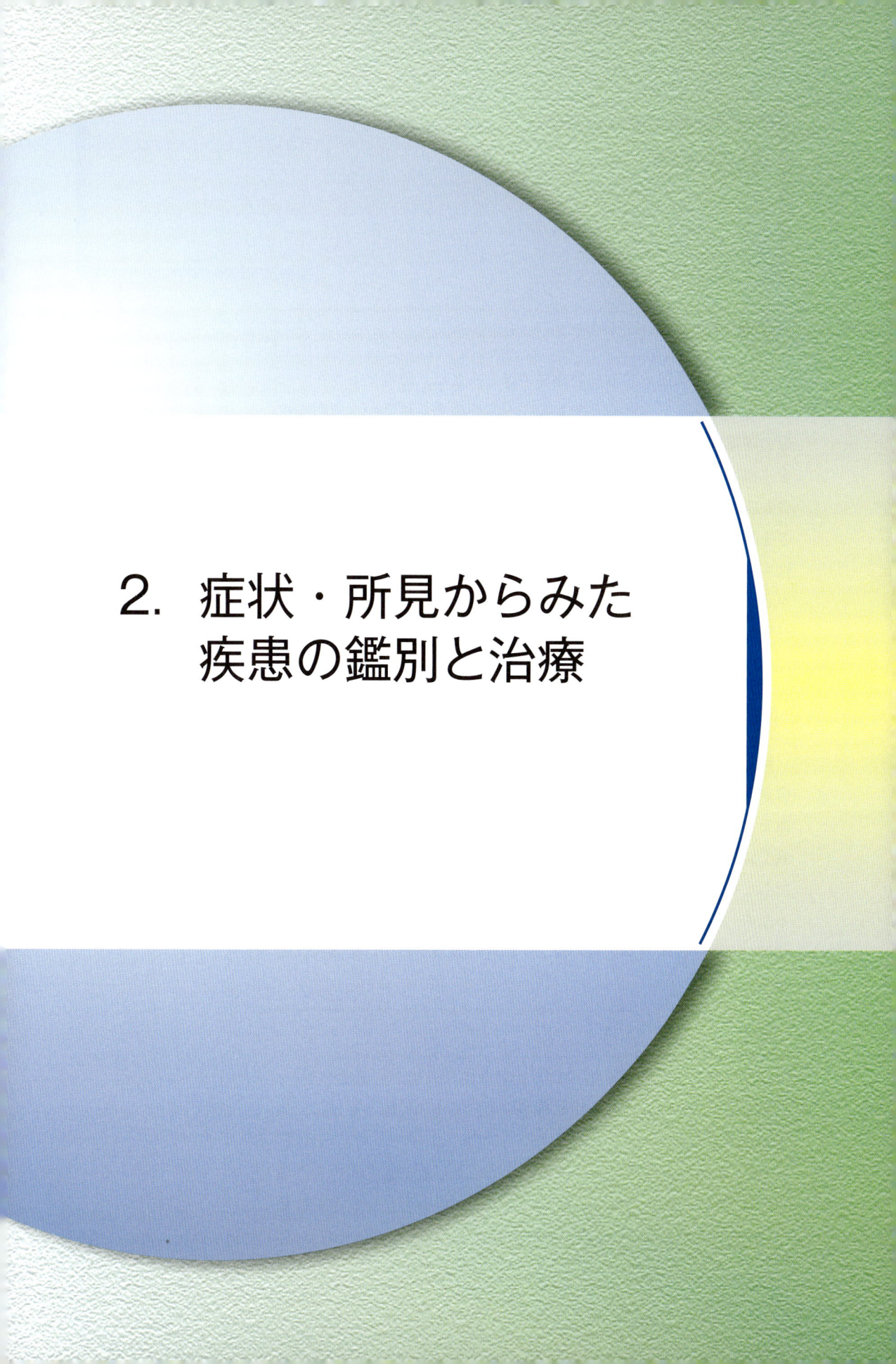

2. 症状・所見からみた疾患の鑑別と治療

結膜浮腫

概要

 眼救急外来に受診する結膜浮腫のほとんどは，急性アレルギーによるものである．もともとアレルギー素因のある患者が，急激な抗原の曝露や擦過などにより，結膜浮腫を生じ，流涙，異物感，充血を主訴に受診することが多い．通常，眼局所の結膜浮腫であり，抗アレルギー薬やステロイドの点眼，内服を処方することで，ことなきを得る．ただし，気道の粘膜浮腫を認め呼吸困難を伴うような急性アレルギーの場合は小児科，内科を受診させる必要がある．またウイルスによるものでは，伝播に注意が必要である．さらに，結膜浮腫でも眼窩内疾患による場合は，救急処置が必要なこともあり，注意すべき点である．

所見

 結膜浮腫は，肉眼では結膜が白くふやけた印象となり，細隙灯顕微鏡ではみずみずしく膨隆した結膜として観察される[*1]．出血や充血を伴い，赤くふやけた印象となることもある．球結膜では，Tenon嚢や強膜組織と結膜上皮間の接着が緩やかなため，血管漏出液が貯留して結膜浮腫は生じやすく，瞼結膜では瞼板が強固に癒着しているため，結膜浮腫は生じにくい．なお，眼脂の性状，結膜・毛様体・強膜の充血，眼瞼皮膚の発赤などを同時に観察することも診断に必須である．

[*1] 膨隆した結膜下組織や伸展した結膜上皮のために，炎症による充血はかえって軽快してみえる場合もある．結膜浮腫は，肉眼のほうが気づきやすい場合も多い．

原因

 結膜浮腫は結膜を灌流している血管やリンパ管から漏出が生じ，結膜下組織に水分が貯留した状態である．漏出の原因としては，以下が考えられる．

1. 眼表面の炎症に伴う血管透過性亢進により血管漏出が生じた場合に認められる．非感染性のものとしては，急性アレルギー性結膜炎が代表である．強膜炎でも生じる．感染性のものとしては，

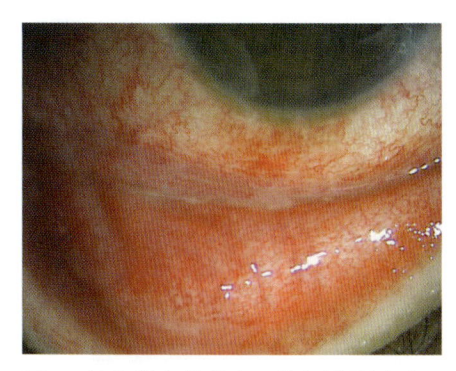

図1 流行性角結膜炎に伴う結膜浮腫
（32歳，女性）
流涙，水性眼脂とともに，下部球結膜のみずみずしい膨隆を認める．

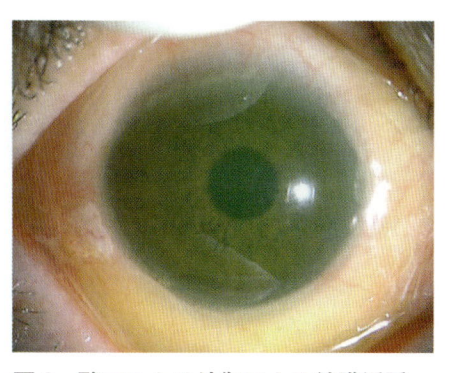

図2 酸アルカリ外傷による結膜浮腫
（25歳，男性）
広範囲の上皮欠損と白濁した壊死組織に伴い，結膜に浮腫を認める．

結膜炎，角膜炎，麦粒腫，涙道炎などが挙げられる．
2. 外傷として，兎眼による乾燥など物理的外傷，酸アルカリ外傷，そのほか結膜裂傷に伴うものなどが挙げられる．
3. さらに，眼窩内疾患や全身疾患によるリンパ系，静脈系のうっ滞の結果として，結膜浮腫が生じることもある．たとえば眼窩蜂巣炎，眼窩先端症候群，内頸動脈海綿静脈洞瘻，眼窩腫瘍，甲状腺眼症，ネフローゼによる低蛋白血症などである．

なお，血管運動神経反射の異常として生じる場合もあり，クインケ（Quincke）の浮腫といわれている．

診察の順序

まず，上記に挙げた疾患の既往の有無を問診する．

急を要する疾患

1. 結膜浮腫をみた場合，問診，耳側リンパ節腫脹，眼脂の性状などからウイルス性結膜炎，特に流行性角結膜炎（epidemic keratoconjunctivitis；EKC）を鑑別する（**図1**）．また，酸アルカリ外傷による浮腫（**図2**）の可能性があれば，pHをチェックする．
2. 視力低下がないかどうかチェックすることを心掛ける．結膜浮腫による流涙のために，アレルギーであっても多少の視力低下は生じるが，極端な視力低下は眼窩内疾患を疑い，必要に応じて至急MRIあるいはCTをオーダーする．
3. 急性アレルギーによるものでも，喘鳴，呼吸苦，PO_2の低下などがあれば，小児科，内科へ連絡をとる．

MRI，CTの結果，眼窩蜂巣炎（**図3**），眼窩先端症候群，内頸動

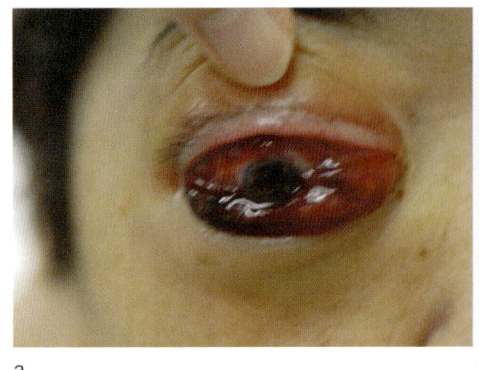

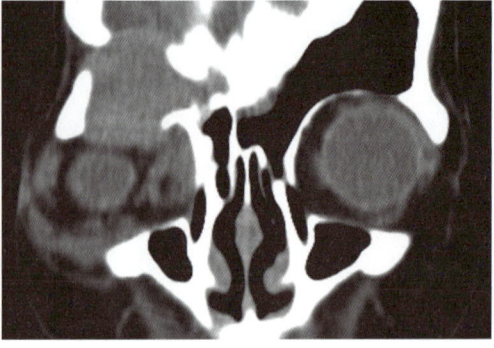

図3 眼窩蜂巣炎（65歳，女性）
a. 結膜下出血とともに，高度の結膜浮腫，眼球突出を認める．
b. CT検査にて，前頭洞の囊胞の眼窩内進展による眼窩蜂巣炎を認める．

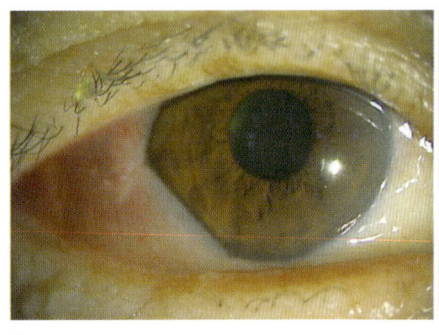

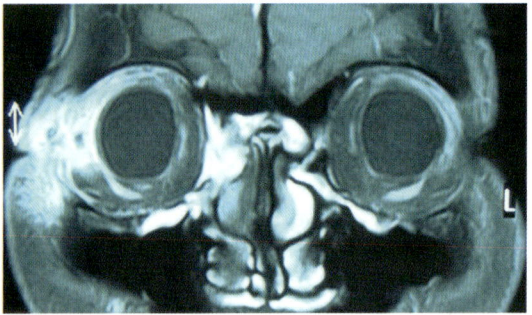

図4 眼窩部腫瘍（53歳，女性）
a. 外側結膜に結膜浮腫，充血を認める．眼窩縁に沿った発赤も認めた．
b. 眼窩内外側部に腫瘍を認める．組織診断の結果，胆管癌の転移であった．

脈海綿静脈洞瘻，眼窩部腫瘍（図4），甲状腺眼症，ネフローゼによる低蛋白血症などが疑われた場合，それぞれに関連した科，たとえば脳外科，耳鼻科，代謝内科と速やかに連携を行う．ただし，感染症が絡んでいる場合は，連携をとるあいだにもエンピリックにペニシリンなどの抗菌薬の全身投与を行う．EKC，外傷，眼窩内疾患が否定され，全身状態がよければ，少し落ち着いて原因を考える．

急を要さない疾患：最も多いのは，急性アレルギー性結膜炎（図5）である．結膜浮腫，充血とともに，高度の流涙，鼻汁を認める．瘙痒感には個人差がある．抗アレルギー薬やステロイドの点眼，あるいは内服を処方する．感染性の結膜炎（図6）や角膜炎（図7），強膜炎（図8），麦粒腫，涙道炎でも結膜の浮腫を生じる．いずれも感染による場合は，抗菌薬の局所および全身投与を行う．兎眼では乾燥による物理的刺激で，結膜浮腫を生じる（図9）．救急外来では抗

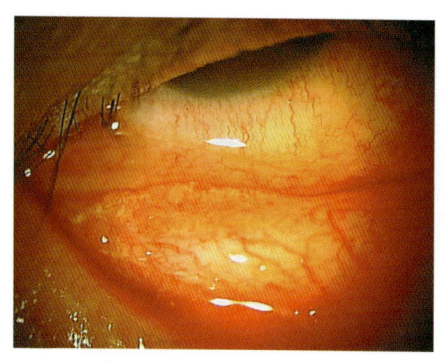

図5　急性アレルギー性結膜炎（21歳，女性）
流涙，充血とともに結膜浮腫を認める．同時に鼻汁も出現した．

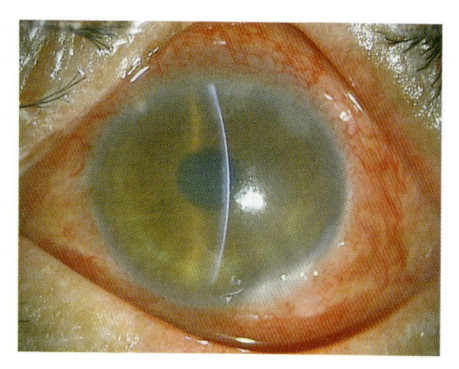

図6　帯状疱疹ウイルス結膜炎による結膜浮腫
眼部帯状ヘルペスに生じた角膜ぶどう膜炎．角膜周辺部の浸潤とともに結膜浮腫を認める．

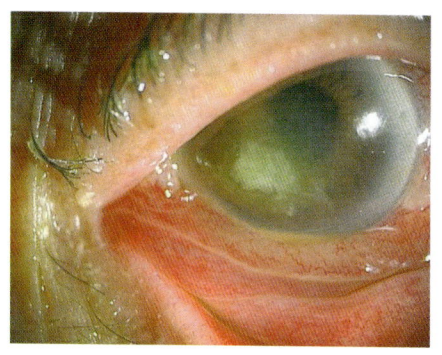

図7　角膜真菌症に生じた結膜浮腫（74歳，男性）
角膜病巣に近い部位に結膜浮腫を認める．

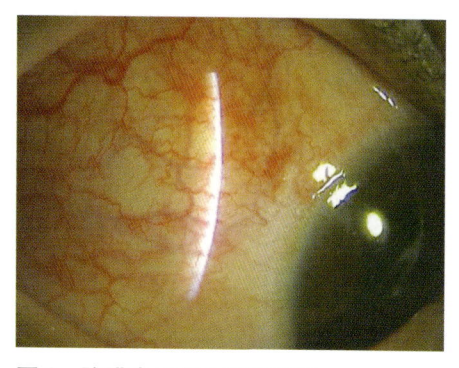

図8　強膜炎に伴う結膜浮腫（32歳，女性）
強膜の充血の上に結膜浮腫を認める．

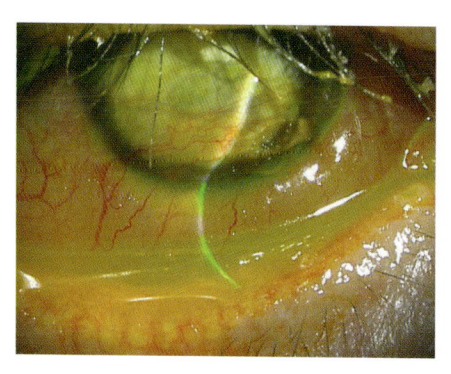

図9　兎眼に伴う結膜浮腫（65歳，男性）
顔面神経麻痺に伴う兎眼にみられた結膜浮腫．角膜混濁と血管侵入に伴う高度の結膜浮腫を認める．

菌薬軟膏を処方のうえ，眼帯と強制閉瞼を指示する．

鑑別

結膜シスト（**図10**），結膜弛緩（**図11**），リンパ管拡張症などが結膜浮腫との鑑別となる．結膜シストは通常，境界が明瞭であるこ

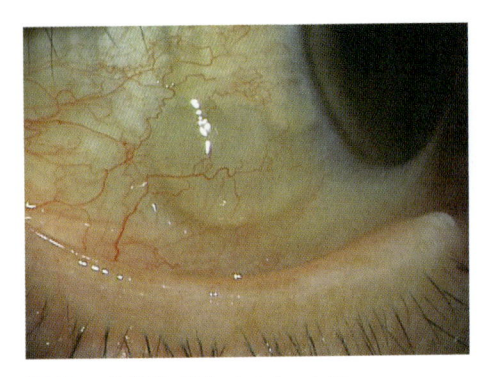

図 10 結膜シスト (53 歳，女性)
右眼耳側結膜に境界鮮明，滲出液を含んだ丸く包まれた嚢胞を認める．

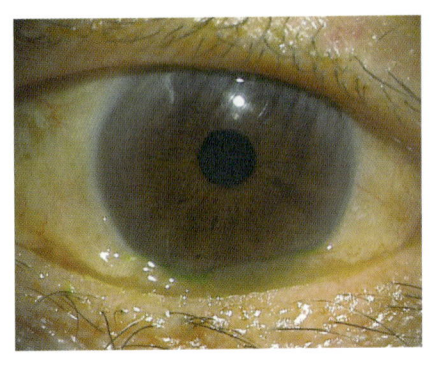

図 11 結膜弛緩 (83 歳，男性)
下方球結膜の弛緩を認め，眼瞼縁に沿って折り重なるように畳まれている．

と，リンパ管拡張症は数珠様の形状であること，結膜弛緩は張りがなく，下眼瞼縁に沿って垂れ下がって折り重なることで鑑別する．基本的に結膜シスト，結膜弛緩，リンパ管拡張症では充血を伴わないが，時として異物感により充血を生じることもあり，結膜浮腫が同時に存在する場合もある．

（佐々木香る）

結膜下出血

結膜下出血とは？

結膜下出血とは眼球結膜の血管が切れ，眼球結膜とその下の強膜との間に出血したものである（図1）．通常は片眼性，限局していることが多い．

症状

無症状のことが多いが，ゴロゴロ感などの違和感を訴えることがある．

原因

結膜下出血の病因としては，急性出血性結膜炎や流行性角結膜炎などの感染性結膜炎，白血病・血友病といった出血症状を呈する血液疾患，高血圧・動脈硬化などの全身疾患，あるいは強膜裂傷といった眼外傷などが挙げられる．その他，激しい咳嗽のあるときや，重いものを持ち上げたり，目をこすったりしたときなどといった場合もあるが，原因不明のことが多い．特に結膜下出血を繰り返す場合は基礎疾患として白血病などの全身性疾患があり，内科的精査が必要なことがある．

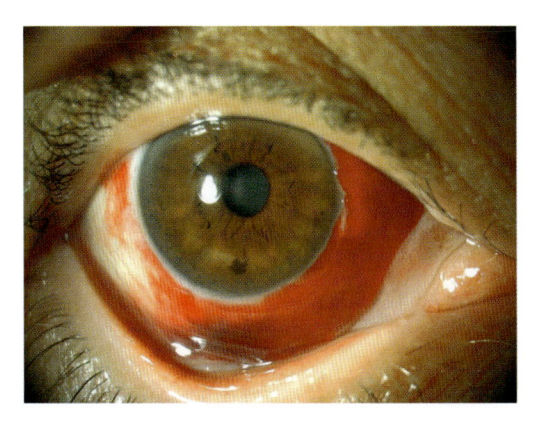

図1　眼球結膜の結膜下出血
（写真提供：鹿児島大学病院眼科　坂本泰二先生．）

検査

　問診が非常に重要である．特に眼外傷の有無の聴取は必須である．その他，抗凝固薬，抗血小板薬の内服，全身疾患の既往歴も聴取しておく．

　細隙灯顕微鏡検査で結膜下出血を診断することは容易である．鋭利なものや金属片などが当たった，転倒やボールで眼球に打撲があったときなど，眼外傷があった際の結膜下出血では穿孔性眼外傷の可能性がある．そのため，細隙灯顕微鏡検査だけでなく，眼底検査も必要である．さらに CT などの画像検査で，眼球内や眼窩内の金属片などの異物の存在，および眼球裂傷，眼窩骨折の有無などの確認は必要である．

治療

　結膜下出血自体は，軽度であれば 1〜2 週間程度で自然吸収されるため，治療の必要性はない．ただし，原因疾患があれば，それに対する治療が必要なことがある．特に穿孔性眼外傷がみつかれば，外科的治療が必要である．

カコモン読解　第 19 回　臨床実地問題 6

26 歳の男性．右眼に多量の眼脂と結膜の充血浮腫とを訴えて来院した．結膜擦過塗抹標本写真を図に示す．考えられるのはどれか．

a　結膜薬症
b　流行性角結膜炎
c　クラミジア結膜炎
d　ブドウ球菌結膜炎
e　アレルギー性結膜炎

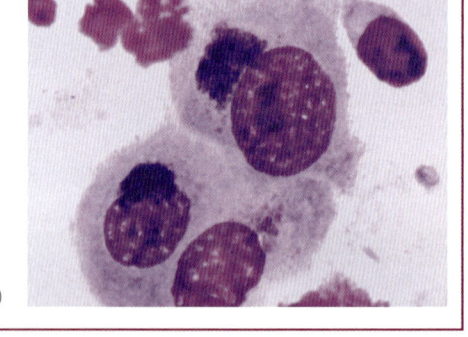

（ギムザ染色）

解説　図の写真での結膜擦過塗抹標本（ギムザ染色）にて，結膜上皮細胞の細胞質中に封入体がみられる．これはクラミジア結膜炎に特徴的な所見である．また，クラミジア結膜炎は青壮年に多いという点で"26 歳"という年齢が合致し，"多量の眼脂"，"結膜の充血浮腫"といった症状も合致する．

a.　**結膜薬症**：結膜薬症は点眼薬の主剤または防腐剤による薬剤性

の障害で，細胞毒性による角膜上皮障害だけでなく，免疫反応からの濾胞性結膜炎が生じる．非感染性の濾胞性結膜炎をきたす代表的点眼薬として，抗緑内障薬（β遮断薬），アミノグリコシド系抗菌薬，アトロピン，イドクスウリジン（IDU）の長期使用がある．

b．流行性角結膜炎：眼脂の塗抹標本（ギムザ染色）では，リンパ球（単核球）優位の浸潤が観察される．症状は，急性濾胞性結膜炎，耳前リンパ節腫脹，眼瞼腫脹，強い結膜充血，圧痛，漿液線維素性の眼脂．重症例や小児での偽膜形成がみられる．発病7～10日後から角膜表層に点状浸潤，点状上皮下混濁の形成がみられる．検査法として，PCR（polymerase chain reaction）によるウイルス分離，アデノウイルス抗原検出キットがある．

c．クラミジア結膜炎：症状は急性濾胞性結膜炎，耳前リンパ節腫脹，眼瞼腫脹，結膜充血，多量の粘液膿性〜膿性の眼脂，偽膜形成．眼外症状として性器や咽頭のクラミジア感染の合併．好発年齢から，新生児クラミジア結膜炎と青壮年にみられる成人クラミジア結膜炎とに分けられる．近年，青壮年での罹患者数の増加がみられる．検査法として，結膜擦過塗抹標本（ギムザ染色），クラミジア抗原検出キットで結膜上皮擦過物などから同定する方法などがある．

d．ブドウ球菌性結膜炎：黄色ブドウ球菌は成人の結膜炎の代表的起炎菌である．症状は，瞼結膜の充血，粘液膿性の眼脂，流涙．眼瞼の炎症を伴う場合の眼瞼縁の丘疹や膿疱．角膜下方1/3の表層角膜炎．検査法として，眼脂の培養，菌の同定・薬剤感受性試験がある．

d．アレルギー性結膜炎：本症例の結膜擦過塗抹標本（ギムザ染色）では，好酸球が観察される．アレルギー性結膜疾患の診断は"I型アレルギー反応が関与する結膜の炎症性疾患で，何らかの自覚症状を伴うもの"と定義されている[1]．

　症状は，自覚症状として瘙痒感が最も重要で，眼脂，流涙がある．他覚症状として結膜浮腫，結膜充血などの結膜の炎症性変化がある．

　I型アレルギー反応の証明には，眼局所として結膜分泌物中の好酸球の同定または涙液中IgEの検出，全身的には血清中抗原特異的IgEの定量，または皮膚に抗原をチャレンジし反応をみる皮膚テストがある．

文献はp.359参照．

模範解答 c

（武田篤信）

眼脂

　眼脂を主訴として救急受診をする患者は少なくない．眼脂は一つの症状であり，原因となる疾患は多岐に及ぶが，眼脂のみで緊急対応が必要な疾患は多くはない．しかしながら，なかには淋菌性結膜炎や緑膿菌性角膜炎など角膜穿孔を急速に生じるものもあり，注意を要するものがある．また，感染力の強い流行性角結膜炎をはじめとするウイルス性疾患も少なくなく，伝染予防，院内感染の観点からも対策が求められる．

成因と性状

　眼脂は眼表面の分泌物であり，涙液，血漿，粘液，脱落細胞，炎症細胞などから構成される．通常では，これらの分泌物は涙液とともに眼表面から排出されるが，分泌物が異常に増加するか排出機構が破綻した場合に，眼脂として自覚される．眼脂の多くは外因的な要因による分泌物の異常増加であり，その原因が異物，病原微生物，抗原などの侵入に起因する場合は，涙液と結膜を中心とする炎症反応，免疫反応の結果として過剰な分泌をきたす[1]．分泌物の含有成分により眼脂の性状は漿液性，粘液性，粘液膿性，膿性を呈する．眼脂の性状により，原因がある程度予測できることがある（表1）．

文献は p.359 参照．

表1　眼脂の性状による結膜炎の鑑別

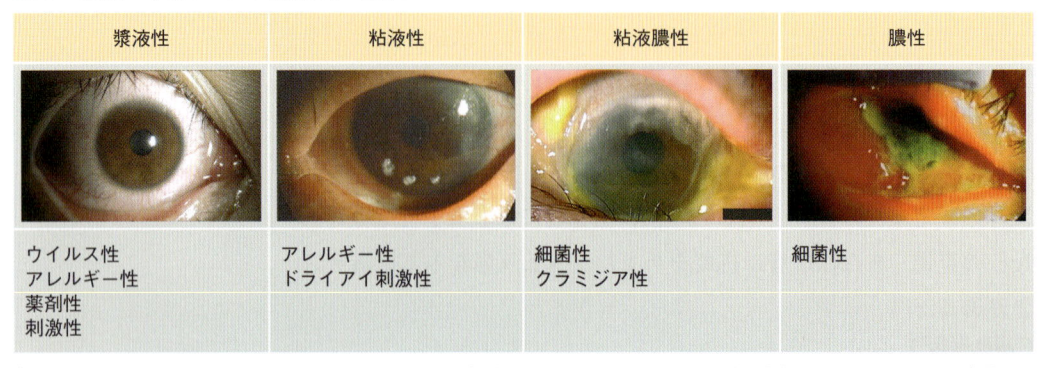

漿液性	粘液性	粘液膿性	膿性
ウイルス性 アレルギー性 薬剤性 刺激性	アレルギー性 ドライアイ刺激性	細菌性 クラミジア性	細菌性

（Anatomy and Physiology. In：BenEzra D, editor. Blepharitis and Conjunctivitis：Guidelines for Diagnosis and Treatment. Barcelona：Editorial Glosa；2006. p.23-32.）

表2 診察上のポイント

疾患の主座	眼瞼，結膜，角膜，強膜，涙器
経過	急性，慢性
感染の有無	感染性，非感染性

鑑別疾患

　問診が診断をするうえで重要である．病変の主座を見きわめると，おのずと疾患が絞られてくる．また，発症の時期と感染性かどうかの鑑別は重要である．比較的急性に発症し，感染性疾患に伴う眼脂は，角膜疾患などによるものが含まれ，初期治療が重要となってくる．診察上のポイントを表2にまとめる．

検査

塗抹・検鏡検査：その場で眼脂を採取し，塗抹・検鏡検査を実施することが望ましい．ギムザ染色（簡易迅速染色セット，ディフ・クイック™）などを用いると，簡便・迅速に感染・非感染を含めたスクリーニングを行うことができる．病原菌の検出以外にも，炎症細胞の種類を判定できるので，原因の推測に有用である（表3，図1）[1,2]．

細菌培養検査[*1]：施設内で細菌学的検査を施行している場合は，滅菌した綿棒・鑷子などで採取し，検査室に提出する．検査施設への輸送が必要な場合は，輸送用培地を用いる．保存を行う場合は，通常4℃で保存し翌日検査室に提出し，薬剤感受性を含めて培養検査を依頼する．ただし，淋菌を疑った場合は，検体を常温で保存する必要がある[*2]．

迅速診断キット：免疫クロマトグラフィ法を用いたキットでの判定を行う．眼科領域ではアデノウイルス結膜炎[4]，単純ヘルペス角膜炎，アレルギー性結膜炎[5,6]に対する診断および鑑別に適応があり，特にアデノウイルス結膜炎を疑った場合の判定に有用である．ただし，特異度は100％，感度は70〜80％であることを踏まえ，陽性であれば確定診断になるが，陰性でも否定はできないこと（偽陰性がある）を念頭に置く[*3]．診察後は院内感染予防対策のために消毒を行い，医療スタッフに周知させる必要がある．

[*1] 細菌学的検査の検出率は，治療開始前は60〜85％程度と報告されている[3]．

[*2] 淋菌と髄膜炎菌は乾燥や温度の変化に弱いため，やむをえず保存を行う場合は常温で保存する．

[*3] アデノウイルス迅速検査偽陰性の原因
検体量の不足，発症後4日以降のアデノウイルス結膜炎，後発眼，採取不足など．

表3 炎症細胞の種類からみた原因

	アレルギー性	細菌性	ウイルス性	クラミジア性	薬剤性	ドライアイ
好中球	+/-	+	-/+	+	+	-
抗酸球	+	-	-	-/+	-	-
リンパ球	+	-	+	+	-	-/+
形質細胞	-/+	-	-	+	-	-
変性上皮細胞	-	-	-/+	+/-	+	+
封入体（細胞質）	-	-	-	+	-	-
封入体（核内）	-	-	+（ヘルペス）	-	-	-

(Anatomy and Physiology. In：BenEzra D, editor. Blepharitis and Conjunctivitis：Guidelines for Diagnosis and Treatment. Barcelona：Editorial Glosa；2006. p.23–32.)

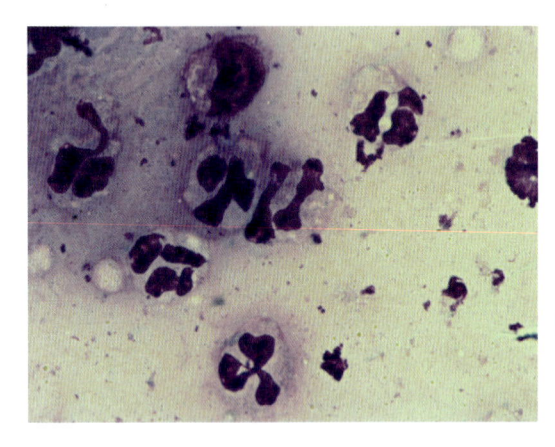

図1 淋菌（ディフ・クイック™染色，1,000倍油浸）
ソラマメ型の双球菌が好中球に貪食される像を認める.

治療

　先述の通り，眼脂の多くは異物，病原微生物，抗原などの外因的な要因による分泌物の異常増加であり，その原因ならびに炎症・免疫反応に対する薬物治療が中心となる．なお，成人における片眼性の慢性的な眼脂は涙道閉鎖に起因することも多く，根治治療には手術治療を要することもある．詳細は成書に譲るが，救急診療で対応が求められる細菌性結膜炎における処方例を記載する．

起因菌不明：幅広い菌種に対応できる点で，フルオロキノロン系が第一選択になる．グラム陽性菌を疑った場合はβ-ラクタム系，グラム陰性菌を疑った場合はアミノ配糖体が感受性をもつことが多いため，これらの薬剤を併用することもある．

耐性菌：MRSE（methicillin-resistant *Staphylococcus epidermidis*；メチシリン耐性表皮ブドウ球菌）はフルオロキノロン系に感受性の

ことがあるが，MRSA（methicillin-resistant *Staphylococcus aureus*；メチシリン耐性黄色ブドウ球菌）は，ほとんどがフルオロキノロン系に耐性を示す．MRSA，MRSE は，クロラムフェニコールに感受性を示すことが多いので，結膜炎のみであればこれに加え生理食塩水などによる洗浄で対処できることが多い．角膜炎などを併発している場合は，自家調製薬としてバンコマイシン塩酸塩（0.5％），アルベカシン硫酸塩（0.5％）を調製したり，ミノサイクリン塩酸塩を内服薬として処方することもある．2009 年に承認を得たバンコマイシン眼軟膏[*4]も有用であるが，使用の際には耐性菌の発生を防ぐため『バンコマイシン眼軟膏の使用に当たっての留意事項について』（厚生労働省；薬食審査発 1016 第 1 号）を遵守する必要がある．

淋菌：セフェム系が効果的であり，セフメノキシム（ベストロン®）の 1 時間ごとの点眼，およびセフトリアキソン（ロセフィン®），セフォジジム（ケニセフ®）の静注 1.0 g 単回投与，スペクチノマイシン（トロビシン®）筋注 2.0 g 単回投与が推奨されている[7]．フルオロキノロン系に耐性のことが多いので，注意したい．

（重安千花，山田昌和）

[*4] **バンコマイシン眼軟膏の適応症**
バンコマイシンに感受性のメチシリン耐性ブドウ球菌（MRSA），メチシリン耐性表皮ブドウ球菌（MRSE）による既存治療で効果不十分な結膜炎，眼瞼炎，瞼板腺炎，涙嚢炎．

クリニカル・クエスチョン

眼脂でも救急性のあるものはありますか？

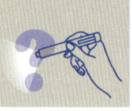

Answer 眼脂には原因によって漿液性（線維素性），粘液性，粘液膿性，膿性がありますが，救急性のあるものは，粘液膿性〜膿性眼脂です．粘液膿性〜膿性眼脂をきたす原因として，細菌（ヘモフィルス〈*Haemophilus*〉，肺炎球菌，黄色ブドウ球菌など），クラミジアが挙げられますが，特に救急性のあるものは，淋菌性結膜炎です．

淋菌性結膜炎

淋菌（*Neisseria gonorrhoeae*）による結膜炎（図1a）の場合は，クリーム状の膿性眼脂が多量にみられ，結膜の充血・浮腫に加えて眼瞼腫脹がみられることが多い．感染経路として，性器→結膜が考えられる．産道感染による新生児膿漏眼例も散見される．眼瞼腫脹のため，開瞼困難となることもあり，治療が遅れると角膜周辺部などに潰瘍を生じ穿孔することがあり，早期診断と治療が必要である．

診断：上記の臨床所見に加えて，眼脂の塗抹検鏡（グラム染色）にてグラム陰性の双球菌を証明する（図1b）．好中球に貪食されている像もみられる．培養検査には血液寒天やチョコレート寒天培地を用いる．菌が検出されれば，薬剤感受性試験を行う．

治療：セフェム系抗菌薬（セフメノキシム）の頻回点眼に加えてセ

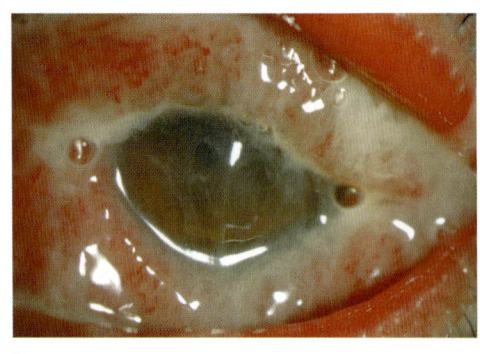

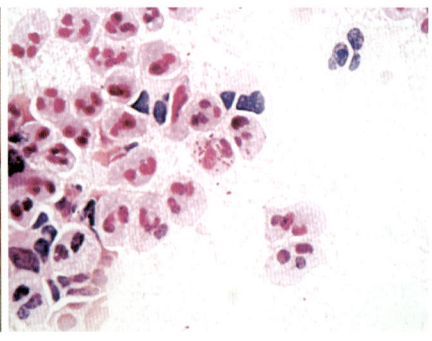

a. b.

図1 淋菌性結膜炎
a．肉眼的所見．
b．塗抹検鏡検査結果．好中球に貪食されたグラム陰性双球菌が認められる．

フトリアキソン（点滴静注），スペクチノマイシン（筋注），セフィキシム（経口），ビブラマイシン®（経口）などの全身投与が必要である．

クラミジアによる結膜炎

クラミジア・トラコマチス（*Chlamydia trachomatis*）による結膜炎では，成人封入体結膜炎や産道感染としての新生児膿漏眼がみられる．前者では，大きな濾胞がみられ，混濁や癒合して堤防状濾胞を呈することが特徴である．診断は結膜擦過物の塗抹検鏡（ギムザ染色）にて細胞質内封入体を証明する．また，クラミジア抗原を検索する．

治療：全身的には，アジスロマイシン（経口：20 mg/kg），局所にはテトラサイクリン系かマクロライド系抗菌薬を使用する．眼局所には，点眼薬であれば1時間毎点眼，眼軟膏であれば5回/日点入する．8週間ほどの長期投与が必要である．

その他

漿液性〜漿液線維素眼脂は，流行性角結膜炎，咽頭結膜熱，急性出血性結膜炎などのウイルス性結膜炎の場合にみられるが，伝染性が強いので，注意が必要である．臨床所見（濾胞性結膜炎，耳前リンパ節腫脹など）やウイルス抗原検索などにより診断を行う．ウイルスに効く特効薬はないが，適宜，抗菌薬，副腎皮質ステロイドの点眼で対処する．

（松本光希）

角膜炎，角膜潰瘍

　救急疾患として角膜炎や角膜潰瘍を診たときに，重要なことはそれが感染であるかどうかを，培養などのいろいろな検査の結果からではなく，問診と細隙灯顕微鏡検査などその場でできることから判断する必要があることである．そして，特に細菌感染が疑われた場合は，穿孔しているような場合を除いて，その角膜病巣を擦過して，必ず培養に供しておくことが重要である．これが成されているかどうかで，後の対応が大きく違ってくる．

問診上のポイント

　外傷の有無は重要であり，特に植物による外傷であれば真菌が疑われる．また，発症からの時間が短ければ細菌，長ければ真菌・アカントアメーバが疑われる．眼脂がかなりあれば細菌が疑われ，痛みが強ければ再発性角膜びらんやアカントアメーバ角膜炎が疑われる．また，再発性であれば角膜ヘルペスや再発性角膜びらんが疑われる．中央の多発性角膜上皮下浸潤の場合は流行性角結膜炎（アデノウイルス結膜炎）の既往の問診が，小児の円板状の角膜炎なら水痘の既往の問診が重要である．副腎皮質ステロイド（ステロイド）や抗菌薬の使用の有無も重要な情報である．

　コンタクトレンズ（CL）は感染性角膜炎の誘因として重要であり[1]，CLの種類だけでなく，商品名，装用方法，装用日数・時間，CLの洗浄（特に，こすり洗いやレンズケースの定期交換，CL装用時に手洗いをしていたかどうか），消毒の種類とMPS[*1]の商品名，水道水使用の有無，などを詳細に問診する必要がある．特に誤使用がなかったかどうかに注意する．使い捨てソフトコンタクトレンズではグラム陽性球菌，頻回交換・定期交換ソフトコンタクトレンズではグラム陰性桿菌の感染が多い[2]．

細隙灯顕微鏡検査上のポイント（1）上皮欠損

　単純な上皮欠損であり，浸潤を伴っていない場合は，一応は単純欠損と考えて対応する．樹枝状を呈していれば単純ヘルペスウイル

文献はp.360参照．

[*1] **MPS**
multi-purpose solutionの略．1液でソフトコンタクトレンズ（SCL）の消毒・洗浄・すすぎ・保存を行えるケア用品で，多用途に使えることからmulti-purposeといわれている．簡便なことから，現在コンタクトレンズケア用品として最も広く使用されている．しかし，その反面，含有されている塩酸ポリヘキサニドなどの濃度が低いために，消毒力は十分でなく，頻回交換型SCLによる角膜感染症の温床となっている．

表1　偽樹枝状角膜炎を呈する疾患

帯状ヘルペス角膜炎
アカントアメーバ角膜炎
再発性角膜びらん
薬剤毒性角膜症による epithelial crack line
コンタクトレンズによる角膜上皮障害

表2　角膜浸潤が感染か非感染かの鑑別ポイント

	感染	非感染
前房細胞	(+)	(−)
角膜後面沈着物	(+)	(−)
角膜浮腫	(+)	(−)
浸潤の大きさ	大	小
浸潤の部位	中央	周辺

表3　角膜浸潤を診て考えるべき疾患のリスト

感染性
細菌性角膜炎
真菌性角膜炎
単純ヘルペス角膜炎（典型例は円板状角膜炎）
帯状ヘルペス角膜炎
アカントアメーバ角膜炎
結核性角膜実質炎
梅毒性角膜実質炎
水痘角膜炎

非感染性
無菌性浸潤（コンタクトレンズ装用者）
カタル性角膜浸潤*
多発性角膜上皮下浸潤（アデノウイルス結膜炎後）*
角膜フリクテン*
銭型角膜炎
LASIK 後の diffuse lamellar keratitis
Mooren 角膜潰瘍
関節リウマチに伴う周辺部角膜潰瘍

＊：角膜への直接感染ではないが，感染と関連があると考えられるもの．

ス（herpes simplex virus；HSV）による角膜上皮炎である樹枝状角膜炎（dendritic keratitis）が疑われる．樹枝状角膜炎は，単に樹枝状を呈しているだけでなく，末端が先細りにならず，膨らんだ状態となっており（terminal bulb），上皮欠損辺縁部はフルオレセインにて上皮欠損部よりも強く染色され，全体がきれいに縁どられたような状態を呈する．表1に偽樹枝状角膜炎を呈する疾患を挙げる．再発性角膜びらんでは周囲の上皮の接着不良を，epithelial crack line[*2]では周囲の上皮の重度の点状表層角膜症を認めるなど，病変周囲の上皮の状態に注意を払う必要がある．

細隙灯顕微鏡検査上のポイント（2）角膜浸潤

　角膜浸潤の位置・濃さ・大きさ・形・数をとらえることが感染・非感染の判断のポイントになる．おおまかに中央部に認められれば原因として感染性が多く，周辺部に生じた場合は非感染性のことが多い．浸潤を感染と判断するか，非感染として判断するかのポイントを表2に，鑑別すべき疾患を表3に挙げる．

　中央で濃厚な浸潤（膿瘍）であれば，原因として細菌や真菌が疑わしい．中央の多発性の淡い混濁の場合，境界不明瞭で斑状ならアカントアメーバ，境界が明瞭な場合は，比較的大きく実質浅層なら

[*2] epithelial crack line
薬剤毒性角膜症によって角膜中央やや下方に水平方向に生じるひび割れ状のラインをさす．周囲に著明な点状表層角膜症を認め，時に盛り上がりを認めるのも特徴である．所見名ではあるが，薬剤毒性によることを強く示唆する所見である．

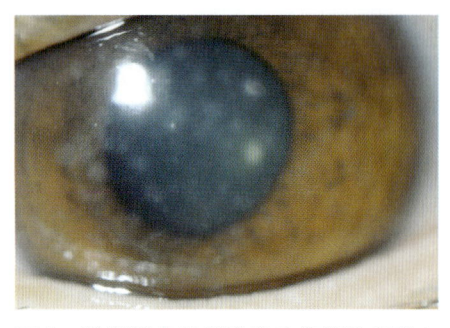

図1 流行性角結膜炎後の多発性角膜上皮下浸潤
流行性角結膜炎後,かなり期間をおいて視力低下を主訴に受診することもあり,問診が非常に重要となる.

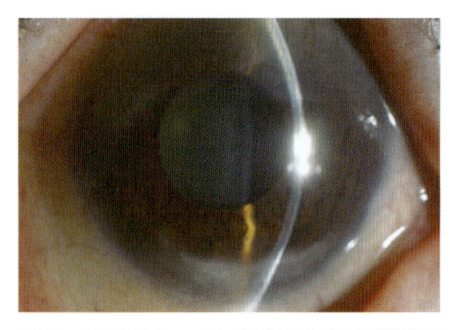

図2 関節リウマチに伴う周辺部角膜潰瘍
角膜下方周辺部に軽度の菲薄化を伴った弧状浸潤を認める.

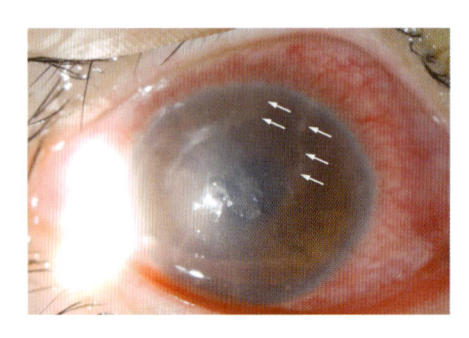

図3 アカントアメーバ角膜炎
矢印の部分に放射状角膜神経炎を認める.

ばヘルペス性,均一で小さい上皮下混濁ならアデノウイルス結膜炎後のものを示唆する(図1).

　CL装用・非装用にかかわらず透明帯を伴った単発性の周辺部の浸潤を認めた場合は,カタル性角膜浸潤を考える.カタル性角膜浸潤はしばしば輪部に平行に伸び,多くは瞼縁と重なる部位に多く生じる.これは原因となる細菌は角膜の病巣ではなく,眼瞼で増殖しており,それに対する免疫反応が角膜内で生じているからである.CL装用者において周辺部の直径1mm以下の小さい混濁が多発する場合は,CLによる無菌性浸潤を考える.無菌性浸潤もカタル性角膜浸潤も浸潤に血管は認められないが,血管を伴った隆起性の浸潤なら角膜フリクテンが考えられる.また,最周辺部の透明帯を伴わない弧状の潰瘍に伴った浸潤の場合は,Mooren角膜潰瘍や関節リウマチに伴う周辺部角膜潰瘍(図2)などが考えられる.

　また放射状角膜神経炎は,アカントアメーバ角膜炎にかなり特異的な所見として重要である(図3).

細隙灯顕微鏡検査上のポイント（3）その他の所見

前房細胞，角膜後面沈着物，Descemet 膜皺襞の存在は感染を強く疑わせる．たとえ周辺部の比較的小さい浸潤であっても，そのような所見があれば感染を疑う．また，睫毛根のカラレット*3 やマイボーム腺炎を確認することは，その部の細菌感染の存在を示唆することになり，カタル性角膜浸潤や角膜フリクテンの診断に役立つ．

角膜知覚検査

細隙灯顕微鏡検査とともに，その場で可能な検査として重要である．Cochet-Bonnet 角膜知覚計が有用で，フィラメントの長さを 5 mm ごとに短縮して知覚を感じた長さで判定する．正常は 50〜60 mm で，角膜ヘルペスにおいて低下する．ただし，加齢，糖尿病，水疱性角膜症や CL 使用者でも低下するので注意が必要であり，逆に再発回数の少ない角膜ヘルペス患者では低下しない．

免疫クロマトグラフィ法*4

最近，上皮型角膜ヘルペスの診断に免疫クロマトグラフィ法を応用したキット，チェックメイト®ヘルペスアイが開発され，その場で検査が可能で，かつ保険適用もあるので，救急疾患として樹枝状病変に出会ったときに有用である．アデノウイルスに対するキットと同様，2 本のラインを認めれば陽性，1 本のラインなら陰性と判定する．特異性が 100% である一方で，感度は 60% 程度であるため[3]，陰性であっても HSV 感染を否定することはできないことには注意が必要であり，また，実質型や内皮型には使用できない．

角膜病巣擦過の塗抹検鏡・培養

明らかな浸潤・膿瘍があり，上記のような所見から細菌や真菌の感染が疑われるときは，病巣を擦過し，塗抹検鏡および培養のために検体を採取し，検査施設・検査部に送付する．その日のうちに送付できないときは輸送培地を 4〜8℃ で冷蔵保存し，翌日送付する．これは菌を生かさず殺さずの状態に保つためであり，ここで温度を上げると輸送培地の中で増殖しやすい菌が病原菌か否かを問わずに増えてしまい，結局関係のない菌をピックアップしてしまう原因になる．

角膜の感染病巣は体のほかの部位の感染に比べて圧倒的にその病

---

*3 カラレット (collarettes)
睫毛の根部に認められる白い輪状の付着物．眼瞼縁の毛嚢炎に伴って生じるフィブリンにより形成される．ブドウ球菌感染によることが多い．睫毛の生育に伴って，このカラレットは皮膚表面から持ち上げられ，しばしば睫毛の中央にも認められる．

*4 免疫クロマトグラフィ法
抗原抗体反応を応用して，抗原を直接証明する方法である．検体中の抗原と金コロイドを標識したモノクローナル抗体が特異的に結合し，この結合物が判定部に固相化されたモノクローナル抗体に結合することで着色ラインが形成されるのを目視で確認し，判定する．

巣が小さく，塗抹検鏡および培養に供される検体の量が非常に少ない．それだけに，最初に培養が行われず，治療が開始されてしまうと，たとえその治療が十分効いていなくても，あとからいくら病巣擦過や培養を行っても何も検出されず，治療方針がたてられなくなる．救急疾患として最初に診察した時点での菌検査が重要なゆえんである．

治療開始にあたってのポイント

　特に急ぐのは細菌感染であり，抗菌点眼薬の投与が重要となる．抗菌薬点眼は1時間に1回の頻回点眼を行う．回数が少ないと感受性のある薬剤を使用していても十分な効果が得られない．前房炎症が強ければアトロピンやミドリン®を点眼して虹彩後癒着の予防を図る必要がある．上皮型角膜ヘルペスが疑われる場合はアシクロビル眼軟膏を処方するが，これも中途半端な回数でなく，5回処方とする．

　ステロイド点眼をあわてて処方する必要はない．ステロイド処方が1日，2日遅れて問題になることはまずない．逆に感染であるのにステロイドが処方されてしまうと，予後不良の原因となり，後の治療が難しくなる．典型的なMooren角膜潰瘍など感染ではないとのよほどの自信がない限り，ステロイド点眼は経過をみてからの処方とすべきである．

（井上幸次）

眼圧上昇

文献は p.360 参照.

眼圧上昇を疑う所見

眼科救急において，眼痛，頭痛，悪心・嘔吐，毛様充血，角膜浮腫，視力低下などを訴える患者に遭遇した場合には，急激な眼圧上昇を原因の一つとして考える必要がある．これらの所見をみた場合，速やかに眼圧を測定し，眼圧上昇の有無を確認する．

降圧治療の実際

著しい眼圧上昇を認めた場合，原疾患の検索を開始すると同時に速やかに眼圧下降を開始する．その後，原疾患に応じた治療を追加する．

眼圧下降の初期治療には，高張浸透圧薬の点滴および炭酸脱水酵素阻害薬の内服を行う（表1）．悪心が強く炭酸脱水酵素阻害薬の内服が難しい場合には，静脈投与としてもよい．いずれの薬剤も全身に作用するため，高齢者や心不全および腎不全を有する患者には慎重な投与が必要である．同時にβ遮断薬およびピロカルピン点眼治療も併用する．プロスタグランジン関連薬の点眼は，原因疾患によっては使用できない場合もあるので，原疾患の診断がついた時点で開始するのがよい．

検査の進めかた

原因疾患の鑑別には，問診はもちろんのこと以下の眼科的検査が重要である．それぞれの検査のポイントをまとめる．

問診：緑内障やぶどう膜炎の既往，外傷の既往，内科疾患の既往を

表1 眼圧下降の初期治療の処方例

20％マンニゲン® (D-マンニトール) 5〜15mL/kg 点滴静注
　　　　　　　　　　　　　　　100mL/10分程度の速度で
ダイアモックス®錠250mg（アセタゾラミド）1錠 内服
　内服できないときはダイアモックス®注射用500mgを静脈内注射とする
0.5％チモプトール®（チモロールマレイン酸塩）点眼
2％サンピロ®（ピロカルピン塩酸塩）点眼

表2 眼圧上昇機序別の疾患分類

眼圧上昇の機序		代表的な疾患
開放隅角	線維柱帯と前房の間に房水流出抵抗の主座のあるもの	血管新生緑内障，異色性虹彩毛様体炎など
	線維柱帯に房水流出抵抗の主座のあるもの	原発開放隅角緑内障，ぶどう膜炎，水晶体融解によるもの，Posner-Schlossman症候群，ステロイド緑内障，落屑緑内障，原発アミロイドーシス，眼外傷，眼科手術（硝子体手術，白内障手術，角膜移植）の術後，眼内異物，眼内腫瘍，Schwartz症候群，色素性緑内障，色素散乱症候群など
	Schlemm管より後方に房水流出抵抗の主座のあるもの	眼球突出，上眼静脈圧亢進など
閉塞隅角	瞳孔ブロックによるもの	原発閉塞隅角緑内障，プラトー虹彩緑内障，膨隆水晶体，水晶体脱臼，小眼球症，ぶどう膜炎の虹彩後癒着によるiris bombéなど
	瞳孔ブロックによらない虹彩-水晶体の前房移動による直接閉塞によるもの	膨隆水晶体，水晶体脱臼など
	水晶体より後方に存在する組織の前方移動によるもの	小眼球症，汎網膜光凝固後，強膜短縮術後，眼内腫瘍，後部強膜炎，ぶどう膜炎，原田病による毛様体脈絡膜剥離，悪性緑内障，眼内充填物質，大量硝子体出血，未熟児網膜症など
	前房深度に無関係に生じる周辺虹彩前癒着によるもの	ぶどう膜炎，角膜移植後，血管新生緑内障，虹彩角膜内皮症候群（ICE〈iridocorneal endothelial〉syndrome），前房内上皮増殖，虹彩分離症など

聴取する．また，眼科手術歴や内服内容の確認も重要である．

視力検査：角膜浮腫に伴う視力低下をみることがある．

細隙顕微鏡検査：まずは，前房の深さを確認する．周辺の前房が消失していれば，閉塞隅角による眼圧上昇と考えられる．次に，前房の炎症，角膜の浮腫，角膜後面沈着物の有無を確認する．瞳孔縁に落屑物質がないか，虹彩面上に新生血管がないかもあわせて確認する．

眼圧検査：Goldmann圧平眼圧計で治療開始前に測定しておく．降圧治療を開始した後も，治療効果判定のため繰り返し測定する．小児や坐位になれない患者にはTONO-PEN®，icareによる測定も有用である．

隅角検査：治療開始前には，角膜浮腫が強く検査ができないことが多い．その場合は，初期治療に反応し角膜が透明になった時点で必ず施行する．隅角開大度，周辺虹彩前癒着の有無とその範囲を確認する．さらに隅角結節や隅角新生血管の有無も確認する．

眼底検査：初診時には散瞳薬を使用せずに，眼底を観察する．視神経乳頭の色調や形状を確認し，可能であれば，網膜虚血性疾患や糖尿病網膜症の有無を確認する．また，ぶどう膜炎に伴う硝子体の混

濁の有無を確認する．
超音波生体顕微鏡検査：角膜浮腫がある場合，隅角部の形状の評価に有用である．隅角の開大度や閉塞の範囲，プラトー虹彩形状の有無や毛様体の観察を行う．
その他：眼局所の診察のほかに，その後の緊急手術に備えて採血検査・心電図検査・胸部X線写真などが必要となる．同時に必要に応じて，未治療の糖尿病の有無やぶどう膜炎の原因検索も行う．

眼圧上昇をきたす疾患の鑑別

　眼圧上昇をきたす代表的な疾患を，眼圧上昇の機序別に分類すると表2のようになる．

その後の治療の進めかた

　原疾患が確定した時点で，眼圧下降治療のほかに原疾患に応じた治療を開始する．具体的には，原発閉塞緑内障など瞳孔ブロックが眼圧上昇の原因である緑内障に対する虹彩切開，ぶどう膜炎に伴う緑内障に対する消炎治療，血管新生緑内障に対する網膜光凝固，ステロイド緑内障に対する副腎皮質ステロイド投与中止などが挙げられる．治療の詳細については本巻他項目を参照していただきたい．

〔阿部早苗，吉冨健志〕

前房蓄膿

前房蓄膿とは？

　前房蓄膿は前眼部の炎症が強いときにみられ，白血球が前房内に遊走し堆積する現象である．仮面症候群[*1]の前房蓄膿は，壊死した腫瘍細胞塊が堆積したものであり，正確には偽前房蓄膿である．Behçet病，糖尿病虹彩炎の前房蓄膿は粘稠性に乏しく，さらさらとしてニボーを形成しやすい（図1）．一方，急性前部ぶどう膜炎や炎症性腸疾患・乾癬に伴うぶどう膜炎，感染性のものではフィブリンを含むため，ねっとりとして移動性が低い（図2）．隅角蓄膿（angle hypopyon）は，隅角鏡を用いて確認可能な少量の前房蓄膿のことをいう．

疾患特定へのステップ

　図3に鑑別疾患をまとめた．外傷や手術のエピソードがあれば，まず感染性の眼内炎を念頭に置く．角膜炎や潰瘍は続発性に反応性の前房蓄膿を起こしうる．それらが否定されれば，いわゆるぶどう膜炎の疾患を鑑別していく．前房蓄膿を伴うぶどう膜炎で頻度が高いのはBehçet病，急性前部ぶどう膜炎，術後眼内炎である．鑑別は，ほかの眼所見や眼外症状を参考にして行う（表2）．眼Behçet病は男性にやや多く，好発年齢は20歳代から40歳代である．眼発作を繰り返しては自然寛解する．虹彩毛様体炎型，網脈絡膜炎型，

文献はp.360参照．

[*1] 仮面症候群
本質は眼内腫瘍であるが，ぶどう膜炎のような所見を示す疾患群をいう．悪性リンパ腫，白血病，網膜芽細胞腫などがある．

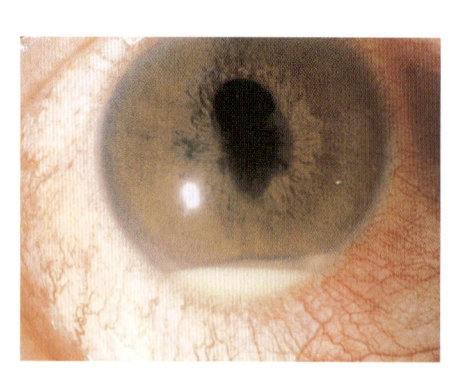

図1　Behçet病の前房蓄膿
さらさらしていて，体位によってニボーが変化する．

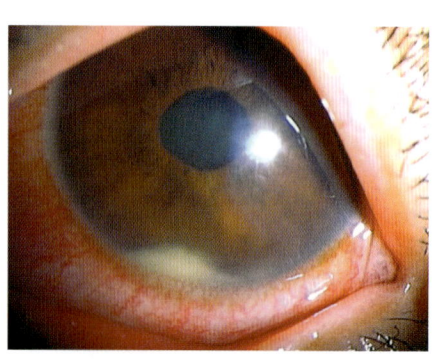

図2　急性前部ぶどう膜炎の前房蓄膿
ねっとりと粘稠であり，移動性が少ない．

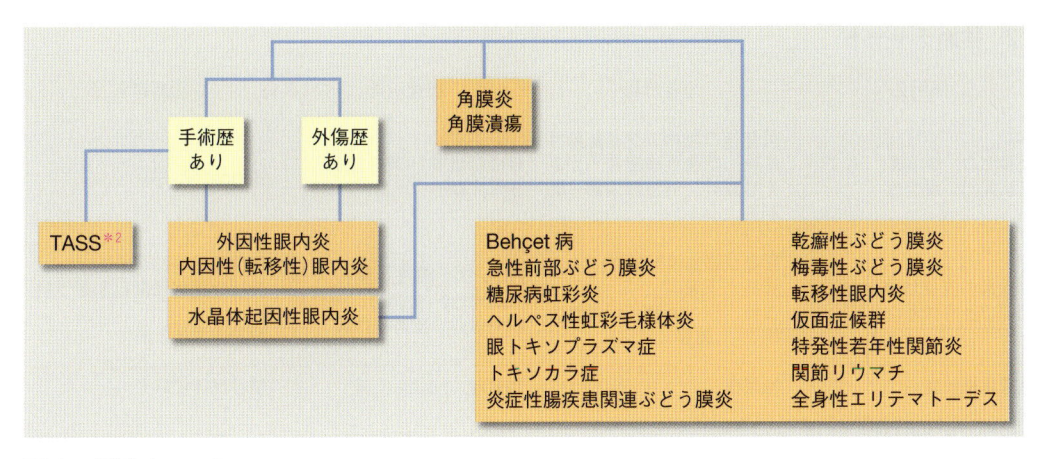

図3 鑑別チャート

表1 TASSと感染性眼内炎の鑑別点

	TASS	感染性眼内炎
発症	術翌日～3日	術後3～7日
症状	眼痛＋	眼痛＋＋＋
所見	硝子体炎　軽度 網膜血管炎　軽度	硝子体炎　強い 網膜血管炎　強い
ステロイドに対する反応	著効	不良

鑑別ポイントは発症時期である．実際の症例では，角膜浮腫や散瞳不良があり眼底の観察が困難である．可能であれば，超音波検査やERG（electroretinogram；網膜電図）で硝子体混濁の程度や網膜の機能を評価する．

*2 TASS
toxic anterior segment syndrome. 白内障手術中に前房に混入した物質により起きる無菌性眼内炎．起炎物質として塩化ベンザルコニウム，消毒薬，エンドトキシン，IOL（intraocular lens；眼内レンズ）の残留研磨剤などが考えられている．感染性眼内炎との鑑別を要する（表1）．

汎ぶどう膜炎型があり，虹彩毛様体炎型の場合は眼底所見がみられず診断の手掛かりが少ないが，両眼性の反復エピソード，全身所見や検査所見を参考にする．口腔粘膜アフタはほぼ必発し，皮膚症状も頻度が高い．いずれも再発と寛解を繰り返す．皮膚症状には結節性紅斑（わずかに盛り上がる紅斑で自発痛，圧痛を伴う．下腿伸側に多い），毛嚢炎様皮膚炎，痤瘡様皮膚炎，かみそり負け，また外陰部潰瘍もみられる．急性前部ぶどう膜炎も男性に多く，20歳代から60歳代に発症する．片眼性であることが多く，繰り返すこともある．前眼部炎症が強く，フィブリンを多く含むため虹彩後癒着を生じやすいが，眼底病変をきたすことは少ない．炎症が強いと硝子体混濁を伴うことがある．HLA-B27陽性例では，陰性例に比べ前房蓄膿を起こす頻度が高く，炎症の程度も強いといわれる．

前房蓄膿がみられるほど炎症が強い場合は，抗炎症と虹彩後癒着予防のための瞳孔管理が重要である．ステロイドと散瞳薬の頻回点眼を

*3 Q値
$$\frac{\text{前房水中の特定のウイルスIgG量}}{\text{前房水中の総IgG量}} \times \frac{\text{血清中の特定のウイルスIgG量}}{\text{血清中の総IgG量}}$$
特定のウイルスのQ値が高ければ，眼局所でのウイルスに対する抗体産生を証明できる．通常Q値が6以上で有意と考える．

表2 診断チャート

眼所見 →	全身所見 →	検査所見 →	診断病名
網膜出血,滲出斑,FAでシダ状漏出,反復性	再発性口腔内アフタ結節性紅斑,毛嚢炎様皮疹,かみそり負け,外陰部潰瘍,関節炎	好中球増多,CRP上昇,赤沈亢進	Behçet病
前眼部の炎症は強いが,後眼部の炎症はきたしにくい	腰痛(強直性脊椎炎),腹痛,下痢,血便(Crohn病,潰瘍性大腸炎),乾癬	HLA-B27陽性,腰椎X線(bamboo spine),消化器内科併診,皮膚科併診	急性前部ぶどう膜炎,炎症性腸疾患関連ぶどう膜炎,乾癬性ぶどう膜炎
糖尿病網膜症	糖尿病	高血糖,HbA_{1c}上昇	糖尿病性虹彩炎
片眼性・色素性豚脂様角膜後面沈着物,高眼圧,扇状虹彩萎縮	眼部帯状疱疹	HSV,VZV,前房水Q値[*3],PCR	ヘルペス性虹彩毛様体炎
フィブリン析出,硝子体混濁,網膜出血,網膜血管白線化	外傷あるいは手術後	前房水PCR,塗抹培養	外因性細菌性眼内炎
	発熱,肝膿瘍,尿路感染	上記+血液培養	内因性細菌性眼内炎
綿球状硝子体混濁,白色滲出斑	compromised host 中心静脈栄養	血中β-D-グルカン,カンジダ抗原,前房水PCR,塗抹培養	内因性真菌性眼内炎
滲出巣,周囲に色素沈着を伴う網脈絡膜萎縮	生肉,生野菜,猫との接触,発熱,肝炎	血清抗体価,前房水PCR,Q値[*3]	眼トキソプラズマ症
硝子体混濁,白色隆起病変	犬猫との接触,生肉,肝脾腫	IgE上昇,前房水PCR	トキソカラ症
後極の黄白色病変,網膜動静脈血管炎,乳頭炎	発熱,関節痛,倦怠感,手掌足底の皮疹	STS陽性,TPHA陽性	梅毒性ぶどう膜炎
硝子体混濁,網膜下浸潤	発熱,体重減少,頸部・リンパ節腫脹	前房水細胞診,IL-6<IL-10,頭部CT・MRIにて頭蓋内腫瘤を検索	悪性リンパ腫
帯状角膜変性,虹彩後癒着,白内障	関節炎	抗核抗体陽性,リウマチ因子陽性,赤沈,CRP上昇	特発性若年性関節炎
強膜炎,角膜辺縁潰瘍	朝のこわばり,関節炎	リウマチ因子陽性,赤沈,CRP上昇	関節リウマチ
強膜炎,軟性白斑,動静脈閉塞症	蝶形紅斑,光線過敏症,口腔内潰瘍,関節炎	汎血球減少,蛋白尿,抗DNA抗体陽性,抗核抗体陽性	SLE
過熟白内障の自然破嚢,白内障手術後,落下水晶体			水晶体起因性ぶどう膜炎

HSV:herpes simplex virus(単純ヘルペスウイルス)
VZV:varicella zoster virus(水痘帯状疱疹ウイルス)
STS:serologic test for syphilis
TPHA:*Treponema pallidum* hemagglutination

してもなお炎症が治まりにくい場合は,同剤混注の結膜下注射を考慮する.ステロイド治療をする際には,必ず感染を除外診断してから行う.ステロイドの加療を行っても効果がみられない場合は,腫瘍を疑う.

[*3]はp.55参照.

(木村育子)

瞳孔異常

さまざまな原因疾患と重篤性

　瞳孔異常を主訴として眼科を受診する患者はまれである．時に鏡を見て「瞳が大きい」，「左右の瞳の大きさが違う」と訴えることもあるが，大部分は「ぼやける」，「ピントが合わない」などの訴えで受診する．したがって原因は多種多様であるが，なかには放置すれば生命予後にも影響する重大な救急疾患や薬物中毒が潜んでいることがあり，眼科医にとって瞳孔の観察は非常に重要である．

鑑別すべき疾患

散瞳：動眼神経麻痺での内眼筋麻痺（**図1**），若年から中年女性でのAdie瞳孔，緑内障発作時の散瞳，外傷性散瞳（瞳孔括約筋断裂），Fisher症候群での両側散瞳，斜視手術後の前眼部虚血による不整な散瞳，中脳病変による縦長散瞳（視蓋瞳孔）などがある．また，コカイン中毒，向精神薬大量服用時の両眼軽度散瞳傾向も忘れてはならない．さらに，原因不明の視力障害のなかには詐病に伴う散瞳薬の点眼使用もみられる．

縮瞳：片眼では，Horner症候群による中等度の縮瞳が多い．さらに，虹彩炎時の縮瞳，橋出血での両眼極度縮瞳（pinpoint pupil）がある．また，ヘロイン中毒，モルヒネ中毒，有機リン中毒，サリン中毒では，やはり両眼が極度に縮瞳する．

瞳孔不同：Horner症候群の瞳孔では中等度の縮瞳が暗所でより明瞭に，動眼神経麻痺やAdie瞳孔では軽度の散瞳が明所でより明瞭に

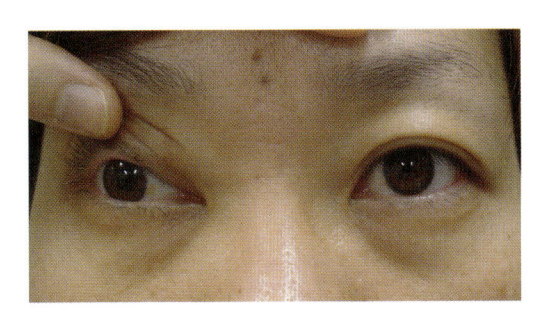

図1　右動眼神経麻痺の散瞳
右眼瞼下垂と麻痺性外下斜視がみられる．

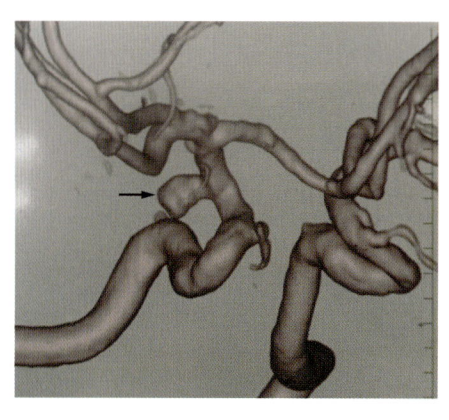

図2　図1の動眼神経麻痺症例の3D-CT angiography
矢印に示されるのが脳動脈瘤.

なる．生理的瞳孔不同とHorner症候群との鑑別にはアプラクロニジン点眼試験で瞳孔不同の逆転をみるのが有用である．

検査の進めかた

極度か軽度か：一般に極度の散瞳・縮瞳では瞳孔括約筋の異常を，軽度から中等度の散瞳・縮瞳では瞳孔散大筋の異常を考える．したがって，極度の散瞳では瞳孔括約筋すなわち副交感神経の麻痺あるいは抑制（ボツリヌス中毒やアトロピン点眼）を，軽度の散瞳では瞳孔散大筋すなわち交感神経の刺激（コカイン中毒など）を考える．

分節様運動はあるのか：瞳孔全周が一様に収縮・拡張をするのではなく，バラバラな動きをするものを分節様運動（worm-like movements）と呼ぶ．内眼筋の部分的な麻痺や回復過程での部位による差を示す以外に，前眼部虚血では虹彩への局所的な循環障害を示す．

ほかの随伴所見：内頸動脈-後交通動脈分岐部（IC-PC；internal carotid artery-posterior communicating artery）動脈瘤（図2）では動眼神経麻痺，海綿静脈洞部動脈瘤では動眼神経麻痺と滑車神経麻痺の合併がしばしばみられる．またHorner症候群と外転神経麻痺との合併でも海綿静脈洞病変を，Horner症候群と滑車神経麻痺の合併では中脳病変を疑う．さらに内頸動脈解離では動脈壁が解離することによる疼痛，網膜中心動脈や分枝の塞栓，一過性の黒内障発作など以外に多彩な脳神経症状をみることがある．緑内障発作では角膜浮腫，眼圧上昇，外傷性散瞳では前房出血，隅角解離，隅角後退，Fisher症候群の中等度散瞳（図3）では両側の外転神経麻痺あるいは全外眼筋麻痺，前眼部虚血では急性期に角膜浮腫・内皮皺襞と前房混濁，慢性期に虹彩萎縮（図4），視蓋瞳孔では上方注視麻痺など，眼および全身に特徴的な合併症がみられる．

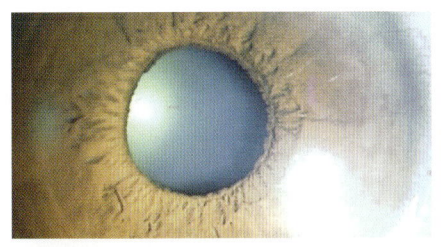

a. 右眼

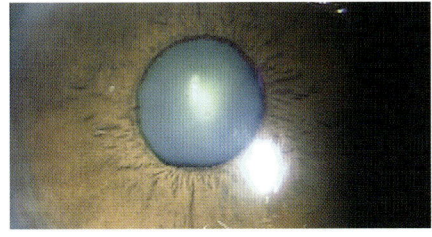

b. 左眼

図3 Fisher症候群にみられた両眼の瞳孔障害
細隙灯顕微鏡の強い照明によっても，この程度しか縮瞳しない．

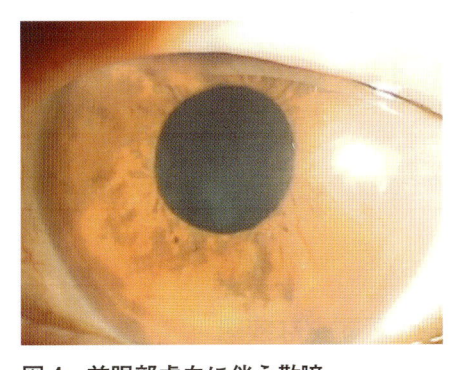

図4 前眼部虚血に伴う散瞳
眼内レンズ挿入眼の上斜視に対して，上直筋後転術を施行した後にみられたもの．時間が経過しているため，虹彩の萎縮と不正円形の中等度の散瞳をみる．

救急で脳神経外科に紹介すべき疾患

　瞳孔異常で緊急性があるものでまず考えるべきものは，動眼神経麻痺に伴う散瞳である．瞳孔に関係する神経線維は動眼神経の背外側に分布しており，上方のIC-PC動脈瘤により圧迫されやすい．したがって，散瞳を伴う動眼神経麻痺をみた場合には，直ちに脳神経外科に紹介すべきである．また，頻度ははるかに少ないが，内頸動脈解離に伴うHorner症候群も片麻痺や脳梗塞の前徴となることがあり，抗凝固療法や抗血栓療法を行えば劇的な改善や進行予防が期待できることから，やはり脳神経外科を救急受診させるべきである．

〔木村直樹，三村　治〕

白色瞳孔

定義と所見を示す主な疾患

白色瞳孔（leukocoria）は，1950年にReeseら[1]が命名した言葉で，"水晶体の後ろに混濁組織があるために瞳孔が白い反射を生じる状態"を意味する（図1）[*1]．代表的疾患として網膜芽細胞腫，Coats病，第一次硝子体過形成遺残，眼トキソカラ症などが挙げられる．混濁の部位が水晶体直後か深部か，前眼部や中間透光体の所見の有無，眼底所見や画像検査，血液検査などを行い診断する．

文献はp.360参照．

[*1] 本来の定義では水晶体の混濁である先天白内障は含まないが，広義の白色瞳孔として先天白内障を含む場合もある．

所見を示す主な疾患 (1) 網膜芽細胞腫

小児の網膜から生じる悪性腫瘍であり，15,000出生に1人の頻度で生じる．大きな網膜腫瘍では瞳孔を通して白い反射がわかり，白色瞳孔を呈する．滲出性網膜剝離，高度の硝子体播種を伴う場合も白色瞳孔を呈する．95％が5歳以下で発見され，70％は白色瞳孔を主訴に受診する[2]．

家族歴を確認の後，対光反応の有無，前眼部所見を確認し，散瞳して眼底検査を行う．石灰化を伴う白色隆起病変であり（図2），滲出性網膜剝離，硝子体播種（図3）などを伴うことも多い．超音波断層検査で腫瘍の大きさ，腫瘍内石灰化を確認する．MRIのT2強

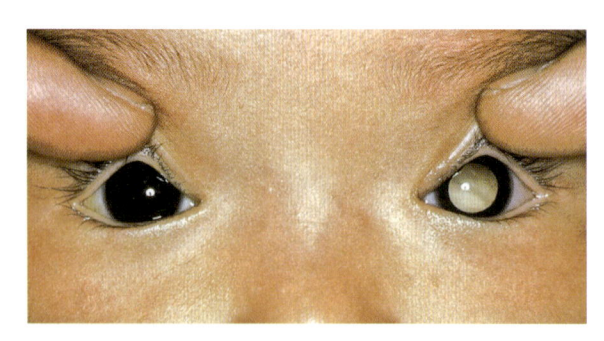

図1　白色瞳孔（網膜芽細胞腫）
左眼は白色瞳孔を呈し，腫瘍と剝離した網膜の血管がみえる．
（写真：日本眼科学会専門医認定試験　第18回　臨床実地試験問題23）

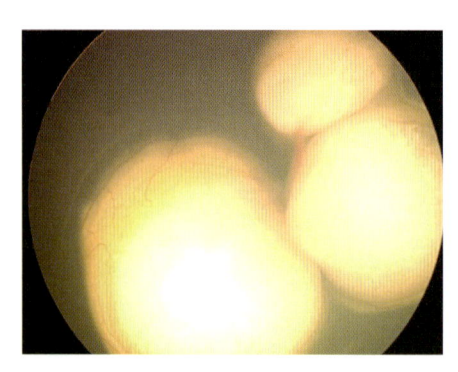

図2　網膜芽細胞腫の眼底
血管に富む白色の腫瘍が後極に多発している．黄斑，乳頭は判別できない．

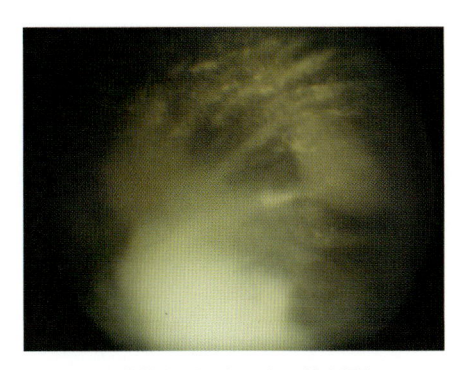

図3 網膜芽細胞腫の硝子体播種
腫瘍細胞塊が硝子体に浮遊している．びまん性の硝子体播種であり，白色瞳孔を呈する．

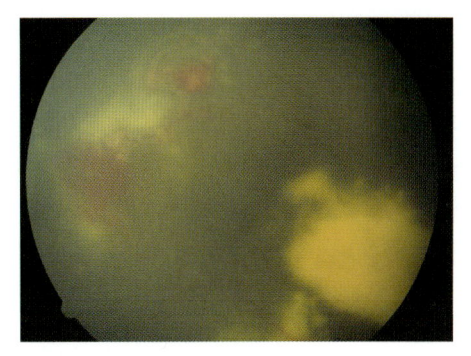

図4 Coats病
後極に黄白色の滲出病変，周辺に血管の拡張を伴う病変がある．軽度の硝子体混濁を伴っている．

調画像で低信号の腫瘍が確認され，視神経浸潤などもある程度は判別可能である．CTは被曝を伴うためMRIを優先する．眼球摘出以外の方法で腫瘍生検を行うことは眼球内の腫瘍を撒布させ，生命予後を悪化させるため禁忌であり，臨床診断に基づき治療を行う．

治療は，第一に眼球温存治療の適応の有無を判断する．眼球外浸潤を伴う場合，絶対緑内障，眼内の大量の出血を伴う場合，蜂巣炎様炎症を伴う場合は，眼球摘出を行うべきである．それ以外は病期に応じて家族と相談し，眼球温存治療の可能性を検討する．

眼球温存治療は，小腫瘍はレーザーもしくは冷凍凝固などの局所治療，やや大きな腫瘍では放射性小線源を用いた治療，大きな腫瘍では全身化学療法で腫瘍を縮小させた後に局所治療で地固めを行うchemoreduction治療が選択される[3]．放射線外照射は骨成長障害，二次癌を憂慮し難治例のみで行う．選択的眼動脈注入や硝子体注入など局所化学療法も治療の選択肢になっている[4]．

所見を示す主な疾患（2）Coats病（滲出性網膜症）

網膜の末梢血管拡張をきたす疾患であり，網膜剥離と網膜下黄色沈着物を生じ（図4），白色瞳孔や低視力で発見される．血管拡張の原因は不明であり，通常片眼性である．幼児期から学童期に発症する．

眼底が透見できる場合には，網膜血管の拡張蛇行，滲出病変を確認する．フルオレセイン蛍光眼底造影は，血管の状態把握に有用である．超音波断層検査で実質性病変のないことを確認する．MRIでは網膜下液の蛋白濃度が高い場合は腫瘍との鑑別が困難であり，超音波に劣る．網膜芽細胞腫を否定する目的で前房穿刺を行い，細胞診，NSE（neuron specific enolase；神経特異的エノラーゼ）および

LDH（lactate dehydrogenase；乳酸脱水素酵素）濃度を測定し鑑別の一助とすることがある．

治療は，病変部の光凝固もしくは冷凍凝固が第一選択になるが，網膜剝離が高度の場合，経強膜もしくは経硝子体排液を行う必要がある．増殖性変化が高度の場合，有効な視機能が期待できる状態であれば硝子体手術を考慮する．

所見を示す主な疾患 (3) 第一次硝子体過形成遺残

第一次硝子体過形成遺残（persistent hyperplastic primary vitreous；PHPV）[*2] は，眼球形成時に本来は消失すべき胎児血管が残存する状態と考えられている．典型例では水晶体後面に線維血管膜を形成し，視神経乳頭部へ向かう索状構造を呈する．小眼球，球状水晶体および浅前房を伴うことが多い．診断は細隙灯で水晶体後面の線維血管膜が腫瘍性ではないことを判別する必要がある．超音波断層検査，MRIなどで腫瘍性病変を否定するとともに索状構造を確認することが重要である．網膜芽細胞腫との鑑別が困難な場合は，1か月程度経過観察を行い，変化の有無を確認する．前部型，後部型，混合型に分類される．

治療は，前部型の場合は水晶体摘出および線維血管膜除去により視機能の期待できる場合があるが，後眼部に病変のある場合には手術治療は困難であり，通常は経過観察にとどめる．小眼球に伴う眼部陥凹が目立つ場合，かぶせ義眼を考慮する．

（鈴木茂伸）

[*2] 現在では胎児血管遺残（persistent fetal vasculature；PFV）が正式名称であるが，『眼科用語集（第5版）』の表記に従い，ここでは第一次硝子体過形成遺残（PHPV）とした．

水晶体脱臼

原因

　Zinn小帯の断裂などにより水晶体が偏位した状態のうち，完全に水晶体が外れたものを水晶体脱臼（**図1**），一部でも残存しているものを水晶体亜脱臼（**図2**）という．原因を問わず共通しているのはZinn小帯の断裂である．発生の原因・転機が明らかなものとして，打撲などの外傷に伴うもののほか，Marfan症候群，Marchesani症候群，ホモシスチン尿症などの遺伝性疾患に伴うものが挙げられる．原因が明らかではないものもあり，特に，偽落屑症候群でみられるZinn小帯の脆弱例では，明らかな外傷の既往がなくても同様の異常，特に亜脱臼が生じうる．

診断

　外傷や遺伝性疾患に伴う場合は，自覚症状と病歴の聴取だけでおおむね診断できることが多い．水晶体偏位の程度によって自覚症状は異なるが，単に偏位したままで水晶体の動きが少ない場合は，屈折の変化による視力低下が主たる症状となる．さらに断裂が進行し残存したZinn小帯を支えとして水晶体が動く亜脱臼状態となると，頭位や姿勢による視力の変動が起こる．完全に脱臼した場合は，視力の極端な低下がみられることはいうまでもない．

　細隙灯顕微鏡による診察および通常の眼底検査で，ほぼ診断は確定できる．軽度の偏位・亜脱臼では，急性もしくは亜急性に出現した屈折の左右差といった検査所見に着目し，必ず十分散瞳して確認することが重要である．また，水晶体動揺（phacodonesis）は細隙灯顕微鏡観察下では，かなりはっきりわかる現象であり，目を少し動かしてもらうことで確認できる．外傷による前房出血などで十分に水晶体の状況を確認できない場合は，超音波Bモードで硝子体腔のみならず水晶体の状況を確認しておくとよい（**図3**）．

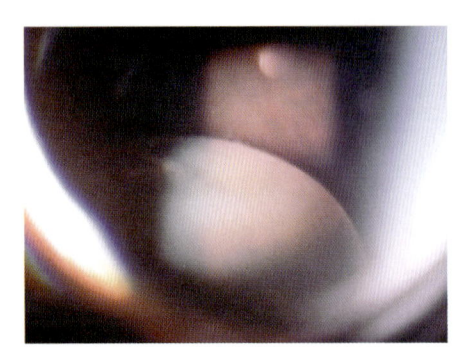

図1　水晶体脱臼
完全に脱臼して硝子体腔に落下した水晶体.

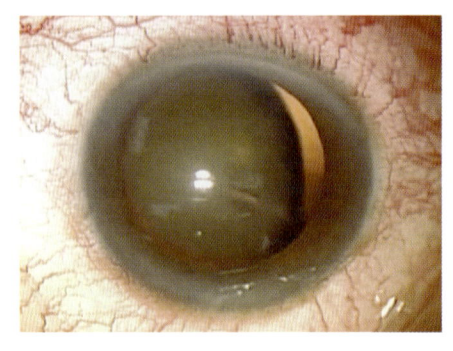

図2　亜脱臼水晶体
十分に散瞳して確認することが必要.

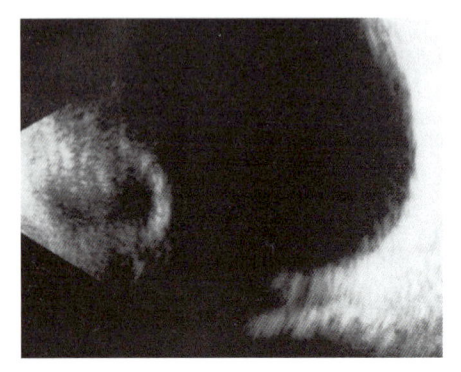

図3　Bモードで描出された水晶体偏位

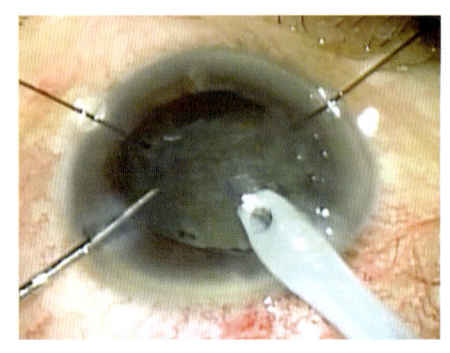

図4　超音波乳化吸引術
アイリスリトラクターでCCCエッジを保持すれば，超音波乳化吸引術が可能.

治療

　基本的には，水晶体摘出＋眼内レンズ毛様溝縫着が根本治療となる．亜脱臼の状態で前眼部からアプローチできるなら，落下させないよう注意しつつ処理する．手技の方針はZinn小帯断裂の程度によって変わるが，可能ならば水晶体前囊にCCC（continuous curvilinear capsulorrhexis；連続円形切囊）を完成後，カプセルエキスパンダーあるいはアイリスリトラクターなどの補助器具を用いて水晶体カプセルを維持しつつ超音波乳化吸引術を完遂する（図4）．この後，眼内レンズの縫着が必要になったとしても，硝子体の脱出に絡んだ処理が最小限ですむという利点は大きい．水晶体動揺が大きければ，最初から全摘（囊内摘出術）を選択するほうが安全であろう（図5）．

　完全に脱臼して水晶体が硝子体腔に落下した場合は，硝子体手術の適応となる．水晶体が比較的軟らかい場合は，水晶体に絡んだ硝子体を含めて十分に硝子体切除をした後，カッターで水晶体を破砕

図5 輪匙による囊内摘出術

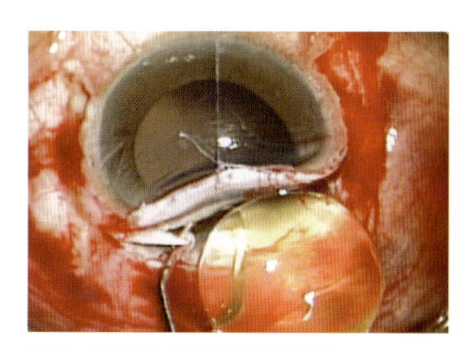

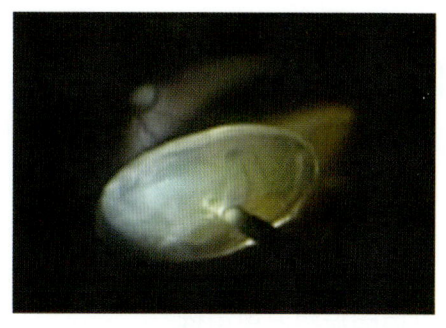

図6 20G硝子体カッターで処理している落下水晶体

処理することが可能である（図6）．このような状況では小切開にこだわらず20G硝子体カッターを使用するが，硝子体術者であれば比較的容易な手技といえる．水晶体核硬度が高くカッターでは容易に処理できない場合は，フラグマトームもしくはスリーブなしの超音波白内障手術用チップを硝子体手術用ポートから挿入し硝子体腔内で水晶体核処理を行うことも可能であるが，創部の熱傷や虚脱を起こさないような吸引圧のセッティングなどに注意が必要であり，熟練した術者が行うべき方法と考える．むしろ，カッターあるいは液体パーフルオロカーボンを用いて水晶体を虹彩面まで挙上し，強角膜切開から摘出する方法が安全であろう．

（高橋 浩）

硝子体混濁

さまざまな原因疾患と重篤性

透明なゲル状組織である硝子体に生じた混濁を硝子体混濁という．硝子体混濁の原因は多岐にわたるが，混濁が急激に生じた場合には感染・炎症・出血を考える．病態は，その成因により五つに分類される（表1）．

鑑別すべき疾患

前眼部所見とあわせて疾患を鑑別する必要がある．前眼部に炎症所見（前房中炎症性細胞，角膜後面沈着物など）を認めたら，感染性眼内炎および非感染性ぶどう膜炎を疑う．一般に混濁は炎症巣に近い部位で強く，消炎とともに改善することも多い．雪玉状混濁は中間部ぶどう膜炎で認められ，サルコイドーシスで有名だが（図3），カンジダやLyme病，Whipple病でも認められる．硝子体混濁以外に異常所見を認めない場合は，変性混濁などを考える．

星状硝子体症（asteroid hyalosis）：硝子体ゲルの硝子体線維に沿って黄白色の円形粒子（asteroid body）が無数に散在しているもので，疾患頻度は高い．眼球運動により硝子体ゲルとともに動くが，

表1 硝子体混濁の分類

1.	先天性混濁	硝子体動脈遺残，第一次硝子体過形成遺残
2.	変性混濁（図1）	星状硝子体症，閃輝性硝子体融解，アミロイドーシス，加齢による混濁（硝子体液化，後部硝子体剥離に伴うWeiss ring，後部硝子体膜），遺伝性硝子体網膜変性（網膜色素変性，若年網膜分離症，Marfan症候群，Ehlers-Danlos症候群，Stickler症候群，Wagner病，Goldmann-Favre症候群）
3.	炎症性変化	感染性眼内炎（内眼手術後，外傷後，真菌〈図2〉・細菌・ウイルス感染など），ぶどう膜炎（サルコイドーシス〈図3〉，Behçet病，交感性眼炎など）
4.	出血性混濁	硝子体出血をきたす疾患（糖尿病網膜症，網膜静脈閉塞症，裂孔原性硝子体出血，加齢黄斑変性，網膜細動脈瘤，Eales病，Terson症候群）
5.	腫瘍性混濁	悪性リンパ腫（図4），網膜芽細胞腫

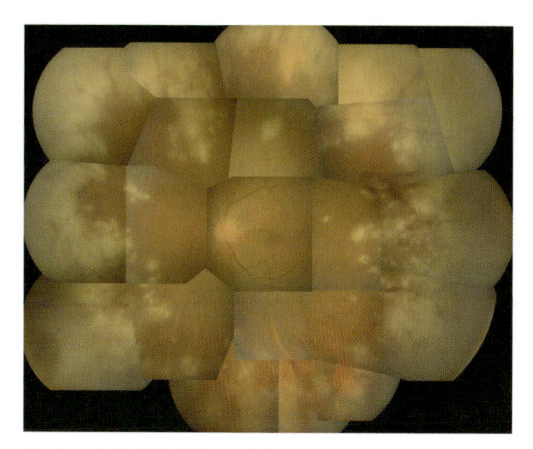

図1 急性網膜壊死の眼底像 (31歳, 女性)
硝子体混濁とともに, 周辺部から後極へ向けて網膜壊死巣が拡大している.

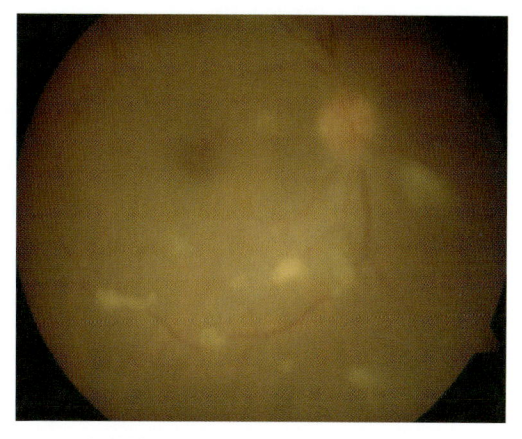

図2 真菌性眼内炎の眼底像 (74歳, 男性)
網膜の類円形散在性黄白色病巣, 火炎状の網膜出血とともに硝子体混濁が認められる.

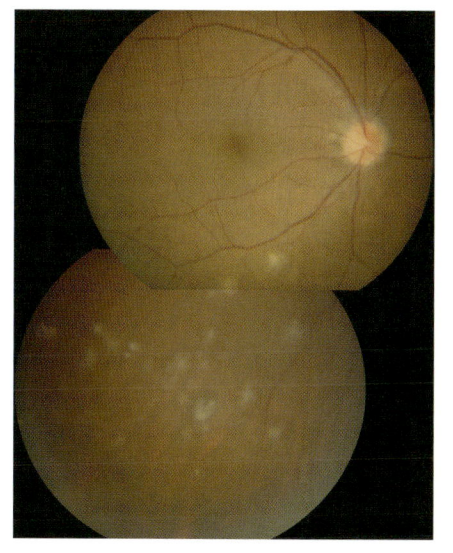

図3 サルコイドーシスによる雪玉状混濁 (59歳, 女性)
眼底下方に認められる.

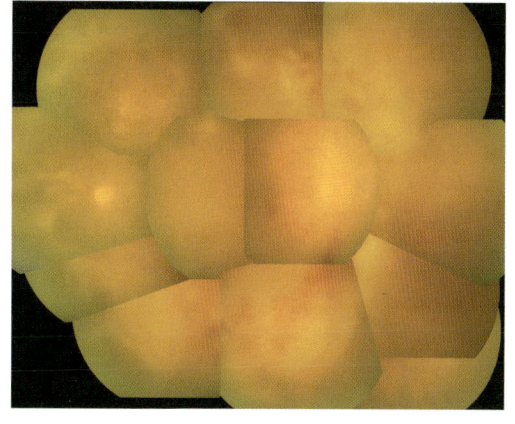

図4 悪性リンパ腫に伴う硝子体混濁 (64歳, 女性)

静止するともとの位置に戻る. 片眼性, 男性にやや多いとされ, 糖尿病との関連が指摘されている. 通常は無症状だが, まれに後部硝子体剝離を生じて混濁が前部硝子体腔に限局すると飛蚊症や視力低下を訴えることがあり, 硝子体手術の適応となることもある. また, 後部硝子体が未剝離のために囊胞様黄斑浮腫が生じて視力低下をきたしていることもあり, 視力低下例をみたときは囊胞様黄斑浮腫の存在を疑う必要がある.

閃輝性硝子体融解 (synchysis scintillans): 液化した硝子体腔に

多数の金色のコレステロール結晶の沈着をみるまれな疾患である．広汎な硝子体出血後に多いとされ，外傷や眼内炎，再発性硝子体出血の既往を疑う．星状硝子体症とは異なり，眼球運動とともに流れるように動き，下方に沈着していることが多い．

遺伝性網膜硝子体変性（Wagner病，Marfan症候群，Ehlers-Danlos症候群など）：硝子体は著しく液化していることが多く，膜状の混濁や硝子体索が赤道部網膜や変性網膜に接着している．Wagner病やStickler症候群でみられるこれらの所見は，"optically empty vitreous cavity" と呼ばれている．

治療

原因により異なる．先天性混濁および星状硝子体症，加齢による変性混濁は，通常は治療の対象とはならない．炎症性混濁は原疾患の治療および抗炎症療法を行う．出血性混濁は網膜などの隣接組織からの出血が波及して生じる．混濁が強く，眼底が透見不可能な場合には，診断を確定する目的も兼ねて硝子体手術を選択する．悪性リンパ腫が疑われるときは，診断を確定するために硝子体細胞診，網膜下生検，眼内サイトカイン濃度測定を行う．

（庄司拓平，森　圭介）

眼底白斑

眼底白斑

　眼底の白色病変といっても，さまざまな形態がある．問診と細隙灯顕微鏡検査，眼底検査でその形態を把握し，救急疾患であるかどうか予測を立てたうえで検査を進めることがとても重要である．その鑑別疾患のなかには経過観察でよいものから，時に緊急で何らかの処置や手術が必要なもの，また，他科での全身検査が必要な場合もある．これらを鑑別疾患の候補に入れて診察を行うことで対応が変わってくる．

問診上のポイント

　重要なことは視力低下の自覚があるかどうか，あった場合はいつころからのもので急に起こったことなのか，ゆっくりと変化してきたことなのか，ということである．突然の視力低下ならば，網膜動脈閉塞症などが疑われる．
　また，全身疾患が関与している場合もあるため，他科で治療中の疾患はないか，眼以外に体調に変わりはないかなどといった問診は必要である．もしも，免疫不全状態となる疾患に罹患中もしくは治療中であれば，真菌性眼内炎やサイトメガロウイルス網膜炎などの可能性を考える．また，糖尿病や高血圧といった基礎疾患があれば，血管病変があるかもしれないことを念頭に置き，所見と比べることができる．発熱や倦怠感などを伴っている場合には，内因性の眼内炎やそのほか血液疾患，膠原病などの可能性を考える．

眼底検査上の鑑別ポイントと鑑別診断

　細隙灯検査では，白斑の性状を鑑別する必要がある．病変が隆起病変なのか，陥凹しているのか，平坦なのか，また硝子体内なのか網膜上か網膜内か網膜下なのか，といった深さを把握する．

ポイントとなる眼底所見（1）隆起病変

　隆起病変ならば，線維組織，沈着物，腫瘍，炎症性滲出斑などがあ

る．網膜芽細胞腫や悪性リンパ腫は処置が遅れると，生命にかかわることもあるため，的確に検査を進めて治療を行うことが大切である．また，感染性眼内炎も重篤な視力障害を起こすことがあり，迅速に検査，治療を進めることが重要である．疑わしい手術既往のない眼内炎は内因性の可能性もあるため，全身検査も行う．また，フィブリンの沈着を認める疾患は活動性が高いため，早めの治療が望ましい．

線維組織：糖尿病網膜症や加齢黄斑変性などで認める．また，第一次硝子体過形成遺残や眼トキソカラ症などでも認める．

沈着物：フィブリンが沈着する疾患としては，活動性の高い加齢黄斑変性や中心性漿液性脈絡網膜症がある．その他，リポフスチンが沈着するものとしてBest病（卵黄状黄斑ジストロフィ）などが挙げられる．

腫瘍：代表的なものとして，網膜芽細胞腫や網膜星状膠細胞腫が白色を呈する．また，眼内悪性リンパ腫でも白色を認めることがある．

炎症性滲出斑：細菌性眼内炎のときの硝子体内膿瘍や真菌性眼内炎での羽毛状滲出斑，結核性ぶどう膜炎などの結核腫なども認める場合がある．

ポイントとなる眼底所見（2）陥凹病変

以下のどちらも先天的な異常で，網膜剥離などの合併がないかぎり，緊急措置は不要である．

ぶどう膜欠損：網膜色素上皮および脈絡膜が欠損していることで，白色病変となっている．

朝顔症候群：乳頭周囲の陥凹部が白色病変となっている．

ポイントとなる眼底所見（3）平坦病変

硬性白斑，軟性白斑：最も一般的でよく遭遇する．硬性白斑および軟性白斑は，どちらも血管病変から起こるものであるが，その機序はまったく異なる．硬性白斑は血管の透過性亢進によるものであるが，軟性白斑は網膜神経線維層の虚血性梗塞である．それぞれがみられる疾患についてまとめた（表1）．そのなかから緊急の対処が必要な疾患を紹介する．

高血圧眼底や腎性網膜症では，両眼性で刷毛状の出血や網膜下液，時に乳頭浮腫を伴う．この場合は急激な血圧上昇を認めていることがあるため，眼科外来でも血圧測定を行い，早急に内科受診を促すことが大切である（図1）．

網膜動脈閉塞症は，一般的な軟性白斑とは違うが，絶対に見逃し

表1　硬性白斑や軟性白斑のみられる疾患

硬性白斑，軟性白斑の両方がみられる疾患
糖尿病網膜症 網膜静脈分枝閉塞症 網膜中心静脈閉塞症 高血圧眼底 腎性網膜症 放射線網膜症
硬性白斑のみを認める疾患
傍中心窩毛細血管拡張症 網膜細動脈瘤 網膜血管腫 Coats病 加齢黄斑変性
軟性白斑を主に認める疾患
網膜動脈閉塞症 血液疾患（白血病，貧血） インターフェロン網膜症 全身性エリテマトーデス

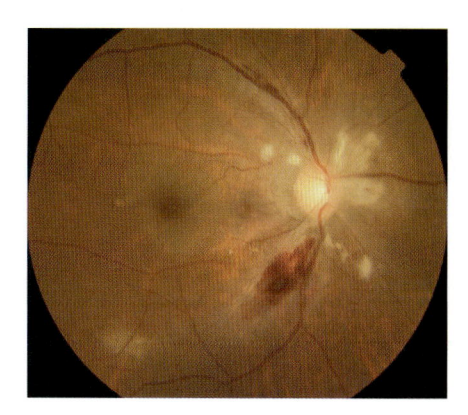

図1　高血圧眼底

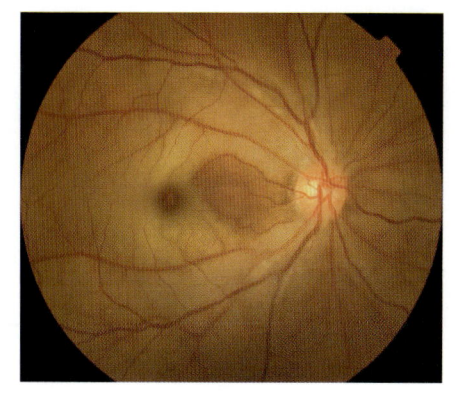

図2　網膜中心動脈閉塞症
アーケード内は浮腫のため白色混濁しているが，中心窩と乳頭の間は毛様網膜動脈のため正常の色調を保っている．

てはいけない救急疾患のひとつである．動脈閉塞により，網膜は内層が壊死し細胞が膨化して白っぽく混濁する．黄斑部のみが赤くみえるため cherry red spot[*1] と呼ばれる．発症後しばらく放置すると細胞壊死が進行し視力改善は望めなくなるため，一刻も早く網膜循環を改善させることが必要である（図2）．

Roth 斑[*2]や静脈の蛇行などの所見を認める場合には，血液疾患を疑う．また，非糖尿病患者での両眼性の毛細血管瘤や網膜出血を伴った場合は，膠原病も疑われる．これらは眼科受診により発見される場合も少なくなく，速やかに血液検査を行い同時に内科へも紹介する．

それ以外の白斑：

感染性ぶどう膜炎：眼底周辺部の黄白色の滲出斑がみられる．急速に癒合して広がる場合は，急性網膜壊死を疑う（図3）．通常，健常人の片眼に発症するが，放置すると予後不良であり僚眼へ発症することもあるため，適切に診断して治療を行う必要がある．また，同じような病態が後天性免疫不全症候群（acquired immunodeficiency syndrome；AIDS）の患者に発症する急性網膜外層壊死や，免疫不全患者ではサイトメガロウイルス感染もよくみられるため，鑑別に入れて考える必要がある．

一般的によくみられる白色病変：手術や外傷後の網脈絡膜萎縮や，近視眼のコーヌスおよび網脈絡膜萎縮病巣，有髄神経線維，ドルーゼンなどがある．これらは緊急性がなく治療の対象とはならない．これらはしっかり把握して，その他の病変と鑑別することが大切である．

[*1] 網膜は，眼動脈に由来する網膜中心動脈で網膜内層が栄養されているが，黄斑部に内層がないため混濁した内層がみられず，そこだけ赤色を示す．約20％の症例では，黄斑部が毛様網膜動脈で栄養されており，その場合には一部正常の色調が保たれ，黄斑部視力も保たれることがある．

[*2] 出血内に白色部を伴うもので，白色部には炎症細胞や壊死した神経線維，フィブリンなどが集積していると考えられている．

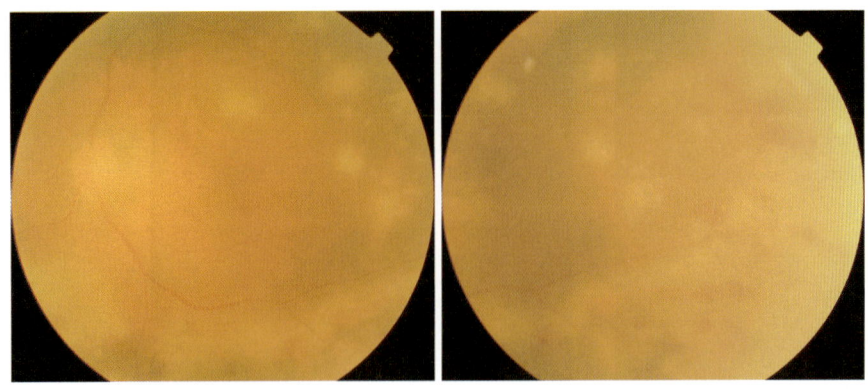

a. 後極部　　　　　　　　　　　　　b. 周辺部
図3　急性網膜壊死
黄白色斑が後極部から周辺に広がり，癒合している．

検査

　蛍光眼底造影検査は，これらの眼底病変，特に血管の異常による病変を鑑別するために有用である．しかし，それだけでは診断できない疾患も多く，それぞれの疾患によって有用な検査は異なる．網膜芽細胞腫ではCT検査，眼内悪性リンパ腫では硝子体生検が確定診断となる．感染性眼内炎では培養検査，真菌や結核を疑う場合には，特殊な培養，染色が必要なため，その指示を行わなくてはいけない．急性網膜壊死や急性網膜外層壊死はヘルペスウイルスが原因であるため，前房水のPCR（polymerase chain reaction）が有用である．網膜動脈閉塞症は蛍光眼底造影検査で診断できるが，側頭動脈炎や頸動脈閉塞，抗リン脂質抗体症候群など全身性の因子についての検査も同時に行う．

治療

　各疾患の治療法はさまざまのため，ここでは，最も見逃してはならない網膜動脈閉塞症の治療についてのみ述べる．網膜循環が停止してから再開し，改善が期待できる時間は2時間以内といわれているが，実際には，受診された時点で時間がたっている症例が多く，直後に治療できる症例は少ない．しかし1日以内に受診された場合には，眼圧下降と血管拡張を行う．実際の治療法としては，①眼球マッサージ，②前房穿刺，③アセタゾラミド静注などである．側頭動脈炎などが疑われる場合は，両眼発症のリスクもあるため，すぐに高用量ステロイドの全身投与を行う．

（原　千佳子）

黄斑浮腫

概略

典型的な主訴：霧視，歪視，視力低下．
緊急処置の必要性：原因疾患による，原則としてなし．

　黄斑浮腫は，網膜への水分貯留である網膜浮腫が黄斑に及んだ状態である．視力に直接影響し，長期間経過すると網膜の神経細胞が破壊されて視力の回復が困難となるため，原因に応じた治療が必要である．片眼の黄斑浮腫では患眼で見たときに初めて自覚し，「急にぼやけるようになった」として救急外来受診をすることがあるが，基本的に黄斑浮腫は当直医の救急処置を必要とする疾患ではない．黄斑浮腫のメカニズムは網膜血管の透過性亢進，炎症，網膜色素上皮細胞機能低下，硝子体因子（後部硝子体膜による牽引，硝子体内のサイトカインなど）など，原因疾患ごとに多岐にわたる（表1）．

表1　原因別にみた黄斑浮腫のみられる疾患

原因	主な疾患
内眼手術	白内障手術（Irvine-Gass 症候群），網膜剝離手術，角膜移植，緑内障手術，硝子体手術，レーザー手術，術後低眼圧など
網膜血管病変	糖尿病網膜症，網膜静脈閉塞症（分枝・中心静脈），高血圧網膜症，放射線網膜症など
網膜血管異常	特発性網膜動脈拡張症，網膜細動脈瘤など
炎症	ぶどう膜炎，乳頭炎など
薬物	アドレナリン，ニコチン酸，グリセオフルビン，塩化ベンザルコニウム，プロスタグランジン製剤など
ジストロフィ	網膜色素変性，dominant cystoid macular edema
腫瘍	血管腫，悪性黒色腫など
網膜下血管新生	滲出型加齢黄斑変性など
外傷	鈍的外傷など
その他	硝子体黄斑牽引症候群（VMTS），黄斑前膜など

VMTS：vitreomacular traction syndrome

検査

　黄斑浮腫を短時間で的確に検出するうえで最も有用なのは，光干渉断層計（optical coherence tomography；OCT）である．最近のSD（spectral domain）-OCT, SS（swept source）-OCTでは短時間，非侵襲的，無散瞳で検査が可能であり，診断のみならず経過観察，病状説明にも有効である．

　原因疾患として下記のような鑑別診断を考える必要があるため，問診（片眼性・両眼性，眼手術の既往，使用薬剤，全身既往症，家族歴，随伴症状など），視力検査，細隙灯顕微鏡検査，散瞳眼底検査，蛍光眼底造影検査を組み合わせて原因疾患の精査を行うことが必要である．

治療

　黄斑浮腫の治療法としてステロイド投与（Tenon囊下注射，硝子体内注射），抗VEGF（vascular endothelial growth factor）療法，網膜光凝固，アセタゾラミド内服などがあり，原因に応じて選択する必要がある．比較的頻度の高い疾患の治療について以下に記載する．

術後黄斑浮腫（白内障術後：Irvine-Gass症候群，レーザー後囊切開術後，汎網膜光凝固後など）：白内障術前後の非ステロイド系抗炎症薬（NSAIDs）点眼を行うことが黄斑浮腫の予防として効果的とされる．網膜レーザー光凝固時に過剰な凝固を行わないこと．糖尿病など原疾患のある場合には，アーケード内の無灌流領域やclinically significant macular edema（CSME）と呼ばれる中心窩に迫る浮腫を，あらかじめグリッド状に凝固して，中心窩を浮腫から守ることが重要である．

糖尿病網膜症：視力が下がる状態ということは中心窩に浮腫が及んでいる状態であり，現時点では保険適応外であるが抗VEGF療法またはトリアムシノロンTenon囊下注射，硝子体手術を施設，患者の状況に応じて選択する．

ぶどう膜炎，血管炎など：原因疾患の検索を優先する．原因検索が不十分な段階で，ステロイドの全身投与を行うと，その後の原因検索に支障をきたす場合がある．

網膜静脈閉塞症：抗VEGF薬として，網膜静脈閉塞症に伴う黄斑浮腫としてラニビズマブ（ルセンティス®），網膜中心静脈閉塞症に伴う黄斑浮腫に対してアフリベルセプト（アイリーア®）が使用可能

となった．抗 VEGF 療法またはトリアムシノロン Tenon 囊下注射，レーザー網膜光凝固，硝子体手術を状況に応じて単独または組み合わせて選択する．

加齢黄斑変性：蛍光眼底造影検査，OCT などを行い診断確定の後に，状態に合わせて経過観察，抗 VEGF 療法，光線力学的療法（photodynamic therapy；PDT）などを選択する．

傍中心窩毛細血管拡張症：特発性に中心窩近傍の網膜血管に，毛細血管瘤を形成したり，漏出をきたしたりする疾患．毛細血管瘤を認める I 型，耳側網膜を中心に網膜混濁，毛細血管からの漏出を呈す II 型，無灌流領域を認める III 型に分類されている．蛍光眼底造影検査で状態を確認後，抗 VEGF 療法またはトリアムシノロン Tenon 囊下注射，レーザー光凝固などを行う．

点眼薬によるもの（プロスタグランジン製剤，防腐剤網膜症など）：薬剤を中止する．

網膜色素変性に伴う黄斑浮腫：点眼・内服・硝子体手術・トリアムシノロン Tenon 囊下注射．

ポイント

　黄斑浮腫自体を救急外来で緊急に治療する必要はないが，原因疾患の加療が必要になるかどうか判断しながら診察を行い，再診の予定をたてることが必要である．

〔今井　章，村田敏規〕

網膜周辺部変性・裂孔

自覚症状

格子状変性自体や内部に萎縮性の円孔が生じても，通常は自覚症状がない．一方，後部硝子体剥離に伴い網膜裂孔が形成されると，飛蚊症や光視症を生じることがある．網膜裂孔の形成により裂孔を横切る血管が破断し，硝子体出血が生じれば，視力が低下する場合がある．

診断

診断は，散瞳したうえで倒像鏡や三面鏡による眼底検査が基本で，格子状変性は通常は鋸状縁に平行に存在し，深さの違う変性が数列存在することもある．原因不明の硝子体出血の場合，鑑別診断として網膜裂孔や裂孔原性網膜剥離を考える．Bモードエコー検査が必要になるが，濃い出血では硝子体手術を行って，早期に原因をはっきりさせたほうが安全である．

自然経過と予防治療成績

格子状変性が網膜剥離の発症に関与する率は30〜60％程度と，地域によってばらつきがあり，わが国では60％程度と多いようである．Byerは423眼の格子状変性を平均10.8年経過観察し，2眼で萎縮性円孔から，1眼で牽引性網膜裂孔から，合計3眼（0.7％）で網膜剥離を生じたと報告した[1]．また，Sasakiらは，格子状変性による網膜剥離の80歳までの累積発症率は5.3％と報告した[2]．すなわち両報告から，格子状変性による網膜剥離の発症率は10年で1％弱と推定される．一方，内部に萎縮性の円孔をもつ格子状変性の予防治療後の網膜剥離発生頻度は1.8〜6.2％と報告され[3]，単純に比較はできないが，予防的治療の効果には疑問がある．症状を有する弁状裂孔の自然経過では，Colyearが55％に[4]，Davisが36％に網膜剥離が発生したと報告した[5]．一方，症状を有する弁状裂孔の予防治療後の網膜剥離発生頻度は1.4〜7.8％と報告され[3]，予防的治療

文献はp.360参照．

に効果があると思われる．また，Shea らは症状を有する馬蹄型裂孔で，自然経過では48％，冷凍凝固群で4.2％が網膜剥離に進行したと報告している[6]．網膜周辺部変性・裂孔には，いろいろな病態があるが，予防治療の効果に関しては，治療群と非治療群をマッチングした前向き試験は行われておらず，治療の是非についてのエビデンスに基づいた結論は出せない．

予防治療の適応

　格子状変性や弁状裂孔の治療方法としては，網膜光凝固および網膜冷凍凝固が一般的といわれ，どちらも網脈絡膜に瘢痕癒着を形成する目的で行われる．しかし，網膜冷凍凝固は網膜光凝固より侵襲的で，瘢痕癒着の強度も網膜光凝固と変わらないことから，小瞳孔や中間透光体の混濁などの網膜光凝固が施行しにくい症例に限って行われることが多い．

　予防的強膜内陥術は，合併症のリスクや，進行した場合に前回のバックルが追加手術の障害になる可能性があり，慎重に考える必要がある．網膜光凝固および網膜冷凍凝固のいずれにおいても，裂孔縁から2乳頭径以上網膜剥離が拡大している場合は適応とならないといわれている．また，網膜光凝固により健常眼に比べて2倍程度に網膜の接着力が増強するまでに1か月間程度かかるので[7]，急性に進行している場合は，治療が無効になることを説明したうえで希望があれば行う（図1）．ただし，弁状裂孔の弁がしっかりめくれて牽引力が緩和されたものや（図2），もともと牽引力が掛かりにくい円孔の場合や（図3, 4），裂孔縁から2乳頭径以上網膜剥離が拡大していても，自然に色素沈着を伴い進行が一時的に止まっている場合には，網膜光凝固や網膜冷凍凝固により補強することも有効であろう．

予防治療方法

　網膜光凝固の照射条件は，緑色で凝固斑が出にくいときは黄色の長波長も使用し，パワーはスポット径が小さい場合は160 mW ぐらいから反応をみながら，照射時間は0.2秒，スポット径は200〜400 μm が標準的であろう．格子状変性や弁状裂孔の周囲を二〜三重にとり囲む．特に弁状裂孔の周辺側は牽引力が掛かるので，広めに凝固する場合が多い．裂孔が眼底の周辺にあって十分にとり囲めない場合は，円周方向の裾野部分を長めに凝固する場合が多い．網膜冷凍凝固の手技は，普段から双眼倒像鏡で眼底を観察する習慣が

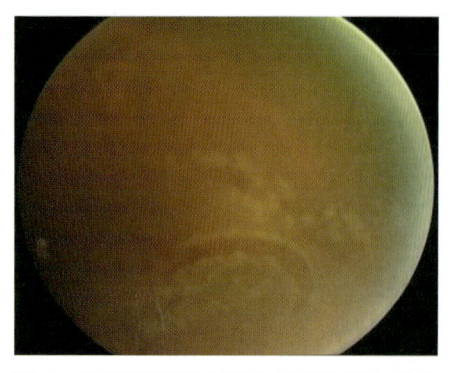

図1 網膜光凝固の適応が不適切と考えられた症例

格子状変性の周辺に網膜剥離が広がっており，裂孔の弁に牽引力も残存している可能性がある．網膜光凝固がされたが，途中で中止して，観血的手術が行われた．

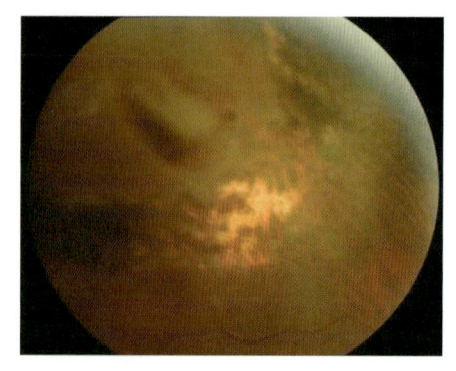

図2 弁状裂孔と限局性網膜剥離への網膜光凝固後の瘢痕

弁状裂孔の弁がしっかりめくれて，牽引力が緩和されていると思われる．

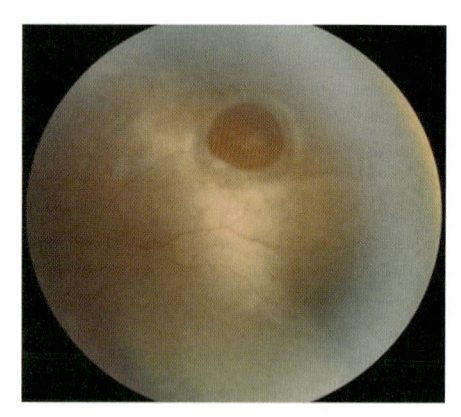

図3 円孔の症例（予防治療前）

格子状変性を伴わない円孔の場合，牽引がほとんど掛からないと考えられるが，臨床では孤立した円孔による網膜剥離患者をときどきみかける．

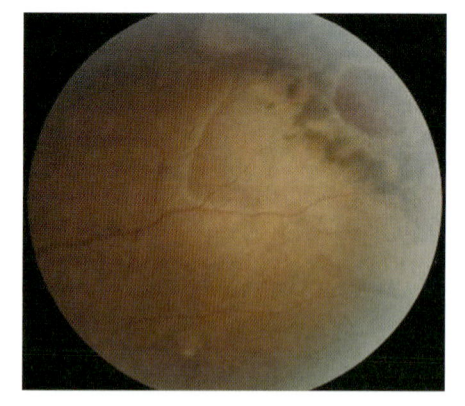

図4 円孔の症例（予防的網膜光凝固後の瘢痕，図3と同一症例）

現時点でエビデンスはないが，孤立した円孔の場合でも予防的網膜光凝固が行われることが多い．

あれば容易である．プローブによる隆起の位置が確認できない場合は，凝固してはならない．術野から眼を離さずにプローブを連続的に移動させて，過剰な二重凝固を防ぐ．

（西村 彰）

網膜・硝子体出血

網膜・硝子体出血で発症する疾患は数多くあり（表1），特に緊急を要する場合にその鑑別が重要となってくる．網膜剝離や黄斑下出血を伴う場合は，治療までのスピードも視力予後にとって重要なファクターとなるため診断能力が要求される．

裂孔原性網膜剝離

裂孔原性網膜剝離は急速に進行し，放置すると失明に至る重篤な疾患である．治療が遅れると増殖硝子体網膜症に進行する頻度も高くなるため，速やかな手術加療が望ましい．眼底検査で裂孔を伴う網膜剝離（図1）が明らかな場合は診断は容易であるが，裂孔形成時や後部硝子体剝離時などに硝子体出血を同時に発症することも多いため，その場合には眼底が透見できず判断に迷うことがあり，注意が必要である．急に発症した硝子体出血の場合は，常に裂孔原性網膜剝離の可能性を念頭に置いておく．図2は網膜全剝離の症例の超音波Bモード画像である．剝離網膜は厚さをもった高反射帯として描出されるが，時に硝子体混濁などとの鑑別が難しいこともある[*1]．

表1　眼底出血，硝子体出血をきたす主な疾患

裂孔原性網膜剝離
網膜細動脈瘤
ポリープ状脈絡膜血管症
脈絡膜新生血管
糖尿病網膜症
網膜静脈閉塞症
高血圧網膜症
血液疾患による網膜症

[*1] **超音波Bモードでの剝離網膜と硝子体の鑑別**
視神経乳頭との連続がなければ硝子体である可能性が高いが，その逆はいえない．忘れがちなことであるが，超音波検査の場合は，患者に眼球を動かしてもらうことによる動的観察が可能である．網膜と硝子体では眼球運動に伴う可動性がかなり違うため，鑑別できることも多い．

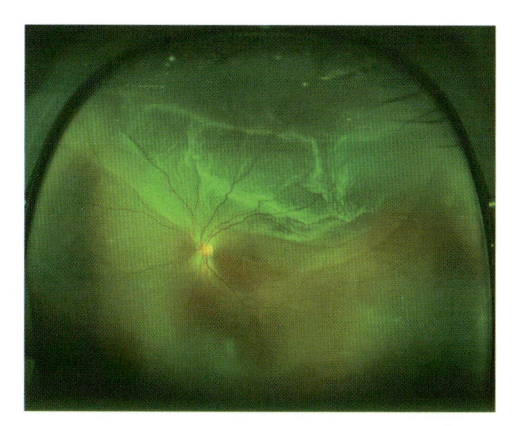

図1　上方の裂孔原性網膜剝離の超広角眼底撮影（55歳，女性）
黄斑部も剝離しており，当日緊急手術となった．

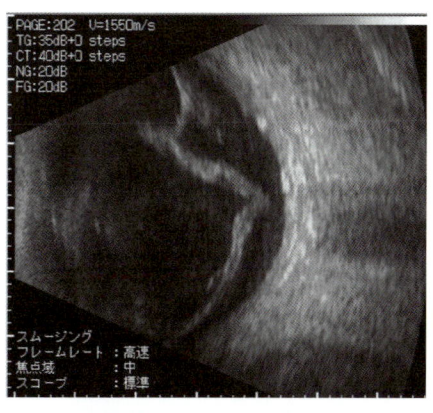

図2　超音波Bモード所見（70歳，女性）
濃厚な硝子体出血のため眼底透見困難であったが，網膜全剝離の所見を認めたため緊急手術となった．増殖網膜症による網膜全剝離であった．

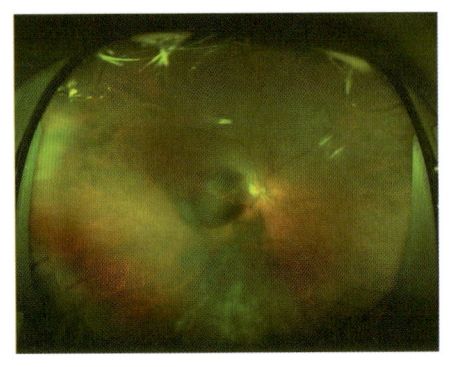

図3 硝子体出血を伴う網膜細動脈瘤による黄斑下出血の超広角眼底撮影
（79歳，女性）
ガスによる血腫移動術や硝子体手術の適応である．

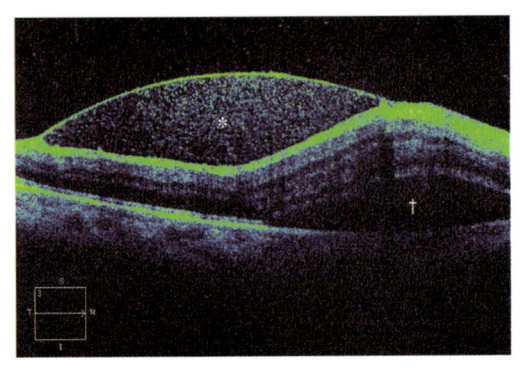

図4 図3の症例の光干渉断層撮影
内境界膜下出血（＊）と網膜下出血（†）を認める．

網膜細動脈瘤，ポリープ状脈絡膜血管症，脈絡膜新生血管

　上記の三疾患は黄斑下出血を伴うため緊急性が高い．特に網膜細動脈瘤は，比較的視力予後がよいことも多いので速やかな治療が望ましい．図3は，下方に軽度の硝子体出血を伴う網膜細動脈瘤による黄斑下出血の超広角眼底撮影である．軽度の硝子体出血の場合は，光干渉断層計による検査も可能であるため（図4），網膜下出血と内境界膜下出血，色素上皮下出血の鑑別が可能なこともある．しかし，硝子体出血が著明な場合は硝子体手術を行い，手術中にある程度の診断をつけて治療を行うケースもまれではない．内境界膜下出血の場合は手術で取り除けば視力予後はよいが，網膜下出血，色素上皮下出血は時間がたつほどに予後不良である．ガスによる血腫移動術では，内境界膜下出血と色素上皮下出血はほとんど移動しないことが多い．

糖尿病網膜症，網膜静脈閉塞症，高血圧網膜症，血液疾患による網膜症

　全身疾患と関係した網膜症も網膜・硝子体出血の主な原因である．糖尿病網膜症は糖尿病と診断されることと，蛍光眼底造影で毛細血管瘤などの特徴的変化を確認することで診断できる．新生血管の破綻による出血は後部硝子体剥離が起こっていなければ最初は網膜前出血となり（図5），後部硝子体剥離が起こっている場合は主に硝子体出血となる（図6）．網膜静脈閉塞症は高血圧を伴うことが多いので，高血圧網膜症との鑑別が必要となる．蛍光眼底造影で閉塞

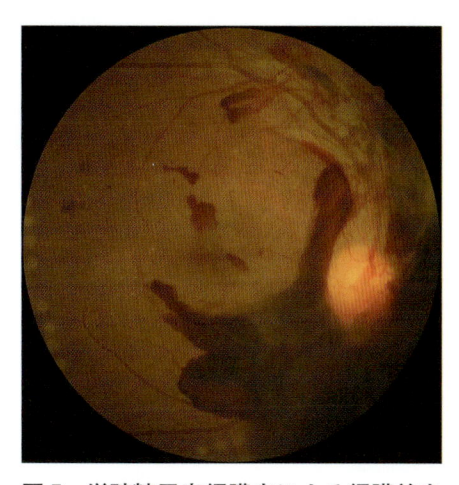

2. 症状・所見からみた疾患の鑑別と治療　81

図5　増殖糖尿病網膜症による網膜前出血（45歳，女性）
若年のため後部硝子体剥離が起こっておらず，主に網膜前出血となっている．この後，徐々に硝子体へと出血が拡散した．

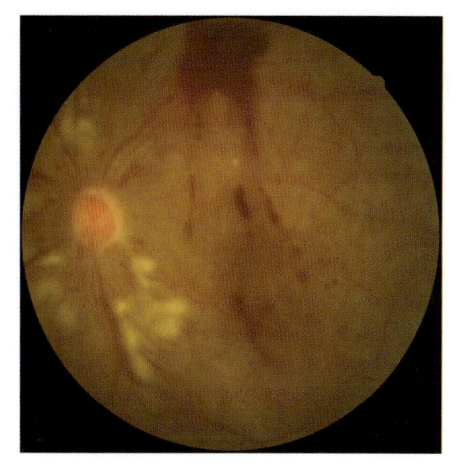

図6　血管新生緑内障と硝子体出血を伴う増殖糖尿病網膜症（50歳，男性）
硝子体出血のため光凝固が十分行えず，硝子体手術となった．

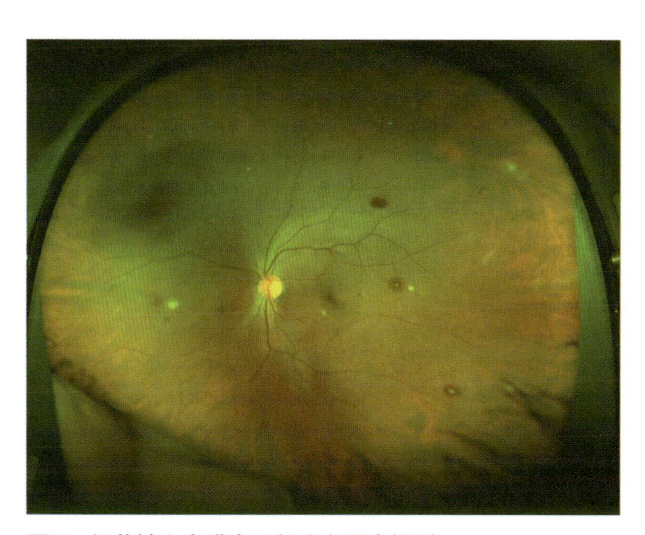

図7　細菌性心内膜炎の超広角眼底撮影（48歳，男性）
眼底にRoth斑を認める．

を確認するのが最もよい方法である．高血圧眼底では，眼底血流速度はむしろ亢進していることが多い．また，**図7**は細菌性心内膜炎の眼底で，Roth斑[*2]を認める．Roth斑は白血病などでも出現するため，認めた場合は内科への紹介を急ぐべきである．

（鈴間　潔）

[*2] **Roth斑**
白血病細胞や心内膜炎菌塊による眼底の出血性梗塞．中心が白色，周囲が出血で赤色となる．

うっ血乳頭，乳頭浮腫

文献はp.361参照.

乳頭浮腫に対する基本的な考えかた

乳頭が腫れているときは，視力が低下しているか正常かで分けて考える．視力が低下していれば，急性発症か，慢性発症かで，下記のように鑑別診断が決まる．

急性発症：前部視神経炎，虚血性視神経症，感染性視神経炎，サルコイド視神経炎，Leber遺伝性視神経症，重症な急性うっ血乳頭からの視神経症.

慢性発症：圧迫性視神経症，浸潤性視神経症，サルコイド視神経炎，慢性のうっ血乳頭からの視神経症.

視力が低下していなければ，うっ血乳頭をまず考える．

ちなみに，乳頭浮腫の検眼鏡的所見から，これらの疾患を鑑別し診断することはできない．したがって，上記の疾患の特徴に合致するかをひとつずつチェックするしかない[*1]．ここでは，本書の目的から救急度の高い，うっ血乳頭の鑑別，診断について述べる.

[*1] それぞれの疾患については，本シリーズ『7.視神経疾患のすべて』を参照していただきたい．

うっ血乳頭と偽性うっ血乳頭の鑑別

まずは，この二つを鑑別しなければならない．そのためには，表1に示す偽性うっ血乳頭（図1）の特徴をチェックすることが大切である．合致すれば偽性うっ血乳頭で，治療の必要はなく経過観察でよい．合致しなければ（図2），以下の検査で鑑別を進めていく．

詳細な病歴，血圧，体温，尿検査，全身神経学的検査

重篤な高血圧では，まれに乳頭浮腫を引き起こす．そしてその場合，網膜出血や軟性白斑などの高血圧性網膜症のほかの特徴をあわせもつ．しかし，血圧上昇は乳頭浮腫の原因であることを必ずしも示唆しない．脳腫瘍や静脈洞血栓症に合併しただけかもしれないし，頭蓋内圧の上昇が続発性に血圧を上昇させているかもしれない（Cushing反射）．したがって，重篤な高血圧があってもすべてのほかの検査が必要である．

表1 偽性うっ血乳頭の特徴

病歴	霧視の自覚なし
	一過性視覚喪失なし
	耳鳴りなし
検査	視力低下なし
	色覚異常なし
	乳頭中心陥凹が小さいか，ない
	乳頭周囲の神経線維が混濁していず，網膜血管を見づらくしていない
	乳頭が発赤していない
	乳頭が隆起しているが，辺縁を越えない
	乳頭周囲の光の反射が明るくて regular
視野	両眼ともに正常
	検査結果の判定がはっきりしないとき
	蛍光眼底造影検査（真のうっ血乳頭では蛍光色素の漏出がみられる）
	超音波（乳頭ドルーゼンが明らかになることがある）

図1 偽性うっ血乳頭の眼底写真

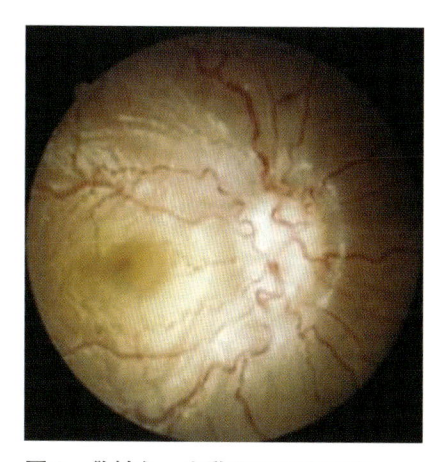

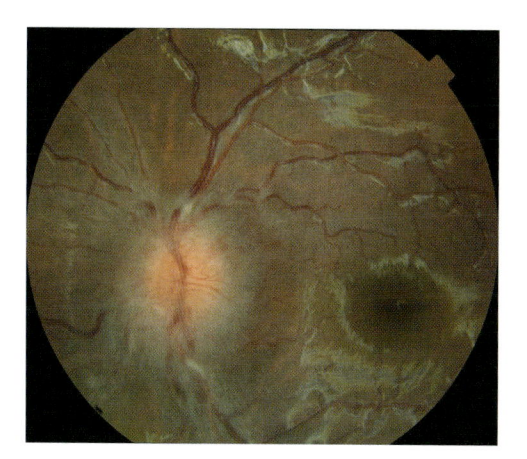

図2 うっ血乳頭の眼底写真

　感染性視神経炎，視神経周囲炎，または髄膜炎は体温上昇があるかもしれないので体温測定も必要である．尿糖は糖尿病を示すし，血尿は血管炎を示すかもしれないので，尿検査も必要である．

頭部 MRI/MRV，CT

　乳頭浮腫が大きな頭蓋内占拠病変から生じているかもしれないし，同時に脳幹部のヘルニアが起こっているかもしれない．したがっ

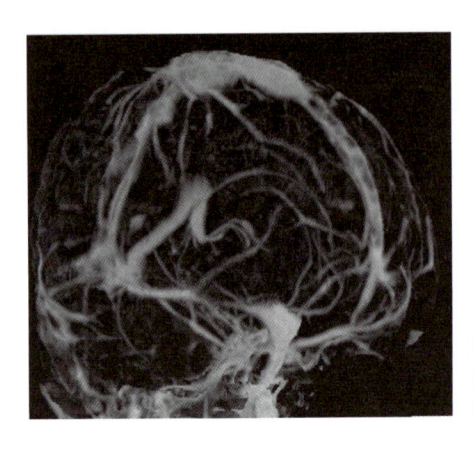

図3 静脈洞血栓症のMRV
MRV：magnetic resonance venography（磁気共鳴静脈造影）

て，その日のうちに緊急で画像診断をすべきである．視神経と脳を，ガドリニウム造影も入れて，MRV（magnetic resonance venography；磁気共鳴静脈造影）も依頼する．造影を推奨する理由は，視神経異常，頭蓋内占拠病変，水頭症，髄膜炎での髄膜のエンハンスメントなど，わずかな異常は造影をしなければ見逃してしまう可能性があるからである．

MRVは，静脈洞の血栓を証明できる（図3）．これは，緊急に入院のうえ抗凝固薬を投与する必要があることがあり，重要である．

正常頭部CTは，重篤な頭蓋内病変がないことを確定できる理想的な検査ではない．CTのみでは小さな病変は見逃してしまうこともあるし，静脈洞血栓症はわからない[*2]．したがってCTが正常であっても，緊急MRIとMRVをなるべく早期にとるべきである．

[*2] CT venogramを用いれば，静脈洞血栓症と判別できる可能性がある．

画像で異常なければ髄液検査を

髄液検査は，必ず画像検査が行われ，その結果がわかった後に行うべきである．髄液検査は，脳腫瘍または非交通性水頭症であれば禁忌である．髄液検査の後に脳幹部のヘルニアが起こる可能性があるからである．

MRI/MRVが正常でも，重篤な病変が存在するかもしれない（交通性水頭症や慢性の髄膜炎など）．これらを診断するのは，髄液検査が唯一の方法である．特発性頭蓋内圧亢進症が疑われる患者には，髄液の性状に異常があるかどうか，頭蓋内圧上昇の程度を明らかにするために行う．

髄液圧，髄液生化学的検査（蛋白，糖，オリゴクローナルバンド），細菌検査（鏡検，細胞数，培養），細胞診（悪性細胞の有無）もチェックする．また，髄液をとったあとにすぐ血液で糖とオリゴクローナ

ルバンドをチェック（髄液との比較のため）するとよい．

> 血液細胞数，電解質，肝機能，赤沈，CRP，凝固系，胸部X線，CT

　これらは，乳頭浮腫の原因を明らかにすることと，治療前のベースラインとしても必要である．

血液細胞数：白血球数は，感染や白血病で増加する可能性があり，貧血は特発性頭蓋内圧亢進症に関連している可能性がある．

電解質：重症な電解質異常（診断されていない腎不全）は，特発性頭蓋内圧亢進症に関連している可能性がある．また，ランダムにチェックする血糖値では診断されていない糖尿病が見つかる可能性がある．

赤沈，CRP：感染，癌，血管炎で増加する可能性がある．

ACE[*3]：サルコイドーシスで上昇するかもしれないし，サルコイドーシスは頭蓋内圧上昇のまれな原因となる．

抗核抗体：SLE（systemic lupus erythematosus；全身性エリテマトーデス）で上昇し，頭蓋内圧上昇の原因となる．

画像診断：MRI/MRVが正常で，髄液圧が正常で，その性状も異常がない場合，視神経周囲炎の原因として，血清梅毒，猫ひっかき病，トキソプラズマなども検査するべきである．

　静脈洞の血栓があれば凝固系の検査（抗リン脂質抗体含む）を行う．胸部X線やCTは，結核やサルコイドーシスの診断に重要である．

（中馬秀樹）

[*3] ACE
angiotensin converting enzyme（血清アンジオテンシン変換酵素）．

乳頭陥凹，視神経萎縮

　視神経の乳頭陥凹（optic disc cupping）や視神経萎縮（単性）は，急激に起こる変化ではなく，何らかの視神経障害が存在した，もしくはある期間持続した後に現れる変化である．したがって，視神経乳頭の陥凹の拡大や萎縮が存在しても緊急性を要する場合は少ないが，頭蓋内疾患など生命予後にかかわってくる重大な疾患が原因であることがある．また，病状が進行中である場合もあり，早急に乳頭陥凹・視神経萎縮の原因を調べ，原因によっては早急な対応が必要である．

概念

乳頭陥凹：視神経の乳頭陥凹には，生理的乳頭陥凹のほかに，緑内障性乳頭陥凹，非緑内障性乳頭陥凹，異形成性乳頭陥凹がある．緑内障性乳頭陥凹は三次元的に乳頭陥凹が拡大するが，非緑内障性乳頭陥凹は緑内障性乳頭陥凹とは異なり後方への拡大は著明ではなく，二次元的に陥凹が拡大する．非緑内障性乳頭陥凹は，遺伝性視神経症（常染色体優性視神経萎縮）や虚血性視神経症のほか，下垂体腫瘍や脳動脈瘤，腫瘍など，視神経を圧迫して生じる圧迫性視神経症などでみられることがある．異形成性乳頭陥凹は，視神経乳頭欠損や先天性乳頭小窩，朝顔症候群にみられる乳頭形成異常による乳頭陥凹のことで，非進行性である．乳頭陥凹をきたす可能性がある疾患を**表1**に記す．

視神経萎縮：視神経萎縮には，単性視神経萎縮，炎性視神経萎縮，網膜性視神経萎縮，緑内障性視神経萎縮がある．単性視神経萎縮は，急性期に視神経乳頭部の高度の炎症や腫脹を伴わない視神経萎縮のことで，原因疾患として，炎症性，脱髄性，圧迫性，虚血性，外傷性，遺伝性，中毒性，栄養欠乏性視神経症などがある．また，炎性視神経萎縮は，うっ血乳頭や乳頭腫脹（前部視神経炎）の後にみられる視神経萎縮のことであり，網膜性視神経萎縮は，網脈絡膜疾患に起因して生じる視神経萎縮のことである．緑内障性の乳頭陥凹を呈する視神経萎縮は緑内障性視神経萎縮という．視神経萎縮をきた

表1 乳頭陥凹の拡大をきたす疾患

緑内障性乳頭陥凹	緑内障
非緑内障乳頭陥凹	圧迫性視神経症（下垂体腫瘍，脳動脈瘤，腫瘍）
	虚血性視神経症（前部虚血性視神経症）
	中毒性視神経症（メチルアルコール中毒）
	遺伝性視神経症（常染色体優性視神経萎縮）など
異形成性乳頭陥凹	視神経乳頭欠損，先天性乳頭小窩，朝顔症候群 など

表2 視神経萎縮をきたす主な疾患

	脱髄性	特発性，多発性硬化症
	圧迫性	下垂体腫瘍，脳動脈瘤，腫瘍，甲状腺眼症
	虚血性	前部虚血性視神経症
	外傷性	
視神経症	鼻性	副鼻腔炎，副鼻腔嚢胞，腫瘍
	中毒性	メチルアルコール中毒，トルエン中毒
	栄養欠乏性	タバコ・アルコール視神経症
	放射線性	
	遺伝性	常染色体優性視神経萎縮，Leber遺伝性視神経症
	感染性	神経梅毒

す可能性がある疾患を表2に記す．

鑑別疾患と治療

乳頭陥凹：眼底検査で乳頭陥凹の拡大が疑われる場合，進行性もしくは全身疾患にかかわる可能性のある原因解明が必要な疾患として，緑内障性視神経症と圧迫性視神経症がある．何らかの視神経障害後の変化としてみられる疾患としては，前部虚血性視神経症や中毒性視神経症（メチルアルコール），遺伝性視神経症（常染色体優性視神経萎縮）があり，非進行性の疾患として，視神経乳頭欠損や先天性乳頭小窩，朝顔症候群などがあり，鑑別を要す．鑑別するには，まず問診にて，いつから自覚症状があるのか，症状は悪化しているのか，高血圧や糖尿病などの基礎疾患の有無，家族歴，メチルアルコールの誤飲の可能性について明らかにする．続いて，視力検査や眼圧検査，視野検査，色覚検査，光干渉断層計検査，蛍光眼底造影検査などの眼検査を行い，必要に応じて頭部・眼窩のMRI検査を行う．緑内障性であれば，抗緑内障点眼薬や炭酸脱水酵素阻害薬の内服を検討する．必要ならば外科的手術を行う．下垂体腫瘍（下垂体卒中）や脳動脈瘤，腫瘍による圧迫性視神経症であれば，脳外科的治療が必要であり，早急に脳外科へコンサルトを行う．

視神経萎縮：眼底検査で乳頭陥凹の拡大がない視神経萎縮（単性）をみた場合，進行性もしくは全身疾患にかかわる疾患として，圧迫性視神経症のほかに，脱髄性視神経症の再発や鼻性視神経症，中毒

a. 右眼　　　　　　　　　　　　　　　b. 左眼

図1　神経梅毒
56歳, 男性. 視力　右眼 0.03（矯正不能）, 左眼光覚なし. 両眼とも乳頭陥凹の拡大がない視神経萎縮を認める.

表3　早期に原因解明が必要な進行性もしくは全身疾患にかかわる乳頭陥凹の拡大や視神経萎縮（単性）をきたす主な疾患

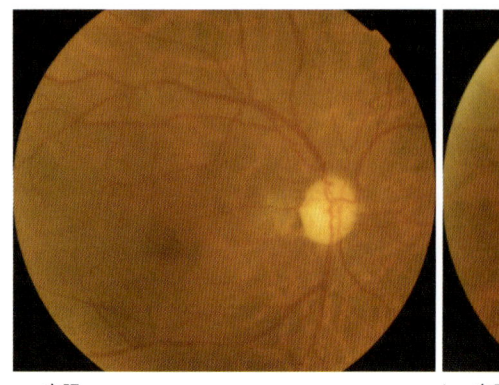

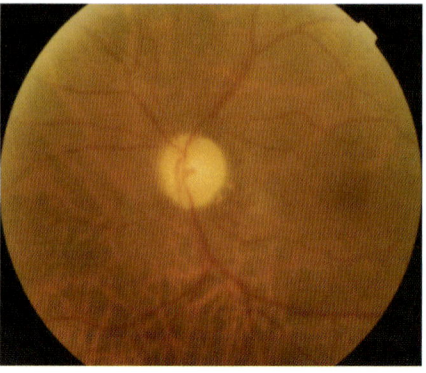

緑内障性視神経症	緑内障
脱髄性視神経症	多発性硬化症の再発
圧迫性視神経症	下垂体腫瘍（下垂体卒中），脳動脈瘤，腫瘍，甲状腺眼症
鼻性視神経症	副鼻腔炎，副鼻腔嚢胞，腫瘍
中毒性視神経症	シンナー中毒視神経症（トルエン中毒）
栄養欠乏性視神経症	タバコ・アルコール視神経症
感染性視神経症	神経梅毒

性視神経症（シンナー中毒），さらには感染性視神経症（**図1**）などの可能性があり，何らかの視神経障害後の変化としてみられる疾患として，外傷性視神経症や遺伝性視神経症（常染色体優性視神経萎縮）などがあり，鑑別を要す．鑑別のためには，まず問診にていつから自覚症状があるのか，症状が繰り返し出現しているのか，また治療歴や副鼻腔の手術歴，副鼻腔疾患の既往，有機溶剤の使用の有無，外傷歴や家族歴などを明らかにする．続いて，視力検査，視野検査，対光反射，色覚検査などの眼検査を行い，必要に応じてビタミンB群や梅毒反応（STS，TPHA）[*1]，甲状腺機能・甲状腺自己抗体などの血液検査，尿中の馬尿酸検査（シンナー中毒で上昇），頭部・眼窩のMRI検査を行う．他科の疾患が疑われる場合，あるいは明らかになった場合は，当該科と協力して診断・治療を行う．

代表的な疾患を**表3**に記す．

（石橋真吾，田原昭彦）

[*1] STS : serologic test for syphilis
TPHA : *Treponema pallidum* hemagglutination

眼球突出

診療のポイント

　眼科救急外来において，眼球突出を主訴に来院するケースはまれであるが，時に至急の処置を要する救急疾患も認められる．視力低下や強い炎症所見を伴うものは，早急に診断を進める必要がある．眼球突出の原因疾患の頻度としては，甲状腺眼症が最も多く，次いで炎症性，腫瘍性が続く．初診時，まず両眼性か片眼性かを確認し，さらに既往歴や随伴所見をもとに鑑別疾患を挙げていく．

　図1に眼球突出の診断フローチャートを示した．両眼性の眼球突出は多くが甲状腺性といわれるが，図に示したいずれの疾患も両眼性，片眼性ともに発症する可能性がある．眼球突出の診療では，まず甲状腺眼症を念頭に置き，次いで救急疾患を除外していく．

鑑別疾患

　救急疾患としてまず鑑別が必要なのは，眼窩感染症や外傷性疾患である．これらの疾患は急性症状の有無や既往歴から比較的診断がつきやすく，画像検査や血液検査ののち早急に治療を開始する．これらの救急処置の詳細は本巻他項を参照されたい．これらを除外した後は，既往歴や随伴所見を確認し，眼球突出が眼窩のいずれの部位に起因するのか確かめるためCTスキャン，MRIなど画像検査を追加する．

甲状腺眼症：甲状腺機能異常の既往歴を確認するが，既往がないものや甲状腺機能正常で自己抗体陽性の眼症（euthyroid Graves' disease）も時にみられる．上眼瞼後退（Dalrymple徴候）や下方視での上眼瞼遅延（Graefe徴候）など，眼瞼に特徴的な所見を示す．上眼瞼後退が強いものは外見上眼球突出が強く，突出の左右差が顕著に見えやすい．

　急性期には眼瞼腫脹や球後痛の訴えがみられることもあり，活動性が高度なものや視力低下を伴う圧迫性視神経症を発症したものは，早急なステロイド治療や眼窩減圧術を要する．

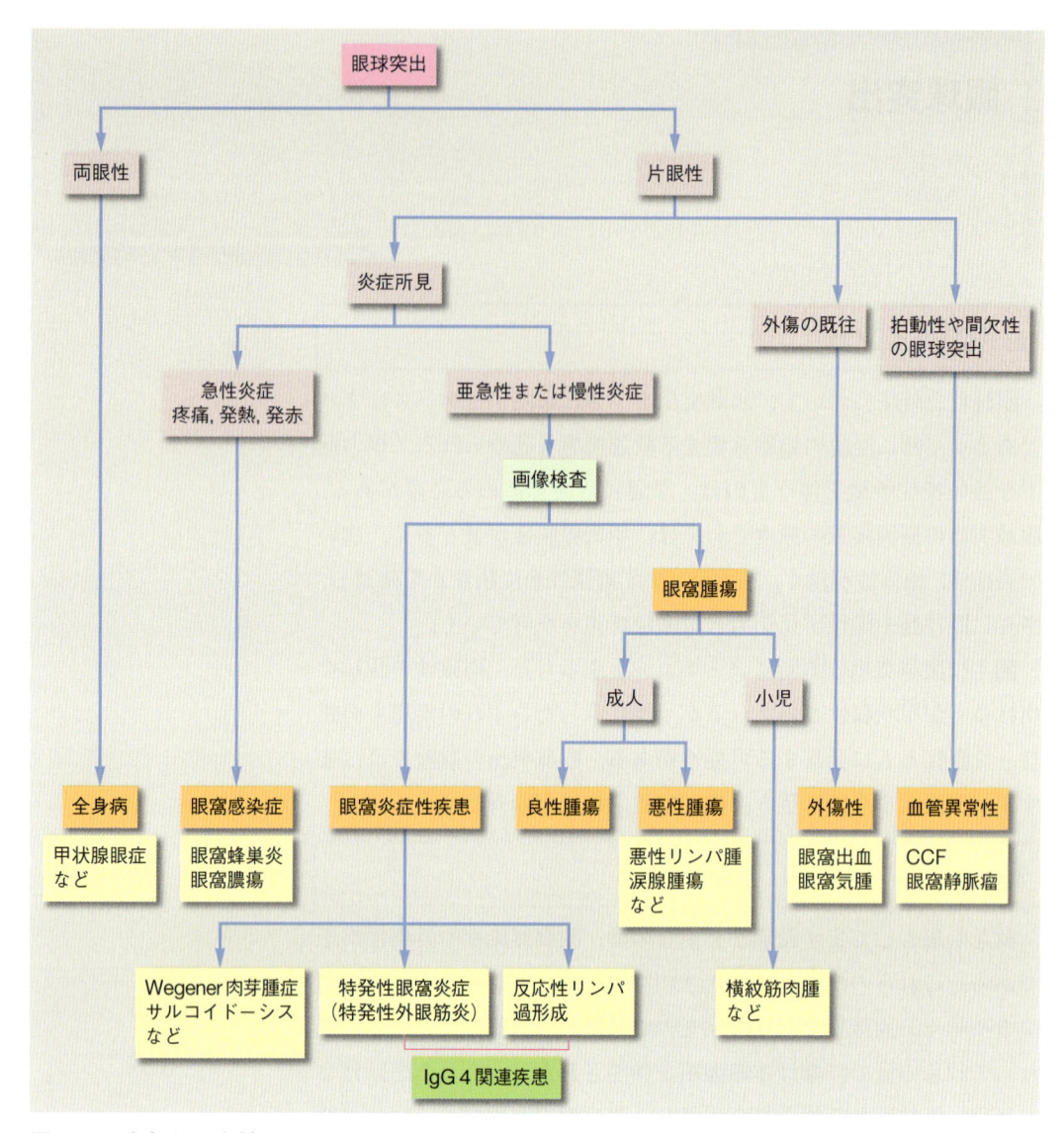

図1　眼球突出の診断フローチャート
CCF：carotid cavernous fistula（内頚動脈海綿静脈洞瘻）

眼窩感染症：代表的なものは眼窩蜂巣炎である．疼痛，発赤，発熱など強い急性炎症所見を伴い，若年者では副鼻腔炎の既往が多くみられ，早急な抗菌薬全身投与を要する．外傷による眼窩異物が眼窩蜂巣炎の原因となることもある．

眼窩炎症性疾患（感染症を除く）：亜急性または慢性の炎症所見を伴い画像検査から眼窩炎症性疾患が疑われる場合，腫瘍との鑑別のため，可能な限り組織生検を施行する．

　特発性眼窩炎症は眼窩のさまざまな部位に発症することが知られるが，特に外眼筋炎型は特発性外眼筋炎とも呼ばれ，筋肥大による

眼球運動障害や疼痛を伴い甲状腺眼症との鑑別を要する．

IgG4関連疾患は，全身臓器にIgG4陽性リンパ形質細胞浸潤を認める病態であるが，眼窩では涙腺炎や外眼筋炎を発症することがある．これまで特発性眼窩炎症や反応性リンパ過形成と診断されていたもののなかに，IgG4関連疾患が含まれることがわかってきた．悪性リンパ腫を合併することもあり，生検での鑑別が重要である．

その他，Wegener肉芽腫症やサルコイドーシスが原因となることもある．

眼窩腫瘍：眼窩腫瘍は，まず成人と小児に大別し鑑別を進める．悪性リンパ腫が最も高頻度であるが，その多くがMALTリンパ腫（mucosa-associated lymphoid tissue lymphoma）である．その他，涙腺腫瘍や悪性腫瘍の眼窩転移などが考えられる．視力低下などを伴い緊急性がある場合は至急検査を進め，他科との連携を考慮する．

外傷性：眼窩部の外傷（鈍的眼外傷，眼窩内異物，眼窩壁骨折）が原因の眼窩出血や眼窩気腫により，眼球突出や眼球運動障害を起こすことがある．出血性素因のあるものや抗凝固薬を内服している場合も高度な眼窩出血をきたす可能性があり，問診にて既往歴や内服薬の有無を確認する．

血管異常性：内頚動脈海綿静脈洞瘻（carotid cavernous fistula；CCF）は拍動性眼球突出や結膜血管の怒張を認め，画像検査で上眼静脈の拡張がみられる．間欠性眼球突出があれば眼窩静脈瘤が疑われるが，破裂した場合は急激な眼球突出や視力低下をきたし，救急処置を要する．

まとめ

眼球突出を主訴にする救急疾患は眼局所の問題かどうか早急に診断し，他科との連携も考慮する必要がある．

（水野かほり，井上洋一）

眼球運動障害

文献は p.361 参照.

成人の動眼神経単独麻痺（図1）

　危険な眼球運動障害の代表格である．成人の動眼神経麻痺をみたら，すべての症例で，まず動脈瘤を原因として考え，くも膜下出血の危険が迫っているため，脳神経外科医に紹介すべきである．

　典型的な所見は，眼瞼下垂，瞳孔散大，内転・上転・下転制限である（図1）．初期は，不完全麻痺として発症する（図2）．眼球運動の不完全麻痺は，眼位で判断することが必要である（図3）．

小児の外転神経単独麻痺（図4）

　小児の外転神経麻痺は，外傷が原因として最多であるが，次が脳腫瘍で，約3割を占める．したがって，早急な画像診断もしくは紹介が必要である．

　典型的な所見は，外転制限のみである．初期は，不完全麻痺とし

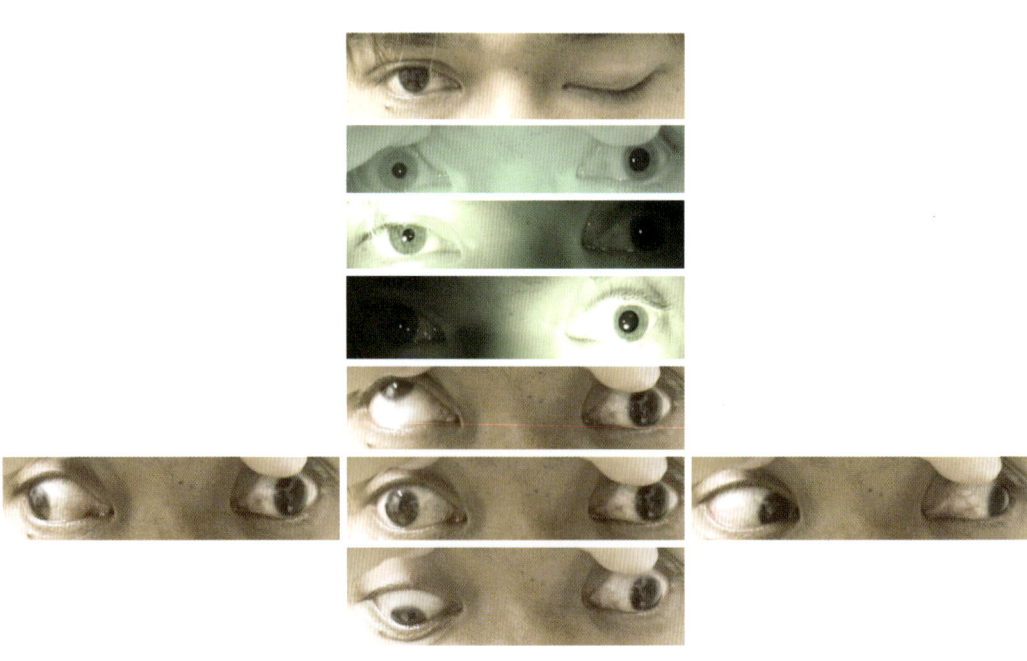

図1　動眼神経単独麻痺の眼球運動

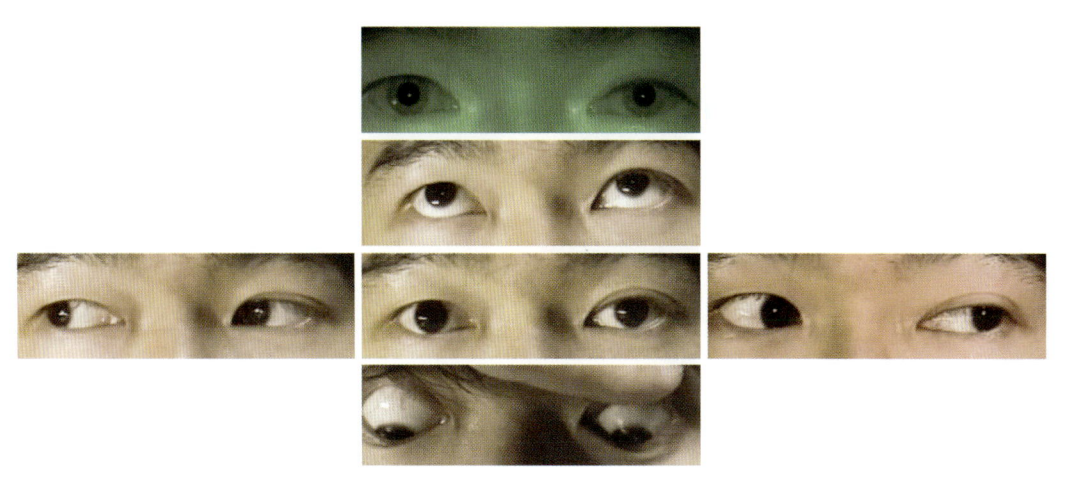

2. 症状・所見からみた疾患の鑑別と治療　93

図2　動眼神経不完全麻痺
異常がないようにみえる.

	上方視 6PD 右上斜視	
右方視 12PD 外斜視	正面視 2PD 右上斜視	左方視 0
	下方視 6PD 左上斜視	

図3　眼球運動の不完全麻痺の眼位の一例
眼球運動は異常がないようにみえるが, 左の内転・上転・下転制限がわかる. PD：プリズムジオプトリー

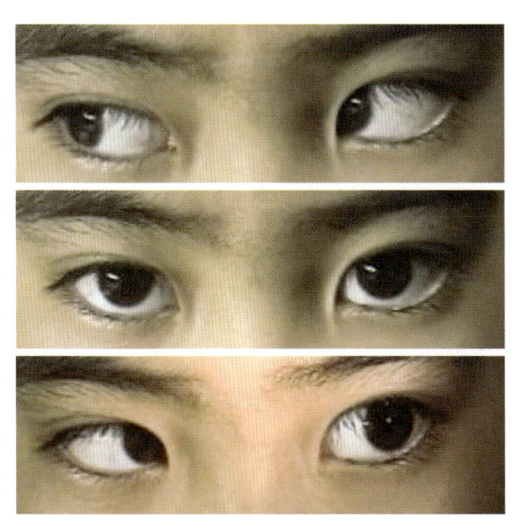

図4　小児の外転神経単独麻痺
左眼の外転制限を認める.

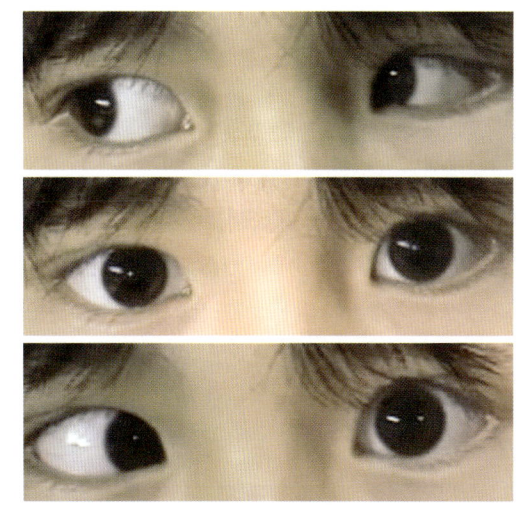

図5　Duane症候群の眼球運動
外転制限と内転時のウィンクがみられる.

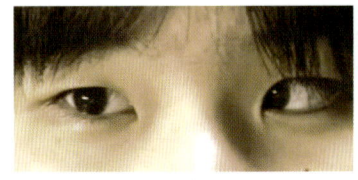

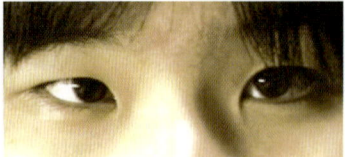

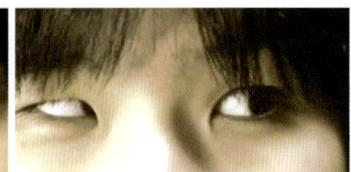

a. 両眼での眼球運動

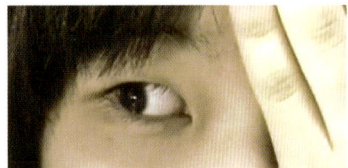

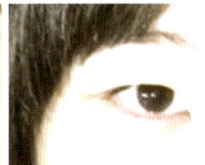

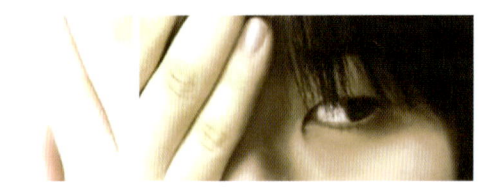

b. 単眼での眼球運動

図6　内斜視の眼球運動
両眼では外転制限がみられるが，単眼では外転制限がみられない．

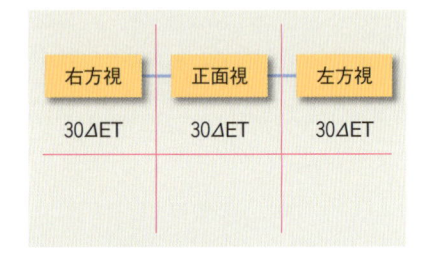

図7　内斜視の眼位
共同性の内斜視を認める．
ET：esotropia（内斜視）

表1　複合麻痺となる眼球運動障害と病変部位の関連

眼球運動障害	推測される病変部位
外転神経麻痺＋同側のHorner症候群	海綿静脈洞病変
複合神経麻痺（外転，動眼，滑車）＋同側RAPD陽性	眼窩先端部病変
外転神経麻痺＋乳頭浮腫	頭蓋内圧亢進
滑車神経麻痺＋Horner症候群	脳幹部（中脳）病変
滑車神経麻痺＋RAPD陽性	脳幹部（中脳）病変
外転神経麻痺＋顔面神経麻痺	脳幹部（橋）病変
複合神経麻痺（外転，動眼，滑車）＋両耳側半盲（＋頭痛）	下垂体病変（卒中）
動眼神経麻痺＋同側のRAPD陽性	蝶形骨髄膜腫，脳動脈瘤
複合神経麻痺＋一人で歩けない，ふらふら	Fisher症候群かWernicke脳症

RAPD：relative afferent pupillary defect（相対的入力瞳孔反射異常）

て発症する．眼球運動の不完全麻痺は，眼位で非共同性の内斜視を判断することが必要である．

　危険ではないが，外転制限をきたすDuane症候群および，いわゆる内斜視との鑑別が重要である．Duane症候群は，外転制限と内転時のウィンクを特徴とする（図5）．内斜視は，両眼で眼球運動をみると外転制限をきたすことがある．しかし，単眼で評価すると外転制限がみられないことと，眼位で共同性の内斜視を認めることが重要である（図6, 7）．

複合麻痺

　複合麻痺となる眼球運動障害と病変部位の関連を表1に示す．

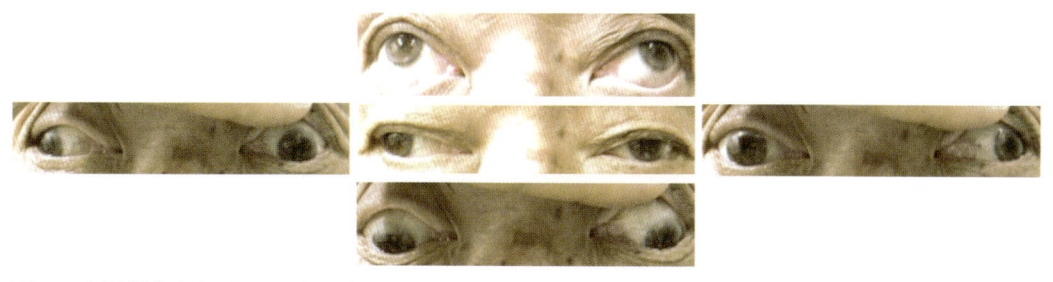

図 8　内側縦束症候群の眼球運動
この症例は両眼の内転制限がみられる．

眼振を伴った眼球運動障害

　眼振があれば，中枢性疾患（脳幹部疾患）を示唆する重要なサインである．よく観察しないとわからないものもあるため，注意深い観察が重要である．内転制限があり，反対眼に眼振があれば解離性眼振で，内側縦束症候群である（図8）．片眼性では脳梗塞，両眼性では多発性硬化症が原因であることが多い．

カコモン読解　第 21 回　臨床実地問題 37

45 歳の男性．半年前に右眼瞼下垂と複視が出現した．その後眼瞼下垂は軽快したが複視が残存しているため来院した．初診時の 5 方向眼位写真を図に示す．正しいのはどれか．2 つ選べ．
a 右眼上転不全　　b 右眼外転不全　　c 右上眼瞼後退　　d 右眼二次的下斜筋過動
e 右上眼瞼挙筋の異常連合運動

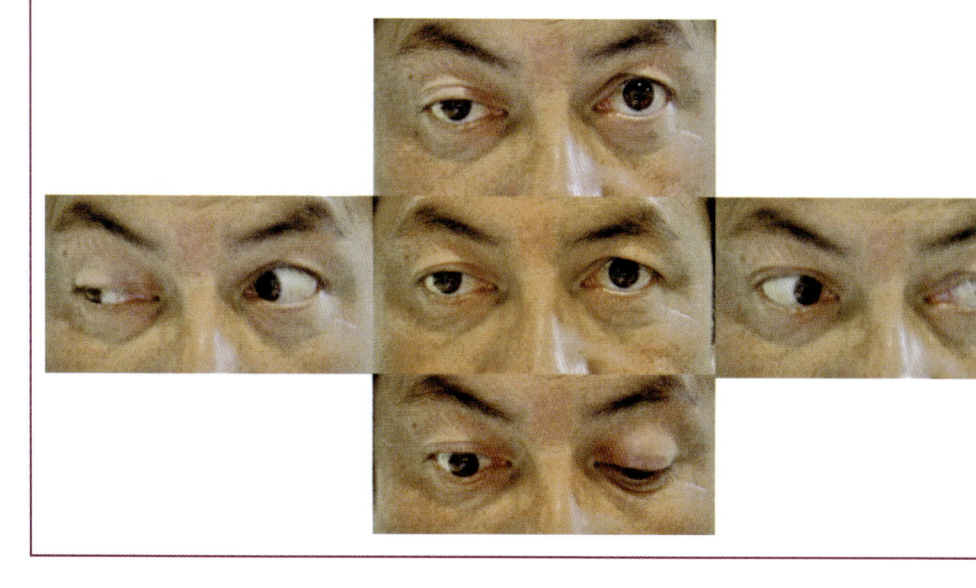

解説　この眼球運動をみると，右眼が正面視で軽度眼瞼下垂と外斜視で，上転・内転・下転制限がみられる．外転は良好である．これは動眼神経麻痺であろう．注目すべきは下転時と内転時に右の眼瞼が挙上されている．おそらく初期は外転時ほどの下垂であったと思われる．これは，動眼神経麻痺の異常連合運動である．動眼神経麻痺を生じて（多くは外傷性），それが再生する際に，下直筋および内直筋を支配していた枝が上眼瞼挙筋へ再生する現象である．

模範解答　a，e

カコモン読解　第22回　臨床実地問題 35

75歳の男性．緑内障で眼圧下降薬を点眼している．今朝から気分不良，ふらつき，間欠的な複視を自覚して来院した．瞳孔は正円，同大．対光反射は迅速，完全．5方向眼位写真を図に示す．考えられるのはどれか．

a 眼窩筋炎　　b 脳幹梗塞　　c 側頭動脈炎　　d 内頸動脈動脈瘤　　e 眼圧下降薬の副作用

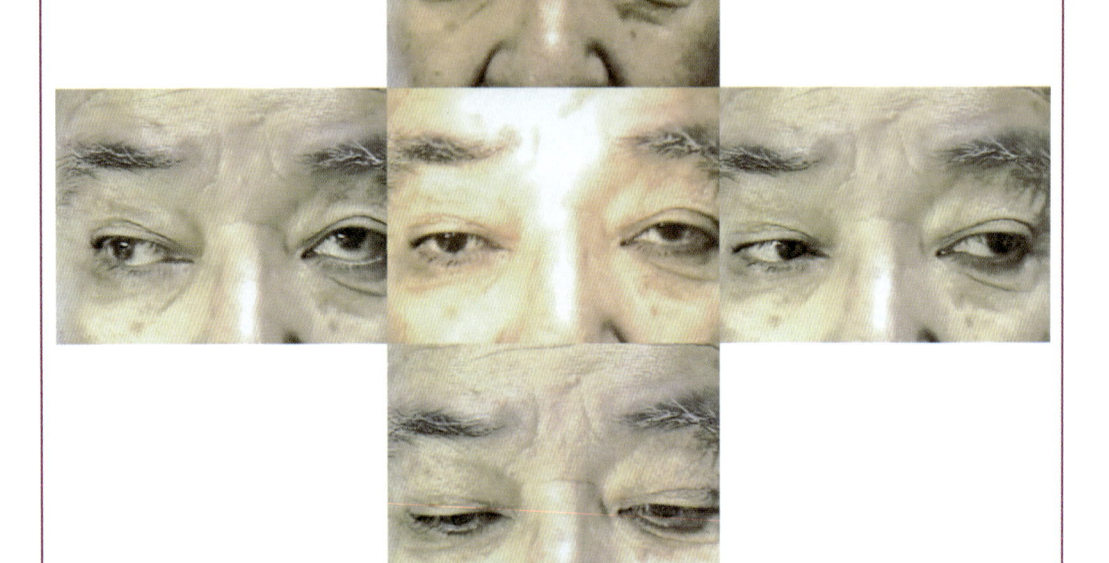

【解説】 正面視時が正位で，左方視時に左眼の内転制限がみられる．内直筋の麻痺を考えればよいので，鑑別診断は内直筋の眼窩筋炎，部分動眼神経麻痺，重症筋無力症，MLF（medial longitudinal fasciculus）症候群である．急性発症で起床時に自覚し，ふらふら感があり，正面視で正位であるので，脳血管障害によるMLF症候群を最も考える．あるいは，中脳の動眼神経線維束症候群で，内直筋への線維のみ障害されているのであろうか．いずれにしろ脳幹梗塞であろう．眼窩筋炎ならば発症様式が異なり，側頭動脈炎ならば側頭部痛や赤沈亢進など，ほかの示唆する所見・徴候がない．内頸動脈動脈瘤による，これほど内転制限がある部分動眼神経麻痺であれば，正面視で外斜視となり，恒常的に複視を自覚することが一般的である．また，頭痛や瞳孔麻痺も合併する．眼圧下降薬の副作用で眼球運動障害はきたさない．

【模範解答】 b

（中馬秀樹）

眼振

　眼振[*1]とは，一定のリズムをもった眼球の不随意運動である．眼救急としては突然発症した眼振に対して，それが中枢神経系の異常を意味するものなのか，それとも内耳疾患によるものなのかの判断することが要求される．問診や眼振の観察により，中枢神経系の重篤な疾患を見逃さないことが重要である．

眼振のみかた[*2]

問診："天井がぐるぐる回るようで気分が悪く，吐き気がする"という訴えがあれば，まず三半規管の何らかの異常を考える．むしろ"めまい"ではなく"物が揺れてみえる"という"動揺視"のほうが主訴の場合は，三半規管の異常よりも眼球運動の出力系の異常を疑う．また動揺視を訴えるのは後天性眼振であり，先天性眼振では動揺視は自覚しない．

　突然発症し，"ろれつが回らない，手足に力が入らない，体がふらつく"など，ほかの神経症状もあれば，小脳梗塞をまず疑わなければならない．しかし，めまいと眼振だけの小脳梗塞もあることには注意するべきである[1)]．脳幹の異常では，眼振に加えて眼球運動制限も生じることが多いため，動揺視のほか，"物が二重にみえる"と訴えることが多い．

眼振の視診：両眼性か片眼性か？　両眼性であれば，共同性か非共同性かをみる．次に眼振のタイプを考える．眼振のうち，早い成分（急速相）と遅い成分（緩徐相）の両方が交互に出現するものを衝動性眼振（jerkey type），遅い成分だけで成り立つものを振子様眼振（pendular type）という．衝動性眼振では眼振の急速相の方向を眼振の方向と定義する．さらに，振幅や頻度についても眼位に応じて観察する．図1に眼振の記載方法を示す．肉眼的に観察するほか，細隙灯顕微鏡で観察すると，振幅の小さな眼振や回旋性眼振を見逃しにくい．

眼振の記録：眼振は常に出現しているとは限らない．細隙灯顕微鏡のカメラなどで動画を記録しておくと，後で専門医にコンサルトす

[*1] **生理的眼振**
健常者にみられる，特殊な条件下で現れる眼振．

視運動性眼振
（optokinetic nystagmus）

動いている電車の窓から外の景色を眺めているときのように，視覚性の連続した運動刺激によって誘発される眼振．

耳性眼振
（aural nystagmus）

頭部の回転刺激や耳に温水あるいは冷水を注入して得られる眼振．気圧の変化などによっても誘発される．内耳からの入力に反応して生じる．

終末位眼振
（end-position nystagmus）

眼球が運動の限界の位置に近づくにつれて，眼位の保持は難しくなる．その際，中心（第一眼位）に向かって戻りが生じるため，それを補正するために起きる衝動性眼球運動．健常人にみられるgaze-evoked nystagmusともいえる．

[*2] は p.100 参照．

文献は p.361 参照．

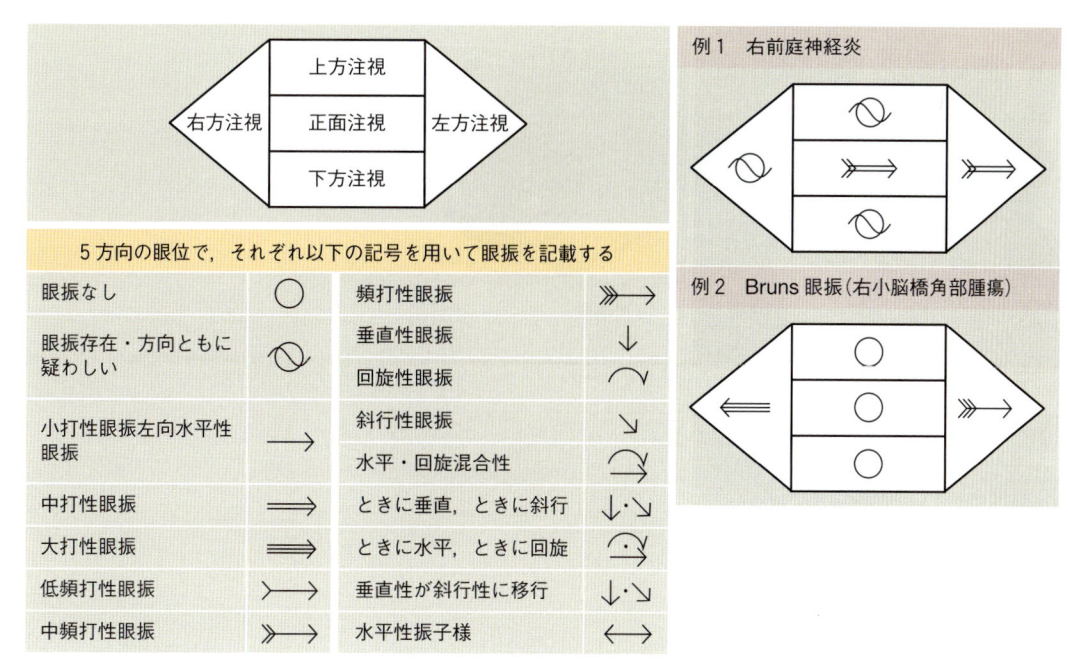

図1 注視眼振記録

る場合に役に立つ．眼振を観察するのに使われる器械としてFrenzel眼鏡があるが，現在のものは赤外線CCDカメラがついており，簡単に録画機器を接続できるようになっている（**図2a, b**：Frenzel赤外線眼鏡）．ほかにも眼振を波形として記録する装置には，眼球電図のほか，赤外線強膜反射法（**図2c**）やサーチコイル法（**図2d**），CCDカメラを使った画像解析などさまざまな方法があるが，これらは専門施設以外では利用が難しいだろう．

眼振波形のみかた：眼振のパターンは大きく分けて，次の四つに分類される．衝動性眼振はa．速度減少型，b．等速度型，c．速度増加型の三つに分けられ，さらにd．振子様眼振がある（**図3**）．aは眼位保持の異常，bは前庭入力の異常，cは高利得型の障害とされる．先天性眼振はcまたはdが多い．

鑑別診断

図4に代表的な後天性眼振のタイプを大まかに分類した．表1に中枢神経病変を疑わなければならない眼振を見分けるポイントを示す．

末梢性前庭障害による眼振："回転性めまい"を強く訴える．眼振の方向には図5に示すように刺激あるいは障害される半規管に応じて生じるため，その眼振の方向は一定である[2]．また眼振の波形は図3bの等速度型となり，水平性の一方向性眼振か，あるいは回旋成分

a. Frenzel 赤外線眼鏡

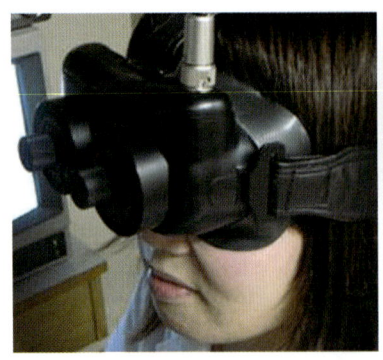

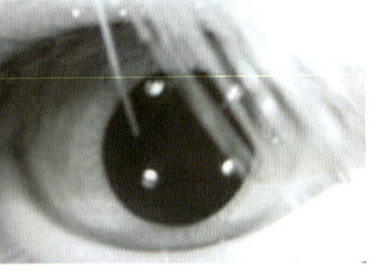

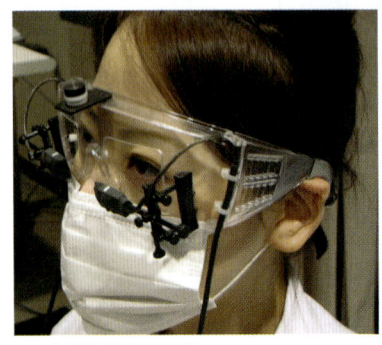

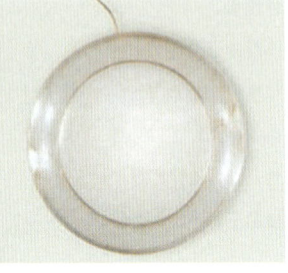

b. a の映像

c. 赤外線強膜反射法

d. サーチコイル

図2 眼振を記録する装置

a. 速度減少型

b. 等速度型

c. 速度増加型

d. 振子様眼振

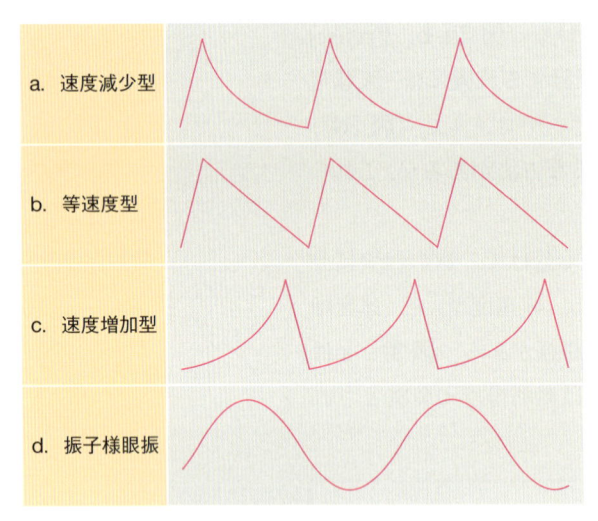

図3 さまざまな眼振の波形
縦軸は眼位，横軸は時間を表す．

*2	眼振のみかたの手順
1	先天性か後天性か？
2	出現の仕方は？ 持続時間は？
3	ほかの神経症状があるか？
4	眼位と眼振の方向の関係をみる
5	眼振を記録する
6	波形の特徴を解析する
7	責任病巣を推測する
8	必要があれば脳MRIなどを行う

が混在する（図1例1）．**表2**に代表的な三つの疾患とその特徴を示す[*2]．
中枢性前庭障害による眼振：末梢性前庭障害とは異なり，回旋を伴わない垂直性眼振や，水平成分を伴わない回旋性眼振を起こす．これらは解剖学的な中枢前庭機構の上下方向の非対称によって起こるとされている．一般的に小脳障害では下向き眼振を生じやすく，延

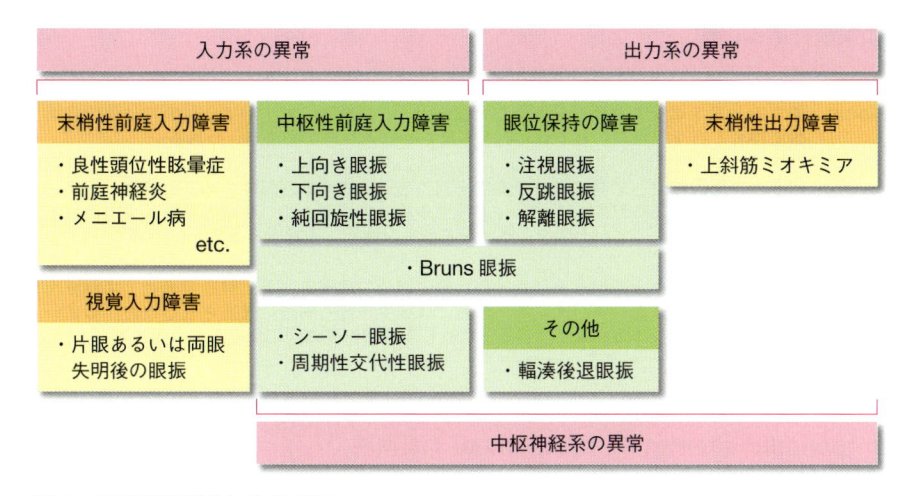

図4 眼振の種類とその原因

入力系の異常

- 末梢性前庭入力障害
  - 良性頭位性眩暈症
  - 前庭神経炎
  - メニエール病 etc.
- 視覚入力障害
  - 片眼あるいは両眼失明後の眼振
- 中枢性前庭入力障害
  - 上向き眼振
  - 下向き眼振
  - 純回旋性眼振
  - Bruns眼振
  - シーソー眼振
  - 周期性交代性眼振

出力系の異常

- 眼位保持の障害
  - 注視眼振
  - 反跳眼振
  - 解離眼振
- 末梢性出力障害
  - 上斜筋ミオキミア
- その他
  - 輻湊後退眼振

（中枢神経系の異常）

表1 後天性眼振をみたときに中枢神経病変を疑うもの

両眼で眼振の方向が違うもの（非共同性眼振動）	シーソー眼振, 輻湊後退眼振など
回旋成分を含まない垂直方向の眼振, または垂直成分を含まない回旋性眼振	中枢性前庭障害による眼振など
眼振の方向が眼位で変化するもの, あるいは自発的に変化するもの	注視眼振, 反跳眼振, Bruns眼振, 周期性交代性眼振など
視力障害のない眼に生じた単眼性の眼振	解離眼振, 上斜筋ミオキミアなど
眼球運動記録で速度減少型の波形を示すもの	眼位保持の障害による眼振など

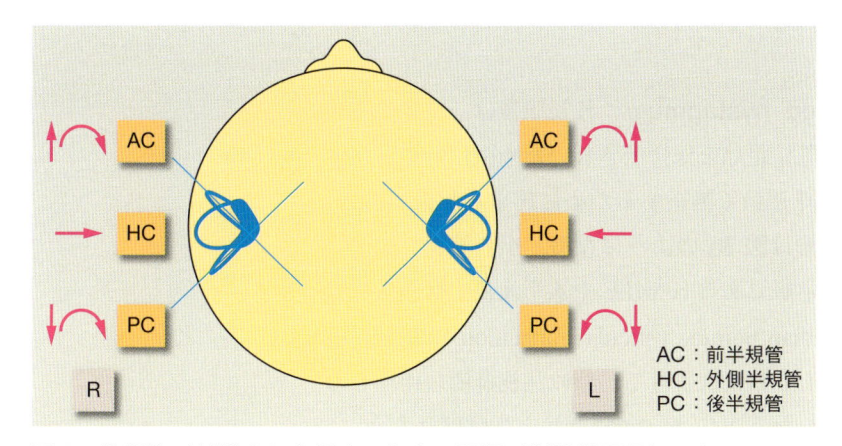

図5 半規管が刺激された場合に起きる眼振（刺激性眼振）のシェーマ

半規管が障害された場合は，シェーマとは逆の方向に向かう麻痺性眼振が起きる．頭部と半規管のシェーマは軸位で，また眼球運動は眼球を正面から見た方向で示す．
（日本神経治療学会治療指針作成委員会：標準的神経治療：めまい．神経治療 2011；28：187-212．）

AC：前半規管
HC：外側半規管
PC：後半規管

髄の障害では上向き眼振が生じやすいとされる．純回旋性眼振は延髄空洞症などで報告されている．

表2　眼振を起こす末梢性めまい症

良性頭位性眩暈症（benign paroxysmal positional vertigo）	頭の向きを変えたときに回転性のめまいを起こす．安静にしていれば数十秒で発作は改善する．三半規管内の耳石の浮遊などが原因として推測されている．診断には頭位変換眼振検査を行う．治療としては耳石を移動させるよう理学療法が行われる．
前庭神経炎（vestibular neuronitis）	何らかの原因によって前庭神経が炎症を起こし，持続する回転性のめまいを生じる疾患である．めまいは数日間続くが，一過性で予後は良好である．夜間の救急外来で最もよくみる眼振で，たいていの場合，めまいと嘔吐が強く，入院させることになる．
メニエール病（Ménière's disease）	内リンパ水腫によって起きる前庭神経と蝸牛神経の障害である．前庭神経炎では聴覚が障害されることはないが，メニエール病では蝸牛神経も同時に障害されるため，めまいに耳鳴り・難聴・耳閉塞感が生じる．これらの症状が発作的に何度も繰り返される．

周期性交代性眼振（periodic alternating nystagmus）：正面視でみられる眼振が，その方向を周期的にさせるものをいう．動物実験では小脳結節と虫部垂の破壊で生じ，バクロフェンの投与で改善することが証明されている．脊髄小脳変性症や Chiari 奇形などでみられる．

シーソー眼振（see-saw nystagmus）：片眼が上向きに動いて内旋するときに，他眼が下向きに外旋する眼振．あたかも左右の目がシーソーの両端に乗っているかのように動くことから名づけられた．両耳側半盲を伴い，傍鞍部腫瘍による視交叉障害に伴って起きるものが有名だが，橋下部病変でも生じることが報告されている．病巣は垂直注視中枢である内側縦束吻側介在核（rostral interstitial nucleus of medial longitudinal fasciculus；ri-MLF）や Cajal 間質核で，この部位が受ける前庭信号に何らかの障害が生じて起きるとされている．

注視眼振（gaze-evoked nystagmus）：注視眼振は，特定の方向を見たときに，その位置に眼球を保持できないため眼位がドリフトして，それを衝動性眼球運動で補正するために起きる眼振である．したがって，眼振の波形は図 3a のようになる．小脳障害でもよくみられるが，垂直注視中枢である ri-MLF や水平注視中枢である傍正中橋網様体（paramedian pontine reticular formation；PPRF）の障害などで生じる眼振もこれに含まれる．特に注視麻痺に伴うものは，注視麻痺性眼振（gaze-paretic nystagmus）とも呼ばれる．

反跳眼振（rebound nystagmus）：高度の小脳障害では側方視をして注視眼振が出現した後に，眼位を正面に戻すと，今度は中心方向に向かう眼振がでることがある．これを反跳眼振と呼ぶ．

Bruns 眼振（Bruns-Cushing nystagmus）：側方注視眼振のうち一側に向かって大打性振幅低頻度，反対側に向かって小打性振幅高頻度の眼振を起こすものは Bruns 眼振と呼ばれ，小脳橋角部腫瘍に

特徴的といわれている．患側に向かう視線保持ができないため大打性振幅低頻度が生じ，健側を向くと前庭神経系の不均衡が生じて不ぞろいの眼振が生じるとされる（**図1例2**）．

解離眼振（dissociated nystagmus）：核間性眼筋麻痺によって内転障害が起きたときにみられる眼振で，外転時に健眼のみが外方に向かう眼振として知られている．両眼で眼振の振幅が違うために単眼性の眼振のようにみえる．

輻湊後退眼振（convergence retraction nystagmus）：全眼筋が収縮する際に内直筋が優位に働くため，結果として輻湊が起きているようにみえる．松果体腫瘍など中脳背側の病変によるものが有名で，局在診断価値が高い．

上斜筋ミオキミア：通常眼振は片眼性であり，患者は片眼性の動揺視を訴える．眼振は回旋性で，振幅も小さく肉眼的に診断するのは困難である．細隙灯顕微鏡で虹彩の模様や結膜血管に注目してみると，その動きがわかる．滑車神経の刺激によって起きるといわれている[3]．

治療

末梢性前庭障害による眼振：まず耳鼻科にコンサルトして原疾患の治療を行ってもらう．また中枢神経系の異常が疑われた場合には，神経内科や脳外科との連携が必要である．

後天性中枢性眼振：薬物療法としてガバペンチンやメマンチン，バクロフェンやジアゼパム，クロナゼパム，フェノバルビタールなどが中枢神経抑制作用の機序から使われることがある[4][*3]．脊髄小脳変性症に伴う眼振には，アセタゾラミドが Ca チャネル阻害作用をもつことから処方される．しかしながら薬物療法の効果はあくまでも限定的である．

後天性眼振：手術方法について確立されたものはないが，上斜筋ミオキミアについては，上斜筋を弱める手術の有効性が示されていた．しかし現在では，上斜筋ミオキミアでは血管による滑車神経の圧迫が明らかなものは，除圧術によって改善が見込まれることがわかってきている[3]．

その他の治療法：さまざまな眼振に対して海外では外眼筋にボツリヌス毒素を注入することも行われているが[5]，国内では保険適応外である．

（新明康弘）

[*3] 後天性眼振に有効な薬物

ガバペンチン
メマンチン
4-アミノピリジンおよび3,4-ジアミノピリジン
バクロフェン
クロナゼパム
バルプロ酸
トリヘキシフェニジル
ベンズトロピン
スコポラミン
イソニアジド
カルバマゼピン
バルビツール酸系薬剤
アセタゾラミド
レベチラセタム

(Mehta1 AR, et al：The pharmacological treatment of acquired nystagmus. Pract Neurol 2012；12：147-153.)

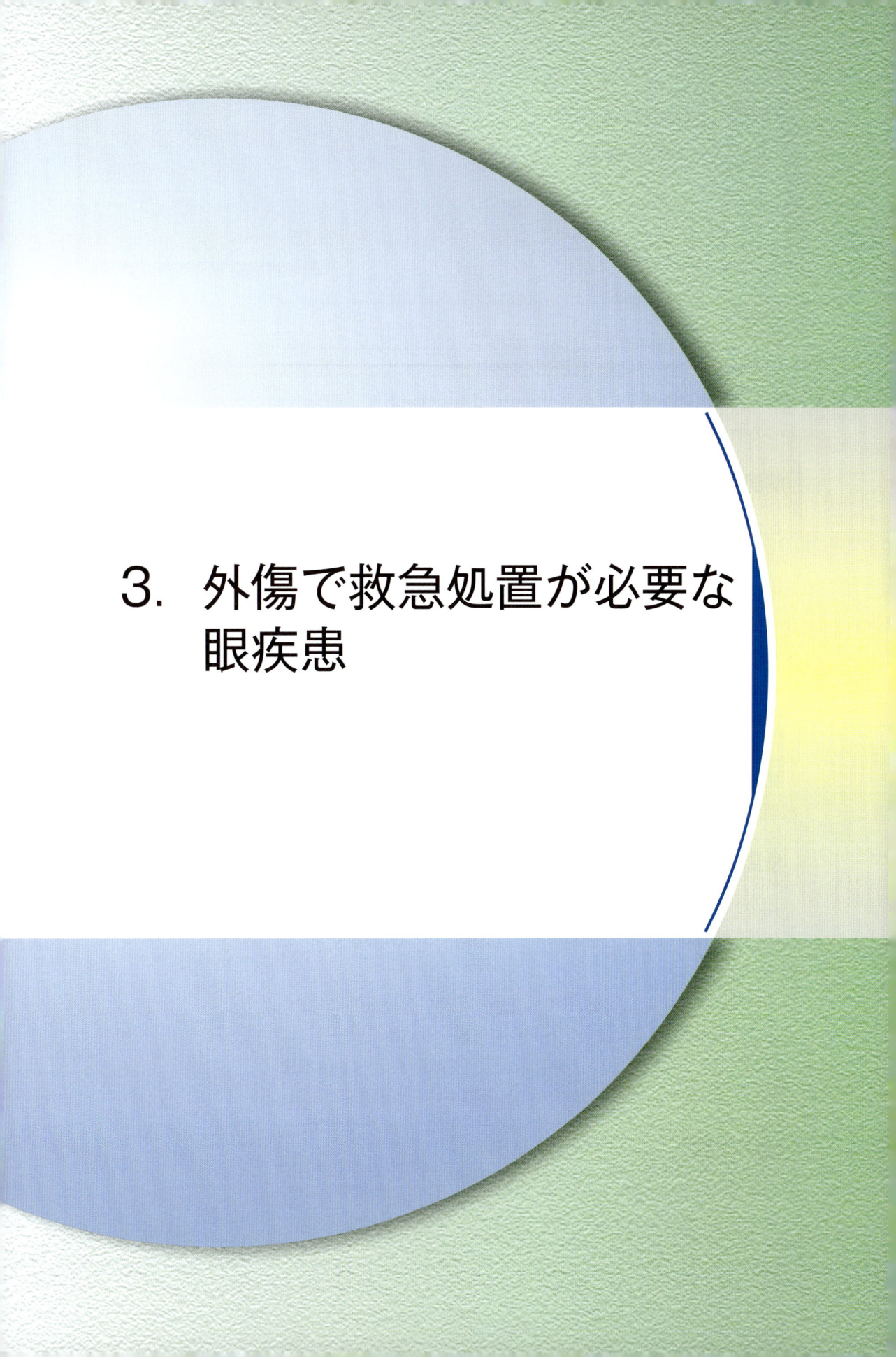

3. 外傷で救急処置が必要な眼疾患

眼窩／眼窩骨折

原因

眼窩骨折は，鈍的外傷によって眼窩内圧が上昇することで起こる場合や，眼窩周囲の骨への外力で直接起こる場合がある．前者がいわゆる吹き抜け骨折である[1]．

文献は p.361 参照.

解剖

眼窩は前頭骨，上顎骨，篩骨，蝶形骨，頬骨，涙骨，口蓋骨の七つの骨で構成される．眼窩内の外眼筋，神経，血管は脂肪の中に埋まっているだけでなく，connective tissue septa（図 1）によって支えられ連続性をもっている[2]．このため外眼筋の障害がなくても connective tissue septa が障害を受けると，牽引されることにより眼窩内全体の動きに影響を及ぼす．

症状

眼球運動障害・複視，悪心・嘔吐，眼球運動時痛，三叉神経第 2 枝領域の知覚障害，鼻出血，眼球陥凹などがある[3]．

検査

問診に始まり，視力検査と眼球運動検査である Hess チャートと両眼単一視野検査を行う．Hess チャートは，15°だけでなく 30°も行うべきである．

画像検査は単純 CT を第一選択とする．撮像は視神経が全長みえるような横断像を基準とする．視神経に垂直な冠状断，視神経に沿った傍矢状断も再構成する．スライス幅は再構成時 0.5〜1 mm 程度と狭くする（図 2）．骨条件だけでなく，軟部条件も必ず必要である．

骨折の状態

好発部位：内壁と下壁に好発する．内壁は主に篩骨で構成されるが，ほかの骨との縫合線部に好発する（図 3）．下壁は主に上顎骨で構成

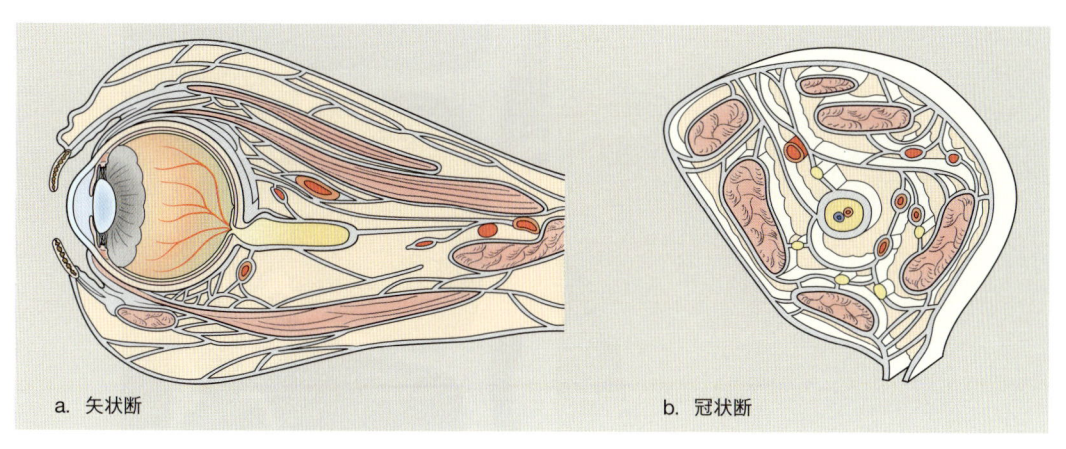

a. 矢状断　　　　　　　　　　　　　b. 冠状断

図1　connective tissue septa（■）

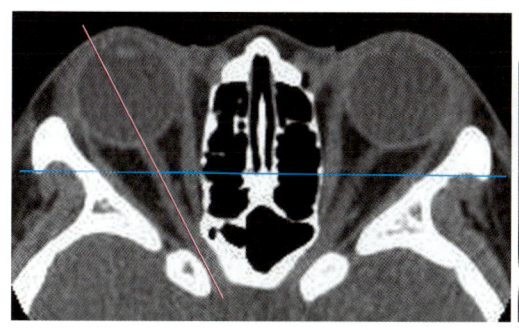

a.

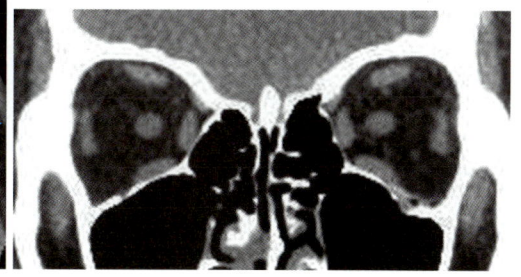

b.（aの青線の断面）

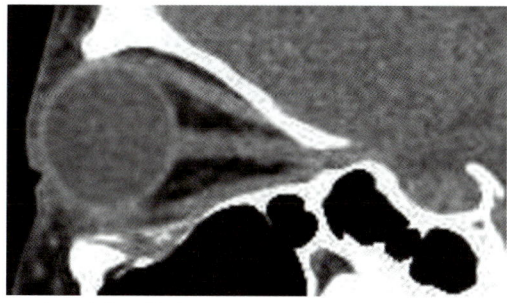

図2　眼窩部CT
横断像は左右の視神経が全長みえるように，眼窩横断基準面に沿って撮影する．冠状断像（b），傍矢状断像（c）は，画像再構成機構による．再構成時は，0.5〜1mmの狭いスライス幅とする．

c.（aの赤線の断面）

されるが，ほかの縫合線部と眼窩下溝に好発する（**図4**）．
形状：閉鎖型骨折と開放型骨折に分類される．

　閉鎖型骨折は若年者に好発するいわゆる若木骨折で，ポキッと折れずに竹のように折れた後に弾性により眼窩内組織を挟んでしまい，絞扼するタイプである．眼球運動障害や眼球運動時痛，嘔吐など症状が強いのが特徴である．

　開放型骨折は若年以降に起こり，枯れ木のようにポキッと折れ，骨片が偏位するタイプで，骨折の程度により症状はさまざまである．骨折の見た目は派手でわかりやすく，症状は閉鎖型と比べると軽い

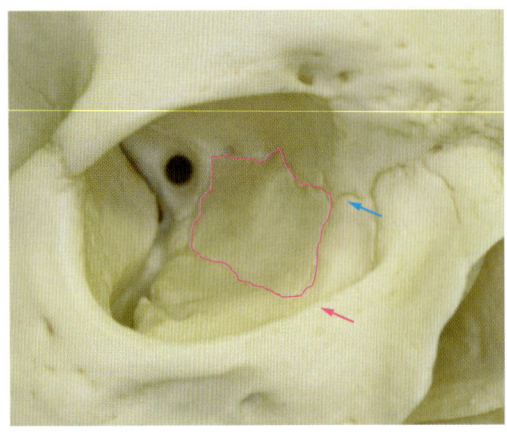

a. 内壁（○）と骨折の好発部位（矢印）　　　　b. 骨折の好発部位（矢印）

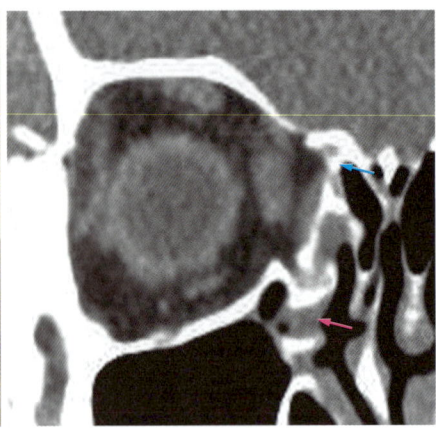

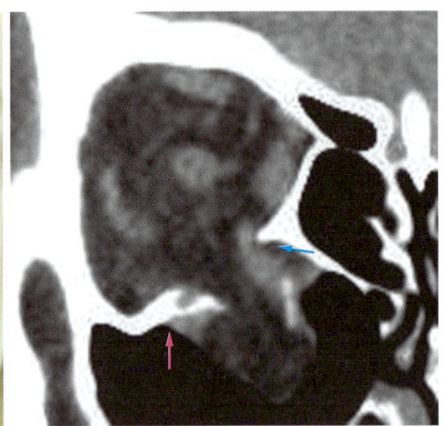

図3　内壁骨折の好発部位

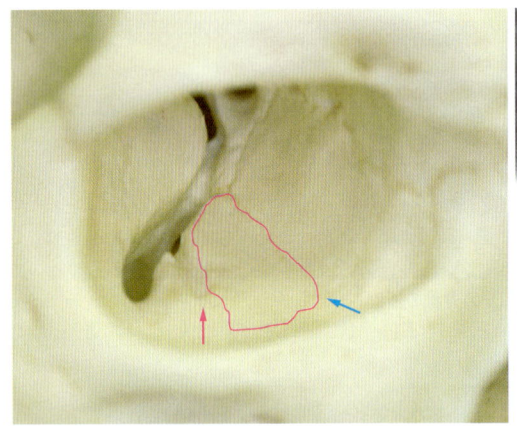

a. 下壁（○）と骨折の好発部位（矢印）　　　　b. 骨折の好発部位（矢印）

図4　下壁骨折の好発部位（赤矢印：眼窩下溝）

ことが多いが，眼球陥凹をきたしやすい．

手術

　閉鎖型骨折により複視，眼球運動時痛，嘔吐などを呈しているものは早期に手術が必要である．開放型骨折では比較的症状が乏しい場合が多く，症状にあわせて手術適応を決定する．眼窩気腫や血腫による眼球運動障害は吸収されると，眼球運動障害が軽減されるため経過をみるが，時間がたてば癒着し整復が難しくなるため，手術を行うのであれば2週間以内に行う．

緊急手術が必要な骨折

　閉鎖型骨折でも外眼筋が絞扼されるタイプは症状が強く，緊急性

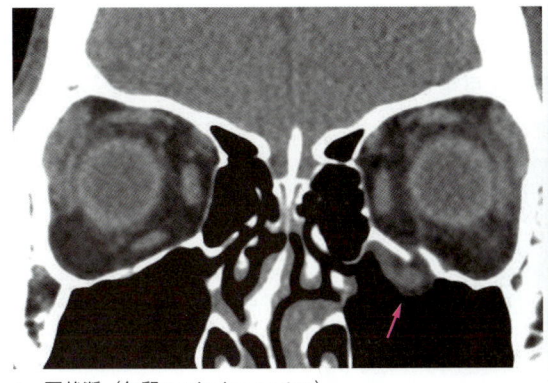

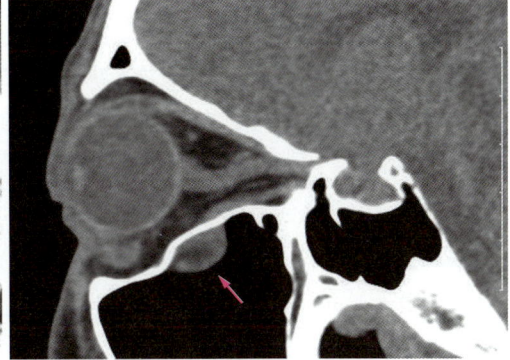

a. 冠状断（矢印：missing rectus）　　　　b. 矢状断（矢印：missing rectus）
図5　下直筋絞扼型の閉鎖型骨折

が高い．CT で外眼筋が眼窩外へ脱出することにより，眼窩内の筋が消えて見えることを missing rectus という（図5）[4]．このタイプは早急な整復術を行わなければ外眼筋の不可逆的な壊死をきたすため，24時間以内の緊急手術が必要となる．

まとめ

　眼窩骨折の治療はただ骨を治すことが目的ではなく，眼球運動障害などの機能を戻すことが必要であり，そのためには眼窩内組織の状態をよく見ることが必要である．臨床所見と画像所見があわなければ，ほかに原因となる病態が潜んでいる可能性があるため，CT を見直し，見逃しがないように注意すべきである．

カコモン読解　第18回 一般問題77

眼窩吹き抜け骨折でみられないのはどれか．
a 複視　　b 眼瞼下垂　　c 悪心・嘔吐　　d 眼球運動痛
e 頬部知覚異常

解説　眼窩内組織が絞扼されると眼球運動時痛を生じ，眼球運動障害のため複視を自覚する．迷走神経反射のため悪心・嘔吐をきたすこともある．眼窩下壁骨折は眼窩下溝に好発し，三叉神経第2枝の損傷のため頬部知覚異常を生じる．眼瞼下垂は通常の眼窩骨折では生じず，外傷性動眼神経麻痺などを疑う．

模範解答　b

カコモン読解 第24回 臨床実地問題44

22歳の男性．右眼を殴られて複視と顔面のしびれを自覚して来院した．頭部CTを図に示す．知覚消失を認めない部位はどれか．

a 頬部
b 歯肉
c 鼻翼
d 上眼瞼
e 上口唇

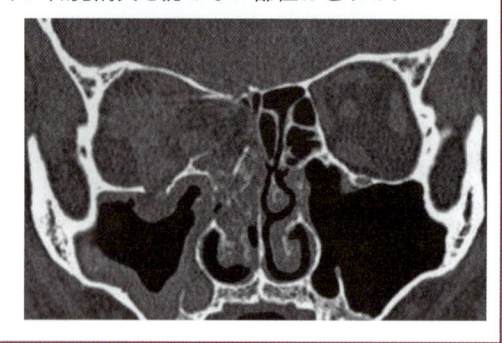

解説 問題のCTでは，右眼窩内壁と下壁に骨折を認める．眼窩下壁骨折は三叉神経第2枝が通っている眼窩下溝で生じているため，三叉神経第2枝領域の知覚障害をきたす．上眼瞼は三叉神経第1枝の領域である．早期に整復術を行い，神経の圧迫を解除すれば知覚障害は徐々に改善する．

模範解答 d

（山田貴之）

眼窩／眼窩内異物

　眼窩内異物は，穿孔性眼窩外傷と異物自体による障害の二面性をもっており，受傷機転，異物の位置，大きさ，材質，および受傷からの経過時間によって多様な病態と画像検査所見を呈する．時として脳損傷，顔面多発外傷，全身多発外傷の部分症として診療にあたることがあり，眼科医として視機能保護を目的としながらバランスよく他科と連携する必要がある．本項では，診断に必要な知識と治療方針についてポイントを概説する．

穿孔性眼窩外傷の評価に必要な検査

　問診時にできる限り詳細に聴取し，刺入部位を確認したうえで対光反射と視力，眼圧をはじめとする眼科的検査を行う．眼球の穿孔性外傷や鈍的外傷がないかに注意を払う．特に受傷後に時間が経過している場合には，微小な眼球穿孔や眼内異物の見落としがないように，散瞳下の詳細な観察が必要である．眼球外傷の評価とともに，眼瞼，外眼筋，視神経，涙道の検査も行う．行った検査はすべてカルテに記載する．顔面や頭部外傷において，X線CT検査は第一選択であり，穿孔性眼窩外傷でも必ず眼窩部（もしくは副鼻腔）および脳の両条件で撮影する．異物の性状，局在および数，刺入路，眼球と視路の異常，気脳症の有無を最も重視して読影する．

異物の種類

金属異物：草刈り機の歯，ハンマーの破片，針金などの鉄，非磁性のアルミニウムや銅などの頻度が高い．草刈り機の歯やハンマーの破片は，飛入時に熱のため表面が酸化して黒くなっていることが多く，受傷後早期には錆びることはない（図1）．針金も表面がコーティングされているものは，生体内で安定している．熱やコーティング処理されていない鉄は鉄錆症の原因となる．また，銅は意外に酸化されやすく周囲に膿を形成する．真鍮やブロンズは比較的安定している．いずれの金属も長期経過後には周囲に肉芽を形成する．

ガラスと石：ガラスはX線透過性があり，単純X線では見つけにく

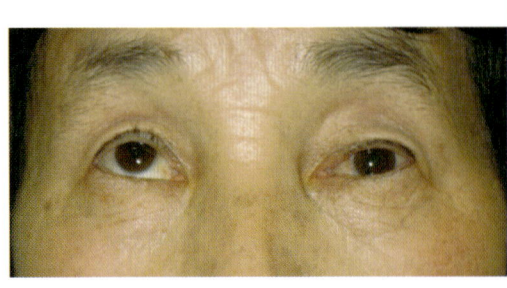

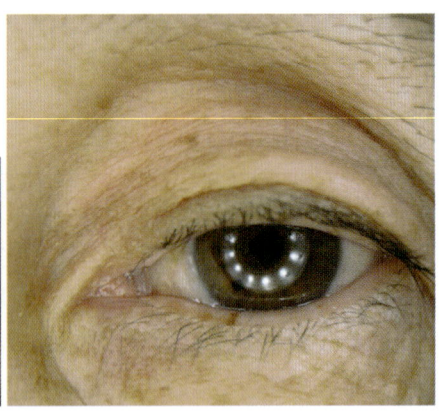

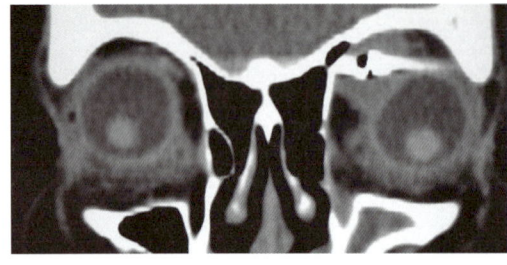

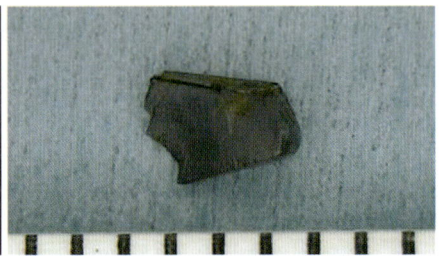

図1　金属異物の症例（61歳，女性）

草刈り作業中に受傷．痛みがなく放置していたが，2か月後に複視が生じ，4か月後に異物が発見され紹介された．
a. 初診時顔写真．左眼は上転制限著明．
b. 眼部拡大写真．皮膚に明らかな創がない．
c. 初診時眼窩単純CT冠状断．左眼窩内上側に金属異物がみられ，強いアーチファクトを生じている．周囲には肉芽と思われる高吸収腫瘤が形成されている．
d. 摘出した金属異物．長径3.5mmの草刈り機の歯の破片．黒く酸化しており，飛入時に加熱していたものと思われる．鉄錆はみられない．

いが，CTでは高吸収を呈する[1]．石とともに生体内では安定しており，長期経過後も軽度の肉芽以外に感染を含めた炎症を惹起しにくい．

植物性異物：木片や竹は乾燥時にはCTで低吸収を示し，脂肪や空気との鑑別が難しい．刺入の経路に沿って細かな破片や異物が多数残留することが多い（**図2**）．水分の吸収とともに高吸収を呈するようになるが，感染や周囲組織の高度の肉芽形成で視機能を著しく損ねる原因となる．多くは箸，鉛筆，竹串などで受傷して救急受診するが，日常のささいな外傷で生じたものは患者自身にも受傷の記憶がなく，すでに刺入創は治癒していることがある[2]．CTで異常吸収値を示す核となる病変の周囲に低吸収の膿や高吸収の肉芽が囲んでいる場合には，植物性異物も鑑別に加える．同一受傷時の同質の異物であっても，すべてが同じCT値を示すわけではないので，さらに診断が困難となる．受傷1週間から10日以内の木片はCTで低吸

文献は p.361 参照．

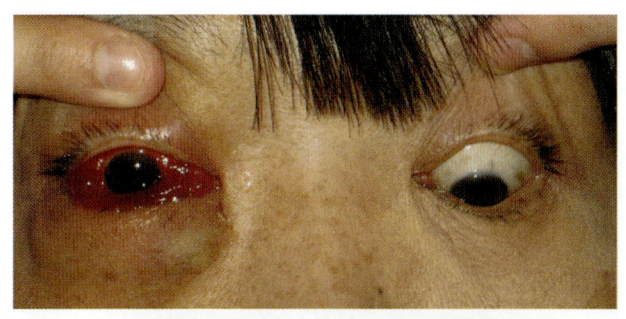

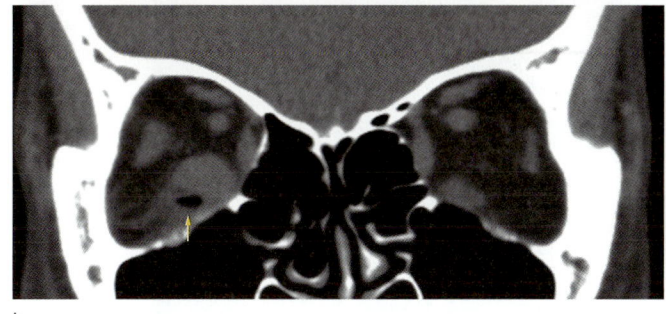

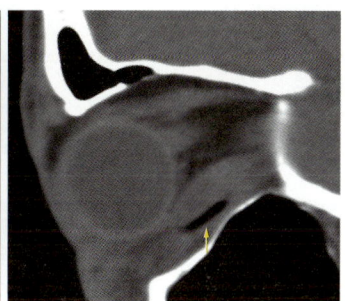

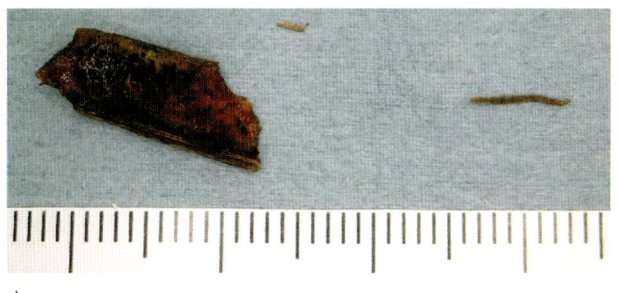

図2 植物性異物の症例 (59歳,女性)
庭作業中に竹が右下眼瞼に刺さり受傷.近医で点滴抗生物質治療を行うも,眼窩蜂巣炎となり,受傷3日目に紹介された.
a. 初診時顔写真.右下眼瞼部に刺入創があり,膿瘍を形成している.著明な上下転制限がある.視神経機能と眼球に異常はなかった.
b. 初診時眼窩単純CT冠状断.肥厚した右下直筋下部に低吸収病変(矢印)があり,周囲を高吸収領域が取り囲んでいる.
c. 初診時眼窩単純CT矢状断.下直筋下部に沿って15mmの低吸収領域(矢印)があり,植物性異物残留が疑われた.
d. 摘出した竹,大小3片.経皮および経結膜円蓋アプローチを併用して,異物摘出と肉芽切除,創部洗浄を行った.

収を呈するが,それ以後は高吸収を呈するようになり,肉芽の形成により,さらにCT値が高くなる[3,4].植物性異物は早期摘出が基本であるが,局在が同定しにくい場合には金属が入っていないことを確認のうえ,MRIで病変を確認することもある.木片のMRI像については,一般に乾いた木片は磁場に影響を与えないためT1,T2強調画像ともに低信号を呈することが多い.木片の含水率が上がれば,T2強調画像では高信号を呈するが,T1強調画像では低信号のままであ

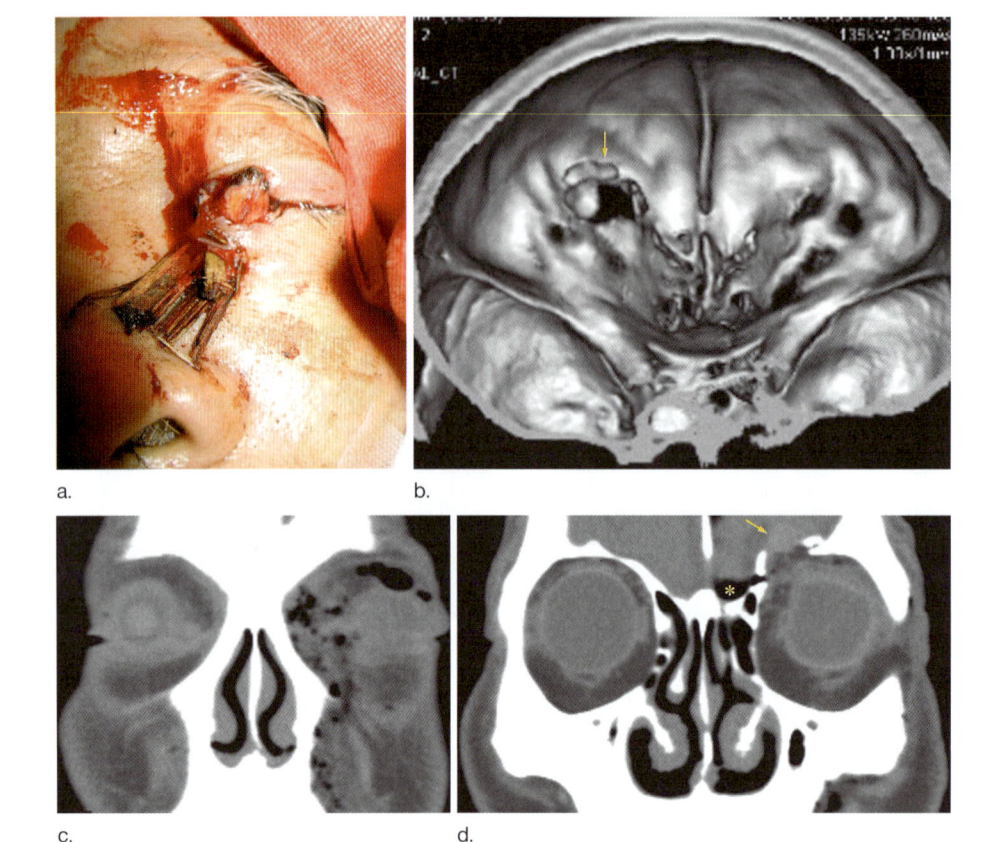

図3 気脳や脳出血がみられた症例（72歳，男性）
樹木の剪定中に，はしごから転落し受傷．ヘリコプターで救急搬送された．
a. 左内眼角部および上歯肉部に無数の笹が刺さり，残留している．歯肉から上顎骨前面を通り，眼球穿孔し，眼窩上壁から脳に到達した笹は自己抜去した．
b. 初診頭蓋底CT3D再構成．左眼窩上壁に骨折がある（矢印）．
c. 初診時副鼻腔単純CT冠状断．笹と空気が上顎から眼窩に無数にみられ，CTで判別がつかない．
d. 初診時副鼻腔単純CT冠状断．眼窩上壁の開放骨折と気脳（＊），脳出血（矢印）および眼球の変形がある．眼底には眼球穿孔と網膜剥離があった．脳神経外科，耳鼻咽喉科とともに異物摘出術と整復術を行った．網膜剥離は二期的に硝子体手術を行った．

る[5]．CT，MRIともに受傷早期の乾燥木片は黒く描出されるが，MRIでは脂肪が白く表示されるので木片の位置を観察しやすくなる．

異物の局在

異物の位置は，自覚症状や組織障害の程度に緊密に関係するが，摘出術を検討するうえでも画像検査だけでなく視機能の評価を行っておく必要がある．大きな異物は眼窩内側から刺入することが多く，上眼瞼を貫く創がある場合には，下眼瞼の際よりも頭蓋底を貫いている可能性が高くなる．気脳症や脳出血がないか必ず確認する（図3）．針金や串などが刺入された際には，異物が引き抜かれている場合が多い．しかし，その先端は眼窩の形状の特性から視神経管

付近まで到達していることもまれではない．刺入した部位に沿って出血や炎症，植物性異物の場合には異物残留が生じているので，CTの結果を注意深く読影する．眼球穿孔が疑われる所見があるならば，無理な開瞼などによる眼球の圧迫を避けて，全身麻酔下に詳細を観察し異物除去や整復を行う．

治療方針

　治療方針の決定には，受傷機転や異物の種類の問診を極力行い，眼球および眼窩内組織の機能障害を評価し，CTにて異物の位置と大きさ，および眼内・眼窩内組織の状態の確認が必要である．基本的にすべての異物は早期に除去される必要があるが，一般的に金属異物，ガラスや石は素材として安定しているので，眼球外傷がない限り緊急手術は必須ではない．夜間，休日や人材が集まらないなどの悪条件下での手術は避けたほうがよい．摘出手術は眼窩深部の安定素材の場合，意図的に肉芽の形成を待って摘出することもあれば，手術侵襲との兼ね合いで経過観察とすることも臨床上はありうる．一般的に膿瘍形成のリスクは低い．安定素材の異物は異物が侵入した経路には異物残留がないため，摘出術のアプローチは通常の眼窩腫瘍摘出術と同様に一番有利な部位から行い，手術による筋や神経への侵襲を極力少なく努める．一方，植物性異物などの有機異物は，小さなものでは発見されるまで時間がたっている場合もあるが，感染症や炎症を必ず惹起するので診断後には速やかに摘出する必要がある．刺入路に異物残留がある可能性があり，基本的に異物の進入路をたどって異物摘出を行う．有機異物は組織の挫滅が強く，摘出術の侵襲も術後の視機能障害の原因となり，術後であっても細菌や真菌感染に警戒を要する．眼窩軟部組織に埋まった異物は大小を問わず，術前に確認できないものは術中に発見できないと考えたほうが無難である．たとえ磁性異物であっても異物探索に難渋することが多いからである．異物の種類にかかわらず，大きな異物は早期に摘出するのがよいが，経過観察したときの予後と，摘出による恩恵，および摘出による侵襲を十分に患者や家族に説明して手術を行うように心掛ける．

カコモン読解 第22回 臨床実地問題40

26歳の男性．サーフボードが右眼に当たり，眼瞼裂傷，眼球破裂を生じ，右眼が軽度外斜しているように見えた．緊急手術の術中写真を図に示す．眼瞼皮膚が瞼縁に沿って1時から3時にかけて深く裂けており，白い組織（矢印）が一部断裂していた．矢印で示した組織は何か．

a 涙嚢
b 眼輪筋
c 上斜筋腱
d 総涙小管
e 内眼角靱帯

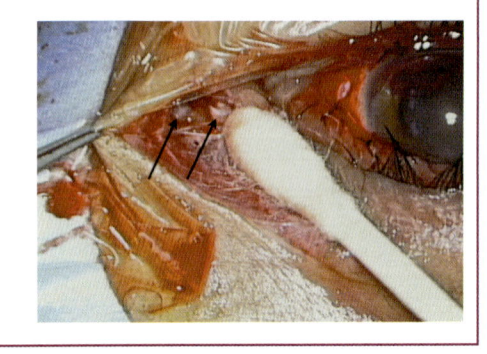

解説　内眼角部裂傷を診察する際には，特に涙道と内眼角靱帯（内側眼瞼靱帯）の断裂を念頭に置く必要がある．涙嚢洗浄を上下涙点から行い，生理食塩水が創部から漏出しないかを必ず確認する．涙小管断裂の評価を確定できない場合には，生理食塩水にフルオレセインを混ぜるか，涙小管壁を損傷しないようにブジーや涙道プローブを挿入して器具が直接見えるかどうかを確認する．

　総涙小管と涙嚢上部は，内眼角靱帯の後方に位置する．涙小管および総涙小管の断面は白い管状であり，意外にしっかりとした組織である．内眼角靱帯はさらに強靱で，管腔構造はなく鼻側断端は牽引してもまったく動かないこと，もしくは内眼角部を触診しても靱帯のテンションは触れなくなっていることで診断できる．

　今後の正常な導涙機能を維持し，内眼角の正常な形態を保つうえで，内眼角靱帯および涙小管や涙道裂傷は必ず整復する．

模範解答　e

（古田　実）

眼瞼／眼瞼挫傷・裂傷・欠損

診療のポイント

眼瞼裂傷を診た場合,眼表面や眼内の状態をまず把握したうえで,その原因に応じて眼瞼内・眼窩内異物の残存の有無,眼窩周囲骨折,涙道の損傷,神経損傷の有無についてもチェックしなければならない.眼瞼裂傷治療のポイントは,まず目安となる睫毛列や gray line[*1] を見つけてこれらを解剖学的に正しい位置に縫合することである.また,眼瞼の前葉(皮膚・眼輪筋)と後葉(眼瞼挙筋・Müller 筋・結膜・瞼板)のどの層まで創が及んでいるかを把握し,これらも正しく縫合することが重要である.

原因

眼瞼挫傷・裂傷は,小児が机の角でぶつけて起こるような小さな裂傷から,転倒して起こるような挫傷,フックなどに引っ掛かって起こり眼瞼全層で断裂するもの,交通事故によるフロントガラス外傷で眼瞼内異物を伴うものなど,非常にバリエーションに富む.したがって,まず受傷日時と原因を詳細に問診したうえ,眼瞼のみの外傷であるかどうかを評価しなければならない.また,比較的大きな眼瞼裂傷では外傷後の急速な浮腫により,あたかも皮膚に欠損があるかのように見えることがあるが,皮膚や眼輪筋を含めた組織欠損をきたすような外傷でない限り,裂傷の創をていねいに探し,縫合すれば皮膚欠損はないとわかることがほとんどである.

評価

眼瞼裂傷を診た場合,まず眼球損傷の有無を評価する.眼瞼が著明に腫脹し開瞼困難な場合は,デマル鈎などで眼瞼を引き,手持ちスリットで眼球を観察する.角膜穿孔・裂傷,強膜裂傷,眼球破裂があれば眼瞼の処置よりも優先して治療を行う.問診と視診から裂傷の深さや異物の有無,眼窩周囲骨折の有無を推測し,必要に応じて眼窩部や頭部,顔面の CT 撮影を施行する.頭蓋内出血や頭蓋内

[*1] **gray line**
瞼縁灰白線.日本人では茶色い線としてみられることが多い.瞼縁部眼輪筋である muscle of Riolan が皮膚から透けて見えることで,瞼縁に平行に存在する.裂傷の際の瞼縁縫合や瞼板縫合の際のメルクマールとなる.

気腫や髄液漏などの頭部外傷，もしくは鼻骨骨折や頬骨骨折などの顔面骨折の合併があれば，脳外科医や耳鼻咽喉科医，形成外科医にコンサルトする．

眼瞼裂傷は，部位と深さ，異物の有無，組織欠損の有無を評価するが，特に挙筋の断裂，涙小管断裂を見逃せば後に眼瞼下垂，流涙症を残すために，必ずチェックすることが重要である．

眼瞼裂傷の処置・手術

洗浄と止血，デブリドマン：エピネフリン入りの0.5％もしくは1.0％リドカインなどで浸潤麻酔を行い，創の洗浄を行う．砂や泥，ガラス片などの汚物・異物を，生理食塩水を用いてすべて除去する．細かい異物が多い場合は必ず手術顕微鏡下で行う．眼瞼のデブリドマンは極力ひかえて，明らかに挫滅し汚染された組織のみを切除する[1]．動脈性の出血があれば，まずその出血点を探し，バイポーラで凝固する．

軽症裂傷の処置：小児が机の角にぶつけたことで起こるような，水平方向の浅い裂傷であれば，消毒・圧迫止血後にテープ固定するのみで十分である[2]．

瞼縁・瞼板裂傷の手術：瞼縁に裂傷が及んでいれば瞼結膜・瞼板裂傷に至っていることが多く，適切な縫合をしなければ後に瞼縁の不整，醜形を引き起こすため縫合が必要である．

瞼縁の断裂がある場合，はじめに瞼縁に6-0ナイロン糸を用いて仮縫合を行い，ガイド糸としてモスキート鑷子などで固定し瞼板裂傷部を緊張させた状態にして，6-0ナイロン糸で瞼板縫合を行う（図1a, b）[3]．瞼結膜縫合は，きちんと瞼板縫合が行うことができれば不要である．球結膜の裂傷があれば縫合する（図1c）．皮膚縫合の後，瞼縁の縫合をはずし，もう一度，睫毛列やgray lineがきちんと合うように縫合する．糸の断端が眼表面に接触する場合は，7-0ナイロン糸をあえて長めに残し，瞼縁から遠いところでテープ固定とするか，8-0バイクリル®糸など刺激の少ない糸で瞼縁縫合する（図1d）．

後葉（眼瞼挙筋・Müller筋・結膜・瞼板）のうち，瞼縁に関係する瞼板・結膜をまず縫合した後，Müller筋，眼瞼挙筋に裂傷が及び断裂していれば適切に縫合し，また内・外眼角腱が断裂していればもとの位置に縫合固定する．

眼瞼皮膚は埋没縫合を必要としないが，眉毛や鼻根部周囲などの比較的厚い皮膚では6-0ナイロン糸による埋没縫合を行うほうがよ

文献はp.362参照．

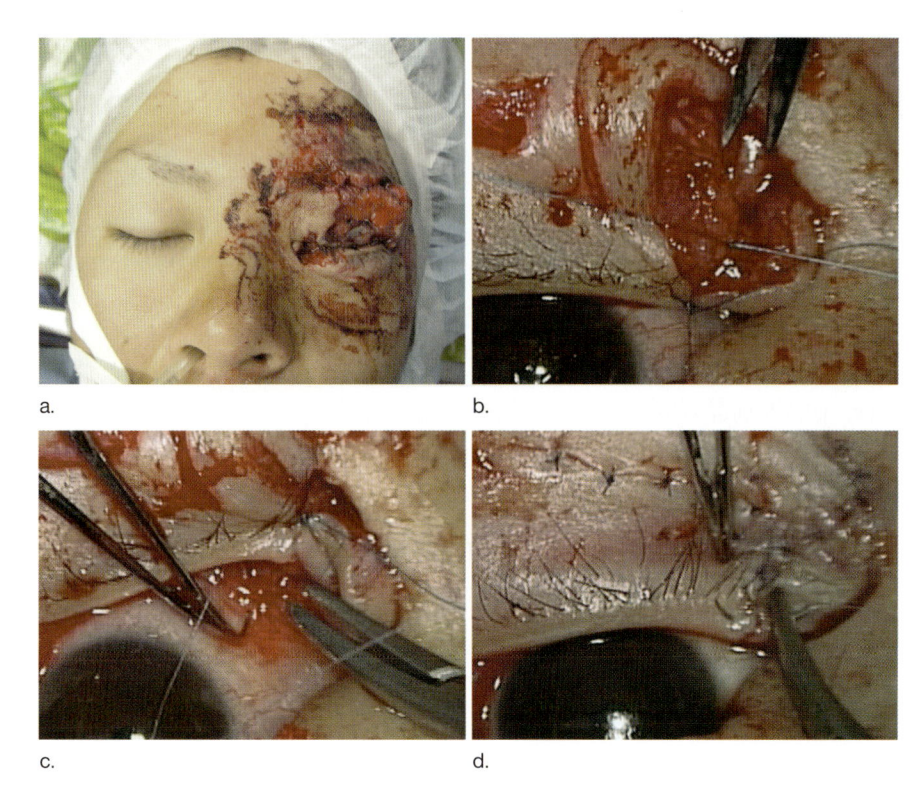

図1 左重症眼瞼裂傷症例（16歳, 男性）
a. バイクで転倒し受傷. 上・下眼瞼の全層断裂, 眼窩脂肪の脱出, 眉毛部の裂傷を認める.
b. 瞼縁・瞼板縫合. まず瞼縁を仮縫合し, その糸を引いて瞼板縫合する.
c. 結膜裂傷の縫合. 瞼縁の仮縫合糸を下方に引き, 8-0 バイクリル® 糸で結膜を縫合する.
d. 瞼縁の再縫合. 皮膚縫合の後, 仮縫合をはずし, 瞼縁を 8-0 バイクリル® 糸で再縫合する.

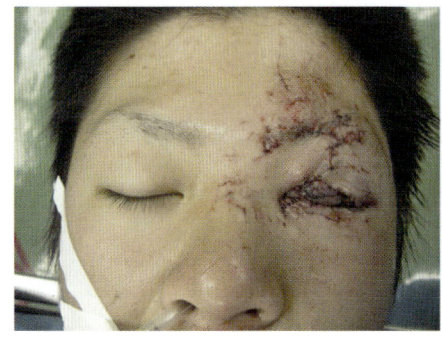

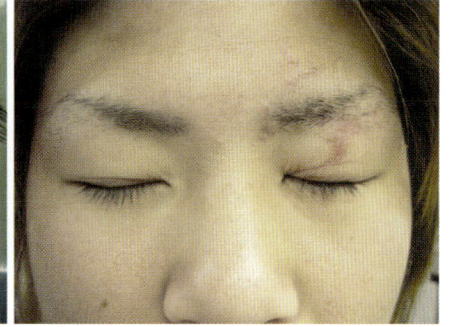

a. 手術終了時　　　　　　　　　　b. 術後6か月
図2 術後所見（図1と同一症例）

い. 眼瞼の皮膚縫合は 7-0 ナイロン糸で行う. 皮膚縫合のポイントは創が合う程度に緩めに行うことである. 術後数日間は必ず創が腫れ, 強い縫合では血行不良を引き起こすため, 締めすぎに注意する. 図2に図1症例の手術終了時, 術後6か月の所見を示す.

〈渡辺彰英〉

眼瞼／外傷性眼瞼下垂

原因

外傷性眼瞼下垂は，眼瞼挙筋群の損傷によって受傷直後から眼瞼下垂が発生するものである．眼瞼裂傷は刃物などでの鋭的損傷，ボールなどでの鈍的外傷を問わず起こり，特に傷が深く，瞼板や眼輪筋，眼瞼挙筋などの断裂を伴った場合，外傷性眼瞼下垂となる（図1）．また，外傷による動眼神経麻痺や，眼窩内異物，頭蓋底骨折，眼瞼眼窩腫瘍摘出術などに続発する場合もある．

症状

眼瞼への受傷，特に水平方向の深い裂傷では，眼瞼挙筋の断裂によって眼瞼下垂が起こりやすい．受傷直後は，眼瞼腫脹によって眼

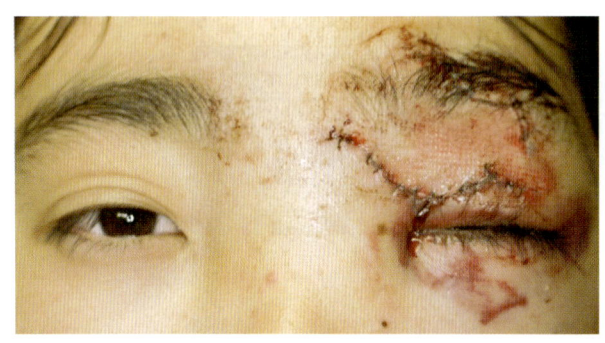

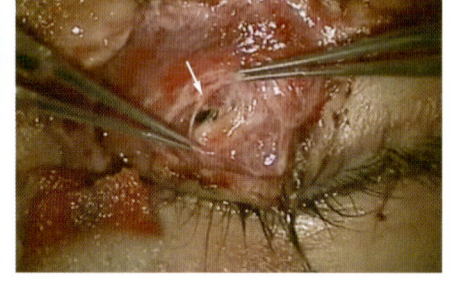

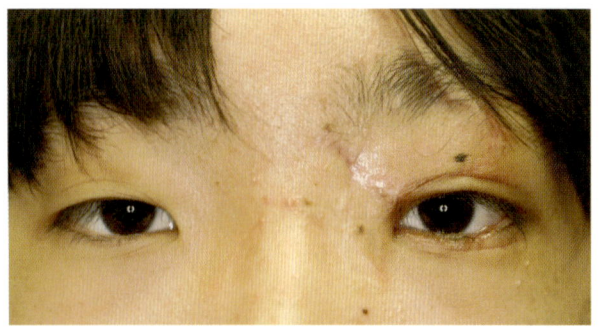

図1 交通外傷による左眼瞼裂傷，上涙小管断裂，眼窩内下壁骨折（14歳，男性）
a. 近医で皮膚縫合のみ施行
b. 術中所見．瞼板上縁に上眼瞼挙筋の断裂を認めた（矢印）．
c. 左眼瞼縫合術，涙小管形成術および眼窩骨折整復術の術後．術後早期から開瞼が可能となっている．

瞼下垂の診断が困難であるが，創の深さが眼輪筋下に及んでいる場合は，外傷性眼瞼下垂の可能性を考える．

検査[1]

文献は p.362 参照．

眼瞼外傷を診るときは，もちろん眼球そのものへの損傷の有無を確認する必要がある．また，眼瞼は深部に眼瞼挙筋，涙器などが存在するため，外傷性眼瞼下垂のみならず，涙小管断裂，内眥靱帯断裂などの確認も大事である．

問診：外傷性眼瞼下垂を疑う場合は，まずは受傷原因を正しく把握することが大切である．幼児や高齢者，酩酊状態など本人から聴取できない場合は，付き添い人から詳細を聞く．受傷原因によっては，鉄片やガラス片，木片などの異物が裂傷部に残存している可能性も考える．

視診：受傷患者は，眼痛や炎症性腫脹，出血などで開瞼できない場合が多い．まずはベノキシール®点眼（点眼表面麻酔薬）やエピネフリン入りキシロカイン®の局所麻酔で疼痛を緩和したうえで，細隙灯顕微鏡などで創部を観察する．異物の有無や創の深さ，さらに眼球損傷，眼窩損傷にも注意する．瞳孔異常や眼球運動障害を認めた場合は，麻痺性眼瞼下垂との鑑別を要する．外傷性眼瞼下垂を診断する場合は，眉毛挙上による代償性の開瞼を防ぐために患者の両眉毛部を検者の拇指腹で固定した状態で開瞼してもらう．上眼瞼を挙上できなければ眼瞼挙筋の麻痺または断裂を疑う．

画像：B モード超音波検査や X 線 computed tomography（CT）検査を用いて，上眼瞼挙筋の損傷状態の診断，さらに眼瞼や眼窩内，眼球内の異物の有無を検索する．ガラス片など顕微鏡下でも検索の難しい異物の残存が考えられる場合や眼窩骨折の可能性がある場合は，積極的に CT を撮る．

治療[2]

麻酔，洗浄：上眼瞼裂傷部位を圧迫，さらにエピネフリン添加キシロカイン®などで浸潤麻酔および止血を行う．次に大量の生理食塩水で洗浄しながら異物の確認，除去を行う．異物が残存していた場合は，問診や画像検査から推測される異物がすべて摘出できているかを確認する必要がある．

創部の処置：0.05％マスキン®水（外用消毒薬）などで消毒して創部の処置を行う．手術用顕微鏡を用いて創部から皮膚や眼輪筋，眼

窩隔膜，眼瞼挙筋群の各層の状態を確認する．離断した部位は大きく偏位している可能性があるので，全体像をしっかり把握することが大事である．眼瞼挙筋の断端が見つかったら，6-0ナイロン糸などで縫合する．局所麻酔下での手術であれば，自己開瞼に伴って中枢側の眼瞼挙筋が引き込まれる様子が手術用顕微鏡下で観察でき，断端を発見できる．上眼瞼挙筋の縫合ができた場合は，術直後から開瞼の改善を認める．もし断端が不明であれば，応急処置として抗生物質軟膏の塗布，患部の冷却を行い，術後の経過をみて後日再手術を検討する場合もある．広範囲な皮膚裂傷を伴う場合は，不用意な縫合によって皮膚の引きつれをきたし，重篤な眼瞼下垂が残存する恐れがある．全体のアライメントを確認したうえで各皮膚断端の角をあわせるように大まかに縫合し，そののちに細かい縫合を行う．

（上笹貫太郎，嘉鳥信忠）

眼瞼／眼瞼内異物

病歴聴取

　異物が露出していなかった場合，患者が受診した時点では，眼瞼裂傷や結膜裂傷の所見を呈しているはずである．この裂傷に対する処置は本巻他項を参照いただきたいが，これらの裂傷を診察したときに最も重要であるのは，受傷機転の聴取である．"転倒して植木に突っ込んだ"や"交通事故にあってフロントガラスでけがをした"など，受傷した機転となった物質によっては，受傷時に創内部に異物が刺入し，さらに創内で破損している可能性があることを念頭に置くとよい．

画像診断

　コンピュータ断層撮影（computed tomography；CT）や核磁気共鳴断層撮影（magnetic resonance imaging；MRI）は，異物の検索に有用である．創内異物が鉄片であった場合にはMRIを行うと，磁気によって異物が動き，その結果として眼球損傷の危険性があるため避けるべきである．また，MRIには時間がかかるため緊急で行えないことも多く，これらの理由から創内異物を疑った場合には，撮影時間が短く創内異物に影響のないCTを行うべきである．CTは，必ず冠状断への再構成を依頼すべきである．眼窩の構造は背側から腹側に四角錐の形状であるため，冠状断が最も診断しやすいためである．

手術

　異物が刺入している場合には，創部は眼瞼・結膜裂傷を呈している．しかし，来院時にはこれらの創部はある程度接着しているはずである．これらの縫合処置を行う際になんとなく合っていそうな創部をそのままの状態で縫合してはならない．なんとなく合っているジグソーパズルのようなもので，これらはいったん壊してゼロから再度縫合し直す必要がある．しっかりと組織の違いを見きわめて，層別に縫合しなければならない．この手技は癒着した組織の剝離を

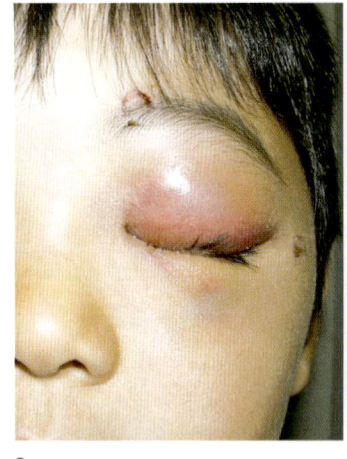

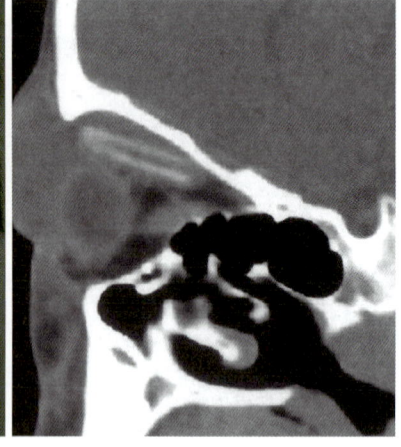

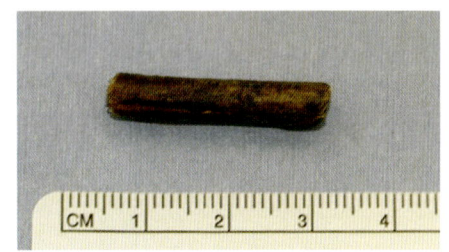

図1　木から転落した症例

6歳，男児．自宅のフェンスに登って木を切っていたところ転落した．当日救急部で表面の創にテープ貼付され帰宅したものの，翌日から眼瞼腫脹が著明になった．
a. 初診時写真．眉毛内側上部に刺入口と思われる創がある．眼瞼は発赤腫脹し，感染が疑われる．
b. CT所見．長軸方向に沿って，外層が高輝度，内部が中輝度の円柱状の異物がみられる．眼瞼は腫脹し，感染徴候を示す．
c. 摘出した異物．長径27mmの木片異物を摘出した．術後，感染徴候は速やかに消退した．

伴うため，開く操作が必要である．このためスプリング剪刀などではなく，眼科用剪刀などを使用して，やさしく鈍的にすべての創部の展開を行う．受傷から数時間もしくは数日経過していたとしても，鈍的にこれらの創部は展開することができる．裂傷になっていない部位では鈍的に展開できず，これらの違いは明らかであるため容易に展開できるはずである．展開ができたら，そのときに内部に異物があるかどうかしっかりと診察する．見落としは将来訴訟沙汰になる可能性があるため，しっかり確認するとよい．もろい異物であると，創内で無数の小片に分かれている場合があり，その場合にも可視可能なものはすべて摘出する．大きな異物は一塊にして摘出するのはもちろんであるが，多少の細かい砂のようなものであったとしても，顕微鏡下で一つ一つていねいに除去し，創内に異物を残さないようにするとよい．

初期治療で発見できなかった場合

眼瞼裂傷や結膜裂傷単独であれば，縫合処置や手術を行ったとしても通常2週間程度で炎症は軽減するものであるが，木片などの生体反応性のある異物が眼瞼や眼窩内に残存した場合には，炎症所見

や感染症所見が数週間から数か月にわたって残存する．このような場合にはいたずらに経過観察せず，CT や MRI などの画像診断を行うとよい．眼窩内異物が診断されずに残存していた場合には，眼窩内膿瘍から圧迫性視神経症をきたす場合や，眼窩内が瘢痕化し重度の眼球運動障害をきたす場合があるため，眼瞼・結膜裂傷の場合には細心の注意で診察を行うべきである．

症例（図1）

6歳，男児．自宅のフェンスに登って木を切っていたところ転落した．当日救急部で表面の創にテープ貼付され帰宅したものの，翌日から眼瞼腫脹が著明になった．4病日に近医で CT 撮影され，眼窩内異物にて5病日に当院へ紹介．眼窩内に異物がみられたため，当日手術を行った．術後，速やかに感染徴候は消退した．

〈鹿嶋友敬〉

眼瞼／涙小管断裂

涙小管断裂は眼瞼裂傷に伴い，上下涙小管の片方または両方に断裂が生じている状態である．鈍的または鋭的眼瞼外傷によって生じる．

文献は p.362 参照.

症状と診断

症状：涙小管の断裂を整復せずに眼瞼裂傷を縫合した場合，涙小管は閉塞して導涙機能障害が生じる．また，通常は内眼角靱帯周囲組織も断裂しているため，これを整復しないまま眼瞼を縫合すると，瞼裂が耳側に偏位したままになる（図1）．

診断：涙道洗浄を行う．下眼瞼は認められやすいが，上眼瞼は見逃されがちであるため，必ず上下それぞれから行い，通水を確認する（図2）．断裂の疑いがある場合は，さらにブジーを挿入して確認する．

外科的治療

手術適応：涙小管の再建によって導涙機能の保全が期待できる場合．高齢の患者では，受傷前から流涙があっても特に問題としていなかった場合がある．また，上下一方の断裂の場合，もう片方に導

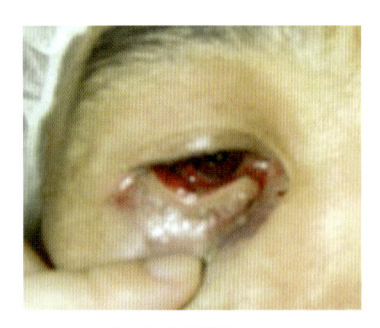

図1　下涙小管断裂
下眼瞼組織が耳側に偏位している．

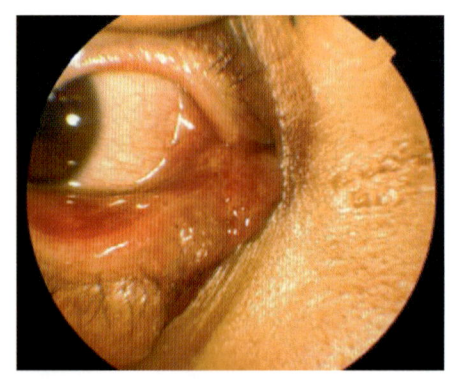

図2　上下涙小管断裂
下眼瞼は認められやすいが，上眼瞼は見逃されがちである．

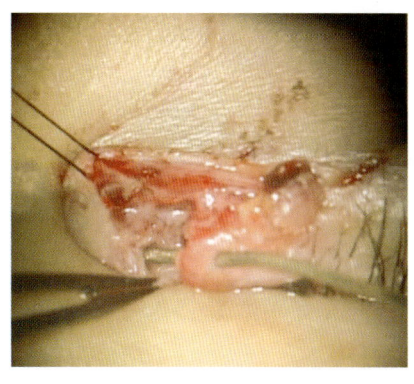

図3 涙点に近い位置での断裂
牽引糸で展開し，相手の断端を直接見つける．

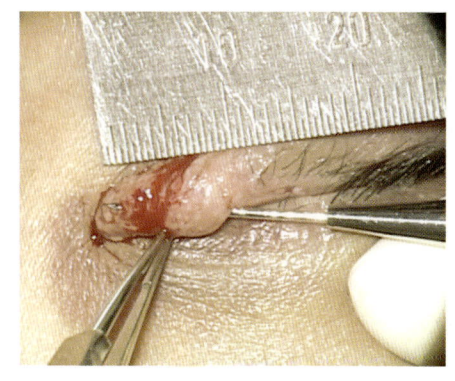

図4 涙点から遠い位置での断裂
相手の断端が深部に位置するため，直接の発見はしばしば困難となる．

涙機能障害がなければ特に流涙の症状が顕著にならない場合もある．涙小管の再建は単純な眼瞼縫合に比べて手術に時間がかかるため，患者の希望がない場合にはあえて行う必要はない．とはいえ，流涙は不快なものであり，症状は創が閉鎖した後に現れる．その時点から涙小管の再建を行っても成功率は下がるため，若年の患者であれば積極的に施行したほうがよいであろう．

手術方法：局所麻酔下で手術可能である．滑車下神経麻酔を行う．手術顕微鏡下で裂傷内の鼻側断端を検索する．涙点からブジーを挿入し，断裂部までの距離を確認する．好発部位は，涙点から3 mmと10 mmの2か所である．

　涙点から近い3 mmでの断裂は，断裂の鼻側が比較的容易に見つかる．栗橋が提唱している multiple traction sutures で周囲組織に牽引をかける．次に涙点からブジーを挿入すると，涙点側の断端に相当する位置に断裂端が認められる（図3）．思ったよりも，断端は結膜側にあり内腔は広い．内腔は，やや灰白色で結膜に似た光沢を伴う．直接，涙道チューブを挿入し，まず周囲の支持組織を，次に涙小管を縫合する．

　涙点から10 mmでの断裂であれば，裂傷の中に断端を見つけることは難しいことがある．慣れていなければ，直接見つかる勝算は低いであろう（図4）．その場合は，さらに専門性が高いが，涙嚢内腔を開放し内腔側から涙小管を検索する．

　管壁は10-0 ナイロン糸で4針縫合することを目指す．周囲組織には内眼角靱帯に連続する支持組織が含まれる．これは6-0, 7-0程度の糸で2～3針縫合する．

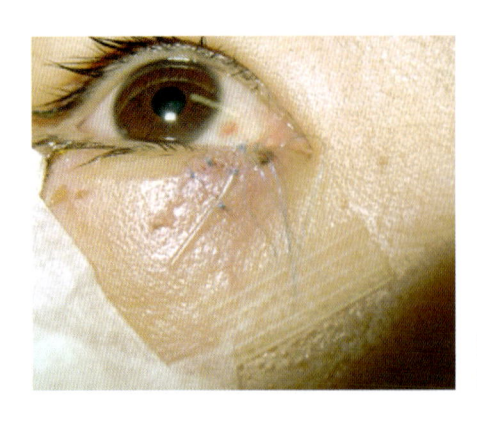

図5　術後
瞼縁の縫合糸はあえて長く残す.

　何らかの理由でチューブの反対側を健側の涙小管に挿入できなかった場合は，チューブを短く切って皮膚に縫着する．瞼縁の縫合糸はあえて長く残し，眼表面を傷つけないようにする（**図5**）．

術後管理：ガーゼによる保護の範囲はできるだけ小さくし，瞼裂を開放して瞬目させる．さらに生理食塩水もしくは抗菌薬の点眼を行い，涙道内を常に少量の液体が流れるようにする．

予後：断端を確認できた場合は，予後がよい．組織が欠損している場合は，予後が悪い．

（野田実香）

クリニカル・クエスチョン

外傷後の眼瞼形成について，専門医に送る際の注意点を教えてください

Answer 不用意な皮膚縫合や外傷性眼瞼下垂によって，開瞼障害が残る恐れがあります．また，涙小管断裂が疑われる場合は局所麻酔や涙道通水検査によって眼瞼が腫れ，涙小管の発見を困難にさせかねません．最低限の消毒，軟膏処置程度にとどめ，直ちに専門医へコンサルトしましょう．

眼瞼外傷に遭遇したときの心得

眼瞼は，主に皮膚や眼輪筋，眼瞼挙筋群，瞼板および結膜で構成されており，スムーズな開閉瞼によって眼球表面の維持に非常に重要な役割を担っている．また，内眼角部の眼輪筋には涙小管が通っている．よって，眼瞼外傷に遭遇した場合，創の部位や深さなどを十分に把握したうえで修復しなければならない．

外傷性眼瞼下垂，眼瞼裂傷[1]

眼瞼皮膚の裂傷は軽度でも，損傷が眼瞼挙筋群に及ぶものは，外傷性眼瞼下垂による開瞼障害が残る恐れがある．十分な問診や診察，時には画像検索を行い，眼球を含めた深部への損傷がないかも確認すべきである．

眼瞼裂傷において，創が浅く範囲が狭ければ，十分に洗浄して異物の有無を確認した後に縫合すればよいが，筋層に達するほど創が深い，または浅くても広範囲に及ぶものであった場合は，不適切な縫合によって開瞼障害をきたす恐れがある（図1）．

涙小管断裂

内眼角周囲の受傷では，涙小管断裂も考慮しなくてはならない（図2）．断裂した涙小管は時間経過とともにHorner筋の中に潜り込み，さらに涙小管周囲の浮腫によって涙小管の発見が困難になる．そのため，診察時にむやみに局所麻酔や涙道通水検査をしないことが大切である．涙小管断裂の有無は，手術室などのすぐに処置ができる状態で，金属ブジーなどを用いて観察する．

文献は p.362 参照．

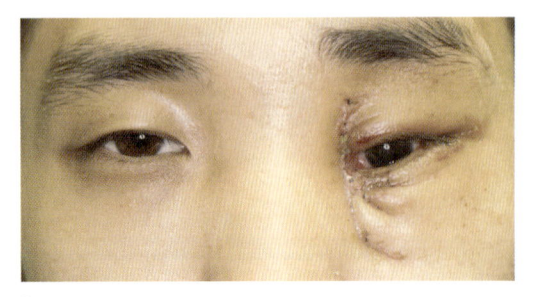

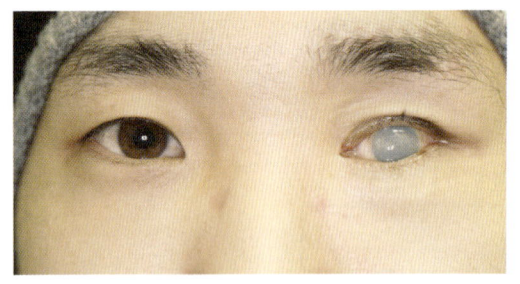

図1 不用意な眼瞼縫合による開瞼障害（27歳，男性）
a. 近医救急部で縫合された眼瞼．内眼角は下方へ偏位し，眼球運動にも障害をきたしている．
b. 眼瞼瘢痕形成術後．上下眼瞼とも，健常眼に近い形状になっている．

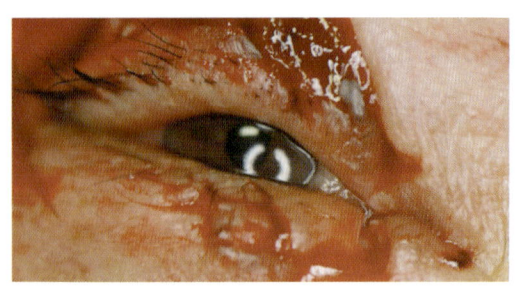

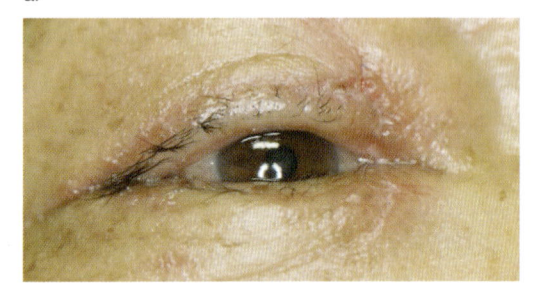

図2 涙小管断裂（55歳，男性）
a. 上下涙小管断裂を伴う眼瞼裂傷．
b. 涙小管形成手術後．涙道チューブを留置し，通水は良好．

> **まとめ**

もし，外傷性眼瞼下垂や涙小管断裂の可能性，または広範囲の皮膚裂傷，眼窩深部に及ぶ刺傷など専門医の診察，処置が必要と判断されたら，消毒および軟膏処置程度にとどめ，なるべく触らずに直ちにコンサルトすることが望ましい．

（上笹貫太郎，嘉鳥信忠）

結膜／結膜異物

臨床的に結膜異物は，われわれが日常的に頻繁に遭遇する疾患の一つである．急激な疼痛によって，日中のみならず夜間の救急外来を受診することも多い．眼科医としては，常に的確な診断と処置が求められる．

文献はp.362参照．

結膜異物の種類

一般的には，外から飛入してきたような外来性の異物を指すが，その種類としては，木片，金属片，ガラス片，石，砂，植物，虫，タバコ，接着剤，化粧品など種々である（図1）．また，医療材料として使用したものが異物となることもあり，その代表例としては，コンタクトレンズや手術時の縫合糸などである．複雑な例としては，化学物質を含んだガラス片やアルカリ性のセメント，高温の灰やタバコのように化学腐食や火傷を伴う例である．

症状および診断

突然発症する疼痛や充血が，一般的な症状である．患者の職種などから結膜異物が強く疑われる例も多く，問診から得られる情報はたいへん貴重である．診断においては，異物を確認できるかどうかが大きなポイントではあるものの，なかなか異物を確認できない場合や，受診時にはすでに異物が脱落している場合もあり，診断時にはいろいろな可能性を考慮する[*1]．

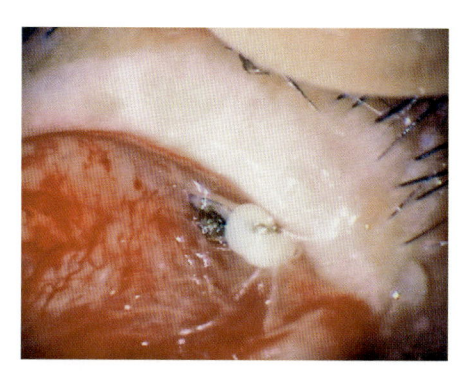

図1 上眼瞼結膜面に迷入した虫（58歳，女性）
強い眼脂を伴っている．

[*1] **診断上の落とし穴**
なかなか異物が確認できない例でも，患者の疼痛や角膜・結膜のフルオレセイン所見がいつまでも消失しない場合には，どこかに異物が潜在しているものと疑うべきである．一度だけの診察で簡単に異物の存在を否定し，後に異物が発見された場合には，患者を不安にさせ，診療に対する信用を失うことにもなる．重瞼術後の縫合糸などが，瞬間的に眼瞼結膜面から露出している例などもある．患者の訴えや眼所見が消失しない場合には，徹底的なチェックが必要である．

a. b.

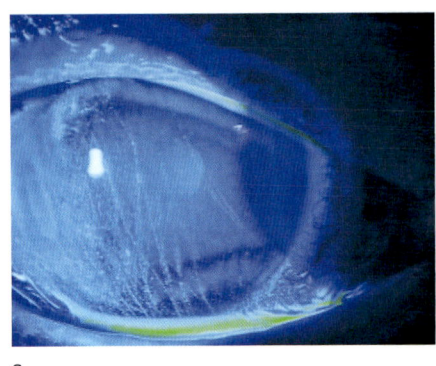

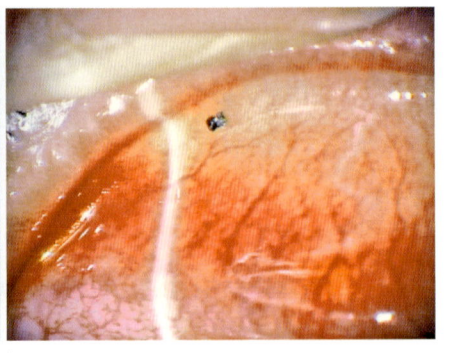

図2 フルオレセイン染色を用いた診断例（56歳，男性）
a. フルオレセイン染色によって，多数の線状角膜上皮障害を認める．まず，このような所見を確認できれば，結膜異物の可能性や，またその存在部位などを，ある程度予測することができる．
b. 同症例の上眼瞼翻転時の所見．フルオレセイン染色所見に一致した部位の鉄片異物．

　異物の存在部位としては，上眼瞼結膜が最も多いとされるが，円蓋部の異物は確認しにくく，上眼瞼は必ず翻転し，必要に応じて二重翻転も施行する．二重翻転が困難な場合には一度翻転し，さらにガラス棒にて挙上させると円蓋部を直接確認できる．疼痛によって開瞼困難な場合には，点眼麻酔後に確認する．異物は1個とは限らず，複数で散在していることもある．

　フルオレセインを用いた生体染色は，診断上とても有用であり，まずルーティンに施行すべきである（**図2a, b**）[*2]．

[*2] **フルオレセイン染色の重要性**
診断においては，フルオレセイン染色はたいへん重要である．一見，異物によるものかどうか不明瞭な場合でも，染色によって異物の存在を確信できることが多々ある．さらに異物の存在部位も，ある程度予測可能である．明らかに異物が疑われる場合のみならず，異物かどうかよくわからない場合でも，まずフルオレセイン染色は施行すべきものと思われる．

治療

　早急な異物摘出が必要となる．点眼麻酔後に，マイクロ鑷子，綿棒，綿花，注射針などを用いて異物を摘出する．微細な砂，ガラス，スクラブ洗顔剤などの粒子状の異物は確認困難な場合もあるが（**図3**），はっきりと異物を確認できない場合でも，生理食塩水による結膜嚢内などの洗浄は必ず施行する．上眼瞼は必ず翻転し，眼瞼結膜面は十分に擦り洗いする．付着した異物に対しては，生理食塩水を浸した綿棒などを軽く押し当てると，容易に摘出できる場合もある．結膜下に埋没した異物に対しては，マイクロ鑷子や27G針などを用いて，結膜面に露出させてから抜去する．

　異物摘出後には，抗菌薬の点眼や眼軟膏を処方するが，結膜侵襲や疼痛が強い場合には，抗菌薬や消炎鎮痛薬の内服も追加する．疼痛が強い場合には，点眼よりも眼軟膏点入と眼帯装着から開始するとよい．感染予防の見地から，ステロイドの点眼や眼軟膏を基本的には使用しないが，化学腐食や火傷を伴う例では，瞼球癒着などの

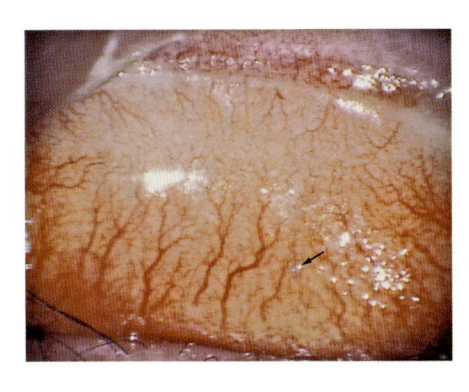

図3　スクラブ洗顔剤の粒子
（28歳，女性）
スクラブ粒子は微細であり，確認困難である．

合併症を予防する目的から，受傷早期から使用する場合もある．角膜上皮障害に対しては，ヒアルロン酸ナトリウム点眼なども追加する[*3]．

経過観察

ほとんどの例において，視機能は影響を受けず，数日で治癒する．ただし，角膜障害などを伴う例では，恒久的な視機能障害の可能性がある．結膜充血がなかなか消退しない例では，感染の危険がなくなった時点でのステロイド点眼も検討する．化学腐食や火傷を伴った例では，眼表面の乾燥に注意し，瞼球癒着や難治性角膜上皮障害などの合併症を避ける．結膜異物においては，まず異物摘出を最優先に考えるため，初診時の視力検査などを忘れがちになる．異物摘出によって疼痛から解放され，以後まったく受診しない例も多々あり，経過観察の重要性などについては十分患者に説明しておく．労働災害に関連した例では，後に診断書の記載を求められることも多く，視機能を含めた詳細な記録を残しておく．頻繁に異物に曝されるリスクのある職種においては，積極的にゴーグル着用などを指導する．

（園田　靖）

[*3] **結膜疾患と角膜上皮障害**
結膜結石（特に遊離結石）においても，結膜異物と同様の線状角膜上皮障害を呈するが，眼瞼結膜面の所見から鑑別は容易である．また，春季カタルの巨大乳頭やウイルス性結膜炎の偽膜形成によっても強い角膜上皮障害を認めることがあるが，眼瞼翻転によって鑑別できる．

結膜／結膜裂傷

　結膜裂傷は，結膜の全層あるいは部分層の亀裂である．原因は，打撲などで鈍的な外力が加わって生じる場合と，鋭利な物体による外傷の場合がある．結膜のみならず結膜下，強膜に損傷がないか注意深い診察が必要である．

所見の把握

　眼外傷では正確な所見の把握が重要である．まず，問診にて受傷時の状況をたずねる．異物飛入の場合などは異物の性状についても詳しくたずねる．次に視力検査を行う．視力の把握は重要であり，疼痛などで開瞼困難な場合でも点眼麻酔を行って視力を測定する．重症例でも，指数弁，手動弁，光覚弁の有無は必ず確認しておく．続いて，可能ならば眼圧測定を行う．前房出血を伴う場合は高眼圧をきたしやすく，逆に，低眼圧であれば眼球穿孔の可能性が高い．次に細隙灯顕微鏡にて，フルオレセイン染色も行い，創傷の範囲，大きさ，深さを観察する．創部が汚い場合は，擦過して塗抹鏡検，培養検査を行う．眼球結膜以外に，角膜，眼瞼結膜，眼瞼皮膚などにも損傷がないか詳しく調べる．前房出血，隅角離断，外傷性白内障，硝子体出血，網膜裂孔や網膜剥離の有無についても必ず検査する．

　結膜下出血や結膜浮腫が高度の場合は，結膜下に外眼筋の損傷，強膜裂傷などが隠れていることがあるので，注意が必要である[*1]．必要であれば超音波検査，CT 検査などを施行し，疑わしい場合は手術室にて手術顕微鏡下で直接観察して確認する．

[*1] 出血・浮腫の高度な結膜裂傷では，結膜下に強膜裂傷が隠れていないか，注意深い観察が必要である．

治療

　ごく小さい結膜裂傷であれば必ずしも縫合は必要でなく，抗菌薬による保存的治療でよいが，広範囲の裂傷に対しては縫合を行う．
縫合：局所麻酔下で行う．縫合の前に結膜裂傷部位をよく洗浄し，外眼筋や強膜に損傷がないことを確認した後，鑷子で結膜断端を引っ張り合わせてみる．縫合糸としては術後の炎症反応を生じにくいものが望ましく，8-0 吸収糸を用いるとよい[*2]．結膜縫合には，連

[*2] 結膜縫合には，通常 8-0 バイクリル® 糸が適している．バイクリル® 糸の結紮は，2-1 の 2 回結紮では外れることがあるので，2-1-1 の 3 回しっかりと結紮する．

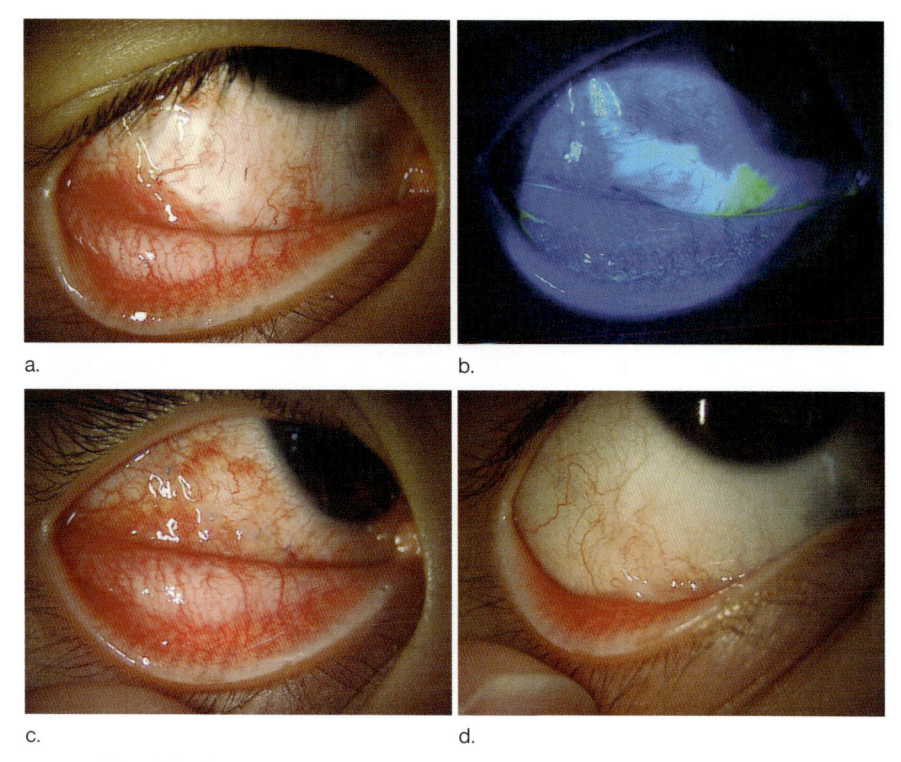

図1 症例（1）木の棒による右眼結膜裂傷（8歳，男児）
a. 初診時所見．右眼耳側下方に結膜裂傷を認める．
b. 初診時フルオレセイン染色検査所見．結膜裂傷部位がフルオレセインに染色されている．
c. 結膜縫合術後1日目．
d. 結膜縫合術後1か月．瘢痕形成なく治癒している．

続縫合，端々縫合があるが，創が不整な裂傷には端々縫合が適している．無理のない位置に結膜を合わせ，縫合していくが，寄せにくい場合は無理せず，端から少しずつ縫合しながら寄せてくる．結膜を引っぱりながら縫合するが，結膜が裂けない程度に幅狭く通糸するほうがきれいな縫合となり，術後の瘢痕が少ない．

術後：感染に注意し，抗菌薬と，明らかな感染徴候がなければ低濃度ステロイドの点眼を併用する．

症例提示

症例（1）：8歳，男児．前日に右眼を木の棒で突き，近医にて結膜裂傷を指摘され，受診した．右眼矯正視力は1.0．右眼耳側～下方結膜に三日月状の裂傷を認めた（**図1a, b**）．ぶどう膜の脱出などはなく，前房清明，眼底にも異常を認めなかった．同日，8-0バイクリル®糸を用いて結膜縫合を施行．術後1か月間のみクラビット®，フルメトロン®点眼を投与し，瘢痕なく治癒した（**図1c, d**）．

a.
b.
c.
d.

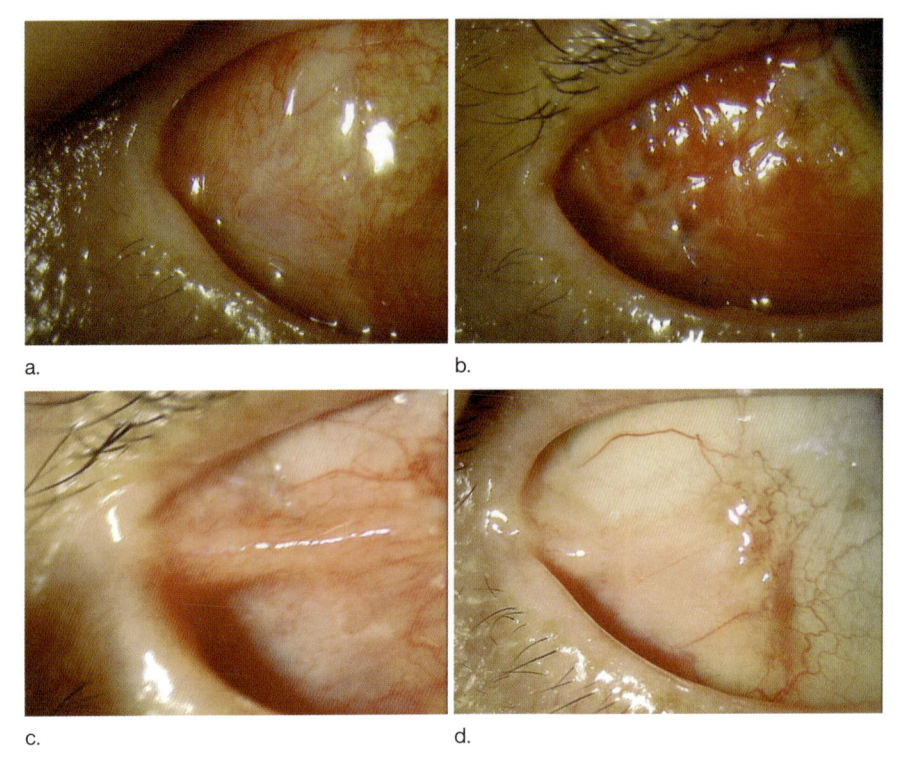

図2 症例（2）竿による右眼結膜裂傷（71歳，女性）
a. 初診時所見．右眼耳側〜下方に広範囲の結膜裂傷を認める．
b. 結膜縫合術後1日目．
c. 結膜縫合術後1か月．耳側結膜に瞼球癒着を認める．
d. 結膜縫合術後2か月．耳側結膜の瞼球癒着は軽減している．

症例（2）：71歳，女性．2日前に右眼を竿で突いたとのことで受診．右眼矯正視力は1.0．右眼耳側に"く"の字型の広範囲の結膜裂傷を認めた（図2a）．ぶどう膜の脱出などはなく，前房清明，硝子体出血もなく，網膜にも異常を認めなかった．同日，8-0バイクリル®糸を用いて結膜縫合を施行（図2b）．術後，クラビット®，フルメトロン®点眼を投与したが，1か月後に耳側の瞼球癒着を生じたため（図2c），リンデロン®点眼に変更したところ消炎し，瞼球癒着は軽減した（図2d）．

（片上千加子）

角膜／角膜異物

文献は p.362 参照.

診療前の心得

　角膜異物は，救急処置のなかでも遭遇する頻度の高い疾患である．治療の目的は，角膜にある異物を除去するという単純なことである．大半の場合は問題なく除去できることが多い．しかし，異物の種類[*1]や経過時間によって，病状は複雑になり，除去に至るまでの過程は決して単純なものではなく，苦労することも多い．穿孔性や深層の場合には，角膜縫合や前房内操作が必要な場合もあり，対応できる医療機関への紹介が必要になる．また栗のイガや毛虫の毒針毛は，含有する毒素のため重篤な視機能障害をきたす場合がある．異物の性状を把握し，適切に除去を行い，術後の管理をしっかりと行う必要がある．

[*1] **代表的な角膜異物の種類**

金属片（鉄片，針金，はんだ，アルミなど）
植物（栗のイガ，樹皮，おがくずなど）
プラスチック片
ガラス片
タイル片
コンクリート片
木片
土砂
接着剤，セメント粉
スクラブ洗顔
昆虫（特に毛虫の毒針毛）
など

医療面接

　医療面接は，良好な医師-患者関係を確立するうえで必要なことである．しかし，患者は疼痛や異物感を自覚していることが多く，十分な会話ができない場合も多い．疼痛が強いときは，点眼麻酔を行い，医療面接を行うことが必要である．

　職業，工事現場や建設現場にいたなどの情報から，異物の存在の可能性を推測できる．熱い涙が出たなどの訴えは，穿孔を示唆する重要な症状である．角膜異物があった場合，いつ，どこで，どのように受傷したかを詳細に聴取する．また，受傷時，眼鏡，コンタクトレンズ，保護眼鏡装用の有無も忘れずに聴取する．

細隙灯顕微鏡検査

　最初に点眼麻酔薬で刺激症状を緩和する．角膜異物は，眼痛や流涙，異物感，羞明などの刺激症状を伴っていることが多く，開瞼困難な状態であることが多い．

　開瞼できるようになったら，細隙灯顕微鏡で，穿孔性か非穿孔性かを判断することがポイントである．そして，異物の性状，深さ，

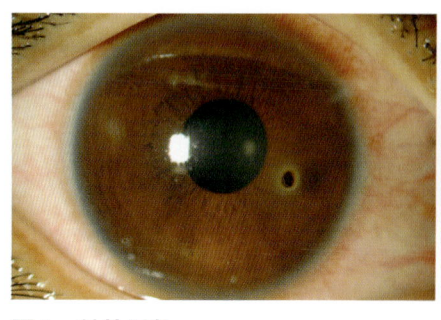

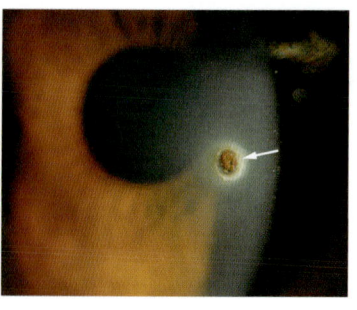

図1　鉄片異物
鉄片異物の周囲に rust ring（矢印）と角膜浸潤像を認める．

部位を確認する．また，フルオレセイン染色を行うと，非常に小さな異物や，ガラス，プラスチックのような透明なものが見つかりやすくなるうえ，穿孔性の場合には，穿孔創や房水漏出を確認できる．また，異物周囲の角膜浸潤像を観察し，前房内炎症の状態もあわせ，感染が疑われたら，細菌培養同定検査を行うことを忘れてはならない．

角膜異物除去

細隙灯顕微鏡下で除去を行う場合，まず点眼麻酔で疼痛除去をしっかり行う．開瞼は慣れた助手がいれば助手に頼めるが，自分で行うことが多い．開瞼器使用も方法のひとつである．自分の左手で開瞼し，右手で異物除去する場合は途中で細隙灯のピントを合わせられないので，最初にピントをしっかり合わせておく．患者は額台から離れることが多いので，助手に後頭部を押さえてもらうと，ピントのずれは少なくてすむ．道具をもつ手の一部は必ず，額台や患者の顔に固定し操作する手を安定させる．また，患者の瞬目のたびに眼球は動くため，固視を促すように声掛けを常時行いながら処置を行う．眼球が激しく動き，固視困難なら，手術顕微鏡での除去に切り替える．小児の表層角膜異物の場合，体勢が固定困難の場合，まず洗眼を試み，とれなければ綿棒を使って除去してみるのがよい．

鉄片異物（非穿孔性）の除去

細隙灯顕微鏡下での異物除去が可能である．鉄片異物は，涙液により角膜鉄錆症（siderosis of cornea）を起こす．周囲に rust ring[*2]と呼ばれる輪状の錆の部分があり，さらにその周囲には角膜浸潤があることが多い（図1）．道具は角膜異物針（図2）が便利である．異物針がない場合，ディスポーザブル注射針[*3]を用いる．ハンド式

[*2] rust は金属の錆（さび）を意味する英語である．

[*3] 角膜異物針がない場合，筆者は23G針を好む．ゲージの大きさというより，注射針の長さが理由である．27Gは針の長さが短いため，針の角度を変化させづらく，除去しにくい．23Gは針の長さがあり扱いやすい．さらに，注射針をキャップから抜く際に，注射針のカット面の真後ろをキャップ内壁に強く押しつけるようにしながら抜くと，先端がカット面方向に少し弯曲するので，先端が鈍になる（図3）．先端が鈍になるので，万が一の眼球運動でも穿孔しにくくなる．また，その部分で異物を掘り起こす操作も可能になる．

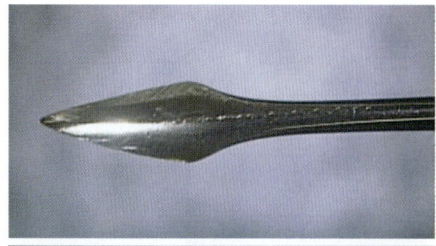

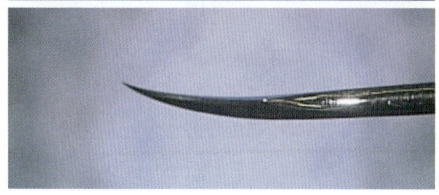

図2 角膜異物針の先端部分（片柄異物針, イナミ）
先端はやや弯曲しており, 掘り起こすように操作できる構造になっている.

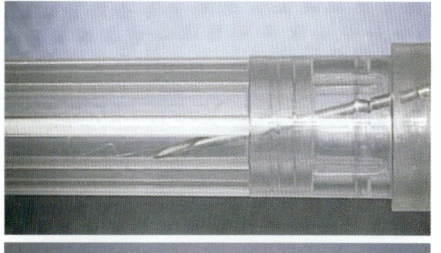

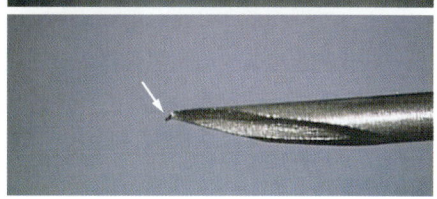

図3 ディスポーザブル注射針
23G針の先端を少し曲げると, 扱いやすい. 針のキャップの内壁に押しつけると先端を矢印のように曲げることができる.

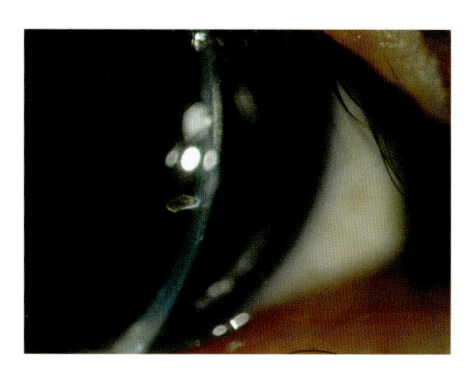

図4 ガラス片
角膜に刺入していることが多い.

マイクロモーターチャックもあるが, 筆者はあまり好まない. 鉄錆はドリルの回転で確かにきれいに除去できるが, 過剰に角膜組織を損傷するため, 術後の混濁は強くなることを知っておく必要がある. 角膜中央部での使用は控えたい.

rust ringを多く残すと, 炎症が深部まで波及するので可能な限り除去する. しかし, かなり強固に錆が付着している場合, 少量であれば, その場は無理をせず, 後日表層に浮いてくるので, そのときに除去するのがよい.

ガラスやプラスチックのような角膜で変化を起こさないものの除去（非穿孔性）

表層の場合, 異物針で引っ掛けるようにして除去を行い, また鑷子でつまみとるなど容易に除去できる. ガラス（図4）やプラスチックは刺入していることが多く, 角膜中層まで届いている場合, 鑷

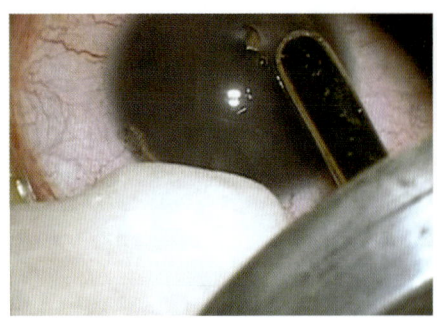

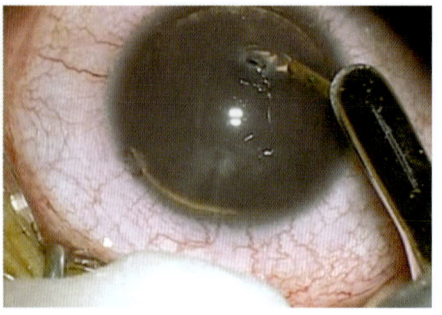

図5 穿孔性の鉄片異物
鑷子で十分に把持できる先端がない場合，金属製であれば，マグネットで除去可能である．この症例は摘出後，10-0ナイロンで角膜縫合を行った．
（写真提供：友愛記念病院眼科 代田幸彦先生．）

子で把持し，刺入方向に沿って慎重に抜く．穿孔した場合は，次の"穿孔性の異物の場合"に準じる．

穿孔性の異物の場合

刺入した異物が，水晶体や硝子体まで到達しているかどうか見きわめるため，X線やCT検査も行ったほうがよい．金属性の場合，MRI検査はしてはいけない．必要であれば，異物を圧迫しないように超音波Bモード検査を行う．明らかに前房内まで異物が穿孔しているときは手術室で除去を行う．つまめる先端が角膜表層から出ていないとき，金属性の場合はマグネットでとることができる（図5）．

除去後の穿孔創に対しては，穿孔創が小さく前房消失のない場合はソフトコンタクトレンズをのせ自己閉鎖を待つ．前房が形成されない場合は，10-0ナイロンで角膜縫合を行う．大きな円形の穿孔は角膜縫合で角膜が寄せきれない場合があり，保存強膜や保存角膜でパッチを行う場合もある．

栗のイガや毛虫の毒針毛の場合

栗のイガ（図6）は，サポニンという毒素により細胞傷害が生じる可能性があり，毛虫の毒針毛（図7）も毒性分が含まれ，眼内に入ると時に難治性のぶどう膜炎を発症することがある．しかも，毒針毛は刺入部位から毒針毛の先端方向にゆっくりと移動していく．

両者とも構造上，釣り針のかえしのような働きをする小さな突起があり，刺入しやすく抜けにくい．さらに，細く，水分を含むと，ちぎれやすい．こういった細く，鑷子で把持が困難な異物に対しては，針の先端で，引っ掛けながら摘出するのがこつである．異物の

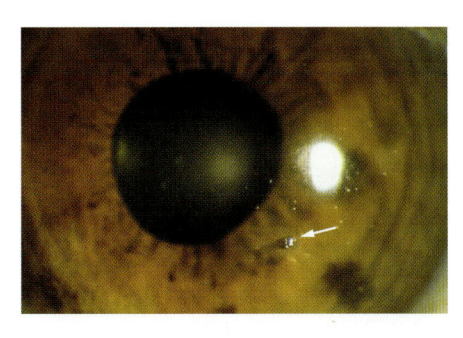

図6　栗のイガ
角膜に刺入している（矢印）．

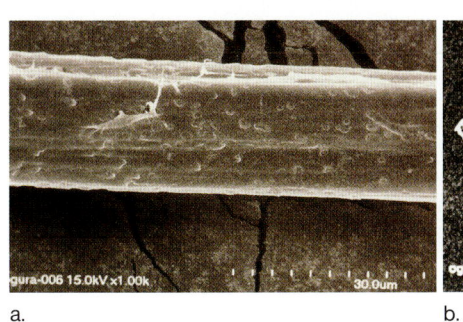

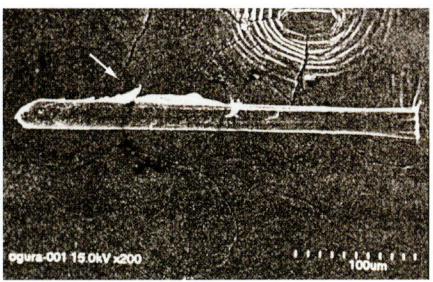

図7　硝子体から摘出した毒針毛の走査型電子顕微鏡写真
表面に多数の窪みを認める．一部残存した突起がみられる（矢印）．
（写真提供：友愛記念病院眼科　今泉敦志先生．）

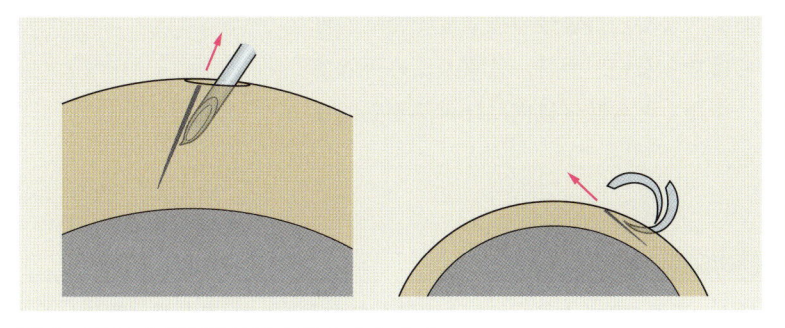

図8　栗のイガや毒針毛の除去のしかた
角膜に切開を加え，26G か 27G 針の先端で異物を引っ掛けて摘出を試みる．このとき針の先端を曲げておくと引っ掛かりやすい（左図）．また，8-0 あるいは 9-0 バイクリル®針あるいは 10-0 ナイロン針の先端で引っ掛けて，すくうように除去する方法もある（右図）．

刺入部位に切開を加え，26G か 27G 針の先端で異物を引っ掛けて摘出を試みる．このとき針の先端を曲げておくと引っ掛かりやすい．また，8-0 あるいは 9-0 バイクリル®針あるいは 10-0 ナイロン針の先端で引っ掛けて，すくうように除去する方法もある（図8）．

術後の管理

　感染症予防，消炎を行う．外来での術後の場合は，オフロキサシン眼軟膏を点入し，眼帯をして帰宅してもらう．帰宅したら眼帯を外し

て，広域抗菌薬点眼を開始してもらう．異物除去後は刺激感もあるので，疼痛時にはオフロキサシン眼軟膏の点入を併用するように指示する．角膜上皮保護のためヒアルロン酸ナトリウム点眼も併用する．

前房内炎症が強い場合には，消炎のために，アトロピンの眼軟膏や点眼が基本であるが，炎症が軽い場合にはトロピカミド配合点眼でもよい．ステロイド点眼は上皮化が進むまでは，感染を惹起する可能性があり，初期治療には用いない．穿孔性の場合，抗菌薬の点滴や内服を行うなど，より厳密に感染の管理を行う．

インフォームド・コンセント

角膜は，薄板（lamella）と呼ばれる特有の層状構造をしており，コラーゲン線維が整然と配列した薄板が1枚1枚重なり合っている．整然とした配列のため，透明性を維持している．実質細胞は創傷ストレスにより活性化されて，線維芽細胞へと変化し，コラーゲンやムコ多糖を産生する．創傷部に新生されたコラーゲン線維は，その走行が不規則なため，臨床的には混濁として観察される．

これらの理由から，角膜異物は，混濁を残す可能性があることを必ず説明することが大事である．また，外傷後の感染症の発症の可能性についても説明を忘れてはならない．翌日，仕事のため再診できないという患者もいるが，少なくとも数日以内には再診が必要な旨を伝えることが大切である．

カコモン読解　第18回 臨床実地問題16

61歳の男性．右眼に異物が飛入し近医で除去している．点眼薬を処方されたが，3日目に悪化したため来院した．右眼前眼部写真を図に示す．正しいのはどれか．

a 角膜真菌症
b 淋菌性角膜炎
c 緑膿菌性角膜炎
d アカントアメーバ角膜炎
e MRSA角膜炎

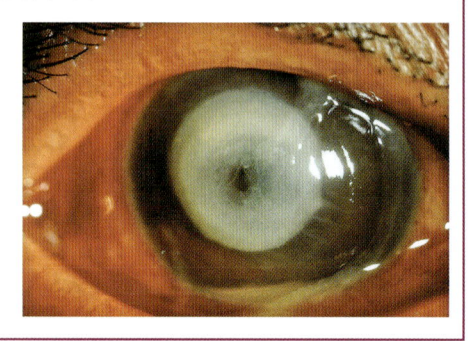

解説　点眼薬（抗生物質？）を処方されたにもかかわらず，3日目に悪化したことから，病原性が高そうなものを考える．右眼に異物飛入のエピソードとあわせて考える．

a. 異物ということから，真菌と考えてしまうかもしれないが，真菌の場合，たいていは進行が緩徐である．角膜の所見としては，糸状菌の場合，白色あるいは灰白色の境界不鮮明な所見としてみられ，酵母菌の病巣は境界鮮明な円形を呈していることが多い．3日目に悪化し写真のような状態を呈するには，真菌の成長を助長するようなステロイド点眼の使用などのエピソードがないと考えにくい．

b. 淋菌はグラム陰性菌でクリーム状眼脂を特徴とする膿漏眼の起炎菌として有名であり，進行としては急速であるが，淋菌性角膜炎は結膜炎に続発し，今回のエピソードにはなく考えにくい．

c. 緑膿菌は土壌，海水，淡水など自然環境の至るところに生息する常在菌である．異物飛入のエピソードで十分に可能性がある．緑膿菌は，外毒素や溶血素や分泌酵素などの蛋白を分泌している．これらは，蛋白合成を不可逆的に阻害し，細胞は死に，感染部位の組織を破壊する．このことで菌は侵入や増殖を容易にする．このような性質から角膜に感染が起こると，進行が急速で，角膜の組織が破壊され，輪状膿瘍を形成する．

d. アカントアメーバ角膜炎の初期は線状の浸潤が特徴で，輪状潰瘍になるのは完成期である．

e. MRSA角膜炎[*4]はグラム陽性菌で，角膜は，最初は限局性膿瘍から始まることが多い．

模範解答 c

[*4] MRSA
methicillin-resistant *Staphylococcus aureus*
（メチシリン耐性黄色ブドウ球菌）

カコモン読解 第19回 臨床実地問題35

22歳の男性．作業中，突然右眼の視力低下を自覚して来院した．前眼部写真を図に示す．適切な検査はどれか．2つ選べ．

a ERG
b OCT
c 頭部MRI
d 頭部単純X線
e 超音波Bモード

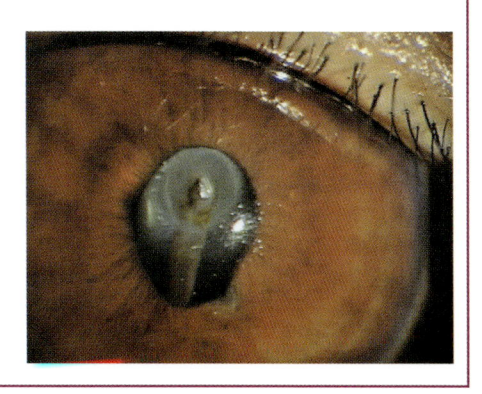

解説 角膜を穿孔している金属性の異物があることがわかる．穿孔した先端は水晶体に達しており，その先端はどこまで達している

か不明である．手術をするうえで，異物の状況および，眼内の状況を知りたい．そのための検査を問われているものと考える．

a．ERGは金属性と思われる異物がある場合には，電極を置いて正確に網膜電図は測定できず，さらに角膜穿孔が存在する眼表面に電極を置くのは危険である．

b．OCTは，この状態ではアーチファクトとなり，描出不可能である．

c．金属が疑われるときに，MRI検査は禁忌である．

d．頭部単純X線は，異物の方向や大きさ，部位を確認でき有用である．

e．超音波Bモードは眼瞼上から眼球を圧迫しないように細心の注意を払って施行すれば，異物を通過しないBモード部位の描出は可能である．また，超音波で通過しないところが異物なので，角度を工夫すると，異物の先端も確認可能である．

[模範解答]　d，e

（笹元威宏，小池　昇）

角膜／角膜裂傷

眼外傷などで角膜が切創・裂傷が生じることは臨床上しばしば遭遇する．ただ，各症例で状況が違うため一律的な治療法があるわけでなく，状況に応じた治療選択が必要となる．それでも本項では，そのなかでも一般的な治療法のある角膜裂傷について解説する．

角膜穿孔の有無をまずチェック

角膜裂傷の際，角膜穿孔の有無で大きく異なる．角膜穿孔していなければそのまま眼軟膏の圧迫眼帯でもよいが，切創が深い，あるいは長いといったことがあれば，縫合を追加するか判断する必要がある．眼軟膏の代わりに治療用コンタクトレンズ（contact lens；CL）の使用もよいが，ただ感染の可能性が上がることに注意して経過観察する．

患者には，この時点で視力がどのくらい回復するか明らかでないことを説明しておく．裂傷の部位にもよるが，周辺部であってもスムーズな角膜形状は保てないこと，また縫合があればかえって不正乱視が生じる場合があることを説明しておく．また，受傷直後はなくても，その後感染が生じるといった説明もしておく．

角膜穿孔がある場合

角膜穿孔創があり，特に脱出している際には抗菌薬点眼を，必要に応じて抗菌薬の点滴を行うことも考慮する（図1）．一般には角膜裂傷の場合には穿孔していることが多く，その穿孔創がわずかであれば，治療用CLを用いることで創口閉鎖が可能となる．前房形成が悪い場合でも，穿孔創が1mm以下であれば治療用CLで創口閉鎖が可能であるケースが多い．使用する治療用CLは，創口が小さければアキュビュー®でもよい．ただ，アキュビュー®は含水率が高く軟らかい素材であるため，穿孔創が大きい場合には含水率が低く比較的しっかりした素材のエア オプティクス®ER®アクアを利用するとよい．ただ，CL装用の際には抗菌薬は必須である．

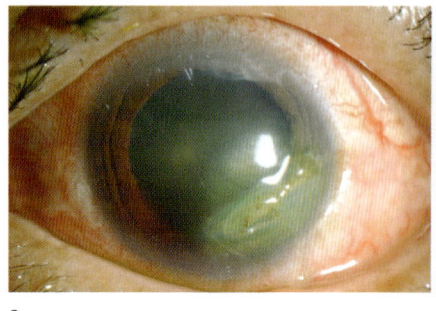

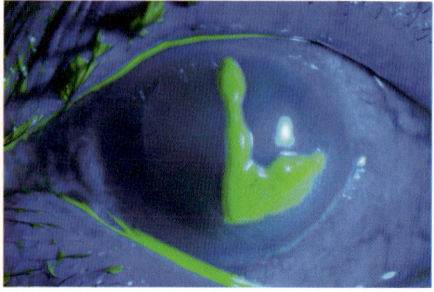

図1 角膜裂傷
a. 本症例では角膜下方に建築作業物が接触し角膜穿孔した.
b. 角膜切創・穿孔部位で眼脂がついた状態で受診した．前房水の漏出があり，角膜切創部が5mmと長かったため当日角膜縫合を行った．

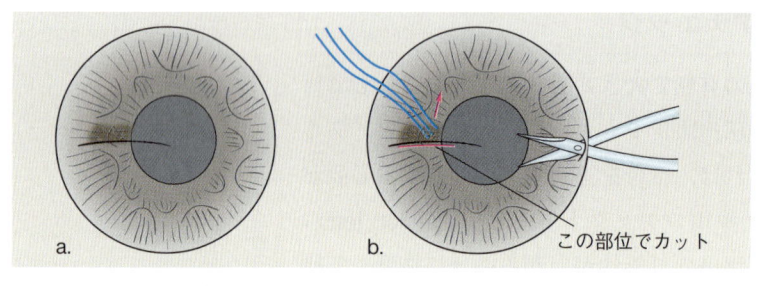

図2 脱出した虹彩の処理
脱出した虹彩は前房内に戻すと感染が眼内で生じる可能性が上がるため，少し虹彩を引っ張り，角膜走行部内部の眼表面に出ていない部位で眼表面の位置にて剪刀を用いて切除する．

縫合手術の必要性

　角膜穿孔創が大きく，そうした治療にもかかわらず4～5日たっても前房が形成されない場合には，それに対する手術を考える．角膜の傷口がほぼ直線状で，縫合で前房が形成できるようであれば角膜縫合だけでよい．しかし，挫滅創などで角膜縫合だけでは穿孔創が閉鎖が困難でありそうなら，縫合に加え羊膜の利用が必要となる．

　外傷で穿孔していて，虹彩が角膜表面に脱出している場合，脱出した虹彩の処理に手術が必要である．その際，脱出した虹彩は前房内に戻すと感染が眼内で生じる可能性が上がるため，少し虹彩を引っ張り，もともと角膜創口部内部の眼表面に出ていない部位を眼表面の位置にて剪刀を用いて切除する（**図2**）．剪刀で切った部位は通常角膜創口部に戻るので，切断した虹彩はスパーテルで前房内に戻してよい．ただ，その際には抗菌薬点眼に加えて抗菌薬の点滴を行うほうが安全である．また，水晶体囊が損傷されていれば同時に白内障手術を行う．

実際の手術方法

麻酔：手術の際の麻酔はTenon囊下麻酔で行うか，球後麻酔で行うかを決める必要がある．手術時間，範囲に応じて決めればよいが，外傷眼，炎症眼では痛みの閾値が低いため，より手術が安全にできるような麻酔を選択する．患者の年齢なども考えあわせ，場合によっては全身麻酔も考慮する．

消毒：手術前の消毒はポビドンヨード（イソジン®）などで十分消毒する．穿孔創が大きく眼球が虚脱するような際には，消毒洗眼時に眼球を強く押さないように注意すべきである．

角膜の安定化：角膜穿孔している際には，輪部，周辺の部位損傷が少ない部位から前房内に粘弾性物質を注入して角膜を安定化させる．粘弾性物質が縫合時に脱出し眼球が虚脱するようなら，フリーリンガーリングを用いて眼球を保持できるようにする．

虹彩処理：角膜穿孔創より虹彩が脱出し眼表面に出ている場合は，鑷子で少し虹彩を引っ張り，角膜創口部内部の眼表面に出ていない部位を眼表面にまでもってきて，眼表面の位置にて剪刀を用いて切除する．剪刀で切った部位は通常角膜創口部に戻されるので，切断端の虹彩はスパーテルで前房内に戻してよい（図2）．

虹彩が眼表面に届いてない場合には，創口に嵌頓した虹彩はヒアルロン酸を注入するなどして嵌頓部虹彩をはずす．いずれにしても抗菌薬点眼は必要だが，虹彩が眼表面に脱出している場合には，状況に応じて抗菌薬の点滴を行うほうが安全である．また，水晶体囊が損傷されていれば同時に白内障手術を行う．

角膜縫合：縫合に関しては10-0ナイロン糸で縫合する（図3, 4）．角膜表面を一致させるように縫合させ，縫合の深さは浅い層で縫合すると角膜内皮面が離開しやすいため，縫合をタイトにするために角膜全層の80～90％の深さで縫合する．実際の縫合に関しては角膜の深さがわかるように，創部角膜を翻転させて深さを確認して針を穿刺する．縫合に際しては創口部の中央部を最初に縫合し，縫合法は3-1-1縫合法で行い，縫合の結び目は糸を縫合鑷子で糸の走行方向に平行（創口部に垂直に）に回して埋没縫合させる．結び目を埋没させないと，その部位で摩擦するため異物感が出るほか，上皮欠損が起こりやすく，その部位へ浸潤が生じるうえに，その部位に眼脂の付着が起こりやすく，そしてそれから感染症が発生しやすくなる．縫合は切創部の中央部をまず縫合し，創の大きさにあわせ縫

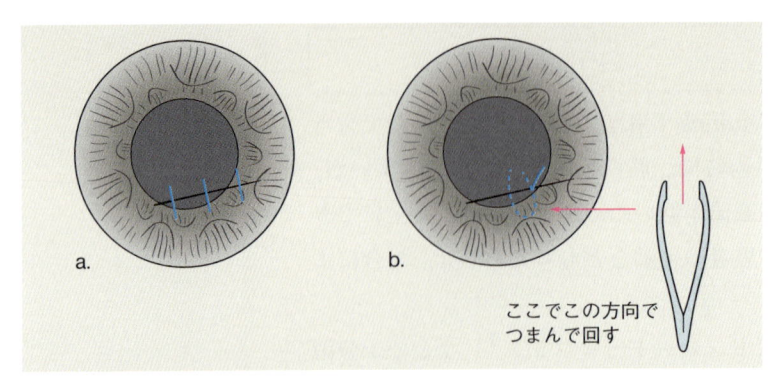

図3 角膜縫合の方法
a. 角膜縫合は切創中央部で最初縫合し，切創の大きさにあわせて縫合する．
b. 埋没は縫合糸の横からではなく，糸を下方から保持し回転させて結び目を実質内へ埋没させる．

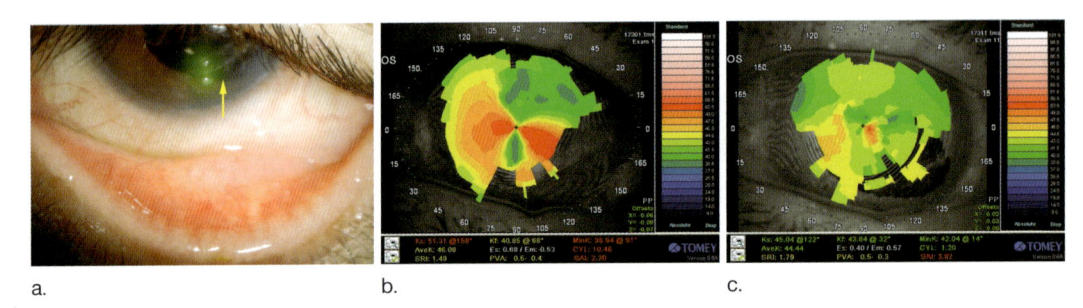

図4 角膜縫合および角膜形状
a. 角膜縫合は切創部に垂直に縫合した．
b. 角膜縫合2週後の角膜形状．
c. 角膜縫合2年後，角膜不正乱視は軽減しているが残存している．

合を追加する．提示症例では3糸縫合している（図3）．縫合の際はバイトの幅が短い糸は埋没させにくいので，角膜表面での針の穿刺部は走行部から2mmくらいであると埋没しやすい．

前房洗浄：前房形成を確認できたら注入したヒアルロン酸を洗浄する．筆者の場合は輪部に2か所でメスを穿刺し，バイマニュアルで灌流・洗浄する．

術後管理

通常は抗菌薬点眼およびステロイド点眼を行うが，感染が疑われる場合にはステロイド点眼を控える．術翌日チェックすべき点としては前房形成されているか，そして前房水の漏出がないかフルオレセイン染色する（Seidel test）．遺漏があった場合には，眼軟膏で圧迫眼帯を行うと通常は数日以内に閉鎖する．これと同様に治療用CLでカバーする方法もあるが，感染の発生に注意する必要がある．

縫合した糸は，時間が経過し創傷治癒につれ縫合糸が緩む場合がある．そうした場合，そのままにしておくと緩んだ糸が角膜にこすれて上皮障害・欠損が生じるうえ，それらに眼脂が付着したり，その部位で角膜感染が生じるので放置せずにすぐ抜糸する．縫合後の角膜乱視に関しては一概にはいえないが，縫合により不正乱視も軽減することもしばしばである（図4）．

強膜裂傷・穿孔合併例

強膜穿孔が合併している場合は，それが経過観察で閉鎖することはないのですぐさま手術で縫合する．その際には硝子体処理も必要となり，手術を行う最初に角膜移植などで使うフリーリンガーリングで眼球が虚脱しないようにしないと手術困難となる．この場合は感染が起こりやすいので，抗菌薬点眼のうえに点滴も必須である．

カコモン読解 第18回 臨床実地問題6

62歳の男性．草刈り機による作業中，突然右眼の痛みと視力低下とを自覚したため来院した．視力は右光覚弁，左1.2（矯正不能）．右眼前眼部写真を図に示す．有用な検査はどれか．2つ選べ．

a ERG
b 超音波
c 眼脂培養
d 頭部MRI
e 頭部単純X線

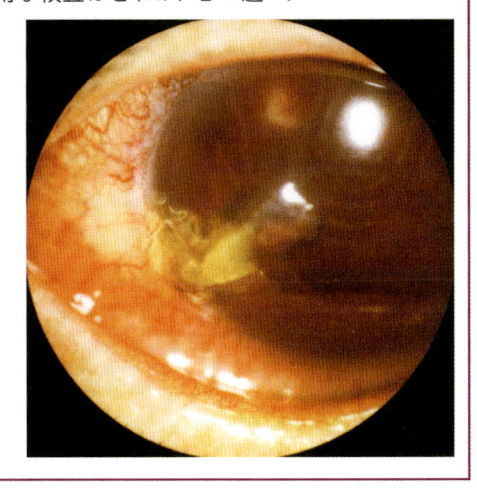

解説 草刈りによる作業中であるので，草刈りの鉄の歯が飛入したと考えられる．そのため，その鉄片異物の位置を知るにはERGは有益でなく，眼脂培養も役立たない．頭部MRIは金属では眼内を移動し，さらなる外傷が加わるうえに位置も移動するため，その検査でさらに混迷させてしまう．一方，超音波Bモードは存在位置を示すうえで有用で，また頭部単純X線も金属であれば位置が明確となる．したがって解答はb，eである．

模範解答 b, e

カコモン読解　第23回 臨床実地問題42

46歳の男性．建設作業中に異物が左眼に飛入したため来院した．視力は右1.2（矯正不能）左0.9（矯正不能）．左眼前眼部写真を図に示す．行うべき検査はどれか．2つ選べ．

a 眼底撮影
b 眼窩部MRI
c 眼窩部単純CT
d 超音波Bモード
e 眼窩部単純X線撮影

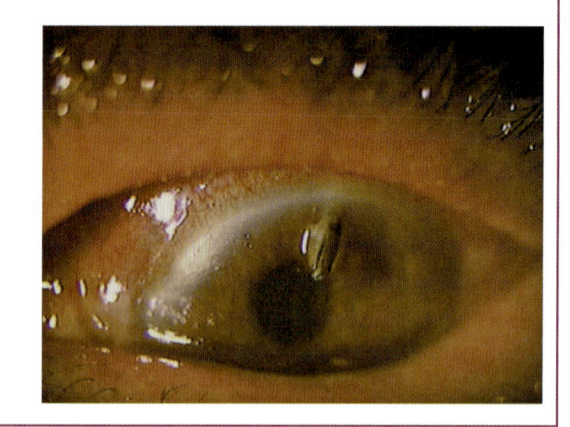

解説　建設作業中の外傷である．飛入物は金属かどうかは不明である．それでも，この場合には眼底検査はするとしても，眼底撮影は今すべきことでないのは明白である．眼窩部MRIは前問にも書いたが，金属だった場合のさらなる障害は避けたい．前問同様，超音波は眼科内でできるし効果的．ゲインを下げていけば異物のエコーのみが明白になる．X線は，その透過性物質だと異物の存在が確認できないこともある．現状では，CTの有用性は高く侵襲も少なく汎用されている．CTの場合，飛入物質が非常に小さいと確認できない可能性はあるが，問題の角膜穿孔創からすると，2 mm以上3 mm近くありそうなので確認には問題ない．したがって解答はc, dである．

模範解答　c, d

（渡辺　仁）

角膜／薬物・熱傷による角膜傷害

　薬物・熱傷による角膜傷害は，建築作業現場，工場や実験室などで突発的に発生する．患者は若年から壮年の男性であることが多い．重篤な場合には高度の視覚障害に陥り，中途失明の要因となる．ほとんどが救急で受診することから，どの眼科医も初期治療に精通しておきたい疾患である．

　一般に酸性物質は組織と反応して不溶性蛋白を生ずるために組織浸透性が低いのに対して，アルカリ性物質は組織浸透性が高い．このためアルカリ外傷は酸外傷に比べて合併症が多く，重症化しやすい．熱傷は加熱液体や溶融した金属の飛入により生じ，アルカリ外傷よりさらに重篤かつ難治なことが多い．

まず行うこと

　化学外傷や熱傷の連絡が入ったら，受傷程度にかかわらず最低15分は水道水など流水で洗眼してから救急受診してもらう．

　診察を手早くすませ，滅菌精製水や生理食塩水などで化学物質を洗い流して結膜囊内pHを中性に近づける．固形物がある場合は，洗眼と同時に除去する．重症例では長時間（最低でも1～2時間）の洗眼を行う．顔にも損傷を生じているときは，椅子に腰掛けて洗面器に顔を浸しながら流水で顔と眼を洗うとよい．

問診と重症度の判定

1. **原因物質と受傷状況**：原因物質のpH，濃度，温度，接触範囲，接触時間が重症度を決定する．何が（原因物質），どのような状況で（接触時間，温度），眼に入ったかについて聴取する．患者が動転している場合も多いので，必要最小限のことをまず聴取して，洗眼などの処置ののちに詳しい問診をしてもよい．受診時あるいは洗眼開始前に，pH試験紙を用いて下眼瞼結膜囊のpHを測定する．化学物質が高温で飛入したときは，熱傷も伴い重症化しやすい．
2. **弱拡大あるいは肉眼で全体をみる**：眼球のみでなく，顔や眼瞼も傷害されることが多い．顔，首の発赤や腫脹の有無，眼瞼や睫毛

表1　熱・化学外傷急性期の重症度分類

Grade	結膜所見	角膜所見
1	結膜充血	角膜上皮欠損なし
2	結膜充血	角膜上皮欠損あり（部分的）
3a	結膜充血あるいは部分的壊死	全角膜上皮欠損 輪部上皮一部残存
3b	結膜充血あるいは部分的壊死	全角膜上皮欠損 輪部上皮完全消失
4	半周以上の輪部結膜壊死	全角膜上皮欠損 輪部上皮完全消失

（木下　茂：化学腐食, 熱傷. 真鍋禮三ら監修. 角膜疾患への外科的アプローチ. 東京：メジカルビュー社；1992. p.46-49.）

の状態を観察する．結膜や強膜の虚血，ひいては壊死を生ずることもあり，肉眼や弱拡大で観察することにより，眼周囲の状態と眼球の虚血範囲を把握する．

3. **細隙灯顕微鏡で細部をみる**：角膜の浮腫，混濁，上皮欠損の範囲をみる．角膜の白濁は実質傷害の強さを示し，浮腫は内皮まで化学物質が浸透したことを示唆する．眼瞼を翻転し，結膜円蓋部も含め，眼表面全体を観察する．瞳孔が不正円の場合には，アルカリが前房まで浸透している可能性が高く，隅角の損傷が推測される．前房内炎症の程度と瞳孔の形状を確認する．

4. **上皮の損傷範囲を判断**：角膜上皮細胞の幹細胞（stem cell）は角膜輪部（角膜を取り囲む幅1～2mmの帯状部分）に存在し，受傷による幹細胞損傷の有無が上皮修復に大きく影響する（**表1**）．たとえばGrade 2では，幹細胞が保たれるため角膜上皮の再生は円滑であり結膜組織の侵入を伴わないが，Grade 3bでは幹細胞が広範囲に損傷されており角膜上皮のかわりに結膜上皮が侵入する（**図1**）[1]．重症例で組織損傷が著しい場合には，受傷直後にフルオレセイン染色を行っても健常部と損傷部の境界がわかりにくい．翌日ないし翌々日のフルオレセイン染色が受傷範囲の判定に有用である．通常Grade 1, 2では角膜上皮による上皮修復を得られ，一般的に視力予後はよい．Grade 4は視力予後がきわめて不良であり，眼球温存が難しい場合もある．Grade 3は，初期治療（後述）が予後を左右する．

5. **視力検査**：労働災害や学校内での事故などでは，診断書が必要となる．見えにくいことが明らかであっても，視力検査を行ってカルテに記載する．受傷により角膜上皮が広範囲に欠損している場合，医学的にはハイリスクであっても視力は良好なことがあり，視力と重症度が必ずしも相関しないことに注意を要する．

文献はp.362参照.

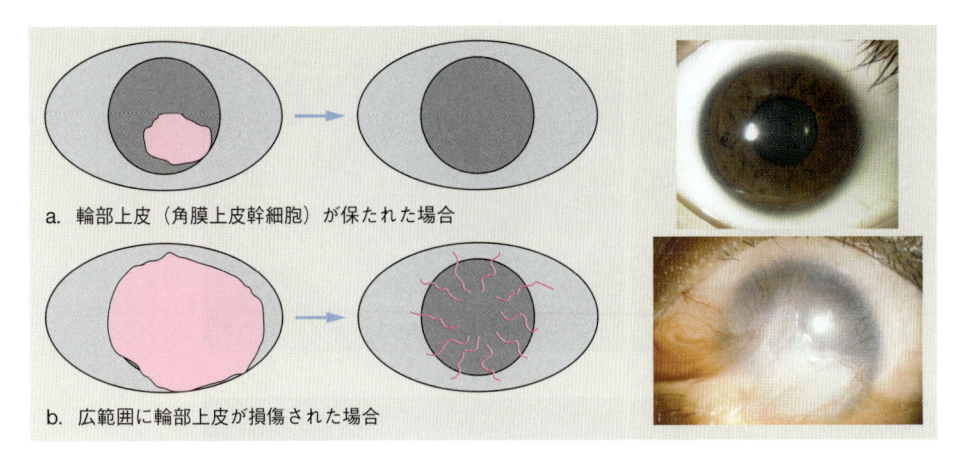

3. 外傷で救急処置が必要な眼疾患　153

図1　角膜上皮幹細胞と上皮修復
角膜上皮欠損が部分的であり，輪部に存在する角膜上皮幹細胞が保たれた場合には，角膜上皮が増殖，伸展して速やかな組織修復が進む（a）．一方，広範囲に輪部上皮が損傷されると上皮修復は困難となり，結膜が結合組織や血管を伴って角膜を被覆するため，角膜混濁をきたして視力が低下する（b）．■ 上皮欠損

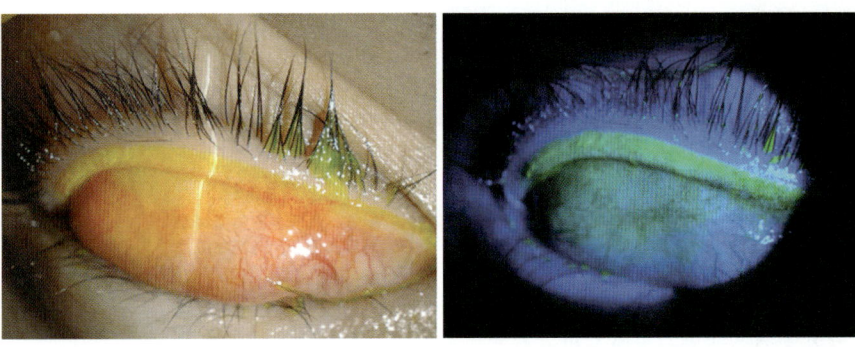

a. 上眼瞼の所見

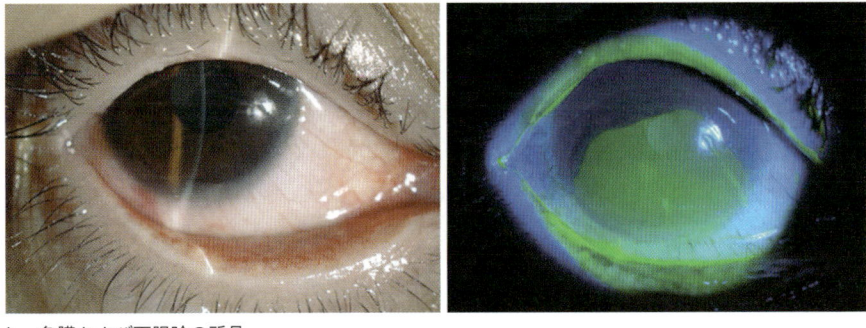

b. 角膜および下眼瞼の所見

図2　化学外傷
32歳，男性．器械の洗浄中に強アルカリのしずくが飛入し，洗眼後に救急受診．角膜下方から球結膜にかけて上皮欠損を認める（b）．上眼瞼および下眼瞼辺縁にも上皮欠損を認めた（a）．ベタメタゾン内服1日1.5mg，ベタメタゾン1日4回点眼，抗菌薬点眼で治療を開始し，途中で上眼瞼結膜に偽膜を生じたが，約2週間で治癒した．

初期治療（直後から2週ごろまで）

受傷後早期のステロイドによる消炎が有用である．特に受傷当日

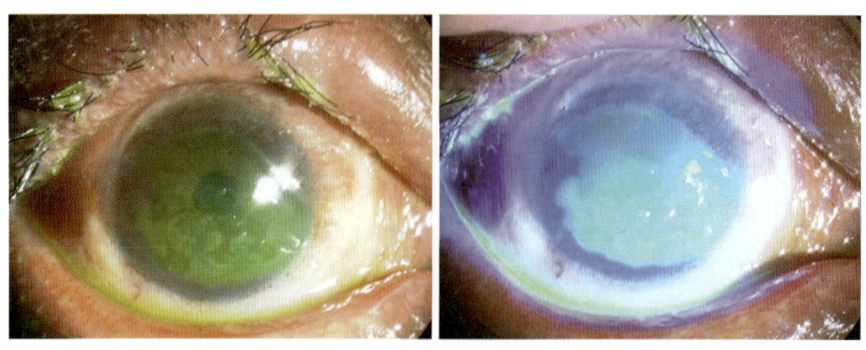

a. 受傷後1か月

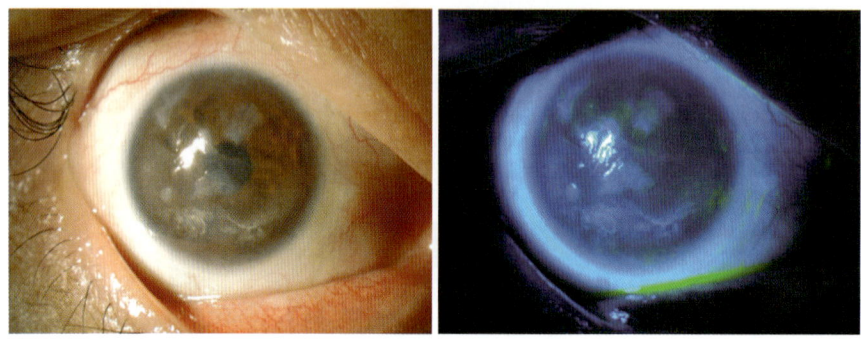

b. 自家培養口腔粘膜上皮シート移植後3か月

図3 熱傷
29歳，男性．打ち上げ花火が直撃して全角膜上皮欠損をきたす．受傷後1か月，角膜上皮欠損は難治であり，周囲から結膜侵入が進行中（a）．自家培養口腔粘膜上皮シート移植を実施し，速やかに上皮修復を得た（b，移植後3か月）．

から受傷後3日ごろまでの消炎が重要と思われる．ただし感染症の発症に十分に注意し，抗菌薬を予防投与する．漫然としたステロイドの投与は危険であり，消炎とともにステロイド量を漸減する．

1. ステロイドによる消炎：化学外傷では，受傷と同時に組織に炎症を生じる[2]．高度な炎症を抑制し，組織破壊を防ぐことが予後改善に結びつく．具体的には，重症（目安としてGrade 3b以上）では全身疾患の有無を聴取し，特に問題がなければ受傷当日にメチルプレドニゾロン（ソル・メドロール®）125 mgないし250 mgの静脈内注射を行う．翌日以降は重症度と炎症所見に応じて，メチルプレドニゾロン静脈内注射を1～2回程度行い，ベタメタゾン1 mg/日あるいはプレドニゾロン10 mg/日を1～2週間程度内服，局所にはベタメタゾン点眼あるいは眼軟膏を1日4回程度投与する．

中等症（Grade 2ないし3a）では，ベタメタゾン1 mg/日あるいはプレドニゾロン10 mg/日を数日程度，内服する．局所にはベタメタゾン点眼あるいは眼軟膏を1日4回程度投与する（図2）．

軽症（Grade 1から2）では，ベタメタゾン点眼1日2～4回程度

で経過を観察し，改善すれば漸減する．
2. **感染予防**：感染症の発症には十分に注意し，抗菌点眼薬もしくは眼軟膏を予防投与する．
3. **上皮修復**：上皮欠損が広範囲な場合は，上皮再生を促すために治療用ソフトコンタクトレンズを装着する．あるいは眼軟膏の点入（1日4回程度）を行ってもよい．

受傷後2週から2か月ごろまで

1. **上皮欠損と実質融解**：いったん治癒しても上皮の接着が不安定で，再び剥離することがある．この時期に上皮欠損が遷延すると炎症も遷延化し，組織修復がきわめて難治となる．遷延性上皮欠損を生じた場合には治療用ソフトコンタクトレンズ（あるいは連続装用可能なソフトコンタクトレンズ）の装用により上皮再生を促し，ステロイド内服と点眼による消炎を行う．急な実質融解が1, 2日のうちに進行し，角膜穿孔に至ることがある．このため，上皮欠損のある症例は角膜実質の厚みに注意して経過を観察しなければならない．上皮が修復しない場合には，観血的治療（下記）を考慮する．
2. **眼圧管理**：前房炎症による眼圧上昇のほか，隅角破壊，周辺部虹彩前癒着による房水流出障害が生じうる．また比較的若い患者が多いため，ステロイド反応性の眼圧上昇をしばしば合併する．
3. **角膜内皮**：アルカリ外傷では上皮修復後に，しばしば角膜内皮細胞数の減少を認める．

手術治療

　上皮欠損が遷延化し，保存的治療では改善が認められないときに観血的治療を考慮する．具体的には，羊膜移植，角膜上皮移植，培養粘膜上皮シート移植などである．羊膜移植は，眼表面を羊膜により一時的にパッチして上皮再生を促すものである[3]．角膜上皮移植（輪部移植，角膜上皮形成術）は角膜上皮幹細胞からの上皮再生に期待するものであるが，炎症が高度な場合には移植片が脱落する．培養粘膜上皮シート移植（培養角膜上皮移植，培養口腔粘膜上皮移植）を行った場合には，手術直後より眼表面が上皮に被覆されて速やかな消炎を得ることができる（**図3**）．いずれの手術も目的は視力改善ではなく眼表面の安定化であり，必要があれば瘢痕期に視力改善のための眼表面再建術を行う[4]．

(外園千恵)

角膜／電気・放射線障害

　角膜は眼球の再表層に位置するため，物理的・化学的外傷を受けやすい部位である．物理的外傷には，手指や鉄片などによる直接的な受傷で角膜が障害される場合と，紫外線や放射線などの粒子線により障害される場合とがある．前者は受傷の時期や様子がわかるのに対し，後者ではどのように障害されたのか患者自身が自覚していないことがほとんどである．

紫外線による障害（電気性眼炎）（図1）

　紫外線曝露による角膜上皮障害の総称である．原因となるのは，屋外で曝露される直射日光や溶接作業中に発生する火花が多い．生命科学研究の場で用いられるエジチウムブロマイド染色像の可視化やGFP動物[*1]の確認にも紫外線が用いられるため，注意を怠ると

*1 GFP
green fluorescent protein.

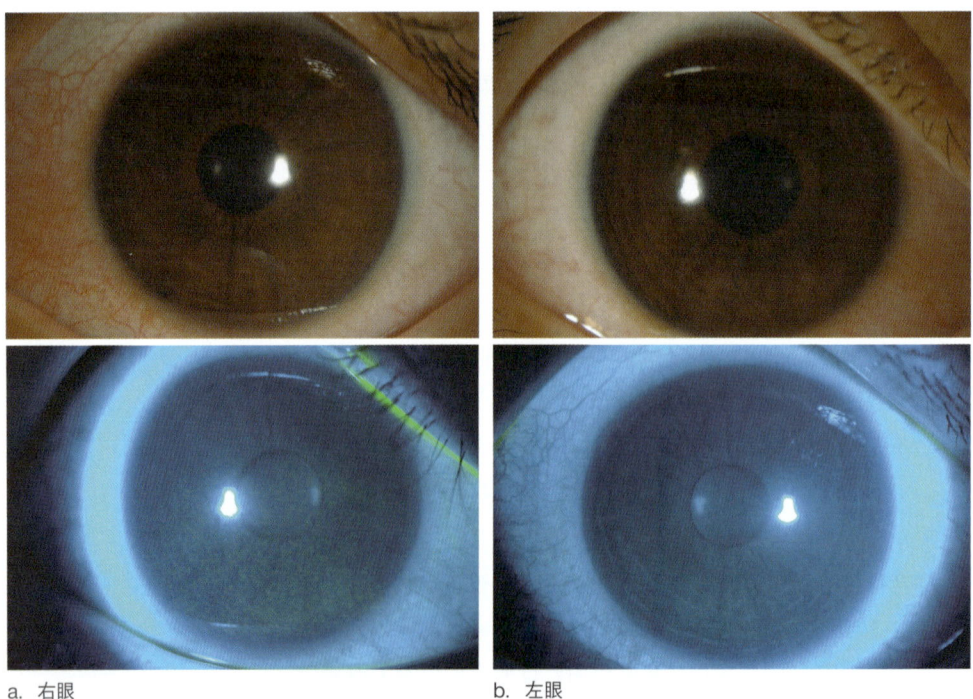

a. 右眼　　　　　　　　　　　　　　b. 左眼

図1　電気性眼炎
両眼の瞼裂部位に一致して点状表層角膜症を認める．

a. 右眼　　　　　　　　　　　　　　　b. 左眼

図2　放射線角膜症
瞼裂を中心に，密度の高い点状表層角膜症を認める．糸状角膜炎も合併している．

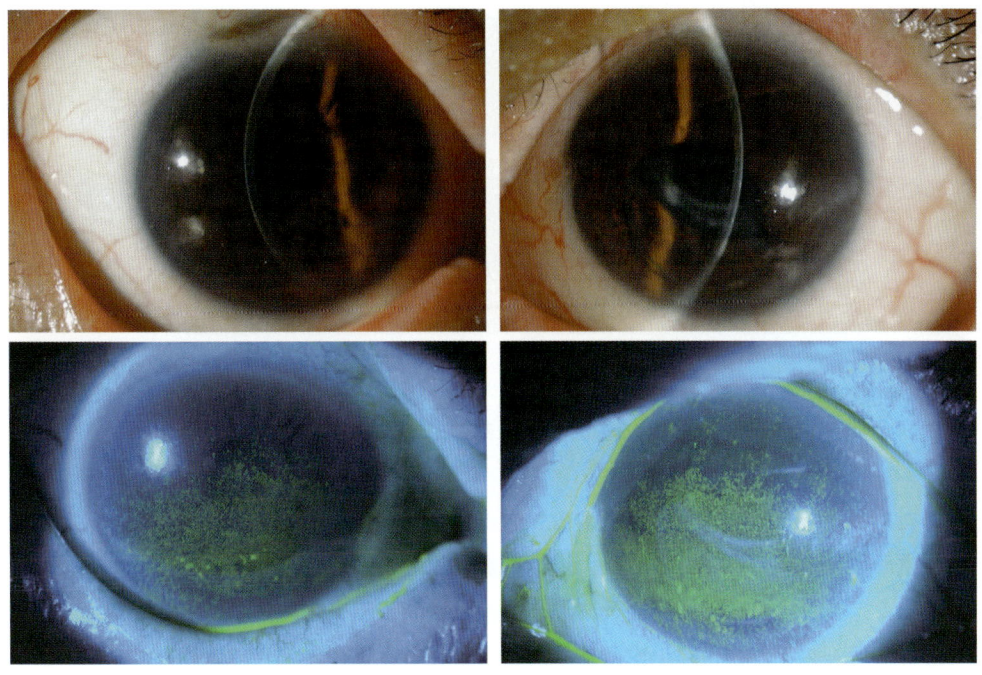

思わぬ受傷をすることもある．

　受傷の原因となる紫外線曝露後数時間たって，両眼の異物感や疼痛，流涙を自覚する．角膜上皮障害の程度によっては軽度視力低下を訴えることもある．夕方から夜間にかけて受診する患者が多い．臨床的には，瞼裂に一致した点状表層角膜症が両眼性にみられる．結膜充血もみられるが，角膜内に細胞浸潤はみられない．疼痛のためなかなか診察をさせてもらえず所見を十分にとれないが，局所麻酔薬点眼により疼痛が消失するため，その後にきちんと所見をとる．治療は，油性眼軟膏点入と鎮痛剤内服による疼痛管理を行い，治癒するのを待つことである．時間の経過とともに症状は改善することを説明し帰宅させる．多くの患者が局所麻酔薬点眼効果を診察時に実感するため，その処方を希望するが処方してはならない．重篤な遷延性角膜上皮欠損を伴う神経麻痺性角膜症（neurotrophic keratopathy）に至る危険性があるためである．

放射線による障害（放射線角膜症）（図2, 3）

　眼窩部や副鼻腔，頭蓋底の腫瘍性病変に対し放射線治療が行われることがあるが，角膜が適切に保護されなかった場合や照射部位・

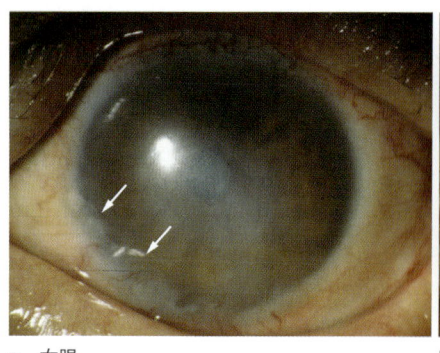

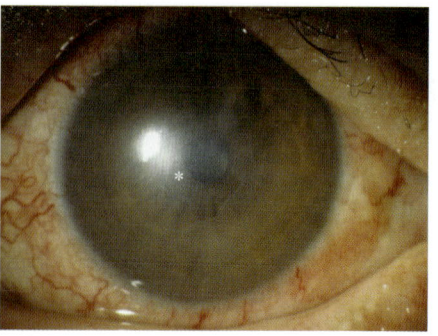

a. 右眼 b. 左眼

図3 放射線角膜症
右眼の角膜下方から結膜侵入がみられる（矢印）．左眼角膜中央部には上皮欠損（*）を認める．

　照射方法のためにやむをえず角膜を保護することができなかった場合，角膜上皮および角膜輪部が障害され，慢性的な角膜上皮障害に陥ることがある．また，照射が涙腺に及ぶ場合，涙腺機能が障害され涙液分泌機能低下をきたし角膜上皮障害の悪化を助長することになる．これらの障害は，放射線による直接的な細胞毒性やDNA変化による致死的・異常蛋白質の産生によるものと考えられているが，詳細は明らかでない．

　放射線照射後，角膜上皮障害が発生するまでの期間について，照射放射線量や期間も症例により異なるため発症時期は一定していないと思われる．自覚症状は疼痛と視力障害を訴えることが多い．臨床的には，びまん性の点状表層角膜症が照射を受けた側の角膜にみられる．糸状角膜炎を伴うこともあり，疼痛の原因となる．角膜輪部が高度に障害された場合，角膜輪部機能不全と類似した状態となり，遷延性角膜上皮欠損や血管を伴う結膜上皮の侵入がみられることもある．治療は対症療法が基本となる．涙液分泌低下に対する涙点プラグ挿入や人工涙液点眼，油性眼軟膏点入やソフトコンタクトレンズ装用による角膜表面の保護が主体となる．遷延性角膜上皮欠損に至った場合，自己血由来フィブロネクチン点眼により上皮欠損の速やかな再被覆に努める．また，糸状角膜炎による疼痛には，レバミピド点眼が有効である．

（森重直行）

LASIK後の角膜外傷について教えてください

Answer LASIK後何年たっても，外傷の性質によってはフラップの偏位が起こる可能性があります．

LASIK後の角膜外傷の特徴

　LASIKのフラップの創傷治癒は，術直後の約24時間でフラップエッジの上皮化が完成し，その後数か月にわたってフラップとフラップベッドの接着が強化される．ただし，角膜実質のコラーゲン再生はわずかで，フラップとフラップベッドの接着は完全にremodelingされて一体化することはなく，緩い接着のみにとどまる．したがって，10年以上たっても，再手術の際にスパーテルなどの挿入によって容易に剝離できる．

　フラップエッジの上皮化完成前のLASIK後早期では，こすったりぶつけたりという比較的軽い外力によって，フラップの位置が偏位し，フラップに皺が発症することがある（図1）．軽度のもので瞳孔領にかかっておらず無症状のものは放置して問題ない．一方，視軸にかかり，異物感，視力低下，屈折変化などのあるものは，整復を必要とする．術後数年を経過した場合では，激しいスポーツも含めた日常生活においてフラップが偏位する，ということはまず起こりえないが，角膜に直接強い外力がかかるとフラップが損傷する可能性がある．たとえば過去に報告のあったものとして，洗濯物干し竿，

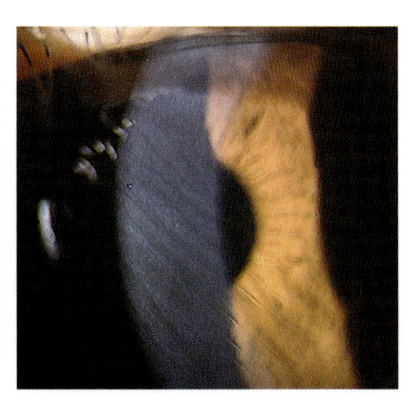

図1　LASIK後早期にみられたフラップの皺

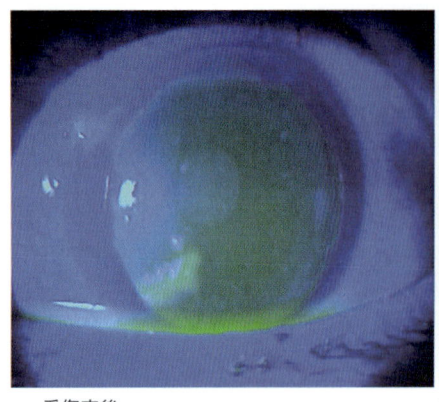

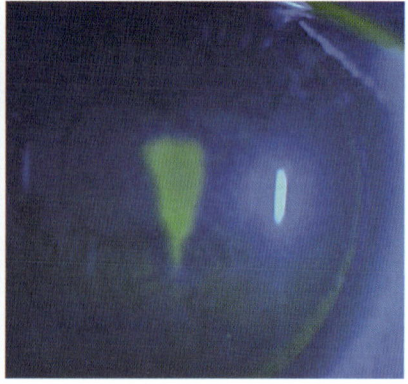

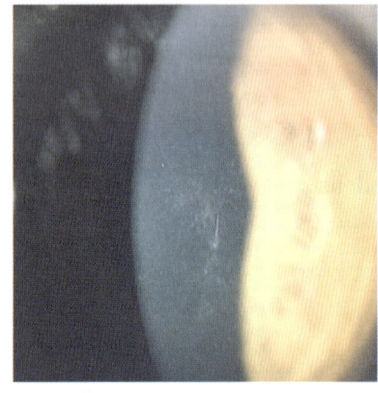

a. 受傷直後
b. 4日後
c. 7日後

図2 LASIK半年後に眼を受傷した症例
（38歳, 女性）

平成23年6月, 両眼LASIK施行し, 同10月に左眼のエンハンスメントを施行した. 初回の左眼矯正量はS−5.75D○cyl−0.75D Ax180°, 術前の角膜厚は541μm, 再手術後の視力は1.5 (n.c.) であった. 平成24年1月, 車のドアに左眼をぶつけ, 痛みと視力低下のため受診した. 左眼のフラップはヒンジ部から切断され喪失していた. 保護用コンタクトレンズと点眼 (クラビット®, サンベタゾン®, 1日5回) にて経過観察したところ, 1週間で上皮化し, その時点での視力はVs＝0.7(0.9×＋0.75D○cyl−1.0D Ax170°) であった.

植木の添え木, テニスラケットのガット（が跳ねた）, 車のドアの角, けんかでパンチを受けた, などがある.

フラップが存在し, 単にずれたり, 皺が寄ったりした場合は, 整復し, 必要に応じて縫合する. 欠損や喪失してしまっている場合はフラップを切除し, 上皮化まで保護用コンタクトレンズを装用する. 必要ならば半年以上待って, 残余屈折に対しPRK (photorefractive keratectomy；レーザー屈折矯正角膜切除) を施行する.

LASIK後にフラップが喪失した症例

症例は38歳, 女性で, 平成23年6月に両眼LASIK施行し, 同10月に左眼のエンハンスメントを施行した. 初回の左眼矯正量はS−5.75D○cyl−0.75D Ax180°, 術前の角膜厚は541μm, 再手術後の視力は1.5 (n.c.) であった. 平成24年1月, 車のドアに左眼をぶつけ, 痛みと視力低下のため受診した. 左眼のフラップはヒンジ部から切断され喪失していた. 保護用コンタクトレンズと点眼 (クラビット®, サンベタゾン®, 1日5回) にて経過観察したところ,

1週間で上皮化し,その時点での視力は Vs＝0.7(0.9×＋0.75 D◯cyl−1.0 D Ax170°) であった(**図2**).

　LASIK術後にフラップが喪失するほどの外傷は非常にまれであるが,起こりうる合併症である.フラップは比較的厚さが均一であり,喪失してもその後の屈折変化は大きくない.マイクロケラトームのフラップは中央部がやや薄い形状のため,喪失後は軽度近視化し,フェムトセカンドレーザーのフラップは理論的には均一の厚さであるが,軽度遠視化する.乱視の発生も通常は1D以下である.LASIKフラップが喪失しても大事に至らないことが多いが,初回手術の矯正量によってはフラップ喪失後の角膜厚が非常に薄くなるため,将来的なケラトエクタジア(corneal ectasia；角膜拡張症)などに注意を払う必要がある.

(戸田郁子)

サイエンティフィック・クエスチョン
角膜再生治療の現状を教えてください

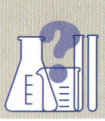

Answer 患者自身の角膜や口腔粘膜に含まれる体性幹細胞を用いた自家角膜再生医療がすでに臨床応用され，現在は iPS 細胞を用いた再生医療の研究にとり組まれています．

クエスチョンの背景

現在，角膜の再生医療として，すでに臨床応用されている角膜上皮の再生を中心に述べる．難治性角結膜上皮疾患に対する治療法として，1980 年代後半にはドナー角膜から採取した角膜輪部を移植する輪部移植が開発された．これにより幹細胞を移植することが可能となったものの，拒絶反応やドナー不足といった問題が残った．このような背景のもと，自己の細胞を用いた角膜上皮の再生医療の開発が行われてきた．

角膜上皮幹細胞と角膜上皮幹細胞疲弊症

角膜上皮幹細胞は，角膜輪部の上皮基底部に存在すると考えられている．Stevens-Johnson 症候群や眼類天疱瘡，化学外傷などの重篤な眼表面疾患により，輪部の角膜上皮幹細胞が消失あるいは機能不全に陥ると，幹細胞からの角膜上皮細胞の供給が行われないため，隣接する結膜上皮が侵入し，角膜混濁など重篤な視力障害が起きる．

培養角膜上皮シート移植，培養口腔粘膜上皮シート移植

最初の成功例を示したのは 1997 年の Pellegrini らの報告である[1]．彼女らは，片眼性の角膜上皮幹細胞疲弊症に対し，健常眼の角膜輪部組織を少量採取し，培養して重層化した角膜上皮シートを作製し，コンタクトレンズ上にのせて移植した．続いて，羊膜やフィブリンゲルなどの基質上で培養して作製したシートを移植する方法が報告された．筆者らは基質および酵素処理を必要としない，独自の温度応答性培養皿を用いたシート移植法を開発した．

一方，両眼性疾患では自己の角膜上皮幹細胞を細胞ソースとして用いることができない．そこで筆者らは，自己の口腔粘膜細胞上皮

文献は p.363 参照．

から作製した培養口腔粘膜上皮細胞シートを用いて，眼表面再建を行う独自の治療法の開発に成功した[2,3]．これまでに，難治性眼表面疾患患者に対し，培養角膜あるいは培養口腔粘膜上皮細胞シート移植を実施してきたが，移植後の成績は良好であり，有意な視力改善が認められている．

iPS細胞を用いた角膜再生

山中らは体細胞へ数種類の遺伝子を導入することにより，胚性幹細胞（ES細胞；embryonic stem cell）と同じく分化万能性と自己複製能を有する人工多能性幹細胞（iPS細胞；induced pluripotent stem cell）を樹立した．自己の体細胞から作製したiPS細胞を用いることで，拒絶反応を回避することができるため，次世代の再生医療を支える強力なツールとして大きく期待されている．わが国では筆者らの施設を中心に，角膜上皮および内皮再生の研究を行っている．現在は，iPS細胞から分化誘導した角膜上皮，角膜内皮を動物へ移植し，安全性ならびに有効性を確認している．

（相馬剛至，西田幸二）

強膜／強膜破裂

　眼外傷のなかでも重篤で視力予後も厳しいものが眼球破裂である．近年は，硝子体手術自体も含めてその手術器具の進歩も著しい．しかしながら，いまだ失明に至ることもある重篤なものといえる．

特徴

　眼外傷はKuhnの分類のように多岐にわたるが，眼球破裂以外も含む眼外傷すべてにおいての米国での調査では，男性に多く，30歳以下が大部分を占めている[1]．

　開放性眼外傷としての分類での，穿孔（裂傷，眼内異物，二重穿孔）の解説は，本巻他項に譲る（表1）[2]．眼球破裂は，眼球自体に鈍的外傷により，眼球壁の弱い部分（輪部や直筋下の強膜，白内障の手術創部など）が破綻することで起こる．イメージとしては，ゆで卵を手のひらで無理やり押しつぶしたときのように，白身を含めて黄身もろともグシャッとつぶれてしまった状態が眼球破裂である．穿孔は，ゆで卵をフォークで突き刺したようなものであり，眼球の形態自体はよく保たれていることが多い．それらから考えても破裂がより視力予後が悪いであろうことは容易に想像できる．

問診

　破裂を見逃すのはあってはならないことであり，そのためにも受傷機転を詳細に問診することは重要である．たとえば，眼にぶつかったのが，ゴルフボールであれば破裂が疑われるし，ドライバーや釣り針のように鋭利なものであれば穿孔が疑われる．また，鉄片であれば二重穿孔や眼内異物などを念頭に診療を進めることとなる．白内障手術の既往があると，白内障の眼内レンズ挿入部の強膜創や角膜創が，破裂による離開部となっていることが多く，重要な情報となる．眼球破裂であれば，多くは全身麻酔下での緊急手術になるので，最終飲食時間は麻酔管理上も重要な情報である．

表1　眼外傷の分類

1. 開放性（open-globe injury）
   1) 破裂（rupture）
   2) 裂孔（laceration）
   裂傷（penetrating injury）
   眼内異物（intraocular foreign body injury）
   二重穿孔（perforating injury）
2. 非開放性（closed-globe injury）
   1) 打撲（contusion）
   2) 全層でない傷（lamellar-laceration）

(Kuhn F, et al：A standardized classification of ocular trauma. Ophthalmology 1996；103：240-243.)

文献はp.363参照.

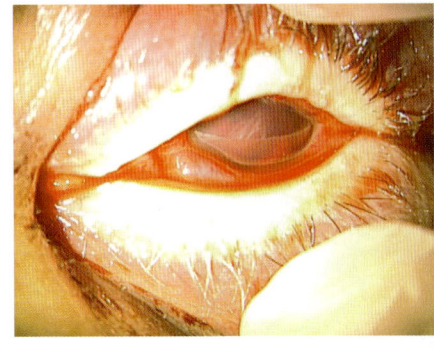

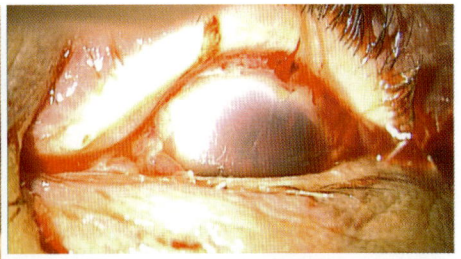

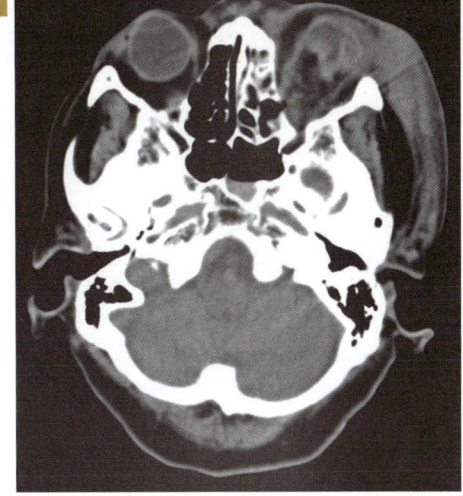

3. 外傷で救急処置が必要な眼疾患　165

図1　転倒しコンクリートに顔面を強打した症例（76歳，女性）
a. 眼球は虚脱しており，光覚はなかった
b. 下方視させると，上方強膜に破裂創が確認できる．
c. 左眼球は，CTでもはっきりわかる虚脱がある．

検査

眼科的検査：視力検査と結果の記載は重要である．眼瞼が腫れて独力で開瞼できないときは開瞼器を掛けたくなるが，開瞼器を掛けることで破裂創の離開を助長させることもあるので注意する．眼圧も測定可能であれば行う．無理に測定して創部に負担を掛けてはいけない．最近は無麻酔での接触眼圧計など比較的安全に眼圧が測定できるものがあるが，無理してはいけない．低ければ破裂の可能性がより高くなる．あまりにも眼圧が低ければ，触診や前房深度が浅くなっていることから容易にわかることもある（図1a, b）．

　光覚がなくても，出血で光が届いていないだけのこともあるので，破裂を疑えば積極的に手術を行う．光覚がないことを理由に手術の時機を逸してはいけない．破裂創があるのに，放置すれば感染を起こしてしまう．創部を放置することで交感性眼炎を惹起することもあるかもしれない．細隙灯検査では，角膜，結膜，強膜，瞳孔（虹彩），水晶体を順にみていくこととなる．角膜に裂傷はないか，広範

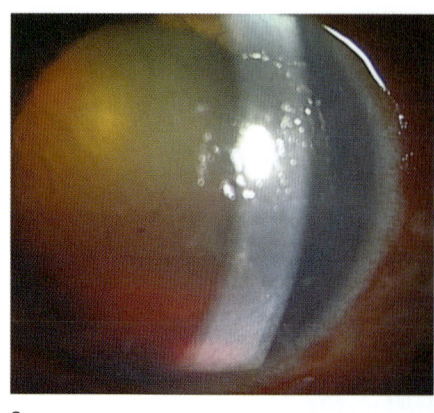

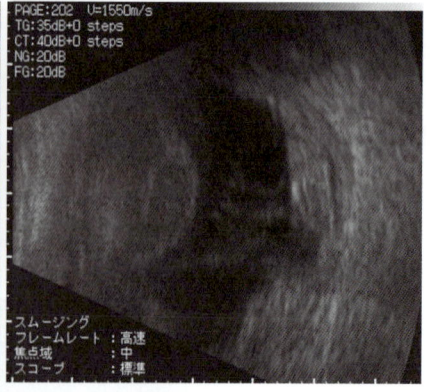

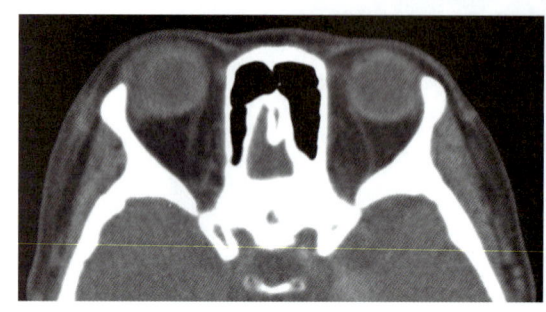

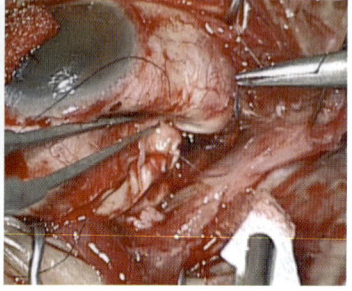

図2 坂を走っていて転倒した症例（70歳, 女性）
a. 結膜には裂傷はなかったが, 高度な結膜下出血と前房出血があった. 視力は手動弁で, 眼圧は4mmHgだった. 結膜の離開がなく, 破裂創ははっきりしなかった.
b. Bモード超音波エコー検査. 網膜剥離ははっきりしなかったが, 脈絡膜下出血があった.
c. 眼窩CT検査. 右眼の眼球形態が保たれていないと思われる部分はあったものの, はっきり破裂とは確認できなった.
d. 結膜を全周切開し確認したところ, 外直筋下から上直筋下までにかけての大きな破裂創部があった.
(d/浅見 哲:開放性眼外傷(1). 臨床眼科 2008;62:450-455.)

囲な結膜下出血や結膜下から透見できるぶどう膜脱出などはないか, 前房出血や虹彩離断などはないかなどの所見は重要である（**図2a**）. 水晶体も脱臼の有無や, Zinn小帯の断裂はないかなど, しっかり確認する. 眼内レンズ挿入眼であると, 白内障手術時の強膜創などから眼内レンズ脱出などが起こっていることがあるので, そのあたりを入念に確認する.

　超音波Bモード検査では, 眼球内を非侵襲的に検査できる. 硝子体出血や網膜剥離, 脈絡膜出血, 脈絡膜剥離などとともに, 穿孔であれば異物などが確認できることがある（**図2b**）.

ほかの検査：さらに重要な情報を与えてくれるのが, 頭部・眼窩CT検査である. 水平断, 冠状断, 矢状断でなるべく細かくスライスしてもらい, 眼球の形態をよく観察する. 診察上はわかりにくい破裂も, CTでその疑いが強くなり手術に踏み切ることもしばしばである. 眼

窩底骨折の判断にも有用である．MRI は，眼内含めて頭部から全身にかけて金属異物などが否定できない限りは禁忌である（**図 1c, 図 2c**）．

治療

一次縫合手術：通常は，眼球破裂の場合は二期的に手術を行う．破裂創を縫合し二次的硝子体手術に備えるよう眼球形態を維持するのが一次縫合手術である．一次縫合手術時に強膜が二次的硝子体手術に耐えうるよう水漏れしないようにしっかり密（water tight）に縫合することが重要である[3]．

明らかに前眼部に創が限局していることがわかっているような場合（角膜裂傷などの場合だが）には，局所麻酔で行うこともまれにあるが，破裂創から麻酔薬の眼球内への侵入の危険性があることや，安全に手術を遂行するためにも全身麻酔での手術が望まれる．創部がわからないときは，特に結膜を全周で切開し創部を確認していく．直筋の直下などは強膜もほかの部位に比べて比較的薄く，破裂創があることが多い．また直筋の間に創があるときも，そこから実は直筋の下まで伸びていっており，直筋を外さないと縫合できないような部位まで到達していることもある（**図 2d**）．また，創部は一つとは限らないので可能性があれば必ず全周を確認することである[*1]．

眼球は，Bell 現象によって，閉瞼するときに上転する[4]．外傷においては，物がぶつかる瞬間の閉瞼時に，眼球が上転することとなる．破裂創部は比較的弱い眼球の上方の強膜，角膜輪部に起こることも多い．特に眼内レンズ挿入眼では，その手術創部が離開することが多く，診察時に注意深い観察が必要である．8-0 ナイロン糸などで，水が漏れないようにしっかりと縫合する．角膜から，輪部，そして強膜にかけての創部の場合は，最も目印になりやすいことと，創部のずれを防ぐために輪部のあたりから縫合をはじめて創口をあわせていけば，ずれにくくなる．縫合後に人工房水などを眼内に注入し，漏れがないことを確認して手術を終了する．

二次的硝子体手術：二次的硝子体手術は，一次縫合手術から数日（約 4〜5 日後）後に行う．あまりに時間を空けると網膜剥離などを合併している場合には増殖硝子体網膜症へ移行してしまうことがある．また，角膜血染症などで手術時の視認性だけではなく，視力予後にも影響してしまう．しかし当日や翌日など早期に行う場合には，眼球内の出血が止まらなかったり，灌流液が漏れて硝子体手術が続行不能に陥ったりする．そのために二次的手術は，可能であれば一次

[*1] 特に結膜下出血が多いのに，結膜が離開していないために，一見すると破裂創はないようにみえることがある．また，CT で眼球破裂がはっきりしない場合も破裂が疑われれば，全身麻酔手術に踏み切り，創部の有無を見きわめることが重要である．決して躊躇することがあってはならない．

手術から4～5日以上たってから行うことが多い[5].

　手術時には，まずは眼内組織の同定が重要である．大きな破裂創部があると，そこに網膜など眼内組織が嵌頓していたりして，硝子体手術時に見ているのが網膜ではなく，網膜の裏側と脈絡膜だったということになりかねない．破裂創部の状態を眼内から組織の嵌頓がないかを確認することも重要である．手術時はありとあらゆることが起こりうる．脈絡膜出血があったり，増殖硝子体網膜症になっていたり，水晶体を含めて虹彩や網膜など眼内組織が眼外へ脱出して失われていたりすることもある．硝子体術者としての高度な技術が必要である．視力予後も厳しいことが多く，患者のケアも重要になってくる．コメディカルを含めた医療チームでの治療とケアが欠かせない疾患である．

カコモン読解　第19回　臨床実地問題38

47歳の男性．右眼を打撲して来院した．視力は右光覚弁．右眼前眼部写真と頭部CTとを図A，Bに示す．まず行うべき手術はどれか．

a 角膜縫合術　　b 強膜縫合術　　c 水晶体摘出術　　d 内直筋縫合術　　e 眼窩内側壁整復術

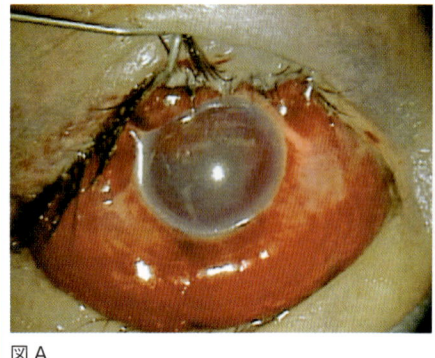

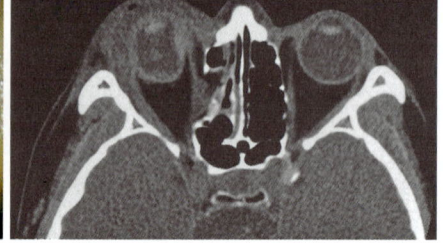

図A　　　　　　　　　　　　　　図B

解説　前眼部写真では，広範囲な結膜下出血があり，前房内出血があることがわかる．また，頭部CTでは右眼の眼球形態が保たれていないことがわかる．以上のことから，解答は，bとなる．aの角膜縫合術は，角膜に明らかな損傷はないことが前眼部写真からわかることから適切ではない．眼球破裂が疑われる状態であること，広範囲な結膜下出血があることなどから強膜が破たんしていると考えるのが妥当である．cの水晶体摘出術は，まず行うべきことではない．眼球破裂が起こっている場合は，まずは強膜創や角膜創を縫合して眼球形態を保てるようにして二次手術に備えることが重要となる．dの内直筋縫合術に関しても同様である．確かに頭部CT上

3. 外傷で救急処置が必要な眼疾患　169

は内直筋も断裂している疑いもあるが，眼球形態が保てる状態でなければ内直筋にアプローチすることすらできない．そのために強膜縫合術が優先される．eの眼窩内側壁整復術に関しても同様である．眼球形態が保てる状態でなければ，眼球はつぶれてしまう場合がある．よって，解答はbとなる．

模範解答　b

カコモン読解　第24回 臨床実地問題43

5歳の男児．転倒して右眼を強打した．前眼部写真を図に示す．考えられるのはどれか．

a 眼内炎
b 眼球破裂
c 結膜裂傷
d 眼窩脂肪脱出
e 水疱性角膜症

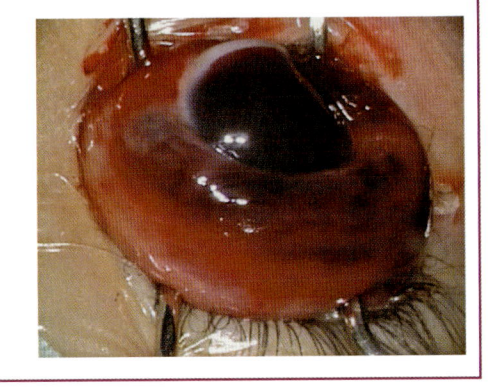

解説　転倒による外傷で起こったものである．考えられるのは，眼球破裂となる．aの眼内炎は，健康な男児で誘因なく急に起こることは基本的にない．しかし，この場合は眼球破裂を引き金として，放置して感染性の眼内炎が起こることはありうる．bが正解となる．cの結膜裂傷は，前眼部写真の2時方向などは結膜裂傷が起こっている可能性がある．しかし，広範囲な結膜下出血とぶどう膜が透けて見えることから強膜破裂が起こっていることがわかり，内容物の脱出がはっきりしないことから結膜裂傷はなく，強膜破裂のみの状態と考えられる．dの眼窩脂肪脱出に関しては，通常の脂肪脱出は黄色から白色の脂肪が結膜下に透見できることが多い．問題の症例では黒っぽいぶどう膜が透けて見えることや転倒したことから眼球破裂の可能性が高くなる．eの水疱性角膜症については，通常は外傷でその直後からできることはあまりなく，レーザーや内眼手術後の長期間経過後の疾患として重要となる．よって，最も考えられるのはbとなる．

模範解答　b

（牛田宏昭）

水晶体／外傷性白内障

外傷性白内障は，成因から穿孔性外傷と鈍的外傷によるものに分類される．

診察のポイント

細隙灯顕微鏡検査：穿孔性外傷では水晶体前後囊が破囊しやすく（図1a, b, c），角膜混濁，前房出血，水晶体混濁などにより詳細不明のことも多い．補助検査を併用するとより多くの情報を得られる．

鈍的外傷の場合[*1]，水晶体偏位（図2），水晶体振盪，瞳孔不整，隅角離断，水晶体の不均一な混濁（図3），前房深度の変化などを生じやすい．

補助検査：水晶体の詳細が確認できない場合，超音波Bモード検査，前眼部OCT（optical coherence tomography；光干渉断層計）な

[*1] **鈍的外傷を伴う水晶体診察のポイント**
一見，通常症例と見分けがつきにくい．左右眼の比較は，異常所見の発見に有効である．水晶体偏位は坐位では目立たないが，仰臥位で著明になることもある．また，水晶体振盪は散瞳でマスクされることがあるため，縮瞳状態でも確認する．

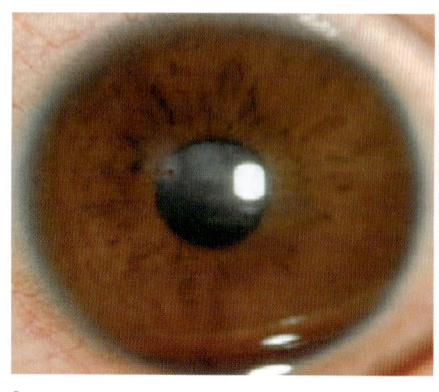

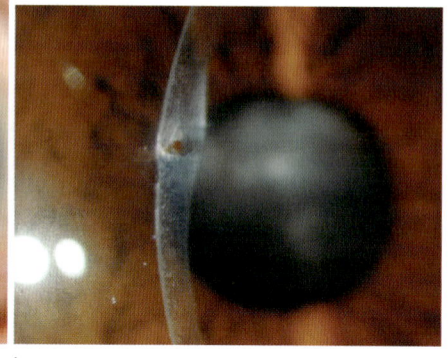

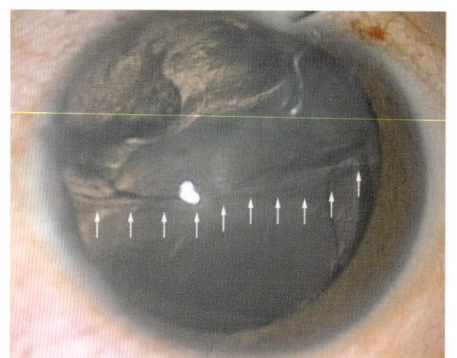

図1 穿孔性外傷例の所見 （17歳，男性）
a. ワイヤーブラシが眼に刺さり受傷．自身で抜去したのち，視力低下，痛みを生じて来院した．すでに外傷性白内障が始まっている．
b. 角膜の中央に刺入部位が確認できる．
c. 術前，水晶体皮質が前房内に漏出し，水晶体前囊の詳細が確認できなかったが，手術時，前房に粘弾性物質を注入することにより，前囊破囊が3時から9時の赤道部まで到達していることが明らかになった（矢印）．

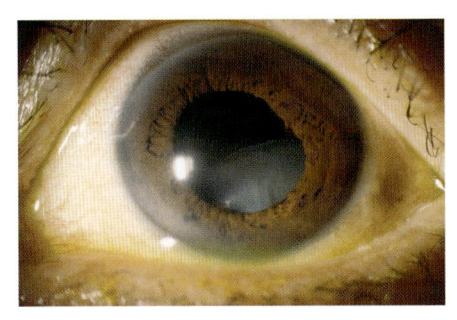

図2 鈍的外傷よる水晶体偏位(67歳, 男性)
鈍的外傷により, 水晶体が外下方に偏位脱臼している. 瞳孔不整も認める.

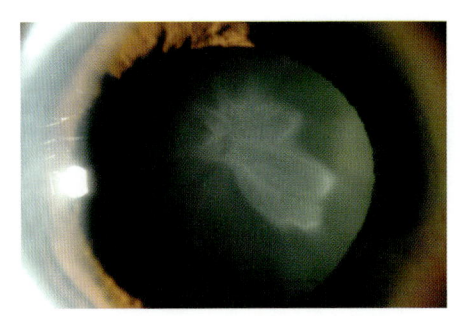

図3 鈍的外傷による外傷性白内障
ヒットしたと推測される範囲の前嚢下皮質に混濁を認める.

a.　　　　　　　　　　　　　　　　b.

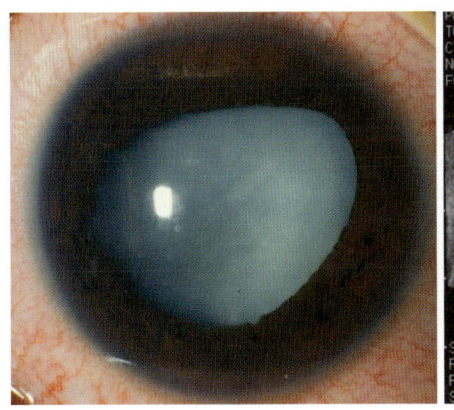

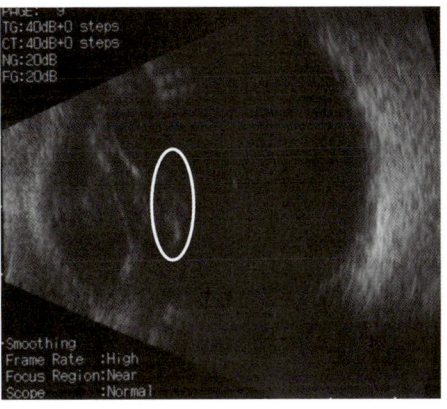

図4 補助検査で後嚢破損が判明した例 (16歳, 男性)
a. バドミントンのシャトルが眼に当たり, 受傷. 水晶体の混濁が強く, 後嚢の詳細が不明であった.
b. 超音波Bモードにて後嚢破損が確認された (○). 鈍的外傷においても, 小さいが大きな外力により, 後嚢破損を生じることがある.

どの補助検査を併用する (図4). 異物刺入を疑う場合はX線, CT, MRI検査が有用であるが, 鉄製異物の場合, MRIは禁忌である.

手術のタイミング

穿孔性外傷の場合:穿孔性外傷による角膜・強膜裂傷がある場合, 一次的縫合を施行し, 白内障手術は消炎後, 二次的に臨む (図5). ただし, 穿孔創が小さく水晶体後嚢が保たれている場合や, 水晶体混濁が強く眼底疾患の治療の妨げになる場合などは, 同時手術も可能である. 眼内レンズ (intraocular lens；IOL) 挿入は感染のリスクもあり, 二次的に挿入したほうが安全である.

鈍的外傷の場合:屈折異常がなく, 水晶体が清明なら経過観察でよい. しかし視力低下例や, 水晶体が清明であっても屈折異常を生じるほどの偏位例は, 手術適応である.

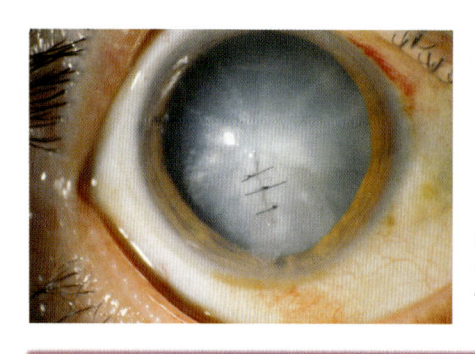

図5　釘による穿孔性外傷
（55歳，男性）
釘が右眼角膜に刺入，前後嚢破嚢を生じた症例．同日，角膜縫合を施行した．2日後，PEAを施行し，その際，一部皮質が硝子体内落下したため，三次的に単純硝子体切除とIOL毛様溝固定術を施行した．PEA：phacoemulsification and aspiration（超音波水晶体乳化吸引術）

術式選択

穿孔性外傷の場合：穿孔創が小さく，水晶体の形態が保たれていれば，超音波水晶体乳化吸引術（phacoemulsification and aspiration；PEA）を選択する．後嚢破嚢がある場合でもPEAを選択可能であるが，核・皮質落下に備え，硝子体切除の準備をする．

鈍的外傷の場合：水晶体偏位がなければPEAを選択するが，術中，Zinn小帯脆弱・断裂に気づくことも多い．嚢内摘出術（intracapsular cataract extraction；ICCE），嚢外摘出術（extracapsular cataract extraction；ECCE）の準備もしておく．水晶体偏位を生じている場合，通常ICCE，ECCEを予定する．近年，手術補助器具[*2]を併用したPEAも報告されている[1-4]．

手術時のポイント

麻酔：痛みによる強い瞬目や硝子体圧の上昇は思わぬ合併症を生じうる．通常より強い麻酔方法を選択し，可能なら全身麻酔を考慮する．

前嚢切開（continuous curvilinear capsulorrhexis；CCC）：局所的な前嚢破嚢例は，その部位からCCCを開始する．すでに赤道部まで破嚢している場合は（図1c），残存前嚢を切開し，裂け目と連結する．前嚢切開時にZinn小帯脆弱・断裂に気づくことも多く，高分子粘弾性物質（ヒーロン® V）を使用すると，水晶体が安定化し，容易になる．水晶体皮質液化例では前嚢染色を併用する．

超音波水晶体乳化吸引（PEA）：後嚢破嚢例のPEAは，設定を低灌流・吸引とし[5]，ECCE，ICCEへのコンバート，硝子体切除の準備をしておく．Zinn小帯脆弱・断裂例は手術補助器具を併用すると，比較的安全に手術可能になるが[*3]，核硬度が高い場合，無理をせずECCE，ICCEを選択する．術中Zinn小帯断裂の拡大，後嚢破損などの合併症を生じた場合，ECCE，ICCEにコンバートする．

眼内レンズ（IOL）の挿入：穿孔性外傷の場合，網膜硝子体病変がなけれ

[*2] **手術補助器具**
Zinn小帯脆弱・断裂例に対し，カプセルエキスパンダー，カプセルテンションリング，虹彩リトラクターなどを使用することにより水晶体が安定化し，比較的安全にPEAが施行可能になる．ただし，使用方法と適応を熟知する必要がある．

文献はp.363参照．

[*3] **Zinn小帯脆弱・断裂例のPEAの注意点**
Zinn小帯脆弱・断裂部位から灌流液が硝子体側に回ると後嚢が挙上し（infusion misdirection syndrome；IMS），手術続行が難しくなることがある．PEAの設定は低灌流，低吸引とし，場合によっては前部硝子体切除を行い，硝子体圧を軽減させる．

ばIOL挿入可能だが,穿孔物が不潔である場合,二次的挿入を考慮する.

鈍的外傷によるZinn小帯脆弱・断裂を生じている場合,軽度脆弱で断裂が90°未満であればIOLの囊内挿入可能である.90°以上180°未満の断裂例は片側もしくは両側の毛様溝縫着術,180°以上の断裂例は両側の毛様溝縫着術を施行する[6].後囊破損を生じてもZinn小帯断裂がなくCCCがcompleteなら毛様溝固定可能である.

カコモン読解 第20回 臨床実地問題44

55歳の男性.鈍的外傷の既往がある.右眼白内障手術の目的で来院した.無散瞳下の細隙灯顕微鏡写真を図に示す.超音波水晶体乳化吸引術を施行するために必要なのはどれか.2つ選べ.
a 虹彩剪刀   b 隅角解離針   c 水晶体囊拡張リング   d アイリスリトラクター
e インドシアニングリーン

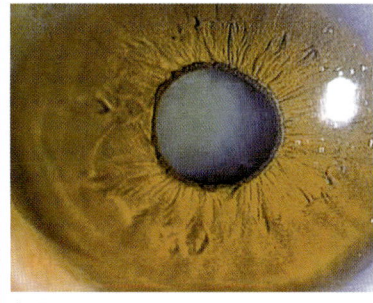

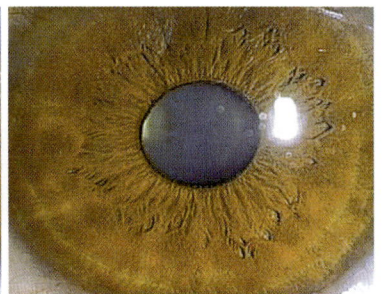

右眼　　　　　　　　　左眼

解説　鈍的外傷既往例の白内障手術で注意すべき合併症は,Zinn小帯脆弱・断裂である.

a. 虹彩剪刀:虹彩切開時に使用する道具である.よって,×.
b. 隅角解離針:狭い隅角を拡大する際に使用する道具である.よって,×.
c. 水晶体囊拡張リング:超音波白内障手術中,Zinn小帯が弱く水晶体形状が保ちにくいときに,これを水晶体赤道部に挿入し,水晶体を安定化する道具である.よって,○.
d. アイリスリトラクター:小瞳孔例の白内障手術時に,瞳孔を広げるために用いる道具である.Zinn小帯脆弱例では,これを前囊切開縁にかけ水晶体を安定化し,白内障手術を補助することができる.よって,○.
e. インドシアニングリーン:網脈絡膜の血管造影検査の際に使用する造影剤である.しかしoff labelで,白内障手術時,視認性の悪い前囊切開時に使用したり,黄斑円孔硝子体手術時に内境界膜剥離の補助剤として使用される.よって,×.

模範解答　c, d

(西村栄一)

水晶体／水晶体脱臼

外傷の合併症としての水晶体脱臼・水晶体亜脱臼[*1]

鈍的な眼外傷は，多かれ少なかれ Zinn 小帯の断裂を引き起こすと考えられている．そのなかでも，強い鈍的圧力が加わった場合や，Zinn 小帯が脆弱な場合（強度近視，ぶどう膜炎の既往，落屑症候群，アトピー性皮膚炎など）には，広範な Zinn 小帯の断裂を生じることがあり，水晶体（亜）脱臼を引き起こすこととなる．

分類

鈍的外傷に伴い，水晶体囊への付着部で Zinn 小帯が断裂することが多い．支えを失った水晶体は，硝子体側にずれ，重力により下方に沈む場合が多い（図1）．

逆に Zinn 小帯の支えを失った水晶体が前方に偏位したり（図2），前房内に脱出したりすることもありうる．この場合には，瞳孔ブロックが生じやすいので注意を要する．

さらに著しい眼外傷の場合には，角膜や強膜の裂傷部位を通して水晶体が眼外に脱出することもありうる．

[*1] 水晶体（亜）脱臼の原因は，先天性（約10％），外傷性（約50％），自然に発症したもの（約40％）に分けられる．自然発症の原因となる疾患には，Marfan 症候群，落屑症候群，Ehlers-Danlos 症候群などが含まれる．

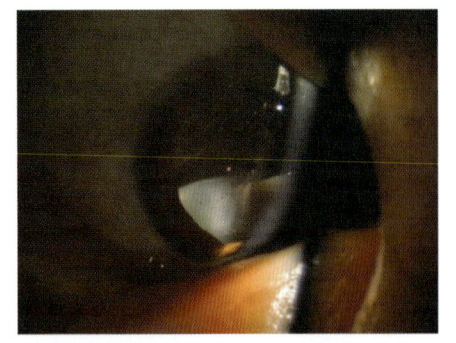

図1 水晶体の後下方への偏位
著しい鈍的外傷後に，水晶体が硝子体腔に移動している．

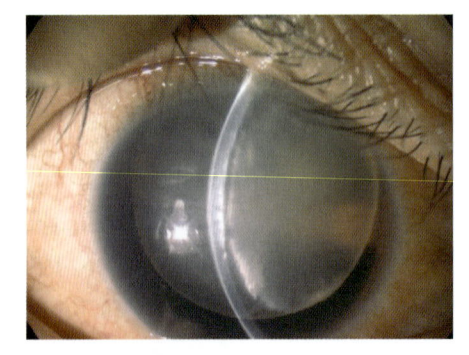

図2 水晶体の前方への偏位
脱臼をした水晶体が前房に偏位し，前房がほぼ消失している．水晶体が角膜内皮と接すると，角膜浮腫を生じるようになる．

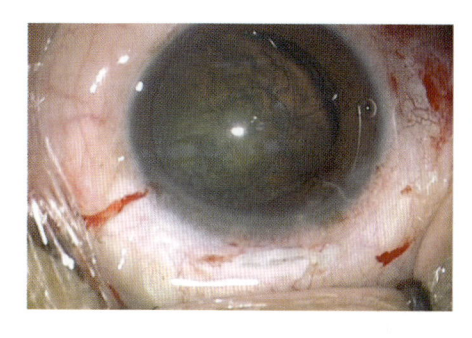

図3 カプセルテンションリングを使用した白内障手術
水晶体（亜）脱臼を生じた眼に対して，水晶体嚢内にカプセルテンションリングを挿入することによって水晶体摘出術をより安全に行うことができる．

水晶体（亜）脱臼以外の眼合併症

閉塞隅角緑内障：Zinn 小帯が一部で断裂することにより水晶体が前方に偏位することにより瞳孔ブロックを生じ，閉塞隅角緑内障を発症することがある．

網膜硝子体疾患など：水晶体（亜）脱臼は虹彩断裂などを伴う強い鈍的外傷（Frenkel syndrome）後に生じることがあるため，虹彩の断裂・隅角解離・網膜剥離・硝子体脱出・網膜振盪症・眼球破裂・眼窩底骨折などの疾患の有無についても評価を行う必要がある．

外科的治療

　水晶体（亜）脱臼の程度や，ほかの眼合併症の有無に応じて手術法を選択する必要がある．Zinn 小帯の断裂が広範に及び，水晶体偏位の程度が著しい場合には，水晶体嚢内摘出術を行い，眼内レンズを毛様溝に縫着する必要がある．

　Zinn 小帯の断裂の範囲がそれほど大きくないと判断される場合には，水晶体嚢を残し，眼内レンズを水晶体嚢内に挿入する手術を選択する．Zinn 小帯が断裂している場合には，水晶体が球状になり，CCC（continuous curvilinear capsulorrhexis；連続円形切嚢）を行う際に穿刺しにくいことや，ラインが流れてしまうことが起きやすい．よって，ヒーロン® V などの高濃度粘弾性物質で前房を形成後は，チストトームで前嚢を穿刺してから前嚢鑷子を用いて CCC を完結させる．水晶体吸引時において Zinn 小帯の脆弱性を補うために，カプセルテンションリング（capsular tension ring；CTR）を挿入する（図3）．しかし，Zinn 小帯の断裂が広範囲に及ぶ際には，縫着用のカプセルテンションリングや，カプセルエキスパンダーを用いて水晶体の吸引を行う．

　どのような手術法を選択したとしても，術後の眼内レンズ偏位や落下を生じることがありうる．そのため定期的な眼科検査が必要となる．

（加治優一，大鹿哲郎）

クリニカル・クエスチョン

外傷性白内障術後の眼内レンズ挿入時期を教えてください

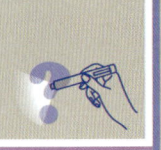

Answer 鈍的外傷と軽症の鋭的外傷は白内障手術と同時に眼内レンズ（intraocular lens；IOL）挿入可能ですが，大きな強角膜創を伴う鋭的外傷は，術後6か月以降に囊外挿入または縫着するほうがよいでしょう．

鈍的外傷

鈍的外傷でZinn小帯が断裂すると，水晶体の脱臼・前方移動や水晶体コロボーマが起こり，それに伴って水晶体の混濁が起こる．鈍的外傷による白内障は，囊内摘出あるいは超音波法による囊外摘出後に，同時にIOLを挿入または縫着する．

裂創の小さな鋭的外傷

鋭的外傷で水晶体損傷を起こしている場合でも，強角膜創が小さく，後眼部合併症を伴わない軽症例もある．このような例は，創を縫合後，超音波または硝子体カッターで水晶体を摘出する．縫合後でも，囊が残せれば囊内か囊外にIOLを挿入し，囊がなければ縫着が可能である．しかし，一期的手術では，IOLの度数計算が正確にできないという欠点がある．術後屈折の正確性を望む場合は，術後6か月以降の角膜形状が安定した時点で，IOLを囊外挿入または縫着する．

大きな強角膜裂創を伴う鋭的外傷

強角膜創が大きな鋭的外傷で，水晶体損傷だけでなく，網膜剥離などの後眼部合併症が疑われる場合は，まず一次縫合を確実に行うことを優先する．一次縫合後1週～10日程度で水晶体摘出と硝子体手術を行うが，眼内レンズは挿入しないほうがよい．眼内異物がある場合は，一期的手術になるが，この場合もIOLは挿入しない．

術後に眼内レンズを挿入または縫着するのは，後眼部合併症が確実に回復して，裂創の縫合糸を抜糸後に角膜形状が安定した6か月以降がよい（図1）*1．後眼部合併症はおよそ3か月以内に安定する

＊1 角膜形状の安定
重篤な鋭的外傷後で無水晶体眼にした後，IOLを挿入する時期は，後眼部合併症の回復と，角膜形状の安定によって決定する．穿孔創を縫合した糸を抜糸して角膜形状が安定するのに，およそ6か月はかかる．

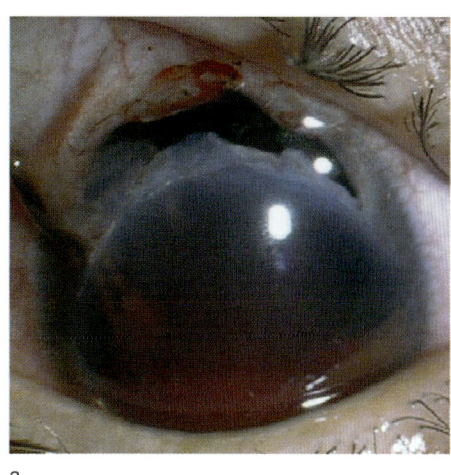

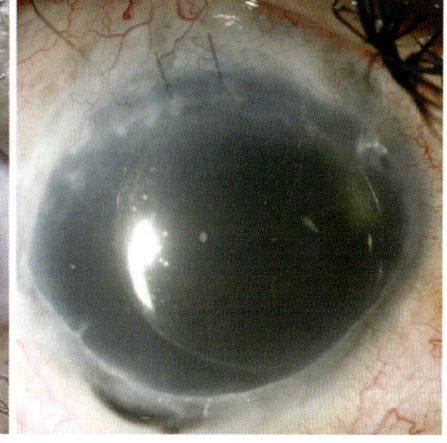

図1　眼球破裂後のIOL縫着

ソフトボールによる眼球破裂で，虹彩脱出，水晶体損傷，硝子体出血を伴っていた（a）．当日，強膜創を縫合し，同時に水晶体摘出と硝子体切除術を行った．角膜形状が安定した一年後に，IOLを縫着した（b）．

が，強角膜創の抜糸が終わるまで6か月程度を要する．それまでは角膜形状が安定しないので，レンズ度数の決定が難しい．ただし，6か月以前に抜糸が終わり，角膜形状が安定すれば，その時点でも挿入可能である．不正乱視が強いので，IOL度数計算のためのK値は，前眼部OCT（optical coherence tomography）や角膜トポグラフィーの中央3mm程度の屈折力の平均を使うとよい．

（林　研）

ぶどう膜／前房出血

文献は p.363 参照.

病態

　眼球打撲による鈍的外傷や鋭利な異物による穿孔性眼外傷では，虹彩実質や毛様体の血管が破綻し，前房出血を引き起こす．鈍的外傷では眼球の変形に伴い，角膜の伸展，水晶体や虹彩毛様体の後方移動が起こり，虚弱な眼内組織に損傷，断裂を生じる．瞳孔括約筋の損傷では，外傷性散瞳，虹彩根部の伸展により虹彩断裂，隅角離開，毛様体解離，Zinn 小帯の断裂により水晶体偏位を起こしうる．穿孔性外傷では，角膜裂傷，虹彩損傷，水晶体損傷や引き続いて感染性眼内炎を生じる．また，しばしば結膜下出血を伴うが，眼球破裂による強膜裂傷や異物による二重穿孔などが隠れていることがあり，注意深い診断が必須となる．

　前房出血の急性期では凝血塊を生じ，炎症細胞浸潤，赤血球やその破砕物が線維柱帯を閉塞し眼圧上昇を惹起する．出血量が多い例や，再出血例，炎症が激しい例ほど，高眼圧を起こしうる．また，再出血は経験的に受傷後 3〜5 日に起こりやすいことが知られている．

　前房出血が少量であれば自然寛解することが多いが，外傷性散瞳や毛様体解離による低眼圧症を生じることがある．隅角後退は軽度のものを隅角離開，高度で低眼圧を伴うものを毛様体解離と呼ぶ．低眼圧が遷延すると低眼圧黄斑症を生じる．

　また，後期には赤血球由来のヘモグロビン代謝産物，ヘモジデリンによる角膜血染症や緑内障を生じる可能性がある．

検査

　外傷の程度に応じて，頭蓋内検査など全身の検査と同時に眼科的検査を行う必要がある．眼外傷では頭部 CT 検査を行い，頭蓋内疾患や眼窩底吹き抜け骨折，眼窩内異物，眼球内異物，眼球虚脱の有無を検索する必要がある．

　初診時には，必ず視力測定を行う．明らかな眼球破裂，強角膜裂傷がある場合を除いて，できるだけ眼圧測定を行う．

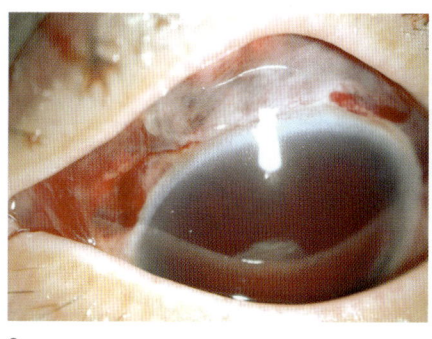

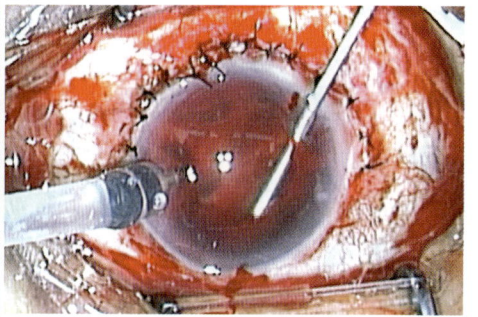

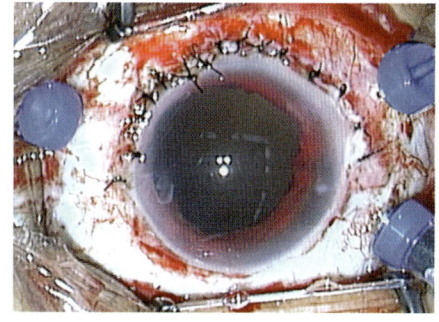

図1 前房出血を生じた眼球破裂の症例
a. 結膜下出血のために一見するとわかりにくいが，上方の強膜裂傷を伴っていた．
b. 上方半周の強膜裂傷をナイロン糸で縫合し，角膜サイドポートを設置，灌流下で前房の凝血塊を処理した．この症例では，眼内レンズと虹彩は眼外に脱出していた．
c. 強膜に3ポートを設置し一期的に硝子体手術を行う．外傷による網膜裂孔を認めたが，後部硝子体剥離を作製後にガスタンポナーデを併用し，手術を終了した．

　前房出血は赤血球が舞っている程度の軽症のものから，前房が凝血塊で満たされる重症のものまでさまざまな程度がみられる．細隙灯顕微鏡では結膜，角膜，強膜の状態や前房炎症の程度，出血の量，出血部位，虹彩，水晶体の状態を確認する．また，隅角鏡を用いて虹彩根部を観察し，隅角後退の有無，程度を確かめる．広範囲に虹彩離断が生じている場合は，瞳孔偏位として観察される．散瞳薬を用いて可能な限り眼底検査も行う．

　患者は痛みや眼瞼の腫張を訴え診察が困難な場合も多いが，結膜下出血を生じている場合は，強膜の裂傷や眼球破裂に伴う内容物の脱出が隠れている場合があり，注意深い観察が必要である（図1）．高度の前房出血，結膜下出血，低眼圧，血性の流涙，眼科手術の既往，頭部CTや眼部超音波検査で眼球虚脱がある場合は，眼球破裂を疑う．白内障などの眼科手術の既往がある場合は，術後時間が経過していても，手術創が拡大する形で強膜裂傷を生じていることが多い（図1）．

治療

　前房出血が軽度であれば，1週間以内に自然消退が期待できるが，出血量が多い場合や再出血をきたした場合は，前房洗浄などの外科的処置を必要とすることがある．アトロピン点眼薬により安静を，

ステロイド点眼薬により消炎を図る．出血が多い場合は眼圧上昇をきたし，β遮断薬やプロスタグランジン系点眼薬を使用する．眼圧上昇の程度に応じて炭酸脱水酵素阻害薬の内服も用いる．

前房出血が軽減すると，虹彩離断や隅角離開が確認できる場合も多い．隅角離開により低眼圧を生じた場合，初期は自然寛解を期待し経過観察を行う．低眼圧が持続し低眼圧黄斑症が遷延すると不可逆的視力障害が進行する可能性があり，1～2か月の経過でレーザー光凝固術，ジアテルミー凝固術，冷凍凝固術，毛様体縫着術，強膜内陥術，輪状締結術，ガスタンポナーデ併用硝子体切除術などが検討される．

眼球破裂を伴う症例では，速やかに角膜・強膜縫合が必要である．裂傷部をナイロン糸を用いてていねいに縫合し，創部の水密閉鎖を確認する．眼球破裂に対し硝子体手術を一期的に行うか，二期的に行うかは議論の分かれるところである．われわれは網膜剥離の拡大や増殖性変化の進行，感染性眼内炎の危険を重視し，角膜の状態や眼内内視鏡使用を検討しつつ，できるだけ同日に一期的に硝子体手術まで行う方針である．タンポナーデ物質としては膨張性ガスを使用するが，術後炎症が予測される症例にはシリコーンオイル使用も検討する．

カコモン読解　第22回 臨床実地問題38

17歳の男子．バスケットボールの試合中に相手選手の手が右眼に当たり，近くの眼科で前房出血を指摘された．受傷2週後，前房出血が消失しても視力が回復しないため来院した．視力は右0.3（0.6×＋0.50D ◯ cyl－3.50D 165°），左1.2（矯正不能）．眼圧は右7mmHg，左16mmHg．右眼眼底写真と隅角写真とを図A，Bに示す．左眼に異常はない．この患者に対する適切な対応はどれか．2つ選べ．

a 経過観察
b 圧迫眼帯
c 硝子体切除
d 強膜毛様体縫合
e レーザー隅角凝固

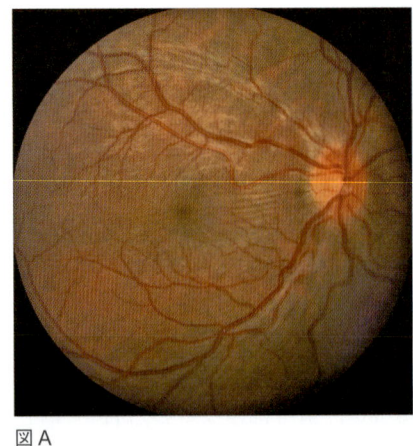

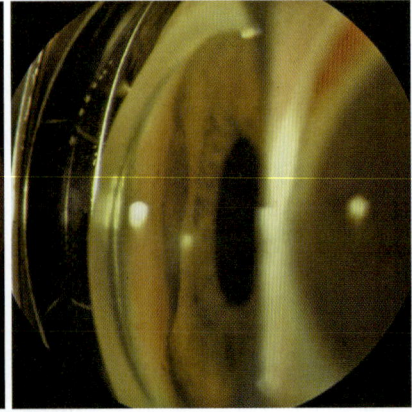

図A　　図B

解説 a. 経過観察：毛様体解離に伴い低眼圧が生じた場合は自然寛解することも多く，初期には経過観察を行う．
b. 圧迫眼帯：圧迫眼帯では十分な効果を得ることは難しい．
c. 硝子体手術：毛様体解離に対する硝子体切除単独の有効性は定まっていないが，ガスタンポナーデ併用硝子体手術が有効と報告されている．
d. 強膜毛様体縫合：毛様体解離が広範に認められ，低眼圧症が持続し不可逆性の視力障害が危惧される場合，強膜毛様体縫合も施行される．
e. レーザー隅角凝固：隅角の創傷治癒，瘢痕形成により眼圧上昇を期待する．

模範解答 d, e（問題を経過観察により改善せず，次の治療は何かという意味に読み解くと，d, eを解答とするのが適当である．）

（久冨智朗）

ぶどう膜／外傷性虹彩炎

原因と病態

原因：外傷によるが，外傷の原因はさまざまである．転倒，野球やサッカーなどのボールによるもの，身体的接触を伴うスポーツ，あるいはけんかなどである．

病態：鈍的外力により虹彩根部の伸展，離解，毛様体の損傷などが起こり，これらの損傷に対する前房内への炎症性細胞の遊走などによると考えられる．

症状と所見

自覚症状：眼痛，充血，霧視，羞明などである．

所見：細隙灯顕微鏡検査にて前房前房内に炎症細胞，混濁を認める．

併発症：眼圧上昇，前房出血を伴うことが多い．外傷性白内障（図1），水晶体亜脱臼・脱臼，眼内異物，硝子体出血，網膜裂孔，視神経損傷などを伴うことがあるので，それらを見落とさないようにすることが重要である．角膜穿孔の有無にも留意し，フルオレセイン紙を用いてSeidel試験を行う．

検査

視力検査，眼圧測定，細隙灯顕微鏡検査，隅角鏡検査，必要に応じて前眼部撮影，視神経障害を疑うときは中心フリッカ測定を行う．

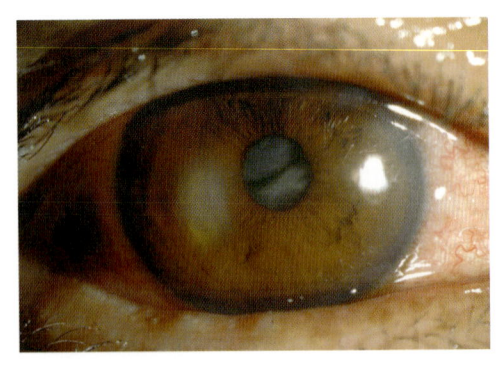

図1　プラスチック片による鈍的外傷
（46歳，男性）

細隙灯顕微鏡では前房内に細胞を認める．プラスチック片による鈍的外傷であり，角膜混濁と外傷性白内障を併発していた．

散瞳下で眼底検査を行う．

治療

副腎皮質ステロイド点眼による消炎薬，散瞳薬の点眼による虹彩の安静と虹彩後癒着の防止．眼圧上昇を伴っている場合は，交感神経β遮断薬や炭酸脱水酵素阻害薬の点眼を追加する．前房出血を伴う場合の治療は，本巻"前房出血"の項（p.178）を参照されたい．

予後

視力は良好なことが多いが，前房出血，硝子体出血などを伴うと視力低下を認める．通常1〜2週間で軽快するが，重症例ではフィブリン消退後に虹彩後癒着がみられる．炎症がステロイドに反応せず遅延する場合は，鋸状縁断裂を伴っていることを疑い，極大散瞳を行ったうえで，網膜周辺部の観察を十分に行う．

（澤田智子）

ぶどう膜／虹彩離断，隅角離開

鈍的外力による前眼部の外傷機序

　スポーツや事故で，眼球を打撲することがある．外力の大きさ，力が加わる方向によってさまざまな眼外傷が起こる[1]．前眼部には，おおむね眼球打撲の直後には炎症と前房出血を生じる．前房出血は虹彩離断，隅角離開，毛様体解離などのぶどう膜の障害が原因である．鈍的な外力が眼球に加わると角膜，前部強膜が後方に移動して，眼球赤道部が拡大する．眼圧は高くなり，房水は隅角を強く押す力として働いて，隅角部組織の毛様体，虹彩に障害を引き起こす．虹彩根部が毛様体から裂ける虹彩離断（iridodialysis），毛様体縦走筋と輪状筋の間に裂隙を生じる隅角離開（angle recession），毛様体全体が強膜岬や強膜から剥がれる毛様体解離（cyclodialysis）が起こりうる（図1）[*1]．

　瞳孔括約筋の麻痺，断裂によって瞳孔の散大（外傷性散瞳）あるいはZinn小帯の断裂，外傷性白内障を伴うこともある．網膜には網膜振盪（commotio retinae）がみられることが多い．多くの場合1〜2週間で消失するが，強い網膜振盪では網膜萎縮から網膜円孔を生じて網膜剥離に至ることもある．

文献はp.364参照．

[*1] 鈍的外傷により，前眼部には虹彩根部が毛様体から裂ける虹彩離断，毛様体縦走筋と輪状筋の間に裂隙を生じる隅角離開，毛様体全体が強膜岬や強膜から剥がれる毛様体解離が起こりうる．

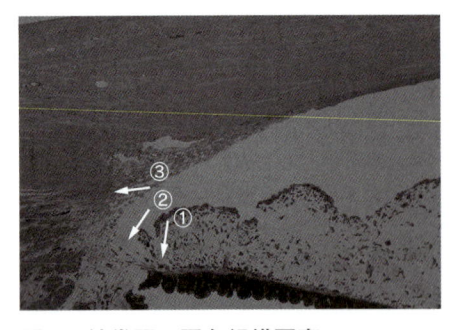

図1　健常眼の隅角組織写真
強い力が作用した場合に，その方向によって，①虹彩離断，②隅角離開，③毛様体解離が起こる．

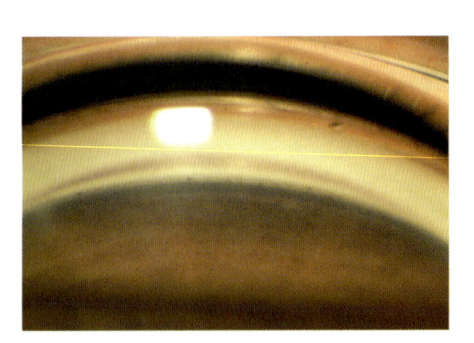

図2　健常眼の隅角鏡写真

健常眼の隅角鏡所見

健常眼の隅角鏡検査では，角膜周辺と虹彩根部が接する部位に線維柱帯が認められる．角膜のDescemet膜の最終端部に相当する部位は，淡い線状の色素沈着を伴ったSchwalbe線である．線維柱帯は，Schwalbe線から虹彩根部の深い陥凹部までに網目状の組織として存在する．線維柱帯はほぼ透明であるので，線維柱帯を通してその奥にある組織が透見され，隅角陥凹には，毛様体の先端部である毛様体帯が黒く帯状にみられる．Schlemm管は線維柱帯のほぼ中央部の強膜側に存在する．隅角鏡検査で，逆流現象によって上強膜静脈の血液が逆流してくると，Schlemm管の位置がよくわかる．Schlemm管と毛様体帯との境界部には強膜岬が細い白色の帯としてみられる（図2）．

虹彩離断・隅角離開・毛様体解離の症状と眼所見

前房出血を伴うことが多く，その場合は視力低下，霧視の症状がある．多くの場合，炎症のために房水産生量が低下して眼圧が下がることが多い．極端な低眼圧をきたすと低眼圧黄斑症による視力低下を認める．大量の前房出血や水晶体の位置異常，線維柱帯の損傷が原因で高眼圧をきたすこともある．外傷後の再出血を起こすことがあり，受傷後1週間以内に生じることが多い．再出血の頻度は，おおむね10％である．外傷性低眼圧が自然に回復する直前には，一過性に著しい高眼圧になることが多い．多くの場合，この高眼圧は数日で正常の眼圧に戻る．虹彩離断が起こると瞳孔の形が不整形になる．小さな虹彩離断は無症状だが，広範囲に起こると羞明や単眼複視の症状が起こる（図3）．

線維柱帯の解剖と外傷後の高眼圧

線維柱帯は前房側から順に，ぶどう膜網（uveal meshwork），角強膜網（corneoscleral meshwork），傍Schlemm管結合組織（juxtacanalicular connective tissue）の三部に分けられる．線維柱帯の網目はぶどう膜網では比較的粗いが，角強膜網では線維柱帯細胞は突起を有し，近くの細胞と互いに接触し，Schlemm管に近づくにつれて細かくなっている．特に，傍Schlemm管結合組織では線維柱間隙が狭くなり，はっきりしない．線維柱帯における主要な房水流出抵抗は，この傍Schlemm管結合組織にあると考えられている．線

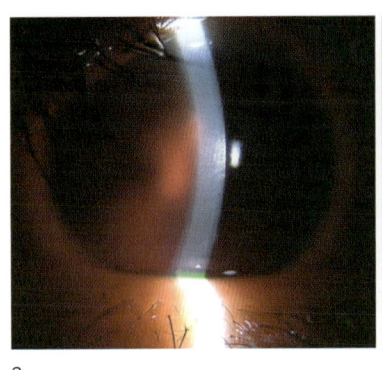

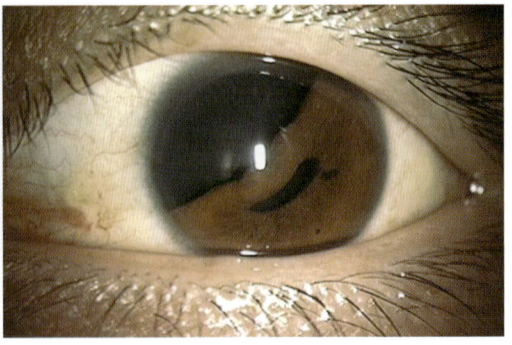

図3 野球ボールによる眼球鈍的外傷例の前眼部写真（36歳, 男性）
a. 前房出血がみられる.
b. 前房出血が吸収された後, 虹彩離断が広い範囲に認められる.

維柱帯の網目の間隙は線維柱間隙（intertrabecular space）といい, 房水はここを通過する.

虹彩離断・隅角離開・毛様体解離が外傷で起こった場合に, それぞれの病変のみで, 線維柱帯組織に外傷による変化が起こっていなければ, 受傷後の前房出血や炎症が治まると眼圧はおおむね正常化する[*2]. 線維柱帯に外傷によって変化が起これば眼圧が上がり, それに対する治療が必要になる[2,3]. 点眼治療でコントロールできなければ, 濾過手術が適応になる. 毛様体解離で房水が上脈絡膜腔に流れるために低眼圧になり, 低眼圧黄斑症が続く場合は, 経強膜の毛様体縫着術を行う[4]. シリコーンプロンベ強膜縫着術あるいは硝子体手術, 眼内レンズ挿入術で治癒したとの報告もある[5].

受傷後の治療

受傷後早期には, 外傷性虹彩炎, 前房出血を伴うため, 1％アトロピン点眼1回/日による散瞳と, ステロイド点眼薬4回/日による消炎を行う. 外傷後の再出血は1週間以内に多いので, 受傷後しばらくは安静を指示する. 眼圧はしばらく変動するが, 高眼圧に対しては必要に応じて降圧治療を行う. 点眼治療で眼圧コントロールができなければ, 通常はMMC併用線維柱帯切除術を選択する[6]. 隅角離開自体は治療対象とはならない（図4）. 虹彩離断は, 小さい場合は放置していてよいが, 大きく症状がある場合は虹彩と強膜を縫着する手術を行う.

[*2] 虹彩離断・隅角離開・毛様体解離が外傷で起こった場合に, それぞれの病変のみで, 線維柱帯組織に外傷による変化が起こっていなければ, 受傷後の前房出血や炎症が治まると眼圧はおおむね正常化するので, しばらくは対症療法で経過をみるのがよい.

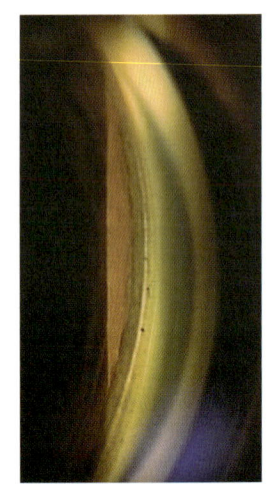

図4 野球ボールによる眼球鈍的外傷例の隅角鏡写真（49歳, 男性）

初診時に外傷性散瞳, Zinn小帯一部断裂, 前房出血, 高眼圧, 軽度の硝子体出血と網膜前出血がみられた. 受傷2か月後の隅角鏡写真. 隅角後退が観察される.

カコモン読解　第18回 臨床実地問題34

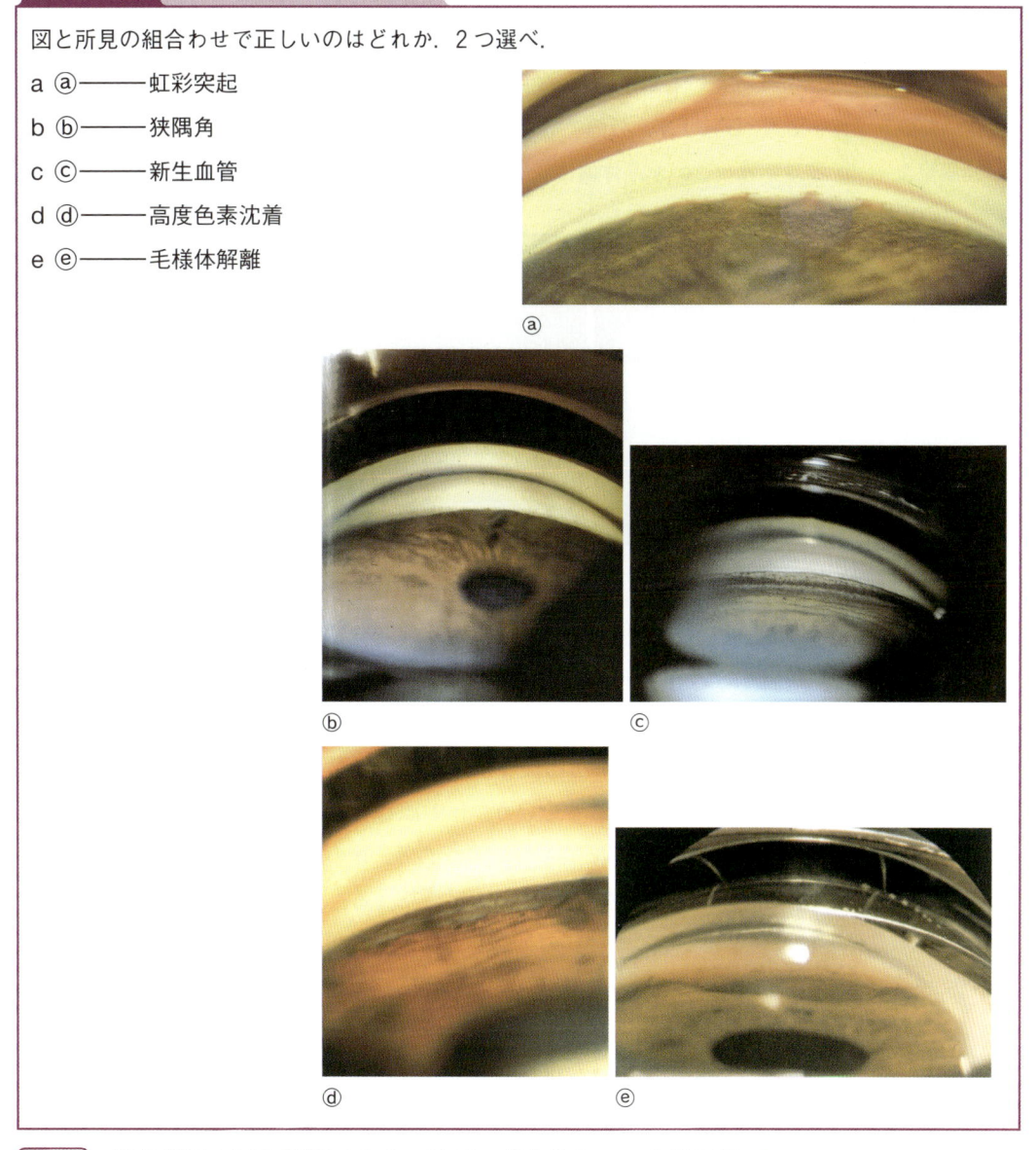

図と所見の組合わせで正しいのはどれか．2つ選べ．

a ⓐ――― 虹彩突起
b ⓑ――― 狭隅角
c ⓒ――― 新生血管
d ⓓ――― 高度色素沈着
e ⓔ――― 毛様体解離

解説　隅角所見を読む問題である．ⓐは，部分的なテント状周辺虹彩前癒着（peripheral anterior synechia；PAS）がSchwalbe線あたりまで観察される．ぶどう膜炎などによる続発緑内障で観察されることが多い．ⓑは狭隅角で，虹彩が前方に弯曲しており，線維柱帯がほとんど観察されない．ⓒは，高度の色素沈着がみられる隅角である．色素性緑内障や落屑緑内障でみられる．ⓓは，強膜岬から虹彩根部までの距離が増大している．隅角離開と診断する．ⓔは，毛様体と強膜の間に深い陥凹が観察される．毛様体解離と診断する．

模範解答　b, e

カコモン読解　第 21 回 臨床実地問題 42

45 歳の男性．作業中に右眼を強打し，視力が低下したため来院した．初診時の視力は右 0.05（矯正不能）．眼圧は右 25 mmHg．3 週後の視力は右 0.3（矯正不能）．眼圧は右 14 mmHg．初診時と 3 週後の前眼部写真を図 A，B に示す．外傷で引き起こされたのはどれか．
a 角膜染血　　b 眼球穿孔　　c 水晶体偏位　　d 虹彩根部離断　　e 虹彩ルベオーシス

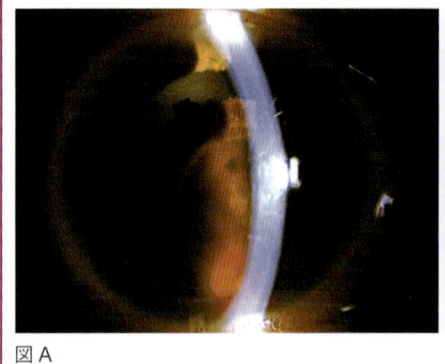

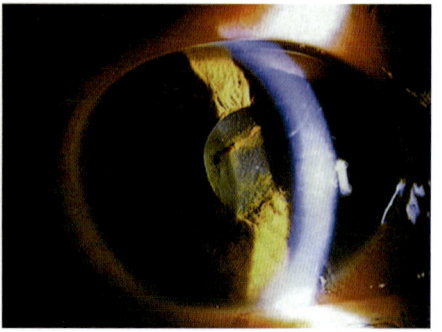

図 A　　　　　　　　　　　　図 B

解説　眼球打撲により，初診時の写真では前房出血，フィブリン析出，外傷性散瞳，角膜 Descemet 膜皺襞が認められる．3 週間後の写真では瞳孔不整，水晶体前面の色素沈着，角膜 Descemet 膜皺襞が観察される．a の角膜染血症は，前房出血多量で高眼圧が持続した場合，血液成分が角膜にしみ込むことをいう．b の眼球穿孔が起こったのであれば，初診時は低眼圧を呈するはずである．c の水晶体偏位は，受傷時に Zinn 小帯が断裂した場合に起こりうる．図 A，B では水晶体偏位は起こっていない．d の虹彩根部離断は，瞳孔が不整になっていることから考えられる．初診時は帯状に茶色を呈するものが前房にみえる．虹彩と判断した．3 週間後の細隙灯写真では，根部の離断部分は写っていない．前房出血が吸収されて，虹彩が下方に移動したのか，あるいは虹彩根部の縫合を行った後かもしれない．e の虹彩ルベオーシスは，前眼部の新生血管を指す．通常は網膜の虚血が原因で発症する．図 A，B では虹彩に新生血管は認めない．

模範解答　d

（久保田敏昭，中室隆子，横山勝彦）

ぶどう膜／外傷性散瞳

原因と病態

外傷性散瞳は，手拳（図1），ボール（図2）など，鈍的な飛来物による外力によって発症する．眼球は強い鈍的外力を受けると瞬時に著しく変形し，前眼部は押されて後方へ偏位する．その結果として，内部に存在している種々の輪状組織は円周方向に伸展され，特徴的な病態が発生する．瞳孔括約筋は，瞳孔縁に沿って配列している輪状組織であり，断裂，麻痺，萎縮を生じ，その結果引き起こされる病態が外傷性散瞳である．受傷直後は一時的に縮瞳し，1～2時間後に散瞳することが多い．

自覚症状

グレア，羞明感，瞳孔不同，近方視力低下，調節障害を訴える．

眼所見

瞳孔は不整形で中等度に散大し，瞳孔縁に瞳孔括約筋の限局的な断裂や萎縮が存在している．また，外傷性虹彩炎，前房出血（図2, 3, 4），虹彩離断（図3），隅角離開（図5），外傷性白内障（図6），水晶体脱臼・亜脱臼（図4）などをしばしば伴うことがあり，その二次的な変化として高眼圧，低眼圧などがみられることもある．

診断するうえで必要な検査

問診：主訴，受傷時の状況，受傷原因となった物体の性状，受傷後の経過について，できる限り詳細に聴取する．特に，小児の場合には，周囲の人や家族から聴くことは，治療方針の決定や予後の推測に重要である．

視力，眼圧検査：病態の把握や予後の推測の意味から，両検査ともにできる限り怠ってはいけない．長期的には緑内障，低眼圧症の発症にも注意して経過観察する．

瞳孔検査：ペンライトを用いて瞳孔径の左右差，形をチェックする．

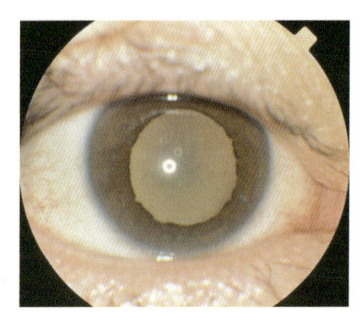

図1 手拳の殴打による外傷性散瞳
41歳,男性.瞳孔は不整形で散大し,虹彩の萎縮がみられる.

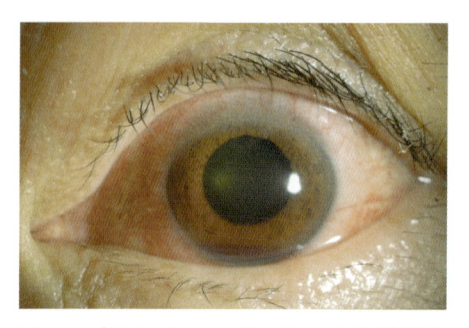

図2 プラスチックボールによる外傷性散瞳
57歳,男性.瞳孔は不整形で散大し,虹彩の萎縮と前房出血がみられる.

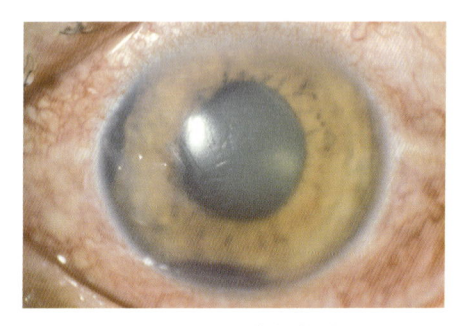

図3 BB弾による外傷性散瞳
12歳,男児.瞳孔は不整形で散大し,角膜浮腫,耳側の虹彩離断と前房出血がみられる.

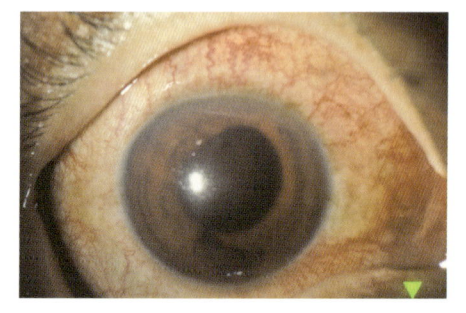

図4 洗車用高圧水による外傷性散瞳
57歳,男性.瞳孔は不整形で散大し,前房出血と水晶体亜脱臼,硝子体出血がみられる.

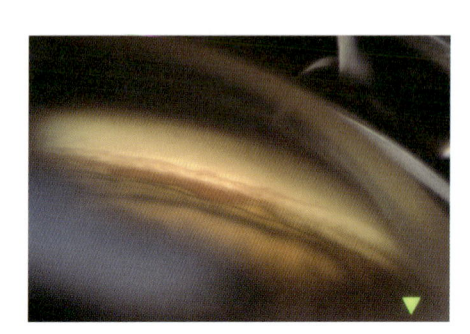

図5 隅角離開(図3と同一症例)
虹彩根部が後退し,隅角に出血がみられる.

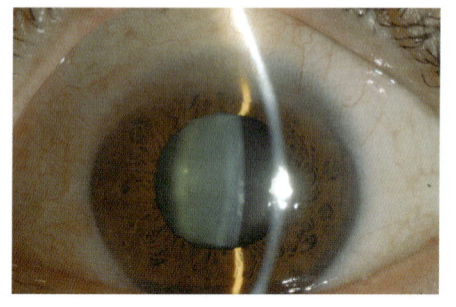

図6 外傷性白内障(図2と同一症例)
前嚢下に淡い混濁がみられる.

対光反射(直接・間接),近見反応:ともに減弱あるいは消失している.
細隙灯顕微鏡検査:瞳孔括約筋および色素縁[*1]が裂けており,瞳孔は不整形で散瞳している.結膜,強角膜,前房,水晶体,さらにはGoldmann三面鏡を用いて,隅角や後眼部の状態についてもチェックする.
眼底検査:鈍的な外力によって発生しうる後眼部病変,すなわち,網膜振盪症,網膜硝子体出血,網膜裂孔,黄斑円孔,網膜剥離,脈

[*1] 色素縁
瞳孔の周囲は色素細胞で黒く縁取りされており,色素縁と呼ばれている.

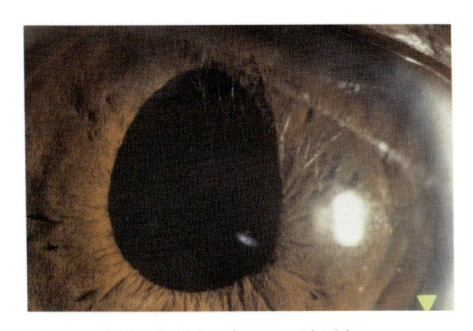

図7 瞳孔緊張症（Adie 瞳孔）
32歳，女性．強い光にて，いびつな散瞳状態がみられる．

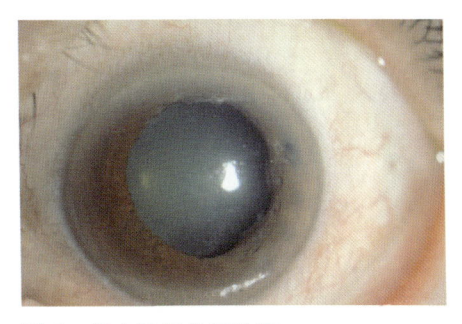

図8 緑内障発作既往眼
68歳，女性．発作後3か月で，瞳孔は縦長に散大し，虹彩には部分的な萎縮がみられる．

絡膜破裂などの随伴病変の有無についてチェックする．また，隅角離開を伴って低眼圧が持続する場合は，低眼圧黄斑症にも注意する．

治療

外傷性散瞳に対する積極的な治療法はない．一般的には，近方視力低下に対して近用眼鏡，羞明感に対して遮光眼鏡や虹彩つきコンタクトレンズの装用などが行われている．観血的療法としては虹彩縫縮術[1]，虹彩つき眼内レンズや虹彩リングの挿入がある．虹彩つき眼内レンズや虹彩リングについては，わが国では医療材料として認可されていない．外傷性散瞳は時に数日から数週間で回復する症例もみられる．まずは，随伴病変に対する治療を優先する．それぞれの治療法については各項目を参照されたい．

文献は p.364 参照．

散瞳を示す主な病態

動眼神経麻痺：瞳孔は正円で軽度散大する．ほかに眼瞼下垂や眼球運動障害がある．脳動脈瘤や外傷が原因でみられることが多い．

瞳孔緊張症（図7）：Adie 瞳孔は20〜40歳の女性に多い．瞳孔括約筋の分節性麻痺のため細隙灯顕微鏡の強い光でいびつな散瞳状態がはっきりし，瞳孔縁が不規則な動き（worm-like movement）を示す．対光反射は遅鈍で，低濃度ピロカルピン（0.1〜0.125％）に過敏性を示して縮瞳する．

緑内障発作既往眼（図8）：瞳孔は縦長に散大する．虹彩は部分的または全体的に萎縮する．瞳孔括約筋は麻痺し，対光反射は遅鈍または消失する．

毒物によるもの：ボツリヌス中毒やアトロピン中毒がある．

〔筑田　眞〕

ぶどう膜／虹彩脱出

原因と病態

　虹彩脱出は，前部眼球壁の開放性眼外傷の際にしばしば認められる．ナイフ（図1），きり，はさみなどによる鋭的な受傷機転，あるいは手拳，ボール，転倒（図2, 3）などによる鈍的な受傷機転のいずれにおいても，前部眼球壁に開放創が生じれば，房水の流出とともに虹彩は創口から脱出し，嵌頓する．一般的に角膜創が2～3mm以上あると発症するといわれている．

自覚症状

　視力低下，眼痛，流涙，充血，出血を訴える．房水が流出したこ

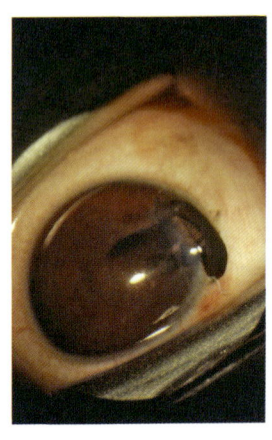

図1　カッターナイフによる鋭的外傷
6歳，女児．輪部の角膜創から虹彩は脱出し，瞳孔は創口方向に偏位し，前房の消失がみられる．

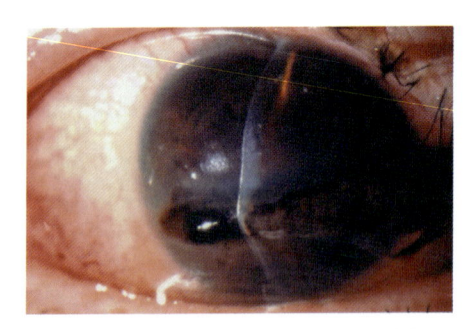

図2　階段からの転落による鈍的外傷
45歳，男性．耳側角膜から鼻側強膜に達する横断的な創口から虹彩は脱出し，前房の消失がみられる．

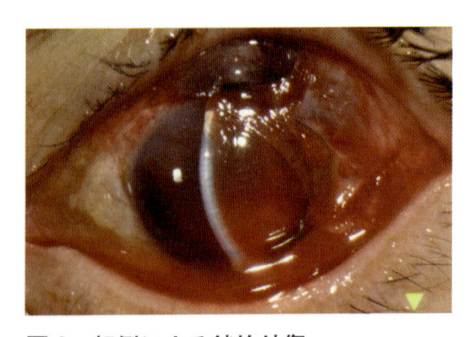

図3　転倒による鈍的外傷
上方角・強膜創から結膜下に虹彩は脱出し，結膜の膨隆，前房出血もみられる．

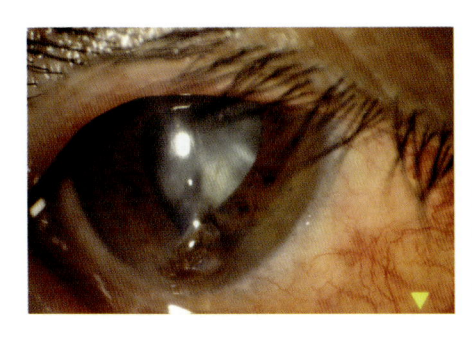

図4 小石による鈍的外傷
59歳，男性．角膜創から虹彩は脱出し，瞳孔は創口方向に偏位し，前房は浅く，水晶体前嚢が損傷して，外傷性白内障がみられる．

とにより，温かい涙を自覚していることもある．

眼所見

創口から暗褐色を呈する半球形に隆起した脱出虹彩が認められる．瞳孔は創口方向に引っ張られ，変形・偏位している．前房出血（図3），房水の流出による浅前房（図3, 4）あるいは前房の消失（図1, 2）がみられる．創は角膜にとどまらず，強膜まで達していることもあり，結膜下に脱出した虹彩が黒ずんで見えることもある（図3）．受傷直後の角膜創部は比較的透明性を保っているが，数時間経過すると灰白色の浸潤，膨化，混濁が現れ，創部にフィブリン膜が付着する．受傷機転の違いや外傷の程度によってさまざまな随伴病変がみられる．すなわち，外傷性白内障（図4），水晶体脱出，硝子体出血，網膜裂孔，網膜剝離，網脈絡膜破裂，眼内異物など，病変は多彩である．

診断するうえで必要な検査

問診：受傷時の状況，受傷原因，受傷後の経過などをできる限り詳細に聴取することにより，感染の可能性，眼内異物の可能性，異物の種類，外傷の重症度などを，ある程度予測することができる．問診は，診断，今後の治療方針の決定や予後の推測に重要である．

視診：外・前眼部に対する損傷の有無，程度を観察する．前眼部を観察する際は，眼瞼の腫脹や疼痛のため開瞼困難な場合が多く，無理な開瞼は眼球を圧迫して，虹彩などの眼球内容物の脱出を増悪させ，より重篤な状態になるので注意する．ベノキシール®などの点眼麻酔後に，Desmarres（デマル）開瞼鈎を用いて上下眼瞼を軽く開いてから観察する．その際，眼圧の状態についても触診にてチェックする．極端な眼圧の低下を認め，結膜が膨隆していれば強膜裂傷の存在を疑う．

視力検査：病態により検査の困難な場合もあるが，外傷の重症度を知るうえで必ず行うことが大切である．視力は角膜創の位置と範囲，虹彩脱出の状態や随伴病変によって異なるが，一般的に指数弁以下のことが多い．視力が著しく障害されていても，光投影能[*1]のチェックはしておく必要がある．

細隙灯顕微鏡検査：脱出虹彩の癒着や損傷の程度，汚染度，創の位置や範囲，状態について正しく把握する．次いで，前房の状態，水晶体損傷や硝子体脱出の有無などについてチェックする．また，外眼部についても観察する．

眼底検査：後眼部の随伴病変の有無と重症度を正しく把握する．角膜創の位置と状態，前房や水晶体の状態，硝子体出血によって，検眼鏡的に病変の把握が十分にできない場合がある．問診の結果などから，異物の飛入が予想される場合には超音波検査，X線検査やCT検査などの画像診断を行って，眼内異物の有無をチェックする．

治療

虹彩などの眼球内容物の脱出を伴った開放性眼外傷は，感染症の発生や癒着性瘢痕による視力予後の悪化を予防する観点から，できる限り早急に手術を行う必要がある．手術に際しては，ただ単に創の閉鎖という形態的修復のみではなく，術後視力の良好な回復という生理機能的修復を心掛ける．受傷眼の消毒や麻酔時には，圧迫して虹彩脱出を増悪させないように細心の注意を払う．脱出した虹彩は美容的にも，機能的にもなるべく整復するように心掛けるが，明らかに挫滅していたり，壊死，萎縮に陥っていたり，虹彩内に異物を含んでいたり，虹彩表面の上皮化が疑われたりする場合，一般的には受傷後24時間を経過している場合には，術後における感染症や眼内上皮増殖の危険性を避けるために切除すべきである．しかし，損傷が少なく，健常な外観を保っている場合は細心の注意を払ったうえで整復を試みる．まず，角膜輪部に新たな切開創を作製し，その部位から粘弾性物質にて前房を随時形成しながらスパーテルを用いて整復する．これによって，創口と虹彩の損傷を最小限にとどめることができる．脱出した虹彩を切除する際には，切除範囲は必要最小限とし，機能保全と二次再建に備える．創の縫合は術後の角膜混濁と角膜乱視を少なくするために，創を元の位置に正確に戻し，瞳孔領をできる限り避けるようにして10-0ナイロン糸にて埋没縫合する．術後は感染症の発生防止のために抗菌薬を局所的および全

[*1] **光投影能**
light projection．中間透光体に混濁があって視力測定ができないとき，眼内に種々の方向から光を入れ，その方向を答えさせる．

[*2] **虹彩悪性黒色腫**
黒褐色の隆起した病変で，原発性はまれである．続発緑内障を合併しやすく，腫瘍の増大によって隅角が圧迫され周辺虹彩前癒着を生じたり，隅角に色素細胞が沈着したりして，房水流出能が障害されて発症する．

[*3] **血管新生緑内障**
網膜虚血が原因で隅角に発生した線維血管膜により，房水流出抵抗が増大して起こる難治性，予後不良の続発緑内障である．網膜虚血をきたすすべての疾患で起こりうる．

[*4] **虹彩角膜内皮症候群**
進行性虹彩萎縮，Chandler症候群，Cogan-Reese症候群の三つの疾患の総称であり，通常は片眼性で，30〜50歳代に多く，非遺伝性の疾患である．原因として，異常な角膜内皮細胞によって形成される細胞性膜様物が隅角虹彩面上に進展し，虹彩の萎縮・偏位，角膜浮腫，周辺虹彩前癒着の形成，難治性の続発緑内障をきたす．

3. 外傷で救急処置が必要な眼疾患　195

身的に投与する．術後管理の詳細に関しては他項を参照されたい．

カコモン読解　第23回 臨床実地問題46

72歳の女性．7か月前に左眼水晶体嚢外摘出術を受けた．術後2週で術創から虹彩脱出がみられたため整復術を受けた．治療に抵抗する眼圧上昇を来し来院した．眼圧は左46mmHg．左眼前眼部写真を図A，B，Cに示す．考えられるのはどれか．

a 眼内上皮増殖
b 虹彩悪性黒色腫
c 血管新生緑内障
d 虹彩角膜内皮症候群
e Axenfeld 症候群

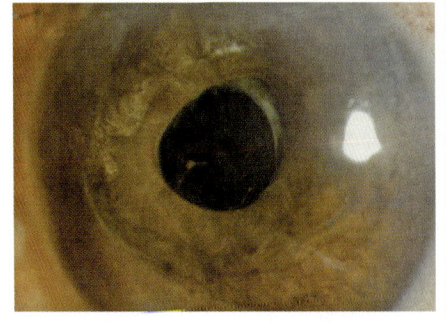

図A

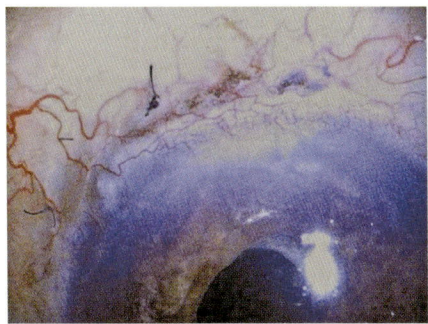

図B

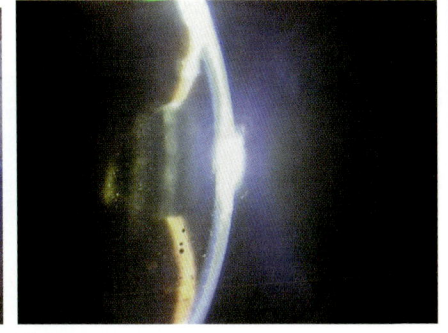

図C

解説　設問中に，白内障手術後に虹彩脱出に対して整復術を受けたことが書かれてあり，前眼部写真からは，角膜後面や虹彩および眼内レンズ面に膜様物の存在ならびに続発性の閉塞隅角緑内障の存在がわかる．以上のことから，眼内上皮増殖が考えられる．選択肢に挙がっているほかの疾患[2-5]もすべて緑内障を引き起こすが，既往歴，前眼部所見から除外できる．

　眼内上皮増殖は，開放性眼外傷や白内障などの内眼手術後に発生することのあるまれな疾患で，創口部における虹彩の脱出・嵌頓や縫合不全などが原因で，結膜あるいは角膜由来の上皮細胞が前房内に侵入し，角膜後面や虹彩面上で増殖・進展する．角膜内皮機能不全から角膜浮腫，隅角まで進展すると隅角は閉鎖し，難治性の続発緑内障を発症する．予後不良な疾患である．

模範解答　a

[2-4] は p.194 参照．

[5] **Axenfeld 症候群**
中胚葉性の発生異常の一つで，Schwalbe 環の前方偏位と Schwalbe 環への虹彩前葉の先天性癒着を特徴とする前房隅角異常があり，続発緑内障を合併しやすい．両眼性，常染色体優性遺伝の疾患である．

（筑田　眞）

クリニカル・クエスチョン

外傷後の交感性眼炎は，どのようなことに気をつけたらよいですか？

Answer 眼外傷後に生じた両眼性のぶどう膜炎をみたならば，この疾患を念頭に置きます．蛍光眼底造影検査などで診断を確定後，速やかに必要十分量のステロイドによる治療を開始します．

外傷後にみられる交感性眼炎の頻度

眼外傷，特に穿孔性眼外傷の受傷後，数日から数か月後（多くは3か月以内）に両眼の肉芽腫性ぶどう膜炎，すなわち交感性眼炎（sympathetic ophthalmia）を生じることがある．重篤な眼外傷その

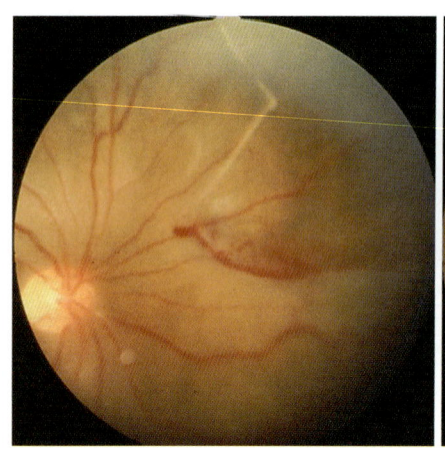

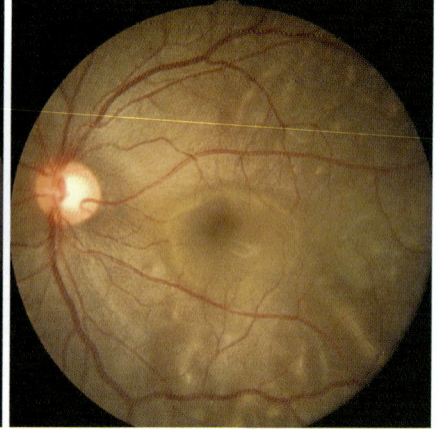

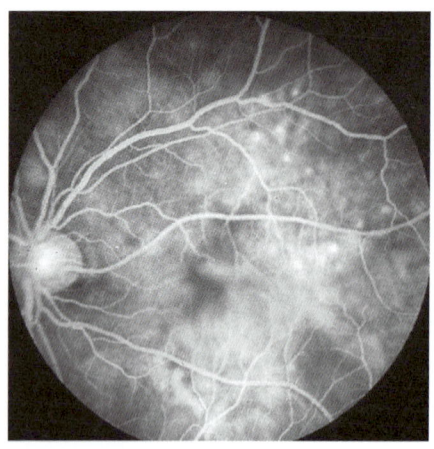

図1 穿孔性眼外傷の眼底所見
穿孔性眼外傷により眼底出血を生じた起交感眼（a）と，受傷から2週間後に現れた網脈絡膜炎（b）．蛍光眼底造影では蛍光色素の漏出が多数みられるが，色素の貯留は顕著ではない（c）．

ものが少なくなってきている近年では，存在感が薄れつつある疾患であるが，僚眼の視機能を堅持するためにも決して忘れてはならない病態のひとつである．

Vogt-小柳-原田病との異同

交感性眼炎はVogt-小柳-原田（VKH）病と同様，メラノサイトを標的とした自己免疫的な病因が推察され，外傷の既往を除けばVKH病とほぼ同一の疾患と理解されている．しかし，交感性眼炎の急性期にはVKH病にみられるような典型的な漿液性網膜剥離を伴う汎ぶどう膜炎（図1）を呈することは比較的少ない．VKH病では診断の補助となる髄液検査も，本症では細胞数の上昇は確認されないことが多く，免疫遺伝学的な発症リスクとされるHLA（human leukocyte antigen）検査にしても，もともとDR4陽性例の多い日本人では診断の決め手とはなりにくい．このようにVKH病と比べて本症の診断は難しく，迷うことが少なくない．

治療と患者への説明

重要なことは，眼外傷後に生じた両眼性のぶどう膜炎が，外傷を契機に発症した交感性眼炎であることを疑い，他疾患の可能性を否定できたならば，速やかに必要十分量のステロイドによる治療（パルス療法など）を開始することにある．治療の遅れはVKH病と同様，炎症の遷延化を招く恐れがある．なお，起交感眼の摘出は視機能がまったくなく，薬物療法に抵抗するような場合を除き，実際に行われることは少ない．

穿孔性眼外傷の受傷時に，僚眼ではこのような現象が起こりうることを確実に伝え，霧視などの自覚症状が現れた場合には直ちに受診するよう説明しておくことが早期診断につながる．無論，受傷直後に説明を聞いてもらうことは患者にとって重荷であり，十分に理解してもらえない可能性もあるので，受傷眼の状態が落ち着いたころにきわめてまれであることを強調しつつ，説明するのがよい．

（後藤　浩）

ぶどう膜／外傷性感染性眼内炎

外傷性眼内炎は，穿孔性の眼外傷により，眼内に細菌あるいは真菌などが侵入して発症し，急激に進行して失明に至ることもある重篤な合併症である．早期診断のもとに強力な薬物治療と硝子体手術を主体とした早期治療が必要である．本項では，主に外傷後の細菌性眼内炎の特徴，診断，治療について述べる．

頻度

一般に白内障手術など内眼手術後に生じる術後感染性眼内炎が，1/1,000以下であるのに対し，穿孔性眼外傷後の感染性眼内炎は1/100程度といわれており，術後眼内炎より発症頻度が高い．

危険因子[*1]

異物の種類を問わず，受傷後に異物が眼内に残存していると眼内炎の確率は7〜17%に高くなるといわれており，また受傷してから一次縫合により創を閉鎖させるまでに24時間以上経過すると，術後に眼内炎が起こる確率が高くなる．さらに一部では差はないとの報告もあるが，金属以外の眼内異物のほうが異物の残存の有無にかかわらず，感染性眼内炎が起こりやすいとされている．そのため，農作業時など土壌汚染された異物による外傷では，きわめて注意が必要である．さらには水晶体の損傷があると，感染が起きやすいとの報告が多い．

[*1] 外傷性眼内炎のリスクファクター

1. 眼内異物の残存
2. 一次縫合の遅延（24時間以上）
3. 金属以外の眼内異物の存在，農作業時の外傷
4. 水晶体の損傷

[*2] 感染性眼内炎の症状

- 疼痛の増強
- 視力障害の悪化
- 化膿性の滲出液
- 眼瞼腫脹
- 結膜浮腫
- 角膜輪状浸潤
- 前房蓄膿
- 網膜・硝子体炎

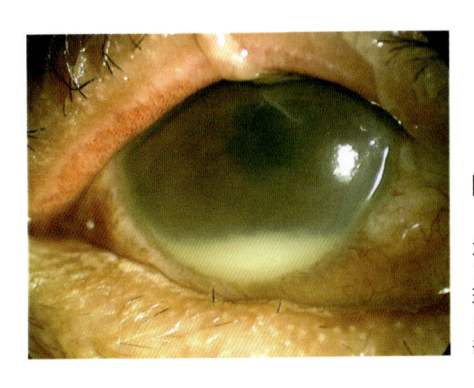

図1 角膜裂傷後の細菌性眼内炎
角膜穿孔，結膜充血，前房蓄膿，フィブリンの析出がみられる．レンサ球菌が検出された．
（写真提供：愛媛大学医学部附属病院眼科 鈴木 崇先生．）

外傷性眼内炎の症状，診断

外傷後は，もともとの外傷により眼瞼や結膜に出血，浮腫がみられることが多く，角膜や強膜の受傷状態が症例によって異なる．角膜や水晶体の損傷が大きいと眼内の状況の把握が困難なことが多く，感染の有無の判断は難しいが，診断は緊急性が要求される．

主な症状は術後の感染性眼内炎と同様[*2]で，前房内の混濁，フィブリンの析出，前房蓄膿である（図1）．硝子体・網膜が観察可能なときは硝子体混濁，網膜・硝子体炎の有無を評価する．前房の混濁が強いときや水晶体に損傷があるときには硝子体および網膜の評価には超音波Bモードが有用であり，菌塊を示唆する硝子体混濁，網膜剥離などが観察できる場合がある．疼痛や視力障害，眼瞼腫脹，結膜浮腫も重要な所見であるが，受傷直後から存在する場合には，症状の増悪を参考にする．

治療

上記の所見から細菌感染を疑ったら，起因菌[*3]の同定を待つことなく早急に治療を開始する必要がある（表1）．しかし，菌の同定のため，治療に先立って前房水および硝子体液の検体採取を行わなければならない．サンプルを採取する際には，常在菌を除去するため洗眼を行う．

抗菌薬投与[*4]：サンプル採取後，抗菌薬の局所投与，全身投与を迅速に行い，改善が得られれば治療継続，悪化時には早期の硝子体手術を考慮する必要がある．結膜下注射，硝子体内注射にはバンコマイシン塩酸塩（バンコマイシン®）やセフタジジム（モダシン®）が用いられることが多く，また前房洗浄や硝子体手術を施行する際にもこれらの抗菌薬を灌流液に添加する（図2）．それぞれ，濃度が異なるため，日ごろからマニュアルを作成しておくとよい（表2）．点滴には，作用機序の異なるイミペネム・シラスタチンナトリウム（チエナム®）が頻用されている．

硝子体手術[*5]：抗菌薬の投与のみで感染が制御できないときは，速やかに硝子体手術を施行する．硝子体手術は感染の波及した硝子体と細菌が産生する毒素を除去するだけでなく，血液眼関門の一時的破綻により薬剤の眼内移行がよくなる．また，手術の際に硝子体液の安全かつ十分な量の採取ができ，細菌の同定が可能である．牽引性網膜剥離の原因となる硝子体膜を切除するためにも硝子体は十分

[*3] **眼内炎の起因菌**

Staphylococcus

Bacillus

Streptococcus

Clostridium

Pseudomonas

[*4] **早期薬物治療の1例**

点眼
バンコマイシン塩酸塩 ＋ セフタジジム ＋ ニューキノロン系

点滴静注
イミペネム・シラスタチンナトリウム

硝子体注射
バンコマイシン塩酸塩 ＋ セフタジジム

[*5] **早期硝子体手術の意義**

1. 感染の波及した硝子体と細菌が産生する毒素の除去
2. 血液眼関門の破綻
3. 硝子体混濁の除去
4. 牽引性網膜剥離の原因となる硝子体膜の切除（硝子体の牽引解除と予防）
5. 硝子体液の安全かつ十分な量の採取

表1 眼内炎への対応

1. 前房水，硝子体液採取 → 鏡検・培養，菌同定
2. 抗菌薬の点滴，点眼，結膜下注射，硝子体内注射
3. 前房洗浄
4. 硝子体切除
5. ステロイド投与

表2 抗菌薬の投与濃度

	バンコマイシン塩酸塩		セフタジジム	
	濃度	投与量	濃度	投与量
硝子体内注射	10 mg/mL	0.1 mL	20 mg/mL	0.1 mL
結膜下注射	10 mg/mL	0.5 mL	20 mg/mL	0.5 mL
点眼	10 mg/mL	—	20 mg/mL	—
灌流液	20 μg/mL	—	40 μg/mL	—

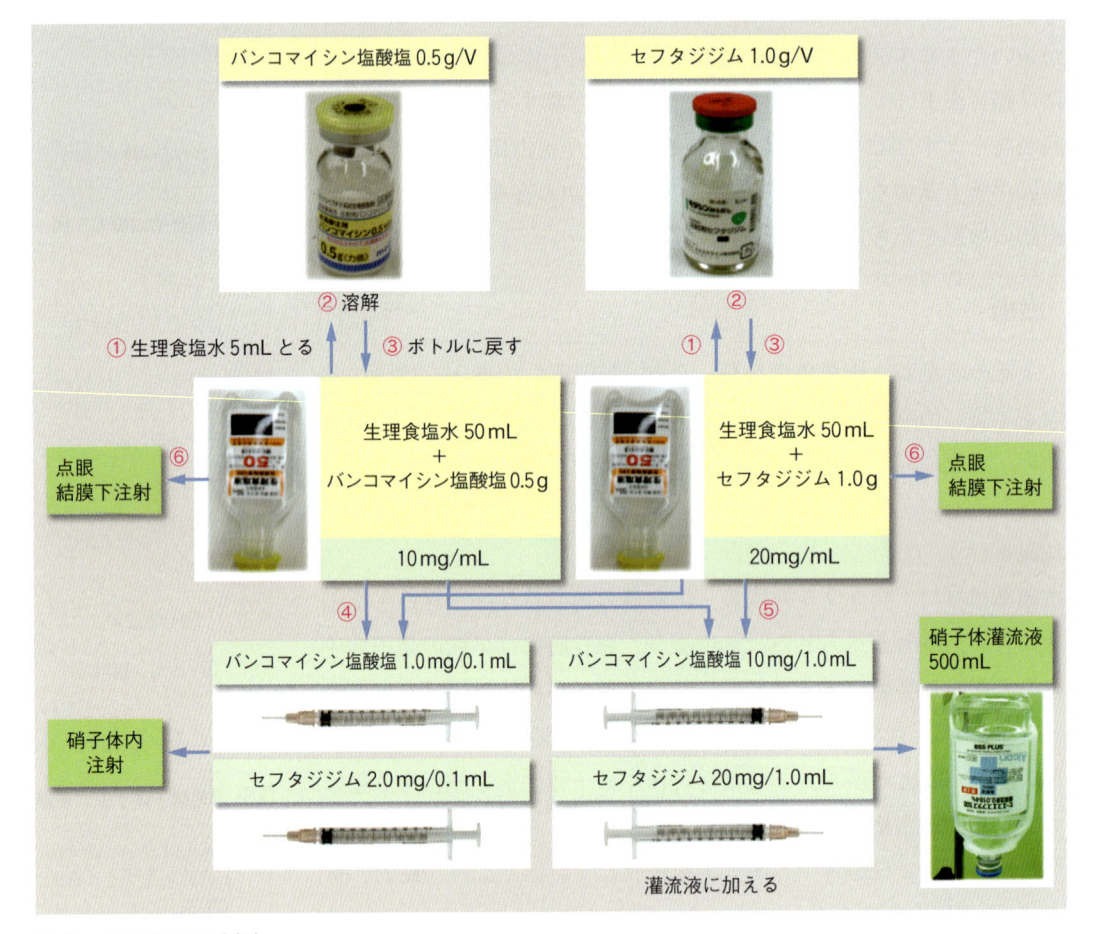

図2 抗菌薬の調製法
① 50 mL の生理食塩水ボトルから生理食塩水 5 mL を吸引する．
② 薬剤を溶解する．
③ 溶解した薬液を生理食塩水ボトルに戻す（基本溶液）．
④ ③の溶液 0.1 mL を硝子体内注射．
⑤ ③の溶液 1 mL を硝子体手術用の灌流液（500 mL）に添加．
⑥ 結膜下注射，点眼には③の溶液をそのまま用いる．

に切除することが理想であるが，毛様体や網膜近くでは炎症産物と硝子体の区別がつきにくく，また網膜に裂孔を生じさせることがあ

るため注意が必要である．灌流液には先にも述べたように抗菌薬を添加し，終了時にも硝子体内注射を行う．手術後の経過は残存した菌塊，炎症産物の量によって異なるが，ある程度硝子体を取り除かれ，抗菌薬が有効に作用すれば硝子体手術の意義は大きい．

　外傷性感染性眼内炎は初診時に症状がみられなくても生じうる．術後感染と異なり，最初から予防的に抗菌薬の点滴を一定期間継続することが多いが，一次縫合後もその後の感染に気をつけて診察することが重要である．

（加藤亜紀，安川　力）

謝辞：本稿作成にあたり，貴重な症例をご提供くださった愛媛大学医学部附属病院眼科　鈴木　崇先生に謝意を表します．

ぶどう膜／脈絡膜破裂

病態と概要

　脈絡膜破裂は，直接的な鈍的外傷による眼球の急激な圧縮・変形による眼球後壁の伸展と，眼底への間接的衝撃によって生じる網膜色素上皮，Bruch 膜，脈絡膜毛細血管板の断裂である[1]．後極部の耳側に生じることが多いが，鈍的外傷部位での直接的な脈絡膜の障害により周辺部にも生じることがある．断裂の程度によりさまざまな程度の網膜障害，脈絡膜血管損傷を伴う．外傷性黄斑円孔や，網膜振盪症，網膜打撲壊死を伴うことがある[2]．また経過中，網膜上膜の進行に伴う網膜浮腫の増加や網膜分離，網膜脈絡膜血管吻合などを認めることがあり，とりわけ脈絡膜新生血管の発生には長期にわたり注意が必要である[3]．

文献は p.364 参照．

検眼鏡所見

　視神経乳頭に対して弧を描くような三日月型の黄白色病巣が 1 列ないし数列認められる．受傷後早期は，硝子体出血，網膜前出血・網膜下出血や網膜浮腫により脈絡膜破裂の所見がわかりにくいことがある（図 1a）．

蛍光眼底所見

　脈絡膜破裂部のフルオレセイン蛍光眼底造影所見は，網膜色素上皮，脈絡膜毛細血管板の断裂により脈絡膜血管の蛍光造影所見が透見できる window defect となる．造影後期には脈絡膜血管の障害による脈絡膜間質への色素漏出により過蛍光となる（図 1b）．インドシアニングリーン蛍光眼底造影では，造影早期から脈絡膜破裂部の低蛍光を示し，後期になるに従い，より明瞭になる（図 1c）[4]．

OCT 所見*1

　網膜色素上皮，Bruch 膜，脈絡膜毛細血管板の障害により，網膜外層構造の途絶や乱れと高反射領域の出現を認める．網脈絡膜破裂

*1 通常の OCT（optical coherence tomography；光干渉断層計）画像は，網膜断面を描出する B-scan で評価するが，眼底における病変の位置とその広がりを確認するには，冠状断面を描出する C-scan で評価するとわかりやすくなる．

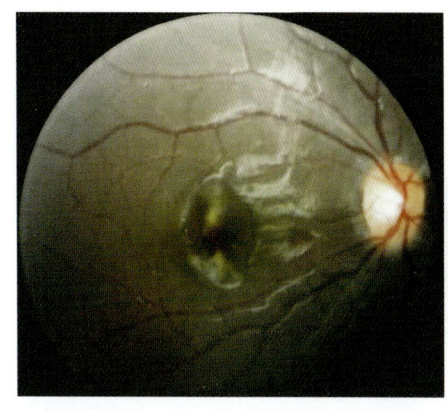

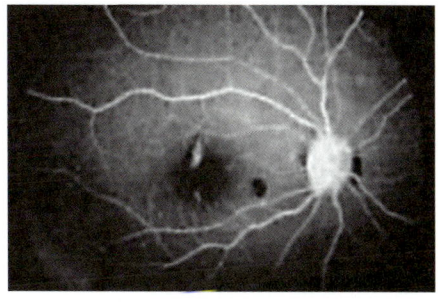

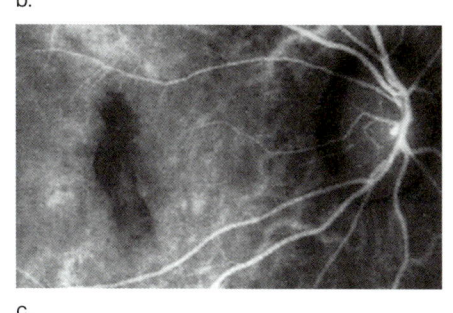

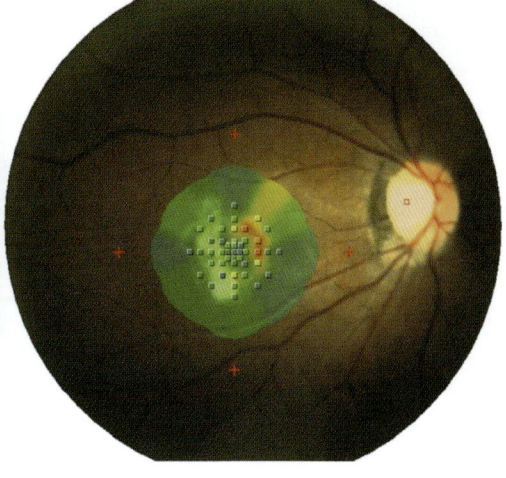

図1 脈絡膜破裂の症例

9歳，女児．プラスチック製のバットが右眼に当たり経過をみていたが，視力低下のため2週間後に受診した．右視力（0.5）．
a. 眼底写真．視神経乳頭に対して弧を描く三日月形の黄白色病巣が黄斑部に認められるが，網膜出血のため中心窩との位置関係ははっきりしない．乳頭–黄斑部にも一部出血が認められる．黄斑反射が縦長になっており，網膜形状が変形していることが疑われる．
b. フルオレセイン蛍光眼底造影所見．脈絡膜破裂部位は過蛍光となっているが，中心窩とその近傍領域は出血によるブロックのため詳細は不明である．また，乳頭–黄斑部に認められている出血部もブロックの所見となっている．
c. インドシアニングリーン蛍光眼底造影所見．2年後の所見．脈絡膜破裂部位は低蛍光となり，境界は鮮明にとらえられる．
d. マイクロペリメトリ所見．13年後の微小視野．視力は（1.2）．脈絡膜破裂部とは異なった領域に感度低下領域を認めている．

では，網膜上膜により網膜肥厚・網膜浮腫や網膜分離をきたす可能性がある（図2a, b）．経過中，これらの断裂部に生じた，網膜下から硝子体側に向かって増殖するグリアおよび線維性組織による高反射像を認めることがある（図3a〜c）．

視機能

　黄斑部に及ぶ病変あるいは視神経障害を合併しなければ，視力予後は比較的良好である．受傷早期には脈絡膜破裂部に一致した網膜感度[*2]の低下を認め，経過とともに改善するが，暗点の形状は必ずしも脈絡膜破裂と一致しない（図1d）[5,6]．

[*2] 病変部の網膜感度を正確に測定するには，眼底を観察しながら病変部に光を呈示して網膜感度を評価するマイクロペリメトリが有用である．わが国では現在MP-1（ニデック）とmaia（CenterVue）が市販されている．

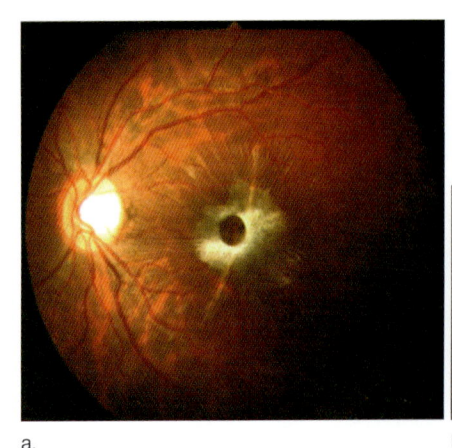

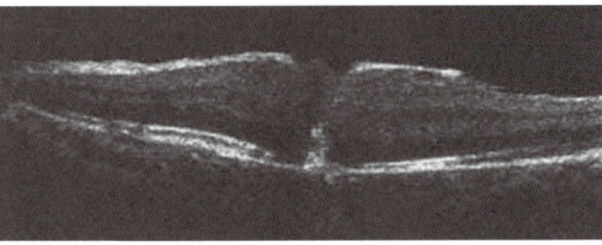

図2 網脈絡膜破裂の症例（初診時）

17歳，男性．硬式野球ボールで左眼を受傷後7日目に紹介となった．左視力（0.1）．
a. 眼底写真．視神経乳頭に対して弧を描く三日月形の黄白色病巣が認められるが，その他の黄斑領域の所見は網膜上膜のため，わかりにくい．
b. OCT所見．網膜色素上皮の反射が一部弱くなり，同部位から網膜外層に立ち上がる高輝度の反射領域を認める．その周囲のIS/OSラインは途絶している．網膜表面には網膜上膜による高輝度の反射を認め，黄斑部網膜の肥厚（440μm）を認めた．

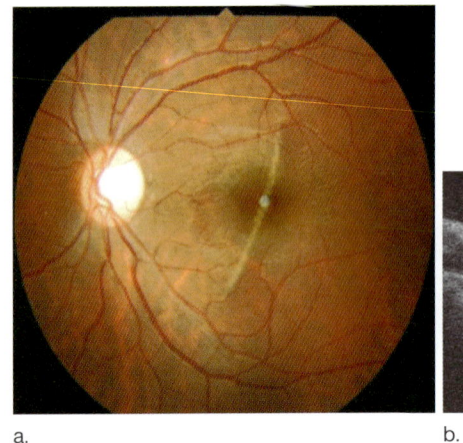

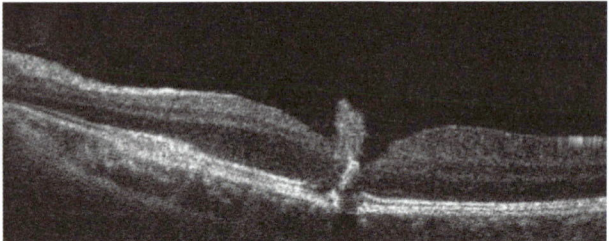

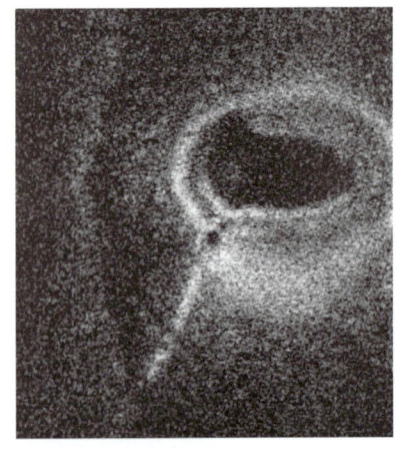

図3 網脈絡膜破裂の症例（図2の症例の12か月後）

左視力（0.6）に改善．
a. 眼底写真．三日月形の黄白色病巣が鮮明に認められ，傍中心窩耳側に灰白色の円形構造物が認められた．
b. OCT B-scan. 網膜色素上皮，Bruch膜，脈絡膜毛細血管板の途絶．これらの構造の一部が網膜内へ移動し高反射となっている．網膜の一部と線維増殖組織は，硝子体腔中へ突出している．網膜の網膜厚は改善していた（200μm）．
c. OCT C-scan. 脈絡膜破裂部と網膜色素上皮途絶部との位置関係がわかりやすい．

3. 外傷で救急処置が必要な眼疾患　205

カコモン読解　第19回　臨床実地問題34

15歳の男子，ロケット花火が左眼に当たり来院した．前房出血吸収後の眼底写真を図に示す．注意すべき合併症はどれか．

a 硝子体出血
b 黄斑上膜
c 黄斑円孔
d 網膜剥離
e 脈絡膜新生血管

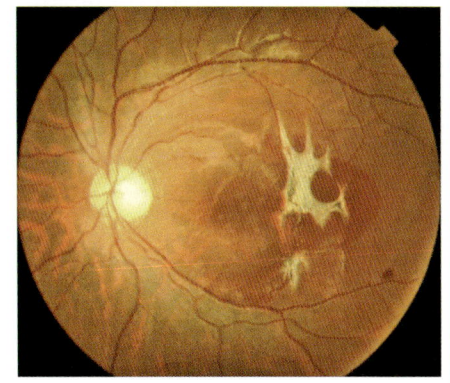

解説　選択肢の病態は，眼球への直接的な鈍的外力によりいずれも発症しうる．眼底写真では，黄斑部耳側に縦方向に長い線状の黄白色病巣が数列癒合している所見と，その近傍の網膜下出血を認め脈絡膜破裂であることがみてとれるが，その他の選択肢にみられるような所見は認めない．したがって，今後の脈絡膜新生血管の発生に注意が必要である．

模範解答　e

カコモン読解　第20回　臨床実地問題42

22歳の男性．3か月前に右眼を打撲し，視力が回復しないため来院した．右眼眼底写真を図に示す．この患者にみられる所見はどれか．

a 網膜剥離
b 黄斑円孔
c 脈絡膜剥離
d 脈絡膜破裂
e 低眼圧黄斑症

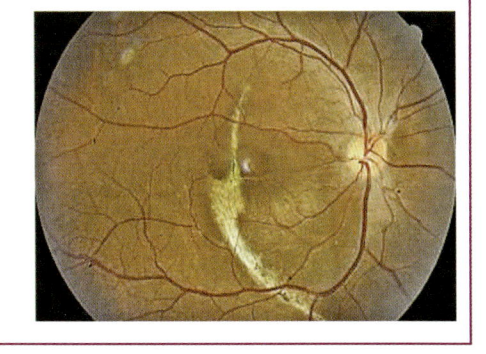

解説　眼底写真では，視神経乳頭に対して弧を描くような三日月形の黄白色病巣を黄斑部に認め，脈絡膜破裂であることがわかる．網膜剥離や中心窩領域の円孔様所見は認めず，茶褐色の隆起を示す脈絡膜剥離もない．低眼圧黄斑症に認められる網脈絡膜皺襞は認めない．

模範解答　d

> **カコモン読解** 第 24 回 臨床実地問題 42

39 歳の男性．右眼を殴られた直後から視力障害を自覚して来院した．視力は右 0.3（矯正不能），左 1.5（矯正不能）．右眼眼底写真を図に示す．診断はどれか．

a 網膜振盪
b 網膜剝離
c 脈絡膜破裂
d 網膜色素上皮裂孔
e 遠達外傷性網膜症

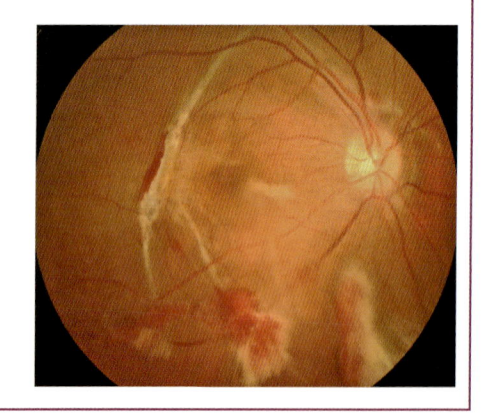

解説 眼底写真では，視神経乳頭に対して弧を描くような三日月形の黄白色病巣と網膜出血ならびに硝子体出血を認め，脈絡膜破裂であることがわかる．びまん性白色の浮腫性網膜混濁を示す網膜振盪は認めず，網膜剝離もなく，網膜色素上皮裂孔の所見もない．頭部や胸部の外傷など眼球への直接的な外力を伴わずに生じる遠達外傷性網膜症は選択肢から外れる．

模範解答 c

（石子智士）

サイエンティフィック・クエスチョン

出血が組織障害を起こすメカニズムについて教えてください

Answer 出血による組織障害は網膜で顕著に現れます．特に網膜下出血では血腫が視細胞を直接障害し，早期から重篤な視力障害の原因となります（図1）．メカニズムとして，フィブリンによる機械的な視細胞障害や赤血球に含まれる鉄イオンの毒性などが提唱されています．最近では，分子生物学的な解析から鉄イオン以外にも赤血球に含まれるアデノシン三リン酸（ATP）が，視細胞死に関与することも報告されています．

クエスチョンの背景

増殖糖尿病網膜症，加齢黄斑変性，網膜細動脈瘤，外傷などのさまざま疾患において硝子体出血や網膜出血が生じる．これらの眼内に多量の出血をきたした症例では，眼底透見が悪化するだけでなく不可逆的な網膜障害が懸念される．特に網膜下出血による組織障害は顕著で，血腫移動術などの治療を試みても深刻な視力障害が残存することは臨床的にもよく経験される[1]．このような深刻な網膜障害が起こる原因として，原疾患にかかわらず出血そのものによる組織障害が寄与していると考えられる．では，なぜ出血は重篤な網膜障害を起こすのだろうか？

文献は p.364 参照．

アンサーへの鍵

網膜下出血では，破綻した血管から血液そのものが網膜下腔に貯留し血腫が形成される．特に視細胞が濃厚な血腫に直に曝されるた

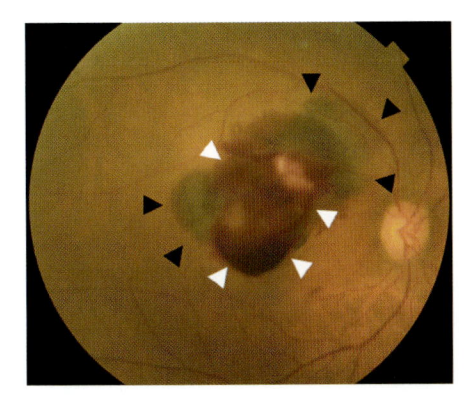

図1 網膜細動脈瘤から生じた網膜下出血（黒矢頭）の眼底写真
黄斑部に内境界膜下出血も伴っている（白矢頭）．このような症例では，発症早期から深刻な視細胞の障害が生じる．

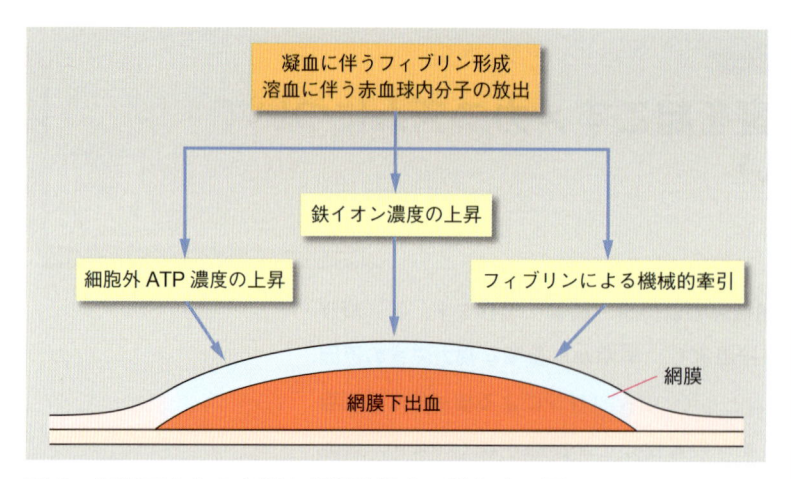

図2 網膜下出血の病態と視細胞障害に関与する因子

め組織障害は顕著で，しばしば緊急的な処置が必要となる．原田病や中心性漿液性脈絡網膜症などの細胞外液が網膜下に貯留する疾患と比較すると，血腫による視細胞障害は急性かつ劇的なものであることが容易に理解できる．

　血腫による急激な視細胞障害は動物モデルで検証されており，実験的に出血を網膜下に注入することで，24時間以内に視細胞のアポトーシスが始まることがわかっている[2,3]．視細胞死が起こるメカニズムについても基礎的な研究がされており，いくつかの説が提唱されている．実験的な網膜下出血モデルの解析で，血腫の形成過程でつくられるフィブリンが視細胞外節に機械的な牽引を与えることにより，視細胞の障害が起こることが報告されている[4]．また，血腫の赤血球がマクロファージなどに貪食され始めると，赤血球内部のヘム鉄がヘモジデリンとなり，さらに網膜毒性のある鉄イオンへと代謝されるため，発症後期の組織障害を起こす因子として鉄イオンの毒性が関与している可能性がある[2]．

　血腫で最も多い細胞成分は赤血球であり，溶血や貪食に伴い赤血球内部の物質が網膜下腔に貯留する．したがって，ヘム鉄以外にも赤血球に含まれる神経毒性分子が網膜下に高濃度に貯留し，視細胞障害を起こしている可能性が考えられる．われわれは加齢黄斑変性による網膜下出血の硝子体サンプルを用いた解析を行い，赤血球内に含まれるATPが網膜下出血により大量に細胞外に放出されることを明らかにした[5]．ATPは赤血球のエネルギー源として細胞内に豊富に含まれているが，網膜下出血では血腫の溶血とともに大量に細胞外に放出される．ATPは細胞内ではエネルギーとして働いてい

るが，細胞外に出ると P2X7 受容体に作用し伝達物質として作用する．過度の細胞外 ATP の増加は，P2X7 受容体の活性化を介して細胞死を起こすことが知られている[6]．このように細胞外 ATP と P2X7 受容体が網膜下出血における視細胞障害に関与している可能性がある．

新たな治療法の模索

近年，抗 VEGF 薬[*1]により加齢黄斑変性の治療は革新的な進歩を遂げたが，大きな黄斑下出血をきたした症例に対しては，血腫移動術などを行っても視細胞障害により深刻な視機能の低下をきたす症例もあり，明確に有効といえる治療方法はないのが現状である．上述のように網膜下出血の病態に ATP/P2X7 受容体による視細胞死が関与している可能性があり，P2X7 受容体経路の阻害は網膜変性の新たな治療標的となりうる．硝子体手術の手術補助剤として用いられる Brilliant Blue G（BBG）は，内境界膜可視化作用だけでなく P2X7 受容体の阻害作用をもち，BBG の投与によって網膜変性を抑制できる可能性がある[6]．BBG は手術補助剤としての眼内の安全性も高く，網膜神経保護作用を目的とした薬剤として新たな応用が期待される．

深刻な網膜障害を起こす網膜下出血において，今後もこのような潜在的な神経毒性分子を標的とした治療戦略の模索が必要と思われる．

（納富昭司，久冨智朗）

[*1] VEGF
vascular endothelial growth factor（血管内皮増殖因子）.

クリニカル・クエスチョン

shaken baby syndrome について教えてください

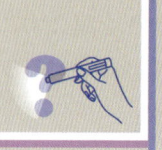

Answer 揺さぶられっ子症候群（shaken baby syndrome；SBS）は，乳幼児，特に1歳以下の児の胸部や四肢をもって強く揺することにより，頭頸部が動揺し頭蓋内出血と眼底出血を生じるもので，軟部組織・骨に明らかな外傷を認めないことも特徴のひとつとされています[*1]．

歴史的経緯[1)]

1962年，Kempeらによって，被虐待児症候群（the battered-child syndrome）という用語が掲載された．これは児童虐待を臨床医学の対象としてとらえたもので，骨折や皮下出血と並んで頭部外傷，特に硬膜下出血を重要な所見として記載されている．1972年，Caffeは硬膜下出血，網膜出血，頭部打撲痕の欠如，長管骨骨折を特徴とし，鞭打ち様の揺さぶられによって生じる乳幼児鞭打ち揺さぶられ症候群（the whiplash shaken infant syndrome）を発表した．

それ以降，乳幼児の硬膜下血腫やくも膜下出血に網膜出血を伴えば，SBSと呼称されるようになった．1987年，Duhaimeらは揺さぶられのみで硬膜下出血などの損傷を起こすには十分な外力とならず，揺さぶりに加えて直接接触する衝撃が脳損傷を引き起こすとし，揺すぶられ衝撃症候群（shaken impact syndrome）と呼んだ．1990年代になると，SBSはすべて虐待が関与した頭部外傷とみなされることが多くなった．2000年代に入ると，頭部への外傷を外表上認めずに，硬膜下出血に網膜出血，脳障害を伴っていれば，たとえ外傷に関する保護者の説明や調査結果で虐待行為が否定されても，いったん医師がSBSと診断すると，医師が虐待による乳幼児頭部外傷であると判断したとみなされるようになり，司法の場でも重要な根拠とされるようになった．近年になって，激しい揺さぶり行為の確証のない症例に対しては，臨床症状のみでSBSという診断名を下すことは科学的根拠が乏しいとする見解も指摘されるようになっている．

揺さぶられっ子症候群と虐待が疑われる乳幼児頭部外傷

これらの背景を踏まえ，2009年の厚生労働省の精神・神経疾患研

[*1] 診断の根拠となる所見，疑うべき根拠
転落や交通事故など高エネルギー外傷の既往がないのに，びまん性脳浮腫，硬膜下出血，眼底出血がある場合，また，高エネルギー外傷を思わせるほど頭蓋内病変の重症度が高いのに，身体外表の外傷がなく，受傷機転の説明がつかない場合はSBSを疑う．

文献は p.365 参照．

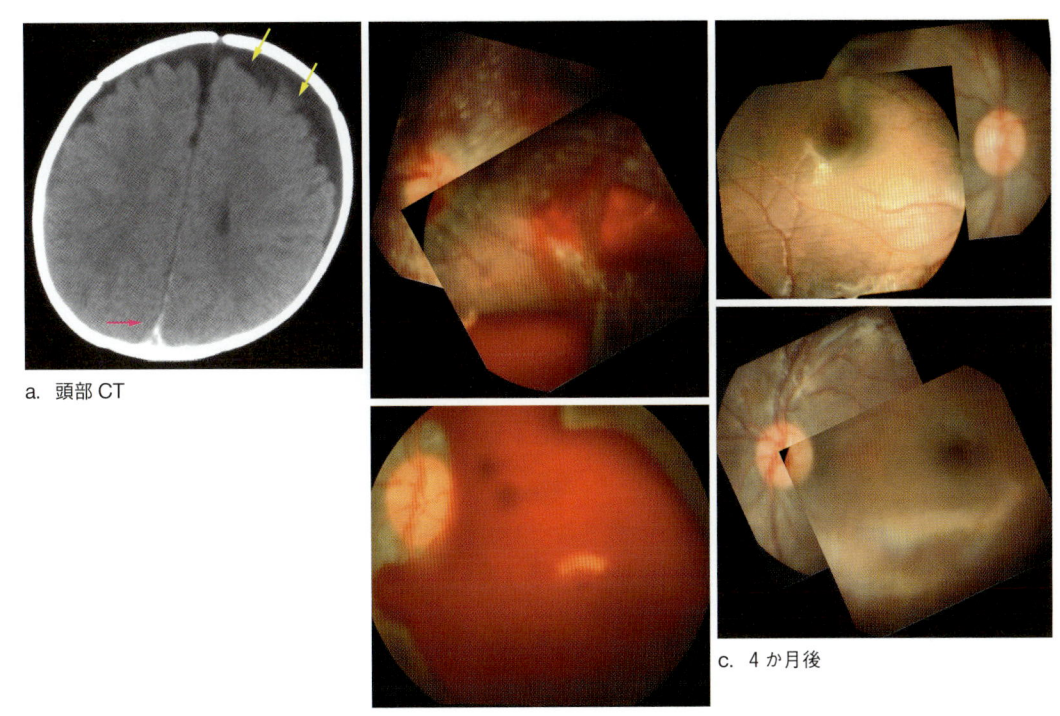

図1 自験例（1）（3 か月，男児）
a. 頭部 CT. 慢性硬膜下出血（黄矢印）と大脳鎌に沿った出血（赤矢印）がみられる．
b. 初診時．網膜前出血，Roth 斑様の出血がみられる．
c. 4 か月後．出血が消退し，黄斑部が確認できる．

究委託費研究班報告書では，児を虐待から守るという視点にたって，揺さぶりや虐待などの受傷機転が明らかでない頭部外傷をも含めて，臨床的に虐待を疑って対応すべき乳幼児の頭部外傷の総称として，虐待が疑われる乳幼児頭部外傷（abusive head trauma in infants and young children；AHT）という病名を採用している．

診察に際して

子どもの虐待の背景にはさまざまな社会的・心理的背景があり，その診断には慎重さと正確性が必要であることを銘記して診療にあたることが重要である．診断の根拠となる眼底出血の記録はきわめて重要ではあるが，患児の全身状態に留意し，時によっては時間をかけずに診察せざるをえないこともある．

眼底所見[2,3]

SBS にみられる網膜出血は，出血の部位，左右差，形態がさまざまで，網膜前出血，網膜内出血，網膜下出血，硝子体出血，ドーム

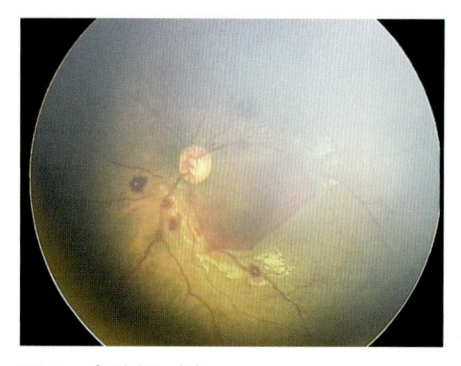

図2 自験例（2）（8か月，男児）
網膜前出血，しみ状出血，一部 Roth 斑様の出血がみられる．患児はその後，著明な脳萎縮を呈した．

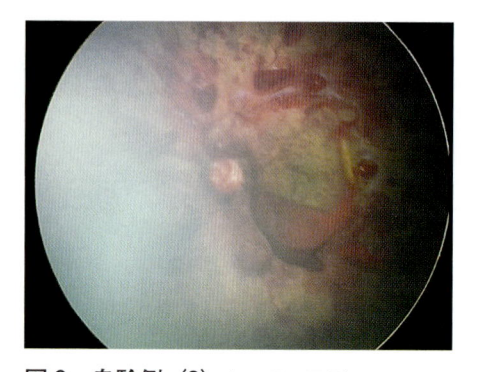

図3 自験例（3）（4か月，男児）
網膜前出血，網膜内出血，網膜下出血がみられる．患児は1か月後に死亡した．

様出血，white centered hemorrhage と称される Roth 斑類似の所見などが報告されている[*2]．自験例を図1〜3に示す．

眼底出血の機序[2-4]

網膜出血の機序として，頭蓋内圧の急激な上昇，頭蓋内出血の視神経鞘を介する波及，胸部圧迫による眼球動静脈の循環障害，また，硝子体が揺れることで網膜，網膜血管が障害を受けることなどが原因と考えられている．

生命予後，視力予後[5]

対光反射の有無，人工呼吸管理は生命予後を，黄斑部の網膜分離や濃厚な硝子体出血は視力予後を左右する因子と考えられている．視力については，視性刺激遮断弱視の予防のために健眼遮閉を行う必要もあるが，その時期については一般的に眼底が透見可能になってからとするものが多い．さらに高次脳機能の障害の有無も視力予後に関与することに注意を要する．

その他の医療関係者が知っておくべき事項

主治医のみではなく，病院全体（院内虐待防止委員会など），さらに児童相談所などとの連携が必要になることを知っておく必要がある．また，虐待とは関係のない日常の療育環境においても，あやしたつもりが，結果的に眼底出血，頭蓋内出血を起こしうることを療育者に啓発する必要がある．

（牧野伸二）

[*2] **乳児にみられる網膜出血の鑑別**
SBS のほかに分娩時外傷，頭蓋内出血に伴う硝子体出血，偶然あるいは故意に起こる直達外傷，心肺蘇生時の衝撃，血液学的異常，全身感染症や髄膜炎，ウイルス性網膜炎，全身または網膜血管炎などが挙げられる．

網膜／網膜出血

発生機序

外傷性の網膜出血は，鈍的外傷と穿孔性外傷によるものに分けられる．

鈍的外傷：眼球に鈍的な外力が加わった場合，直接力が加わった部位での打撃損傷（coup injury）と，眼球の反対側への衝撃波によるcontrecoup injury（反衝損傷）により網膜出血が生じる可能性がある．また，前方から眼球への強い外力による圧迫は，眼球を前後軸方向へ圧縮し，赤道部方向では伸展を生じる．そのような眼球の変形に伴い，網膜出血を引き起こす可能性がある．

穿孔性外傷：眼球に穿孔性の障害が生じた際は，穿孔部位では強膜や脈絡膜とともに，網膜の出血を生じる．また，異物による穿孔の際は，異物の網膜へ接触による網膜出血を生じる．

網膜出血の種類

網膜出血では，その発生部位により，① 網膜前出血，② 網膜内出血，③ 網膜深層出血，④ 網膜下出血などに分けられる．

網膜前出血：網膜前面に生じた出血であり，出血が内境界膜と神経線維層との間にある内境界膜下出血と，後部硝子体膜と内境界膜の間にある後部硝子体膜下出血がある．出血は，重力により水平線（ニボー）を形成するのが特徴である．出血部位の網膜血管は，血液に隠蔽され見えない．

網膜内出血：網膜内での出血は，網膜の浅層と深層で層構造の違いにより形状に違いがある．網膜浅層出血では，主に網膜神経線維層の走行に沿って血液が貯留するため，刷毛ではいたような火炎状出血が特徴である．網膜深層出血では，主に外網状層に血液が貯留し，斑状または点状の形式をとる．

網膜下出血：神経網膜と網膜色素上皮との間に血液が貯留した出血性網膜剝離と，網膜色素上皮とBruch膜との間に血液が貯留した出血性網膜色素上皮剝離がある．いずれも円形または卵円形であるこ

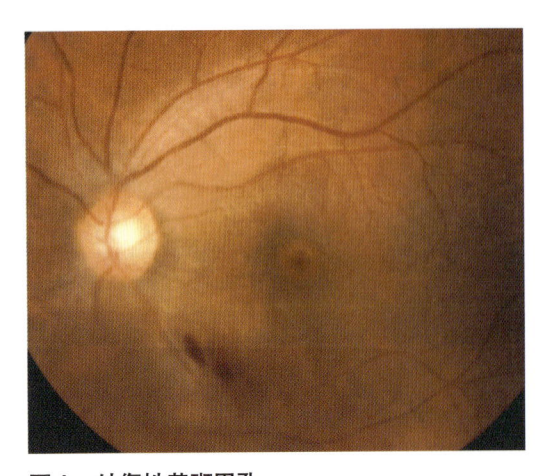

図1 外傷性黄斑円孔
下方に出血を認める.
(写真提供:関西医科大学附属滝井病院眼科 西村哲哉先生.)

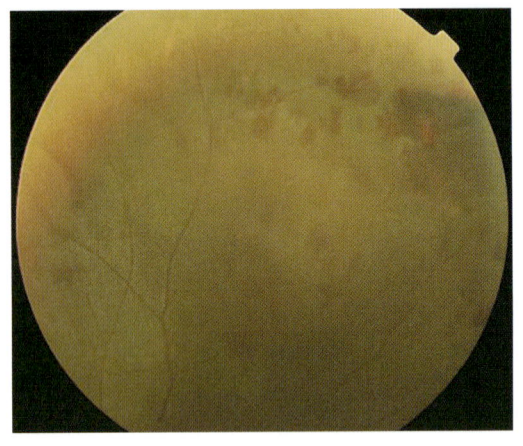

図2 バレーボールによる外傷症例
17歳,男性.左眼の耳上側赤道部付近に,軽度の硝子体出血を伴う網膜出血を認めた.経過観察のみで消失した.

とが多く,前方に丘状に突出する.網膜色素上皮下の出血は暗赤色となる.

治療,経過

外傷性の網膜出血は,周辺部の単純出血のみであれば,特に治療を必要とせず経過観察とともに出血は吸収され,数週間で軽快することが多い.実際はさまざまな外傷の程度により,種々の網膜出血が混在するとともに,網膜振盪症や網膜裂孔,黄斑円孔(図1),脈絡膜破裂,網膜打撲壊死などの病態と合併することも多く,それらの病変に対しての処置が必要となることがある.そのため外傷性の網膜出血(図2)では,詳細な診察で病態を十分に把握するとともに,注意深い経過観察が必要である.また,穿孔性の外傷による網膜出血では,まず眼球破裂や眼内異物に対する緊急処置が必要である.

特殊な外傷性網膜出血

上記の眼球への直接の外傷による網膜出血のほかに,外傷に伴う網膜出血として,被虐待児症候群に伴う網膜出血,Purtscher網膜症[*1]がある.

[*1] **Purtscher網膜症**
頭部外傷や胸部打撲に伴い,網膜に綿花様白斑と出血をきたす疾患である.

カコモン読解 第22回 臨床実地問題4

70歳の男性．突然右眼の視力低下を自覚して来院した．右眼眼底写真を図に示す．出血の主体となる部位はどれか．

a 硝子体出血
b 内境界膜下出血
c 網膜内出血
d 網膜下出血
e 網膜色素上皮下出血

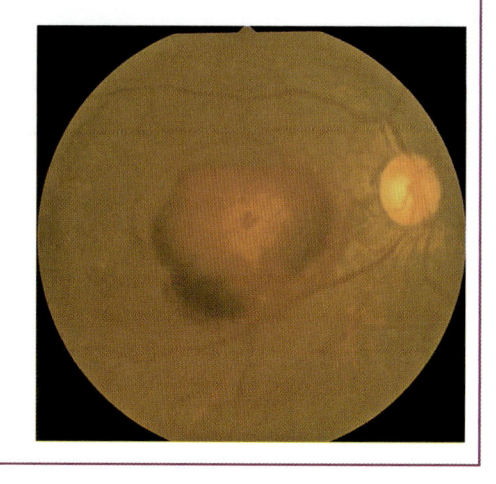

解説 黄斑部に類円形で境界明瞭な出血を認める．出血に水平線（ニボー）を形成しており，また出血により網膜血管が隠蔽されていることから，この出血は内境界膜下出血と判別できる．やや不鮮明な写真であることから軽度の中間透光体混濁（白内障や硝子体出血）が存在することも考えられ，また黄斑部の内境界膜下出血の下には網膜内層および外層の出血（網膜内出血や網膜下出血，網膜色素上皮下出血など）が存在する可能性もあるが，この症例で出血の主体となる部位としては，内境界膜下出血が適当と思われる．

模範解答 b

（小島正嗣，緒方奈保子）

網膜／網膜振盪症

所見と臨床経過

網膜振盪症（commotio retinae）は，眼球打撲によって生じる網膜の障害である．検眼鏡的には網膜にびまん性の乳白色を示す混濁病変として観察される．Berlinによって1873年に初めて報告され，網膜深層に滲出液が貯留し白濁すると考えられていた（Berlin's edema）[1]．受傷後数日で最も強くなり，1〜2週間で消失することが多い．一方，打撲が重篤であると，経過とともに網脈絡膜萎縮を

文献はp.365参照．

視細胞内節外節接合部（IS/OS）の反射亢進

a. 受傷当日

IS/OSの正常化

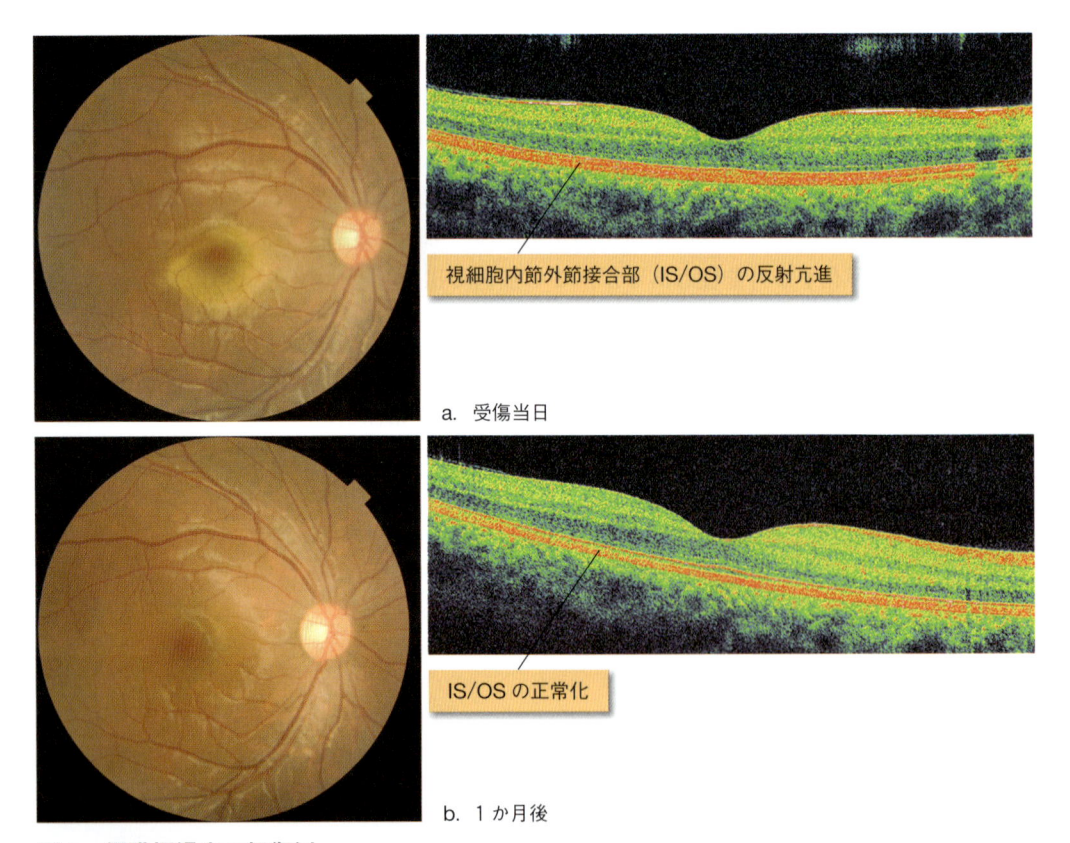

b. 1か月後

図1 網膜振盪症の軽傷例
14歳，男子．友人が投げた石が右眼に直撃して受傷し，当日に受診した．初診時視力（1.2）．右眼黄斑部に金箔様の反射を呈していた（a，左図）．spectral-domain OCT（SD-OCT）ではIS/OS junctionの輝度の亢進と肥厚を生じ，RPEとの分離が不鮮明である（a，右図）．受傷から1か月後，視力（1.5）．黄斑部の金箔様反射は消失している（b，左図）．SD-OCTでは，IS/OSのlineは正常化しRPEとの分離も明瞭である（b，右図）．

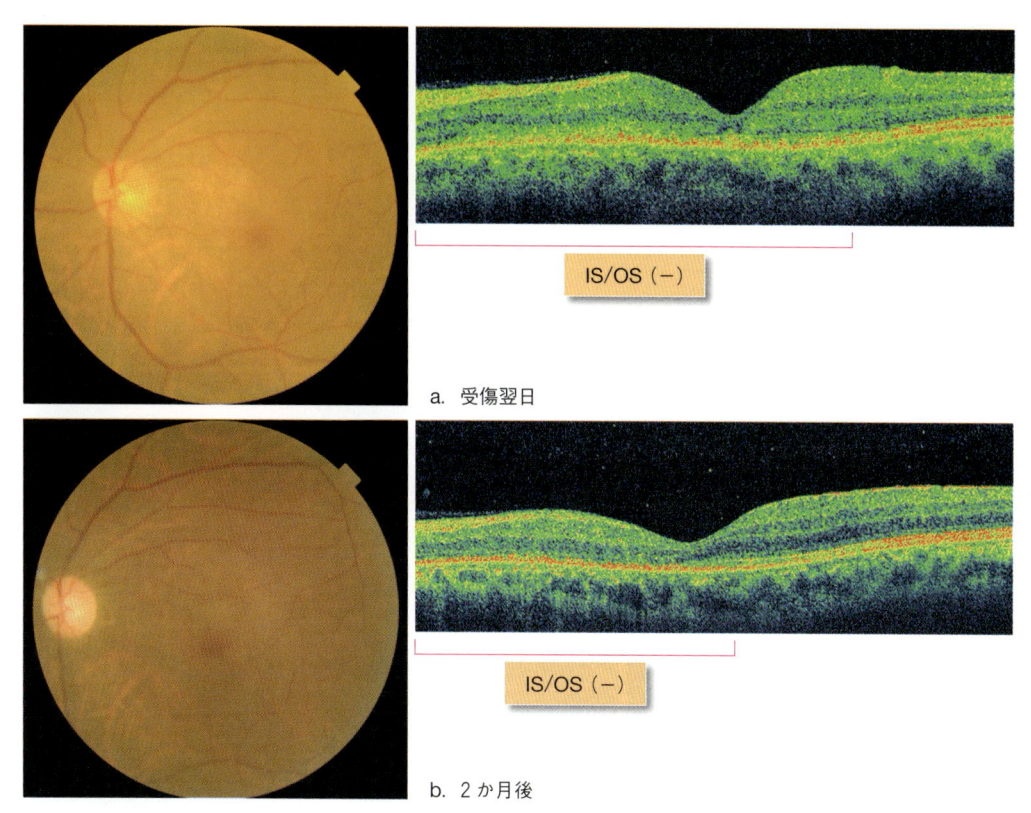

図2 網膜振盪症の重傷例

a. 受傷翌日

b. 2か月後

51歳，男性．電動のこぎりで作業中，木片が左眼に当たり受傷し，翌日に受診した．前眼部に前房出血と角膜上皮障害を生じ，初診時視力は指数弁．右眼黄斑部に淡く金箔様の反射を呈していた（a，左図）．SD-OCTでは黄斑部のIS/OSのlineとRPEが広範囲にわたって不整であった（a，右図）．受傷から2か月後，金箔様の反射は消失したが，検眼鏡的に軽度の黄斑萎縮を呈した（b，左図）．矯正視力（0.4）．SD-OCTではIS/OSのlineはやや改善したものの，中心窩を含んで不整が残存した（b，右図）．

生じ，恒久的視力障害を残す（網膜打撲壊死）．組織学的には，急性期には視細胞外節と網膜色素上皮（retinal pigment epithelium；RPE）の破壊が報告されている[2]．OCT（optical coherence tomography）の登場により，網膜深層の色調変化は視細胞外節の変化であることが示された[3]．網膜振盪症が軽度で金箔反射を呈するときは，視細胞内節外節接合部（inner segment/outer segment junction；IS/OS junction）の反射が亢進し，RPEとの分離が不鮮明となるが，急性期が過ぎて金箔反射がなくなるとIS/OSのlineはRPEと分離した正常の姿に戻る（図1）[4]．一方，重症例では視細胞外節の破壊が大きく，IS/OSは消失する（図2）．陳旧期では視細胞層とRPEの萎縮を生じ，網膜の菲薄化や脈絡膜の反射亢進を呈する．

（板倉宏高）

網膜／外傷性網膜壊死

所見と臨床経過

強度の打撲によって網膜打撲壊死（concussion necrosis）を生じると，経過とともに網脈絡膜萎縮を生じ，恒久的に視力障害を残す．OCT（optical coherence tomography）では視細胞外節の破壊が大きく，視細胞内節外節接合部（IS/OS）の消失や網膜色素上皮（retinal pigment epithelium；RPE）の萎縮を生じ，網膜の菲薄化や脈絡膜

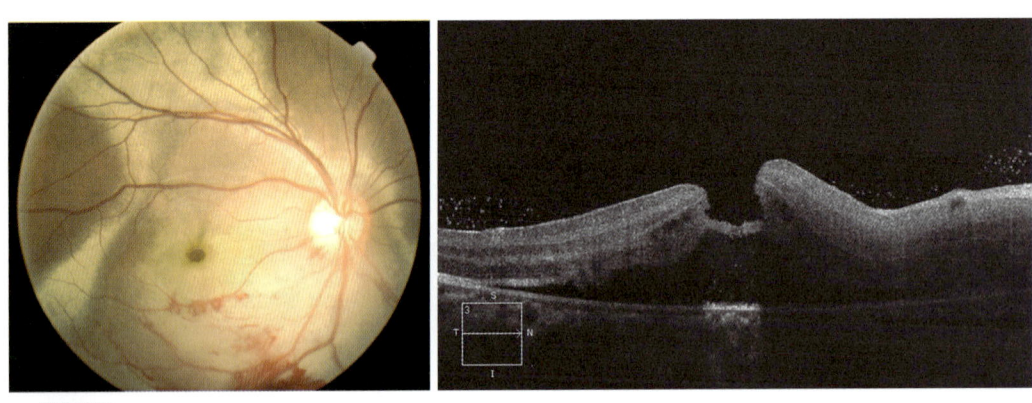

a. 受傷当日

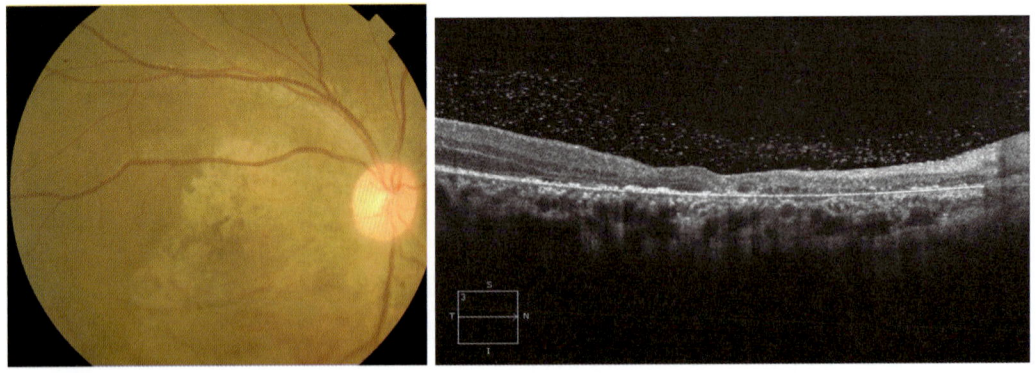

b. 2週間後

図1 外傷性網膜壊死の急性期症状

14歳，男子．軟式野球の試合中に自打球を右眼に当て救急車で搬送された．初診時視力は指数弁．右眼の後極全体に金箔様の反射を呈し，網膜出血と硝子体出血を伴っていた（a，左図）．spectral-domain OCT（SD-OCT）では黄斑円孔と漿液性網膜剥離を生じていた（a，右図）．受傷から2週間後，視力（0.08）．黄斑部を含んで後極に広範な網脈絡膜萎縮が残った（b，左図）．SD-OCTでは，網膜は菲薄化し，脈絡膜は反射亢進している．また，IS/OS junctionは消失し，RPEも不整である（b，右図）．

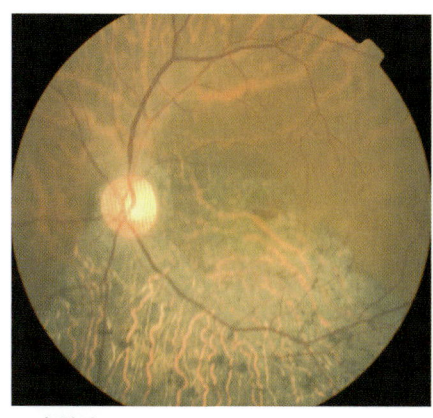

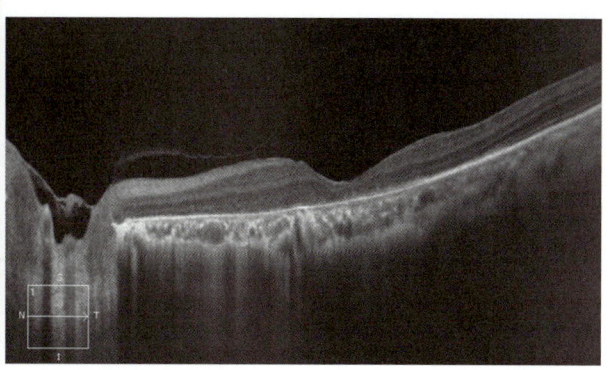

図2 外傷性網膜壊死の晩発性症状
61歳，男性．中学生のときに剣道の竹刀で左眼を打撲した．受傷後から左眼視力は低下し，徐々に外斜した．初診時，左眼視力 (0.06)．黄斑を含んで下方の後極部に網脈絡膜萎縮を生じていた（a, 左図）．SD-OCT では網膜萎縮部の IS/OS junction は消失，RPE は不整で，同部位の脈絡膜は反射亢進していた（a, 右図）．斜視角 40Δ の外斜視を生じており (b)，左眼に対して斜視手術（外直筋後転 8 mm）を施行した (c)．

の反射亢進を呈する．動物実験モデルでは，鈍的外傷によって視細胞がアポトーシスを生じて網膜外層の萎縮するメカニズムが報告されている[1]．受傷直後は網膜出血や硝子体出血，外傷性黄斑円孔などを合併している場合がある（**図1**）．受傷眼に高度な視力障害が残ると，両眼視が不良となって徐々に外斜視となることがある（**図2**）．

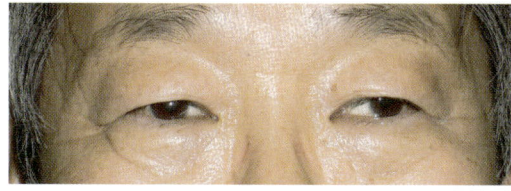

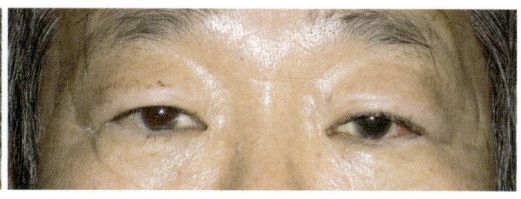

（板倉宏高）

文献は p.365 参照．

網膜／外傷性網膜剥離

問診と検査

　外傷性網膜剥離には2種類あり，鋭的外傷後か鈍的外傷後の網膜剥離がある．鋭的外傷の場合，眼内異物の有無は硝子体手術適応にクリティカルであるため，その治療にあたっては問診がきわめて大事である．また，X線写真は古典的ながらいまだに重要であり，単純正面・側面像と Waters 法[*1] で異物の有無と位置などをよく確認しておくこと．CTも付加的に詳細な情報を与えてくれる場合が多い（MRIは禁忌[*2]である）．術前に眼底の透見がどこまで可能かも非常に重要であり，硝子体出血の有無が鍵になる．以下に，外傷の種類，眼底の透見性に分けて治療の進めかたを解説する．

外傷の種類による治療の進めかた

鋭的外傷：まずは，強角膜裂傷の縫合が大事である．角膜裂傷は，10-0 ナイロン糸，強膜裂傷は 8-0 ナイロン糸または吸収糸で漏れのないように若干タイトに縫合する．状態不良なぶどう膜は切除し，それ以外は可能な限り眼内に還納し，交感性眼炎の予防のためステロイドで消炎を図りたい．術前検査で網膜剥離が明らかであれば，硝子体手術を併施する．角膜の状況が不良であっても強角膜裂傷の縫合をうまく行い，角膜中央に透明帯があれば，wide viewing system とシャンデリア光源を駆使しながら，良好な視認性を確保しつつ硝子体手術を完遂できる場合が多くなってきた．しかしながら，脈絡膜や毛様体から高度な出血を伴う場合，手術完遂が困難な場合も想定しておかなければならない．一期的に硝子体手術は行わず，強角膜縫合や強膜バックリングのみを一次的に行い，1〜2週間様子をみてから硝子体介入を行うことも選択肢として考えておく．

鈍的外傷：非常に強い鈍的な衝撃は，眼球の構築に不可逆的なインパクトを与える．通常，鈍的外傷は鋭的外傷よりも予後不良である．硝子体の急激かつ強い移動に対し，付着している網膜が耐えられず裂孔が形成され，そのまま網膜剥離に至る症例が存在する．網膜血

[*1] **Waters 法**
Waters 法は正中面が垂直，ドイツ水平面（耳口上縁と眼窩下縁を結ぶ面）がフィルム面と 45°になるように顎を突き出す体位でX線撮影する方法．上顎洞や前頭洞など副鼻腔，眼窩下縁，頬骨，上顎骨などの描出に強く，眼窩底骨折がわかりやすい．眼外傷で重要なほかのX線撮影法としては視束管撮影があり，視束管骨折も見逃しのないように用いたい．

[*2] **MRI の禁忌**
MRI が普及している昨今，身体の中に挿入されている医療器具は MRI 撮影可能なものも増えてきていると推測される．しかしながら，眼外傷で鉄片異物飛入の可能性がわずかでもありうる場合，やはり MRI 撮影は禁忌．問診内容と異なり，石などではなく電動草刈り機の欠けた金属破片が飛入していることも多く，CT を重用したい．

管も同時に破たんすると，硝子体中に血液成分が飛散することから，剝離網膜の障害（photoreceptor apoptosis）も通常より早いと考えられ，特に黄斑剝離の症例では早期の手術を要する．若年の場合は，外傷性黄斑円孔と巨大裂孔網膜剝離を併発してしまう場合もある[*3]．また，網膜剝離に至らなくても，その強い衝撃により脈絡膜出血や網膜変性に至っている症例は，視力回復が困難な場合が多い．

　鈍的インパクトがあまりにも強大であると，その結果として眼球破裂をきたす．眼球破裂に至った場合は，鋭的外傷のようにまず開放創を早期に閉じることが肝要である．眼球破裂の最重症のものでは，毛様体解離と脈絡膜剝離をきたしており，一期的に硝子体手術まで行うと出血が制御できないこともある．そのような際は，一次的縫合（閉創）のみにとどめ，1～2週間様子をみて出血も鎮静化させ，状況をみて硝子体介入を含めた二次的手術に頼みをつなぐことが多い．硝子体介入を行うと，水晶体や虹彩がなくなっていることも多い．破裂創に網膜が嵌頓し網膜のほとんどが翻転していると，翻転網膜（網膜の裏側）と脈絡膜全体を俯瞰できる場合もある．外傷の程度に応じて，そのような状況も想定しながら，最終的に剝離網膜を液体パーフルオロカーボンで伸展するべく，網膜・ゲル処理に努める．

[*3] 幼小児でそのような症例は，児童虐待（child abuse）の可能性も想定しておき，もしその可能性が高いなら児童相談所など最寄りの公的機関に早めに連絡する必要がある．

眼底の透見性による治療の進めかた

硝子体出血が軽度で眼底がある程度透見できる場合：硝子体出血が軽度で，網膜剝離も扁平で限局している若年者であれば強膜バックリングを行い，硝子体出血は自然消退を待つ．50歳以上で裂孔原性網膜剝離が明らかに確認できるのなら，硝子体手術（＋白内障手術）を早期に行う．硝子体出血が軽度で網膜剝離もなく，裂孔形成のみであれば網膜レーザー光凝固を行い，硝子体出血は自然消退を待つ．細隙灯顕微鏡で硝子体中に網膜色素上皮細胞の散布が強く確認されたり，炎症が強い場合は，非観血的処置にとどめるにせよ，増殖性硝子体網膜症に至ることを想定しながら経過観察には十分注意する．

硝子体出血が高度で眼底透見が完全に不能な場合："眼底の見えないほどの硝子体出血は，非常に怖い…．"原因がどうあれ，強い硝子体出血を見た際に筆者が抱くインプレッションである．念のために早期に手術を行うケースが多いが，外傷性の場合，ほかの眼疾患にも増して術前評価が特に大事であるといえる．眼底透見不能な場合の最も重要かつ簡便な検査は，超音波検査（B-mode ultrasonography）と考えられる．眼球内をライブに観察することができるうえに，剝

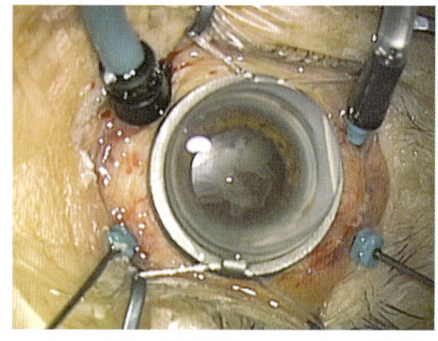

a. シャンデリア光源を用いて，4ポート硝子体手術を行った．

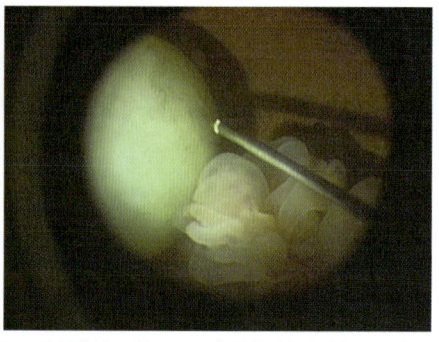

b. 硝子体腔に落下した水晶体（白内障）と一塊の団子状になった網膜を認める．まずは，ゲル処理を行った後，網膜の誤吸引に注意しながら，水晶体切除を25Gカッターで行った．

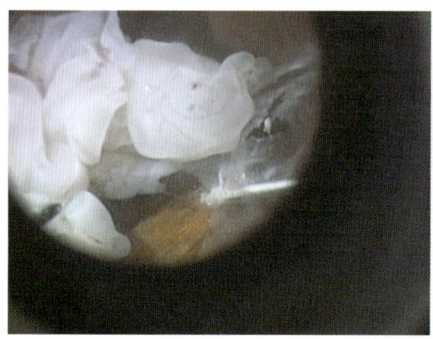

c. 水晶体切除を25Gカッターで行った後，網膜自体の処理にとりかかる．上耳側に30°の網膜を残して330°の巨大裂孔を認めるが，その裂けていない網膜も復位の妨げになるため，ジアテルミーで凝固した後にretinotomyを行い，360°完全にフリー網膜の状態を作製した．

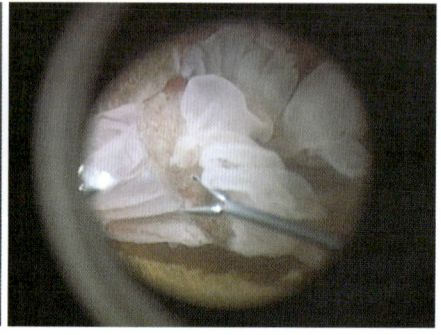

d. 翻転された網膜を縛るような網膜下索状物を認めたため，25G鑷子で把持し切除した．その後，網膜をていねいに解きほぐしたところ，網膜の可動性が良好になった．

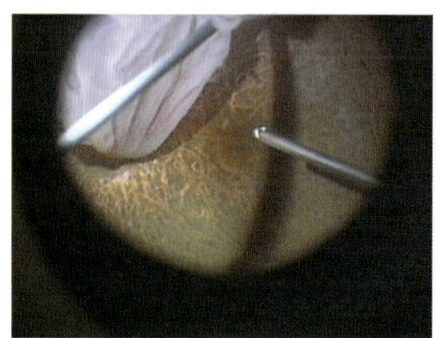

e. 網膜を復位させる前に，網膜下に水晶体フラグメントや出血塊，増殖膜などがないことを入念に確認する．

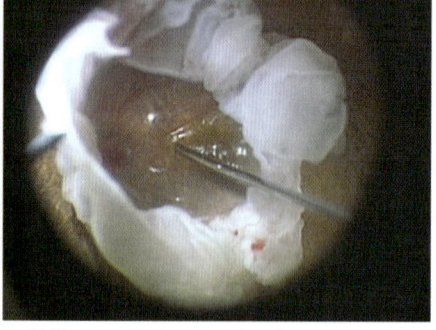

f. 液体パーフルオロカーボン（perfluorocarbon liquid；PFCL）を視神経乳頭前に静かに滴下すると，白牡丹が咲き開くように，網膜が伸展し始める．このときPFCLのバブルをつくり，網膜下に迷入させないように，ていねいにゆっくりと滴下を行う．

図1 眼球破裂後の網膜剥離

71歳，女性．転倒し右眼を強打し，眼球破裂をきたす．網膜剥離を認めたため，強膜縫合2週間後に硝子体手術を行った．右眼視力は光覚弁．

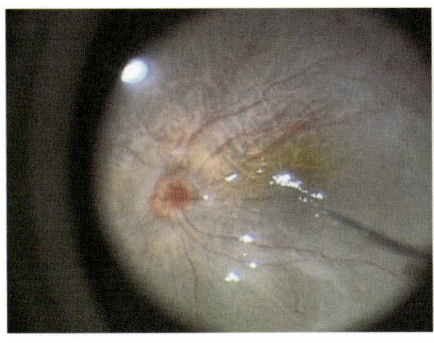

g. 硝子体腔内を PFCL で満たすと，網膜は完全に復位した．視神経乳頭と黄斑の色調が明瞭に確認できる．

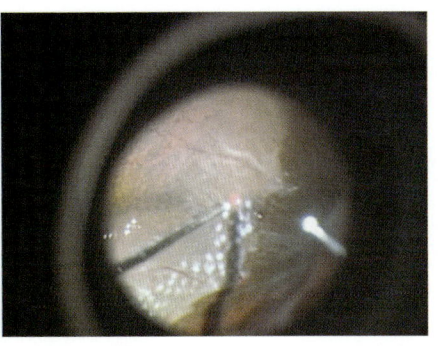

h. 伸展した網膜の周辺端を 2～3 列で眼内光凝固する．360°光凝固した後，PFCL-シリコーンオイル（silicone oil；SO）置換を行った．

i. 術後網膜は SO 下で復位したが，術後早期に強い網膜パッカーが出現した（左図）．最終的に術後 6 か月で SO を抜去し，網膜復位は得られたものの，低眼圧をきたした（右図）．

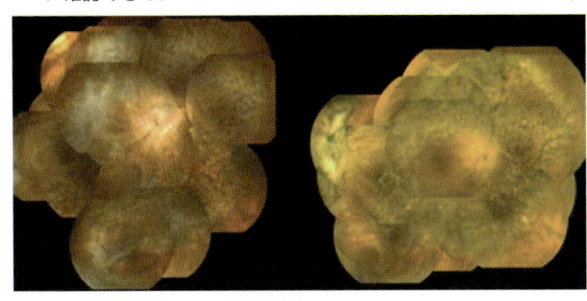

（図1のつづき）

離網膜の軟らかさ硬さを含めて正確にとらえることができ，増殖膜（外傷後時間が経過している場合）や牽引も描出されれば手術難易度も想定できる．まれに硝子体出血の向こうに全剝離が描出されることもある．もちろん，穿孔性眼外傷の場合で B-mode を行う場合は，眼球を圧迫しないように十分に注意する．また，light projection と color sense もそれぞれ，網膜剝離象限の同定と黄斑機能の評価をおおむね可能にし，しかも大がかりな検査機器を要さないため，古典的ながら非常に簡便である．さらに眼内の情報がほしい場合は，MRI や CT で画像診断を行う．最近のものは非常に高解像度で，裂孔原性網膜剝離，出血性網膜剝離や脈絡膜剝離など明瞭に描出できる．眼表面の状態が良好であれば，網膜電図（electroretinogram；ERG）も有用性は高く，硝子体出血があっても，網膜の潜在的機能を評価することができる．それらさまざまな所見で裏づけをとりながら多角的に眼球内を評価し，確信をもちながら手術に臨みたい．

　強い硝子体出血を伴う網膜剝離の扱いは，熟練した硝子体術者でも難しい．まずは，インフュージョンカニューラを硝子体腔に完全に貫通させることが重要である．その後に慎重に硝子体出血を切除するが，術者が網膜面を確認できないため，網膜を誤吸引する可能性があることを念頭に置く[*4]．

[*4] 網膜全体（130°以上）を俯瞰できる wide viewing system を用いれば，眼内状況を術前半から的確に把握しながら硝子体処理できるため，硝子体出血を伴う網膜剝離手術の際には特にお勧めする．しかしながら，wide viewing system も優れた照明がないと機能しないため，最新のシャンデリア照明を併用したい．

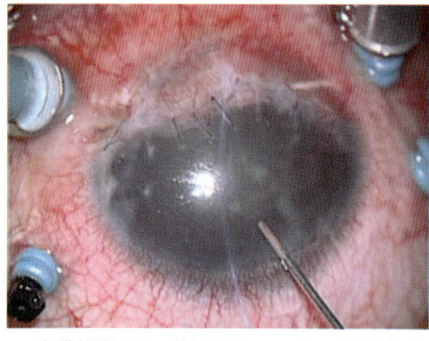

a. 角膜状態が悪い状況下での4ポート硝子体手術．角膜の下半分の透明性がないものの角膜中心部の透明性が高いため，広角観察システム（wide viewing system）で手術可能であることが術前から予想された．

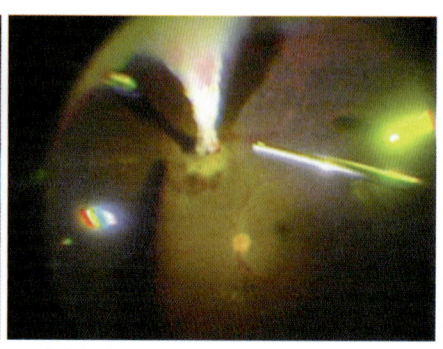

b. 広角観察システムを用い硝子体出血を切除したところ，穿孔物が通過した軌跡に増殖索を認めた．この索状物は硬く，25G硝子体カッターで切除することは困難であった．

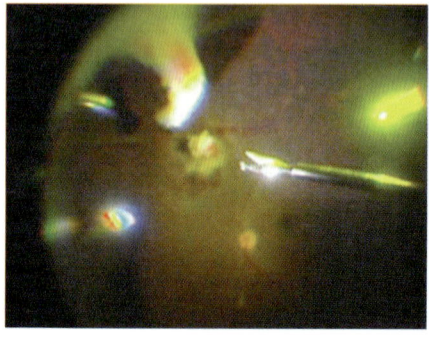

c. 25G剪刀を用いて索状物の切開を試みたところ，成功し切除することができた．

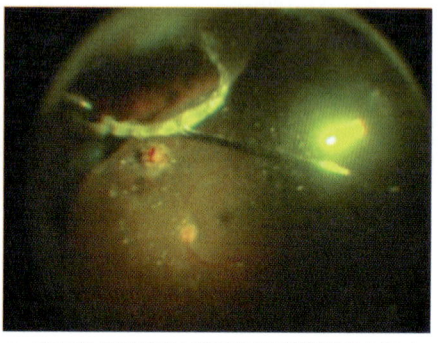

d. 下鼻側最周辺部に裂孔原性網膜剥離を認め，硝子体ゲル郭清を十分に行った後，網膜断端をジアテルミー処理した．

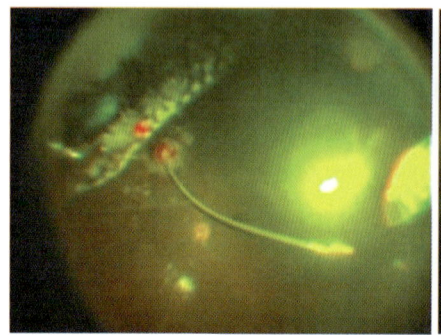

e. 網膜裂孔周囲に眼内光凝固を行った．

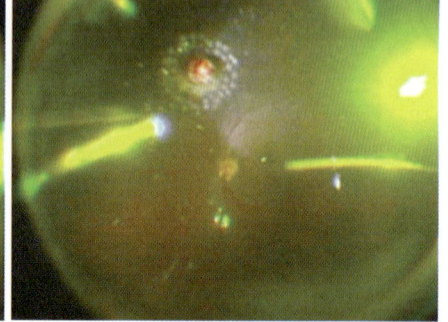

f. 網膜後極にヒットした部位の周囲も眼内光凝固を行った．

図2 穿孔性眼外傷後の網膜剥離

26歳，男性．ドライバー先端を右眼にぶつけ受傷．強角膜縫合後，硝子体出血が遷延したため硝子体手術を行った．右眼視力は手動弁．

症例

　眼球破裂後に網膜剥離を生じた症例（図1）と穿孔性眼外傷後に網膜剥離をきたした症例（図2）を示す．

（國方彦志）

網膜／外傷性黄斑円孔

発生機序

外傷性黄斑円孔は，眼球に対する鈍的外傷に伴って発生する．その発生機序は明らかではないが，次のような機序が考えられている．

1. 打撲による contrecoup injury によって眼球の急激な変形，眼球壁の強い伸展によって発生する．
2. 外傷により黄斑部網膜に浮腫，囊胞様変化をきたし，それが破裂して円孔を形成する．
3. 外傷によって急激に後部硝子体剝離が発生し，その牽引によって黄斑円孔を生じる．

以上のような説があるが，症例によってその発生機序は異なるものと思われる．

症状，所見

外傷直後から中心暗点，視力障害をきたす．外傷直後から円孔が発見される場合もあるが，受傷直後には網膜振盪のため，黄斑部網

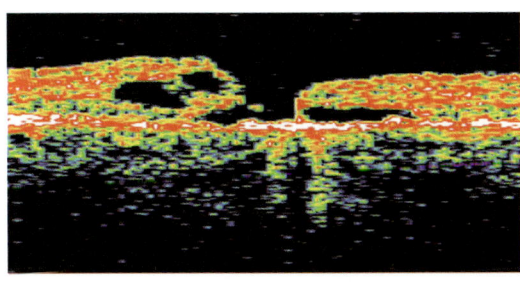

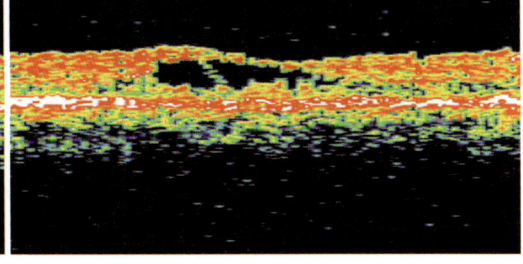

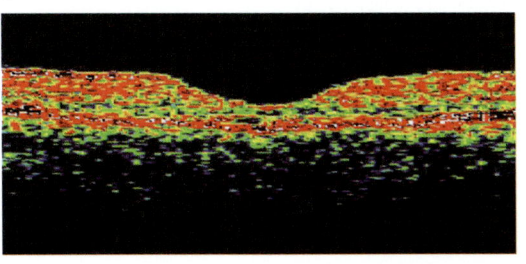

図1 サッカーボールによる鈍的外傷 (10歳，男児)
a. 黄斑円孔をきたしている．後部硝子体剝離はなかった．OCT では Stage 4 に類似した所見で，黄斑部の全層円孔と網膜の層間分離がみられた．視力は 0.1．
b. 1 か月後には円孔は自然閉鎖し，OCT では黄斑部に軽度の層間分離を認めるのみである．
c. 2 か月後には黄斑部所見はまったく正常になり，中心窩陥凹が形成されている．視力は 1.0 に回復した．

a.　　　　　　　　　　　　　　　　b.

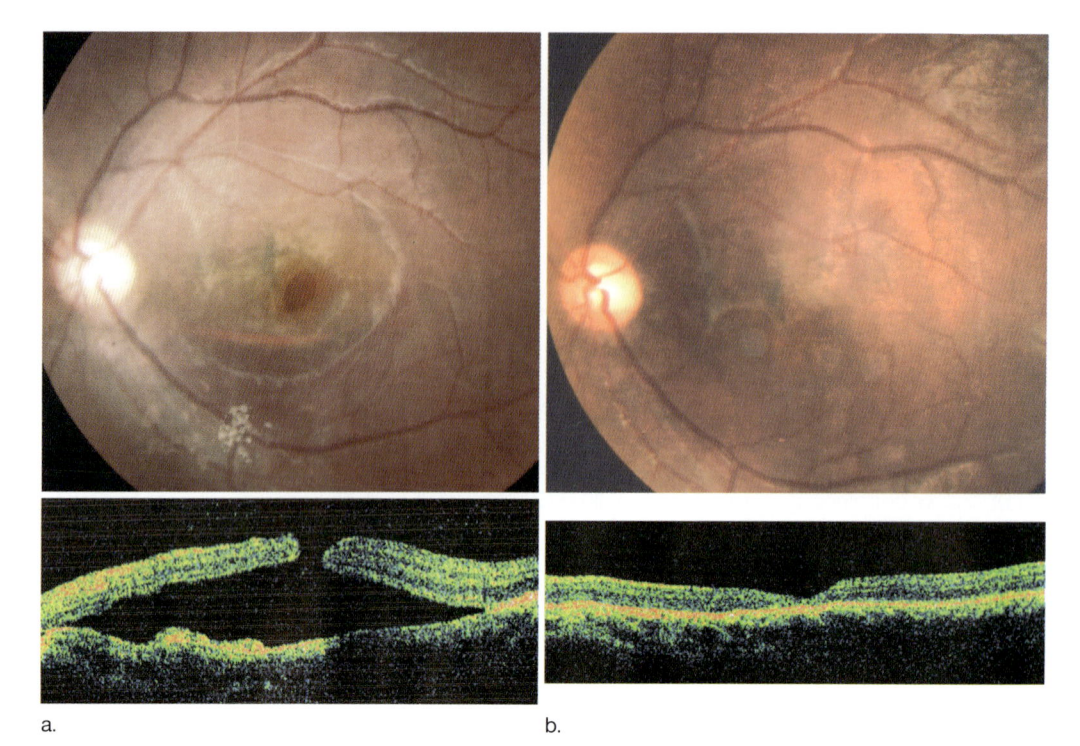

図2　硬式野球ボールによる鈍的外傷（16歳，男性）

a. 受傷直後には黄斑部に軽度の網膜下出血がみられたが，黄斑円孔は不明であった．1か月後，出血は吸収したが，黄斑円孔とその周囲に限局性網膜剝離，黄斑部鼻側に脈絡膜破裂が数か所みられた．視力は0.05．
b. 網膜剝離を伴っていたので，自然閉鎖は期待できないと判断し，内境界膜剝離併用硝子体手術を行った．術後，円孔は閉鎖したが黄斑部網膜は変性し，OCTでは中心窩網膜が薄くなっている．視力は改善したが，0.4にとどまった．

膜が浮腫状に混濁して円孔が明瞭でないものが，1週～数週間後に浮腫が吸収するとともに，円孔が明瞭になる症例もある．

　OCT（optical coherence tomography）所見は症例によってさまざまで，小さい裂隙のみのものから，fluid cuffや円孔縁の網膜浮腫を伴って特発性黄斑円孔と同様の所見を呈するものもある．若年者が多いため，後部硝子体剝離はないことが多いが，後部硝子体剝離の進行に伴って，円孔縁が牽引されている所見を呈する場合もある．

経過

　外傷性黄斑円孔は自然閉鎖することが多く，半数以上の症例が自然閉鎖すると考えられている（図1）[1]．受傷後3～4か月以内に閉鎖することが多いので，受傷後3か月間は経過観察するのがよい．自然閉鎖する場合，OCTではまず円孔の両端の網膜から架橋が形成され，その後に円孔底の網膜下液が徐々に吸収され，最終的には中心窩陥凹が形成される[2]．自然閉鎖の機序は不明であるが，OCT所見から，円孔周囲のグリア増殖と硝子体のタンポナーデ効果によっ

文献はp.365参照．

て自然閉鎖するのではないかと考えられている．自然閉鎖しやすい条件としては，円孔径が小さい，若年者，fluid cuff を伴わない，などがある[3]．

治療

特発性黄斑円孔と同様に硝子体手術が有効で，円孔の閉鎖率も高い[4,5]．しかし，患者は若年者であることが多いし，自然閉鎖する確率が高いので，受傷後数か月は経過観察を行い，OCT で前述のような自然閉鎖傾向がみられない場合に硝子体手術を考慮する．

予後

円孔が閉鎖すると視力予後はよく，若年者では 1.0 以上の視力が得られることが少なくない．しかし，外傷に伴った網脈絡膜萎縮や脈絡膜破裂などが黄斑部を含んでいる場合には，円孔が閉鎖しても視力回復は限定的のことが多い（図 2）．

カコモン読解　第 19 回　臨床実地問題 42

18 歳の男子．1 週前にハンドボールで左眼を強打し，視力障害を訴え来院した．視力は右 0.1（1.2×−2.50 D），左 0.04（0.2×−3.00 D）．左眼眼底写真と OCT を図 A，B に示す．適切な処置はどれか．

a 経過観察
b 網膜光凝固
c 硝子体内気体注入
d 黄斑バックル
e 硝子体手術

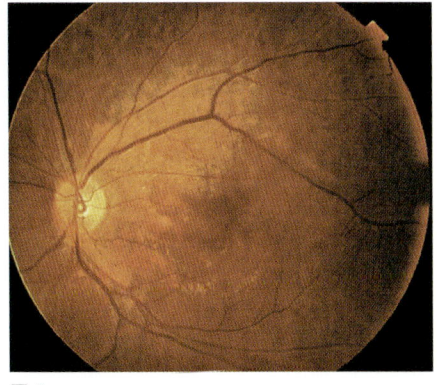

図A

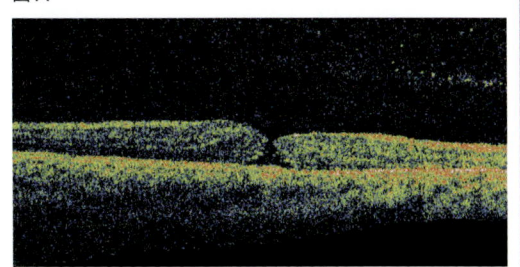

図B

解説 眼底写真では，黄斑部上方に網膜振盪の所見がみられるが，黄斑円孔は明瞭でない．しかし，OCTでは小さい黄斑円孔が確認できる．若年者の外傷性黄斑円孔は受傷後数か月以内に自然閉鎖することが多いので，まずは経過観察するのが妥当である．数か月後も円孔が閉鎖せず，改善傾向もなければ硝子体手術を行う．術後円孔閉鎖率は高く，黄斑部に網脈絡膜萎縮がなければ視力予後は良好である．

模範解答 a

カコモン読解 第24回 臨床実地問題16

10歳の男児．昨日サッカー中にボールが右眼に当たり，視力低下を訴えて来院した．視力は右0.1（0.2×−1.00D）．右眼後極部OCT像を図に示す．現時点での適切な対応はどれか．

a 経過観察
b 硝子体手術
c レーザー光凝固
d 副腎皮質ステロイド全身投与
e トリアムシノロンアセトニドテノン囊下注射

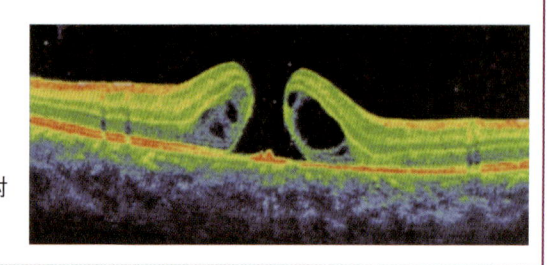

解説 OCTでは黄斑円孔が明瞭で，円孔周囲網膜の層間分離，fluid cuffがみられる．カコモン読解"第19回 臨床実地問題42"の解説で前述したように，若年者の外傷性黄斑円孔は受傷後数か月以内に自然閉鎖することが多いので，まずは経過観察する．数か月後も円孔が閉鎖せず，改善傾向もなければ硝子体手術を行う．

模範解答 a

（西村哲哉）

網膜／外傷性低眼圧黄斑症

疾患の概念

毛様体損傷または毛様体剝離などの眼外傷に伴い，房水産生量の低下と毛様体解離部を通して上脈絡膜腔への房水流出により低眼圧をきたす．この外傷性低眼圧が持続した際に，乳頭浮腫，網脈絡膜皺襞の形成および網膜血管の拡張蛇行が生じる．この網脈絡膜皺襞による黄斑部視細胞および網膜色素上皮のひずみによって視力低下（外傷性低眼圧黄斑症）をきたす．これが短期間であれば視機能障害を残さずに消失するが，長時間持続すると網脈絡膜に器質的変化をきたし，不可逆的視機能障害を起こすと考えられている[1,2]．

文献は p.365 参照．

所見

視神経乳頭浮腫，網膜血管の拡張蛇行，黄斑部を中心とした網脈絡膜皺襞を特徴とする（図 1a）．OCT（optical coherence tomography）では，網膜全層に凹凸不整が認められる（図 1b）[*1]．

診断

外傷の既往，隅角検査や UBM（ultrasound biomicroscope；超音

[*1] FA（fluorescein angiography）では，視神経乳頭の過蛍光や網膜血管の拡張蛇行を認める．また，隅角鏡検査では隅角後退が鈍的外傷を示唆する所見である．UBM は隅角解離や毛様体解離の範囲がわかるため，鈍的外傷の診断のみならず，治療方針の決定，治療経過の判定，手術を行う場合の一助となる．

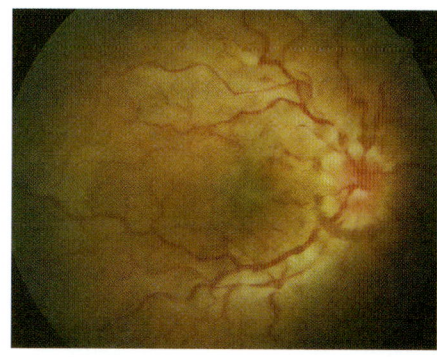

a. 眼底写真 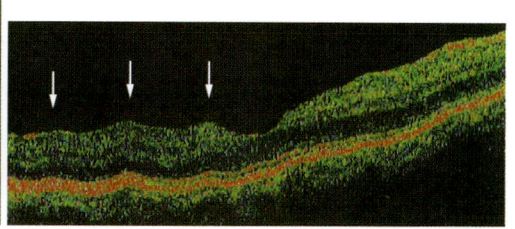　　　　　　　　b. OCT 所見

図 1　低眼圧黄斑症
視神経乳頭浮腫，網膜血管の蛇行，黄斑部の皺襞を認める．
(髙橋寛二：低眼圧黄斑症・網膜症. 田野保雄編. 眼科プラクティス 12 眼底アトラス. 東京：文光堂；2006. p.162 より許諾を得て一部改変.)

波生体顕微鏡）などで毛様体解離の証明，持続する低眼圧，および眼底所見や OCT 所見などで診断する．

鑑別診断

　眼窩腫瘍やほかの眼窩部からの占拠性病変などの脈絡膜皺襞を形成しうる疾患であるが，画像診断や現病歴などで除外できる．

治療

　受傷後早期は自然軽快することがあるので，経過観察とする．また，房水産生低下の改善を期待してアトロピン点眼やステロイド点眼を処方する場合もある．自然経過での改善が困難と思われる症例や隅角解離の幅が広い症例に対しては，ジアテルミー凝固，冷凍凝固，強膜内陥術，アルゴンレーザー凝固，眼内レンズ縫着術または硝子体手術などによる方法*2 が報告されている[3])．

*2 外科的治療の時期や方法については，一定の見解が得られていない．

カコモン読解　第 21 回　臨床実地問題 41

26 歳の男性．5 か月前に右眼を打撲している．視力が回復しないため来院した．視力は右 0.5（矯正不能）．眼圧は右 4 mmHg．右眼眼底写真を図に示す．適切な処置はどれか．
a 経過観察
b 副腎皮質ステロイド薬テノン囊下注射
c 網膜光凝固
d 毛様体縫着術
e 硝子体手術

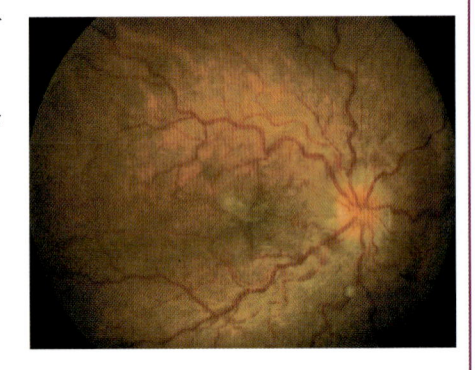

【解説】眼圧が 4 mmHg と低値．眼底写真にて視神経乳頭の発赤腫脹，網膜血管の拡張蛇行，黄斑部の放射状皺襞より典型的な低眼圧黄斑症であり，鈍的外傷後に生じたものであるので，診断は外傷性低眼圧黄斑症である．発症早期の場合は自然軽快することもあるので経過観察とするが，本症例は発症から 5 か月経過して改善を得られていないため，観血的治療が適当と考えられる．

　外傷性低眼圧黄斑症の代表的な観血的治療としては，毛様体縫着術があり，ほかにはジアテルミー凝固，冷凍凝固，強膜内陥術，硝子体手術がある．

【模範解答】d

（大黒　浩，渡部　恵）

クリニカル・クエスチョン

日食網膜症について教えてください

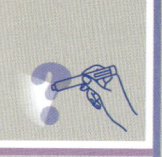

Answer 日食網膜症（eclipse retinopathy, solar retinopathy）とは，日食を直視することで太陽の強い光線が眼に入り生じる網膜障害です[*1]．太陽光が後極部に集光し，黄斑あるいは近傍の機能が障害され，中心暗点や歪みをきたします．

[*1] 日光網膜症（solar retinopathy）ともいう．古くは日光網膜炎（solar retinitis）と呼ばれたこともあるが，現在では用いられない用語である．

太陽光による眼の障害

太陽光による眼の障害は非常に古くから知られており，紀元前4世紀には日食を直視して網膜に障害を負った例をプラトンが記録に残している．ガリレオ・ガリレイも自作の望遠鏡で太陽を観察して，眼に障害を負ったとの記述を残している．

わが国でも1978年10月2日の部分日食や，2009年7月22日の皆既日食による日食網膜症の症例が論文に報告されている．

2012年5月21日には全国の広い地域で金環日食が観察された．朝の通勤，通学時間帯であることから，眼障害の大量発生が危惧されたが，日本眼科学会や日本眼科医会をはじめとする啓発活動により，重篤な眼障害の発生を防ぐことができた．

日食網膜症の機序と症状

日食を直視することで太陽の強い光線が眼に入り，網膜に障害をきたす．網膜視細胞が受けた損傷の程度によっては，視力低下が起こり，視野の中央に中心暗点や歪みが残ることもある．

可視光線のうちの青色光の光化学作用によると考えられている[*2]．光化学作用は眼内の視色素であるフラビン，リポフスチンなどの色素が光を吸収した際に活性酸素やラジカルを発生する現象で，活性酸素などによって網膜視細胞が障害される．光は波長が短いほどエネルギーが大きいので，日食網膜症の場合も，波長の短い青色光の影響が大きい．

観察中や観察直後には無症状であっても，数時間後や翌日に症状が出現する場合もある．

[*2] 以前は太陽光によって網膜の温度が上昇することによる熱傷説（熱凝固説）が唱えられたが，現在では温度上昇の関与の程度は少ないと考えられている．

予防と治療

　肉眼で日食を観察してはいけない．たとえ曇天であっても障害が発生した報告はある．

　網膜に対する光化学作用は効果が蓄積される．すなわち，1回の観察時間が短時間であっても，何回か観察を繰り返せば，網膜の障害は積み重なる．観察の途中で休憩を入れても，観察時間の合計が長くなるほどリスクは高まる．0.1秒の観察を10回繰り返せば，1秒連続で観察したのと同等である．

　観察に際しては，安全性の保証された日食グラスを必ず使う．下敷きや黒いフィルムは十分な遮光効果をもっていないので，不可である[*3]．

　リスクが高いのは，晴れた日の観察，眼組織の透過性の高い乳幼児や小児，白内障手術を受けて眼内レンズを挿入している人などである．

　炎症を抑えるための抗炎症薬が投与されることもあるが，有効性はまだ確かめられておらず，治療法は確立されていない．

（大鹿哲郎）

[*3] 望遠鏡やカメラで直接日食を観察するのは最も危険な行為であり，非常に重篤な後遺症を残すことがある．専門家の指導のもとで行う．

網膜／レーザー光による障害

原因

　重篤なレーザー網膜障害の大半は，工業用レーザーによる障害である．種類は，Nd：YAGレーザーやチタンサファイアレーザーでの報告が多く，ほかにアルゴンレーザーなどがある．工業用レーザーとはいえ製造過程中の事故報告は皆無で，ほぼ全例が実験室での発生であるのが特徴的である．工業用レーザーの安全基準については日本工業規格（Japanese Industrial Standards；JIS）により規定されており（表1），クラス3R以上では保護眼鏡の装用が推奨されているが，実際には保護眼鏡を使用しておらず，光軸調整中に直接あるいは反射光を見てしまい直後から視力障害を訴えるものが多い．ほとんどが片眼性であり，両眼性は8%程度である[1,2]*1．また，レーザーポインターを10秒以上凝視することで一過性の視力障害を呈した例が数例報告されている．

診断

　レーザー障害と思われる症例を診た場合，まずレーザーの種類（種

[*1] 近年はSD-OCTなど画像診断の進歩により，無症状の僚眼にも網膜障害が発見されることがある．検査は両眼に行っておくことをお奨めする．

文献はp.365参照．

表1　レーザーの安全基準

クラス1	100秒間見続けても網膜に障害を与えない（例：He-Neレーザーで0.39mW以下）のもの
クラス2	可視光（波長400～700nm）で，人体の嫌悪反応により障害を回避しうる程度の出力以下（おおむね1mW以下）のもの．
クラス1M, 2M, 3R, 3A	裸眼では安全であるが，光学的手段でのビーム内観察は危険なもの．3Rは放出レベルがクラス2の出力の5倍以下（おおむね5mW以下）のもの．
クラス3B	直接または鏡面反射によるレーザー光線の曝露により眼の障害を生じる可能性があるが，拡散反射によるレーザー光線に曝露しても眼の障害を生じる可能性のない（おおむね0.5W以下）のもの．
クラス4	拡散反射によるレーザー光線の曝露でも眼に障害を与える可能性のある出力（おおむね0.5Wを超える）のもの．

JIS C6802『レーザ製品の安全基準』の"8. クラス分け"より要約．保護眼鏡の装用は厚生労働省『レーザー光線による障害防止対策要綱』で推奨されている．

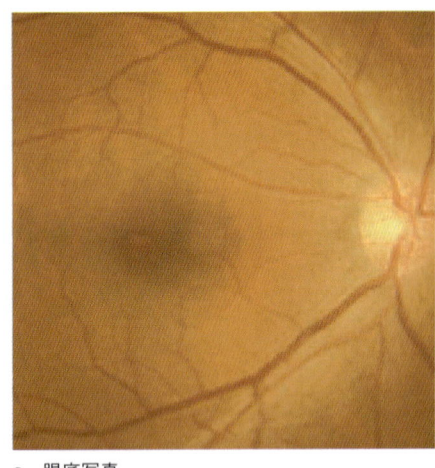

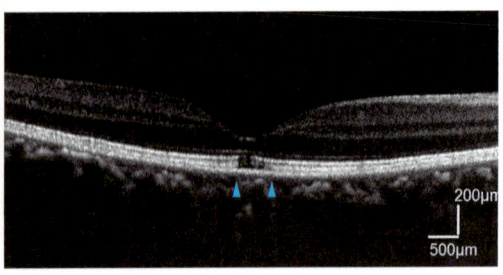

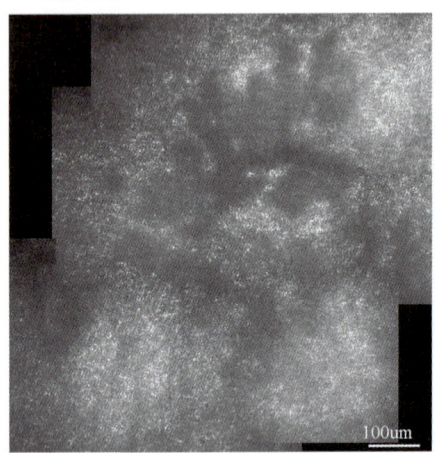

a. 眼底写真　　b. SD-OCT画像

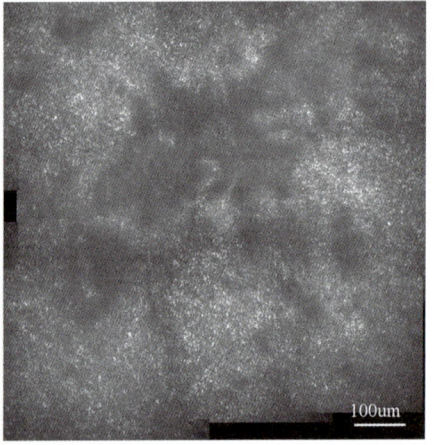

c. AO画像　　d. AO画像，受傷1年後

図1　チタンサファイアレーザー障害の症例
44歳，男性．右眼．チタンサファイアレーザー（800 nm, 100 femtosecond, 1 kHz, 1 mJ）を用いた研究中に右変視症と視力低下を自覚した．ゴーグルは装用していなかった．視力は右眼（0.4），左眼（1.0）．1年後，網膜外層障害はやや改善しているが，大部分残存している．

類，波長，強度〈mW，mJ〉，パルスモードかどうか）について問診を行い，次に受傷したときの状況（保護眼鏡装用の有無，どの操作のときに受傷したか，直接見たか）について問診する．受傷状況と眼底の所見（検眼鏡，蛍光眼底造影，光干渉断層撮影〈OCT〉）が一致すればレーザー障害と診断する．最近は画像診断技術の進歩により，網膜の状態をさらに詳しく観察できるようになってきている．spectral-domain OCT（SD-OCT）は垂直方向に5 μmの解像度をもち，視細胞のphotoreceptor層の観察が可能となった[*2]．また眼球の収差を補正しながら撮影を行う補償光学（adaptive optics；AO）眼底カメラを用いると，photoreceptorの配列の乱れを水平面で観察することができる（図1）[3]．

[*2] SD-OCTでは，視細胞内節外節境界面（IS/OS）や視細胞外節先端（COST line）が明るい線として描出される．これらの乱れが視機能の低下に関係することが，網膜剝離術後眼や中心性漿液性脈絡網膜症の症例で示唆されている．

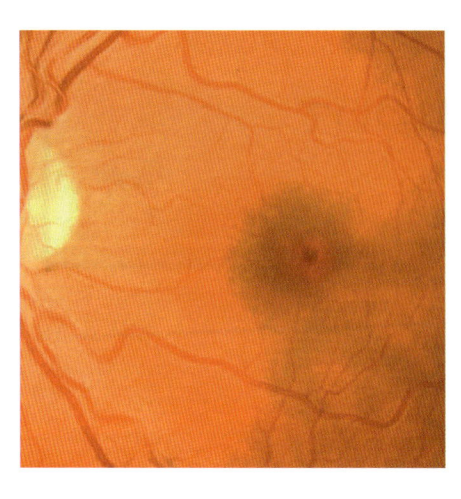

図2 黄斑部網膜出血に黄斑円孔を合併した症例
視力（0.7）．

　眼底所見としては，硝子体出血，網膜出血，網膜浮腫が典型的であり[1,2]，受傷後数日～数週間してから黄斑円孔[4]，脈絡膜新生血管[5]が報告されている（**図2**）．後極の硝子体出血や浮腫は数週間で消失し，視力も回復するのが一般的である．一方まれに，受傷直後は視力正常で，徐々に視力低下が進行する症例もある．

治療

　ヒトでの報告では自然経過で60%が視力0.7以上に，75%が視力0.4以上への回復をみる[1,2]．黄斑円孔は自然閉鎖することもある．経過観察して不変あるいは拡大傾向なら，硝子体手術を行い閉鎖することができる．黄斑円孔の視力予後をまとめた報告はないが，個々の報告を見る限り，よくて視力0.3程度にとどまっている[1]．黄斑部の網膜出血などを伴う症例が多く，黄斑部のphotoreceptorの障害も伴っているためと考えられる．脈絡膜新生血管発生時は抗VEGF（vascular endothelial growth factor；血管内皮増殖因子）薬で治療する．

　photoreceptor障害に対しては，受傷直後からのメチルプレドニゾロン大量療法やインドメタシン全身投与が生存率を上げるとの動物実験の報告があるが，長期的には差がないとう報告もあり，治療プロトコルはまだ確立されていない．

（北口善之，不二門　尚）

クリニカル・クエスチョン

眼底が見えないときの画像診断について教えてください

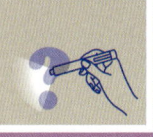

Answer 眼底が見えないときに眼内の状態を知るための主な画像診断法としては，眼科用超音波診断（ultrasonography；USG），X線コンピュータ断層撮影（computed tomography；CT），核磁気共鳴断層撮影（magnetic resonance imaging；MRI）があります．そのなかでもほとんどの症例に有用で，第一選択となることが多いのはUSGです．X線CTは眼球破裂や眼内異物が疑われる例，腫瘍内石灰化を伴う網膜芽細胞腫などが対象になります．MRIは眼内腫瘍，特に脈絡膜腫瘍が疑われる場合に行われることがあります．ただし，磁性眼内異物が疑われる眼外傷にはMRIは禁忌とされています．

クエスチョンの背景

眼科で使われている主な画像診断法（image diagnosis）にはUSG，CT，MRIがある．それぞれの診断法や各疾患における画像の特徴は多くの教科書に記載されている．しかし，実際の症例に遭遇したときに，どの診断法を選択すべきか，また，その理由は何なのかという説明は少ない．そのため，実際の症例に対峙したとき判断に苦慮する場合がある．

アンサーへの鍵

各画像診断法の特性を理解することが診断法選択の鍵となる．画像の主な特性には，解像力，画像構成法，撮像時間がある．

解像力

CT：最小画素サイズが数mmで解像力が最も低く，画像上で強膜-脈絡膜-網膜が分離できず，剥離した網膜も描出できない．しかし，X線吸収率が正常組織よりも高い病変は拡大されて描出されるので，異物や石灰化の検出に優れる．

MRI：CTの数倍の解像力があり，強膜と脈絡膜-網膜が分離でき，脈絡膜-網膜の高度腫大や剥離が描出できるが，剥離網膜は描出できない

USG：最も高い解像力があり，剥離した網膜や，硝子体内の出血，

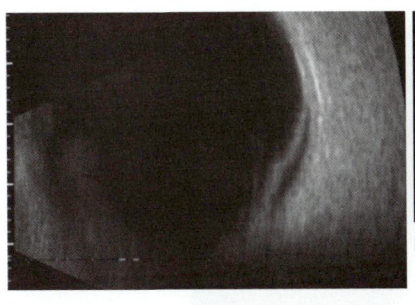

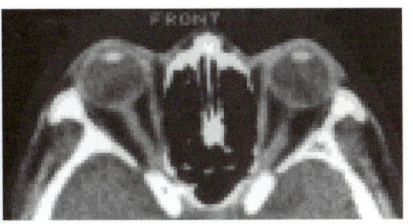

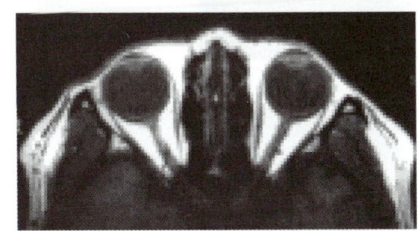

3. 外傷で救急処置が必要な眼疾患　237

図1　画像診断法の比較
a. 超音波Bモード像．硝子体出血と牽引性網膜剥離眼．硝子体出血と屈曲し頂点をもった網膜剥離が描出される．脈絡膜と強膜も区別できる．超音波ビームと直角となる眼球後壁は明瞭だが，周辺部は明らかでない．
b. X線CT像．健常眼．眼球壁と水晶体は描出されているが，強膜と網脈絡膜は一体となって描出される．
c. MRI. T1強調像．健常眼．水晶体と虹彩，強膜と網脈絡膜が分離して描出される．

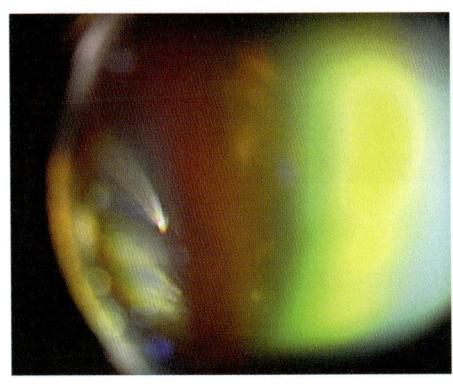

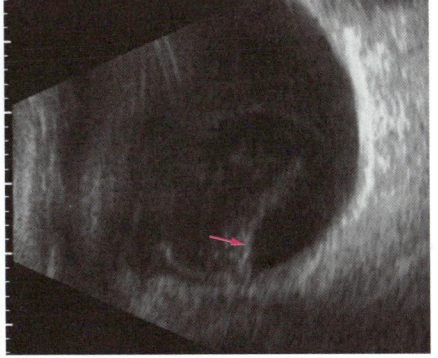

図2　裂孔原性硝子体出血例
68歳，男性．右眼急激な視力低下のため受診．矯正視力（0.01）．
a. 硝子体出血のため眼底は不明．
b. 超音波Bモード像．後部硝子体剥離と硝子体ゲル内の出血．硝子体付着部に網膜裂孔の弁蓋（矢印）．

混濁や後部硝子体剥離や硝子体内増殖組織も描出できる（図1）．

画像構成法：反射波法[*1]のUSGは超音波ビームと組織の角度により反射強度が変化する．また，超音波ビームには一定の幅があるので，ビームの軸方向と直交する走査方向での解像力に差があり，さらにビームは組織内で屈折するため画像に歪みが生じる．したがって，USG画像の形状は本来の組織形状から変形しており，方向により変化する（図1）．MRIや透過波法[*2]のCTでは，そのような変形はみられない（図1）．

撮像時間：USGは1秒間に20枚以上の画像を描出するので，眼球運動の影響を受けにくく，逆に眼球運動に伴う病変の動きを見て診

[*1] **反射波法**
超音波，電磁波などを発信し，標的から反射し戻ってきた信号を同位置で受信して，受信までの時間から距離を測定する（Aモード法）．各信号を距離と比例した直線上の輝点として表示し，各輝点の輝度を信号強度に比例させる．そして発信方向を線条，扇状に移動しながら連続的に表示（掃引，走査）すると平面断層像が構成される（Bモード法）．レーダーなどに用いられている．

[*2] はp.238参照．

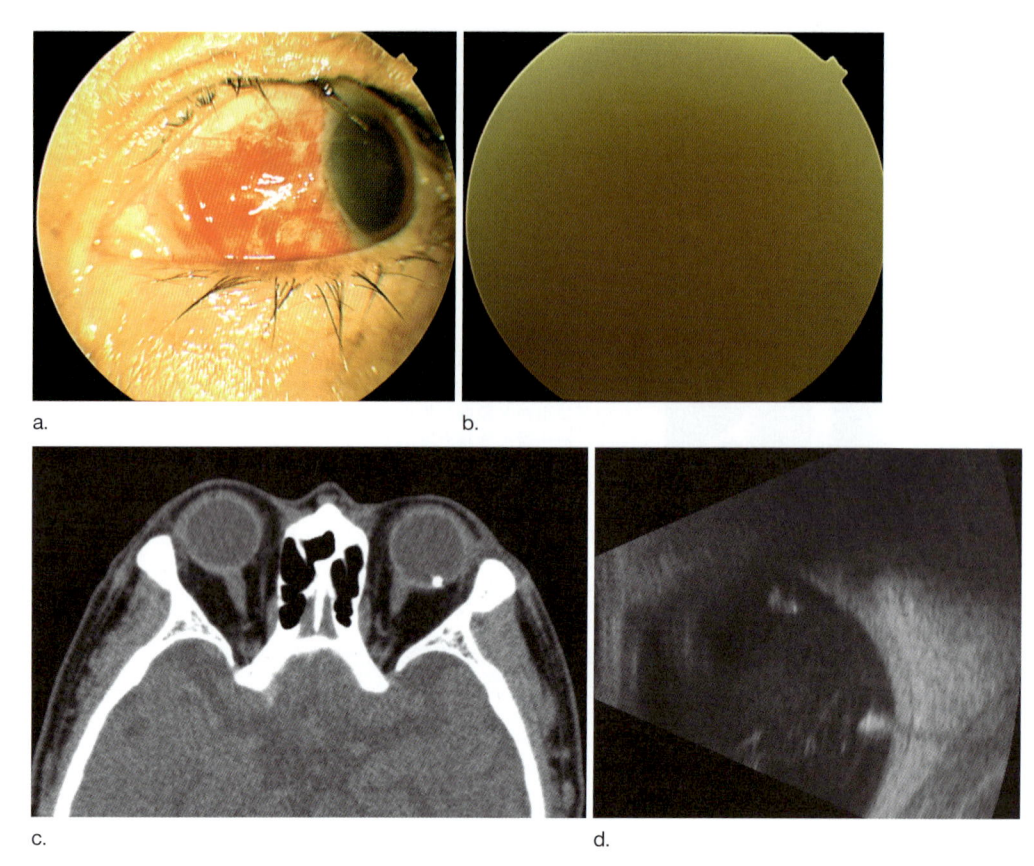

図3 眼内異物外傷例
60歳,男性.ハンマーでボルト打ち作業中に何かが当たり視力低下した.視力は手動弁.
a. 鼻側に結膜下出血.
b. 硝子体出血のため眼底は不明.
c. X線CT像.左眼眼球後壁に高いX線吸収率を示す異物像.
d. 超音波Bモード像.網膜前に高反射と後方の反射欠損を示す異物像.硝子体出血を伴っているが網膜剥離はみられない.

断する動的診断(kinetic diagnosis)も行える.CTでは0.5秒,MRIは数秒の撮像時間を要するので,眼球運動の影響を受けやすく,幼小児の検査では鎮静が必要になる.

アンサーからの一歩

USG：硝子体出血,眼内炎症,網膜剥離,脈絡膜剥離,眼内腫瘍など眼内病変のほとんどが検査対象になる(**図2**).しかし,眼球破裂では眼球変形の判断が困難である.微細な眼内異物も検出可能だが,見逃しが起こりうる.また,画像が本来の形状から変形して描出されるので,診断に熟練を要する.

CT：解像度が低いため眼内病変の診断には適さない.しかし異物や石灰化病変の拡大描出効果があるので,眼内異物(**図3**)や石灰化

＊2 透過波法
超音波,電磁波を発信し対側で受信しながら発信子,受信子を回旋移動して,各位置での透過信号強度に基づいて断層像を再構成する方法.

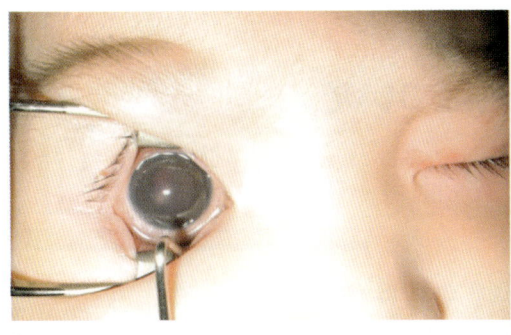

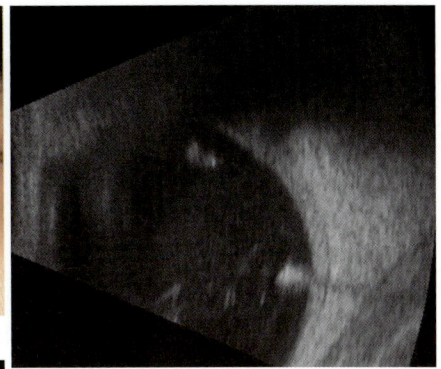

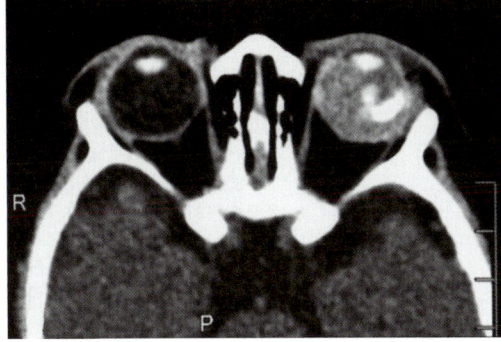

図4 網膜芽細胞腫例
4か月，女児．右眼白色瞳孔で受診．
a. 水晶体後方の腫瘤．硝子体出血のため眼底不明．
b. 超音波Bモード像．硝子体出血と後方の充実性腫瘍．腫瘍内にきわめて高い反射像．
c. X線CT像．骨と同程度のX線吸収率を示す石灰化像．

を伴う網膜芽細胞腫（**図4**），脈絡膜骨腫の診断には有利である．また，眼球破裂に伴う眼球虚脱，変形や水晶体脱臼の判定にも有用である．

MRI：脈絡膜腫瘍や網膜芽細胞腫の形状描出に優れる．ただし，眼内磁性異物は異物移動や二重穿孔を引き起こす恐れがあるので，異物が疑われる例にはMRIは適応禁忌とされている．

（林　英之）

サイエンティフィック・クエスチョン

外傷性網膜病変の OCT 所見について教えてください

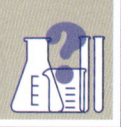

Answer 主な病変ごとにまとめると，網膜振盪症では，IS/OS ラインが健常部位よりもさらに高輝度に描出され，網膜色素上皮との分離が難しくなります．外傷性黄斑円孔では，後部硝子体剝離がない場合には，通常の黄斑円孔と異なり硝子体牽引や operculum はみられず，また円孔周囲の黄斑浮腫所見もみられません．脈絡膜破裂では，早期から脈絡膜の途絶所見がみられます．このように OCT 所見のバリエーションは広いので，ほかの検査結果もあわせて判断することが重要です．

[*1] 外傷による網膜病変は軽症から重症までさまざまで，その生じている部位も後極部から赤道部や最周辺部など，症例によって異なることから一括りに解説することは難しい．本巻他項目で，外傷性網膜病変について項目ごとに解説されているので，本項では，比較的多いとされる疾患を中心にまとめる．

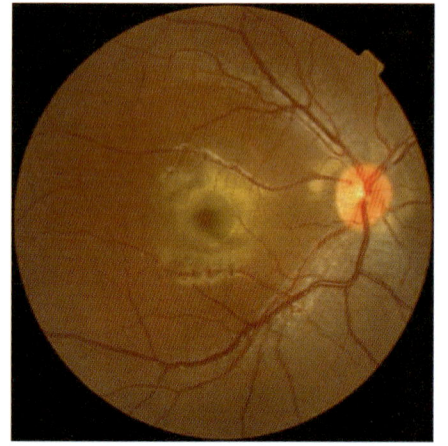

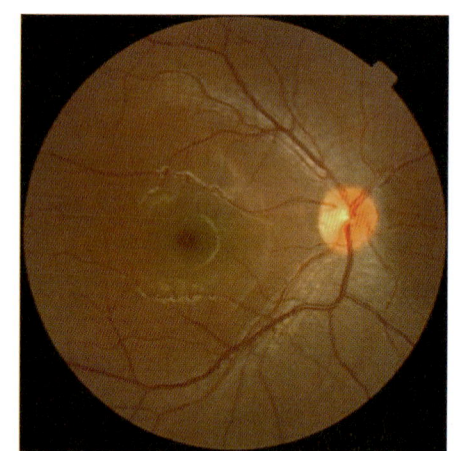

網膜振盪症

外傷性網膜病変[*1]の頻度を正確に出すのは困難であるが，最も多いと思われるのは網膜振盪症（commotio retinae）であろう．網膜

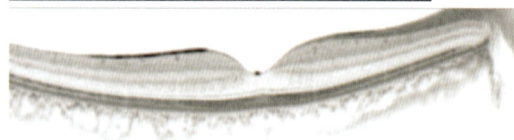

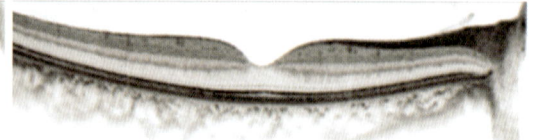

a. 受傷直後
b. 受傷から1か月後

図1 網膜振盪症
13歳，男性．友人の手が右眼に当たり受傷．
a 上図．カラー眼底写真．中心窩に白色病変がみられる．
a 下図．受傷直後の OCT．中心窩における網膜視細胞内節外節境界（IS/OS）ラインが，網膜色素上皮ラインと分離が難しい．
b 上図．カラー眼底写真．受傷から1か月後，特に異常所見はみられない．
b 下図．同時期の OCT．中心窩の IS/OS ははっきり描出されている．

振盪症は，網膜のびまん性の白色混濁として観察され，組織学的には視細胞および網膜色素上皮の障害が示唆されている．OCT（optical coherence tomography）所見としては，視細胞内節外節境界，いわゆる IS/OS ライン*2 が健常部位よりもさらに高輝度に描出され，網膜色素上皮との分離が難しくなり，IS/OS ラインと網膜色素上皮が一つの太いラインとして観察されることもある（図1）．病変部位が中心窩に生じていれば，軽度の視力低下をきたしていることもある．通常1〜2週間程度で自然回復し，OCT 上もほとんど痕跡を残さないことが多いが，重症例では網脈絡膜萎縮を生じ，視力不良となることもある．外傷直後の OCT 所見で，IS/OS ラインが網膜色素上皮としっかり分離して描出できるかによって，視力予後が異なる[1]とされ，最近ではさらに細かく IS/OS ラインと網膜色素上皮ラインの間のライン，いわゆる3番目のライン（3rd ライン，COST〈cone outer segment tip〉ラインとも呼ばれる）が描出できるかどうかも視力予後の判定には重要との報告もある[2]．

*2 最近では，Ellipsoid ラインとも呼ばれる．

文献は p.366 参照．

外傷性黄斑円孔

網膜振盪症と比較すれば頻度は低いが，外傷後の網膜病変のなかで，視力予後が不良である代表的な疾患は外傷性黄斑円孔（traumatic macular hole）である．外傷の原因は眼球よりも大きいボール（野球ボールやサッカーボール）などによることが多く，通常，穿孔性外傷を伴わない．外傷の程度によっても左右されるが，比較的若年者に生じることが多く，その場合，後部硝子体剥離が生じていないため，外傷直後に円孔があっても自然軽快することも多い．なぜ黄斑円孔が生じるのかについては，完全に理解されているわけではないが，外傷によって穿孔を生じない場合には眼底後極部に衝撃が伝わりやすいことや，中心窩の網膜は内層がなく，ほかの部位に比べて薄いことが原因であると考えられている．OCT 所見としては，後部硝子体剥離がない場合には，通常の黄斑円孔と異なり硝子体牽引や operculum はみられない．また，硝子体牽引とは無関係に突然発症しているため，円孔周囲の黄斑浮腫所見もみられない．円孔のサイズはさまざまだが，小さいほど自然閉鎖が得られやすい（図2，3）[3,4]．円孔が大きいときには，網膜の障害程度が強いため内境界膜剥離併用硝子体手術を実施しても閉鎖しない場合や，閉鎖しても網膜萎縮が生じ視力予後が不良となる場合がある．

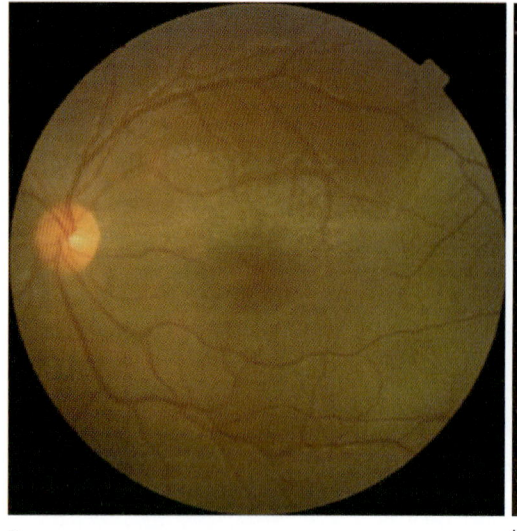

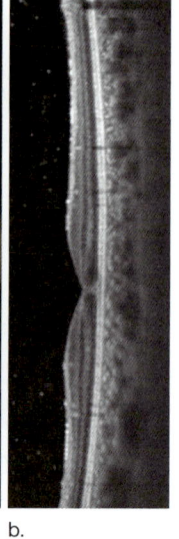

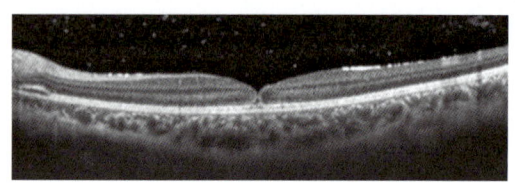

図2 外傷性黄斑円孔
14歳，男性．野球中に硬式ボールが左眼にあたり受傷．初診時視力 0.8．
a. カラー眼底写真．黄斑部およびその耳側にかけて広範囲に白色病変（網膜振盪）がみられる．
b. OCT 垂直断，c. OCT 水平断．中心窩に小さい黄斑円孔が観察されるが，黄斑浮腫や網膜剥離はみられない．硝子体腔には炎症細胞が描出されている．

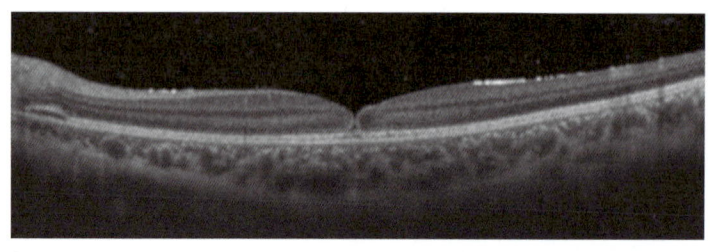

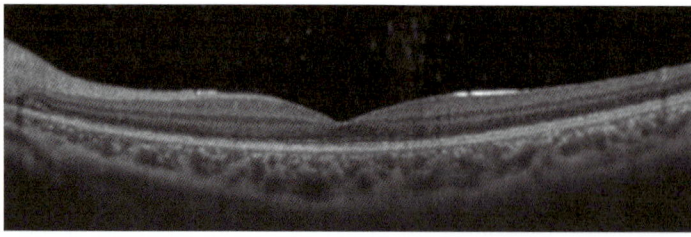

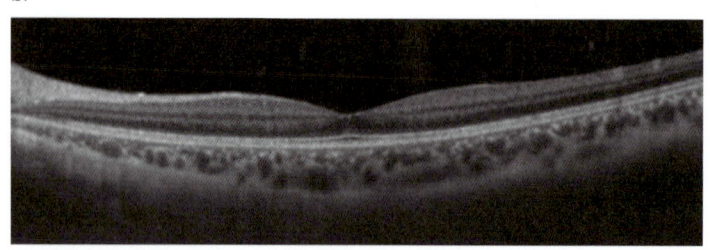

図3 図2と同症例のOCTの経時的変化
a. 初診時．黄斑円孔がみられる．
b. 受傷1週間後．黄斑円孔は閉鎖したが，IS/OS ははっきりしない．
c. 受傷1か月後．IS/OS もはっきり描出されるようになり，視力も1.2まで回復．

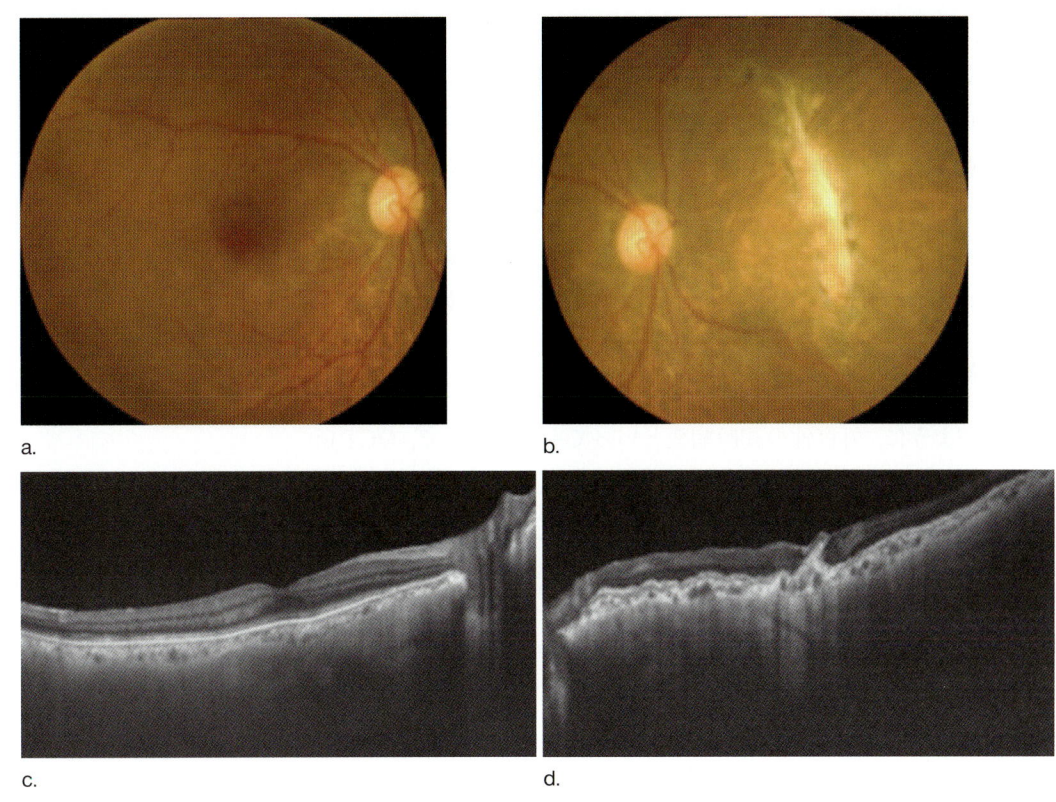

図4 外傷性脈絡膜破裂および三角症候群
51歳，男性．約半年前に交通事故で顔面を打撲した．
a. 右眼後極部カラー眼底写真．黄斑部には特に異常はみられない．
b. 右眼視神経乳頭鼻側カラー眼底写真．垂直方向に白色組織とその周囲の網膜色素上皮萎縮が観察できる．
c. 右眼後極部のOCT．特に異常は指摘されない．
d. 右眼視神経乳頭鼻側のOCT．脈絡膜破裂部位では，網膜そのものの途絶と同部位に高反射帯が観察される．広範囲に網膜色素上皮ラインの不整がみられる．

脈絡膜破裂

　上記以外にしばしばみられる所見としては，脈絡膜破裂（choroidal rupture）がある．外傷後に網膜下出血を伴って生じることが多く，眼底周辺部に生じた場合には特に視機能に影響はないが，後極部に起こった場合には深刻な視力低下をきたす．OCTでは，受傷早期から脈絡膜の途絶所見がみられるが，しばしば出血によるブロックのためはっきりしない．慢性期になると，出血も吸収されており病変部で脈絡膜の途絶，網膜色素上皮の萎縮および網膜の菲薄化が観察できる．脈絡膜の途絶の拡大はまれだが，網膜色素上皮萎縮は拡大することがあるので注意を要する．萎縮所見の広がりは，OCTよりも眼底自発蛍光でよりはっきり観察できる．図4は，約半年前に交通事故で顔面を打撲した症例であるが，視神経乳頭鼻側に脈絡

膜破裂がみられ，OCTでは感覚網膜，網膜色素上皮，脈絡膜の途絶と同部位が線維化したと考えられる高反射が観察できる．この症例では，同時に短後毛様動脈の分枝の閉塞による三角症候群も生じており，脈絡膜破裂部位の広い範囲で網膜色素上皮の萎縮所見が観察できる．OCTでは広い範囲で網膜色素上皮ラインの不整がみられ，脈絡膜皺襞を形成している．ただし，この後，脈絡膜新生血管が生じる可能性もある[5]ため，定期的な経過観察は必要である．

まとめ

　以上のように，外傷性の網膜病変といってもさまざまで，OCT所見もバリエーションが豊富であり，理解が難しい．その場合には，OCT所見だけでなく，眼底所見や眼底自発蛍光などの他検査もあわせて理解する必要がある．

（丸子一朗）

硝子体／眼内異物

　眼内異物とは眼球壁を穿孔した異物が眼内にとどまったものとされ，青壮年の男性，労働災害によるものがほとんどである．開放性眼外傷では感染症の観点からも緊急手術の適応となるが，特に眼内異物では細菌性眼内炎や増殖硝子体網膜症，眼鉄錆症などに移行し予後不良になることもあり，初診時の迅速かつ的確な診断・治療が重要となってくる．

診断

問診：受傷機転がさまざまで損傷程度や合併症も多岐にわたる．このため初診時の詳細な問診は，的確な診断を行ううえで重要な情報源となる．"いつ・どこで・誰が・何で・どのような外傷であったか"という受傷状況を本人のみならず周りにいた関係者や家族にも詳しく聴取しておく．

前眼部・眼底検査と補助検査：小さな異物の高速飛入では患者の自覚が乏しく，また受診時に角膜や強膜の穿孔創がすでに自然閉鎖していて，一見すると異物飛入の痕跡がわからないことがある．このため，まず細隙灯顕微鏡検査で眼瞼裂傷や結膜出血の有無，角膜や虹彩および水晶体に穿孔創がないか詳細に診察する．次に眼底検査で異物の飛入部位・種類・大きさ・到達部位，網膜剝離や網脈絡膜出血などの合併症を確認するのだが，前房出血や外傷性白内障，硝子体出血で眼底透見不能なことも多く，X線やCT，超音波検査といった補助検査を用いて異物の検出と合併症の有無を把握しておく．特にCT検査は，X線では検出困難なガラス，木，プラスチック片などの検出率が高く[1]，撮影スライスを薄く行うことで異物の検出と局在，眼球の損傷状況，二重穿孔の判定に有用であり眼外傷では必須である．MRI（magnetic resonance imaging；磁気共鳴画像）検査は，磁性異物を疑う場合は禁忌であり注意を要す．

　眼内異物を診断するうえで最も重要なことは"眼内に異物が存在するに違いない"と疑いをもつことであり，ほかの合併症のために十分に診察ができない場合，補助検査を駆使し異物検索に努める．

文献は p.366 参照．

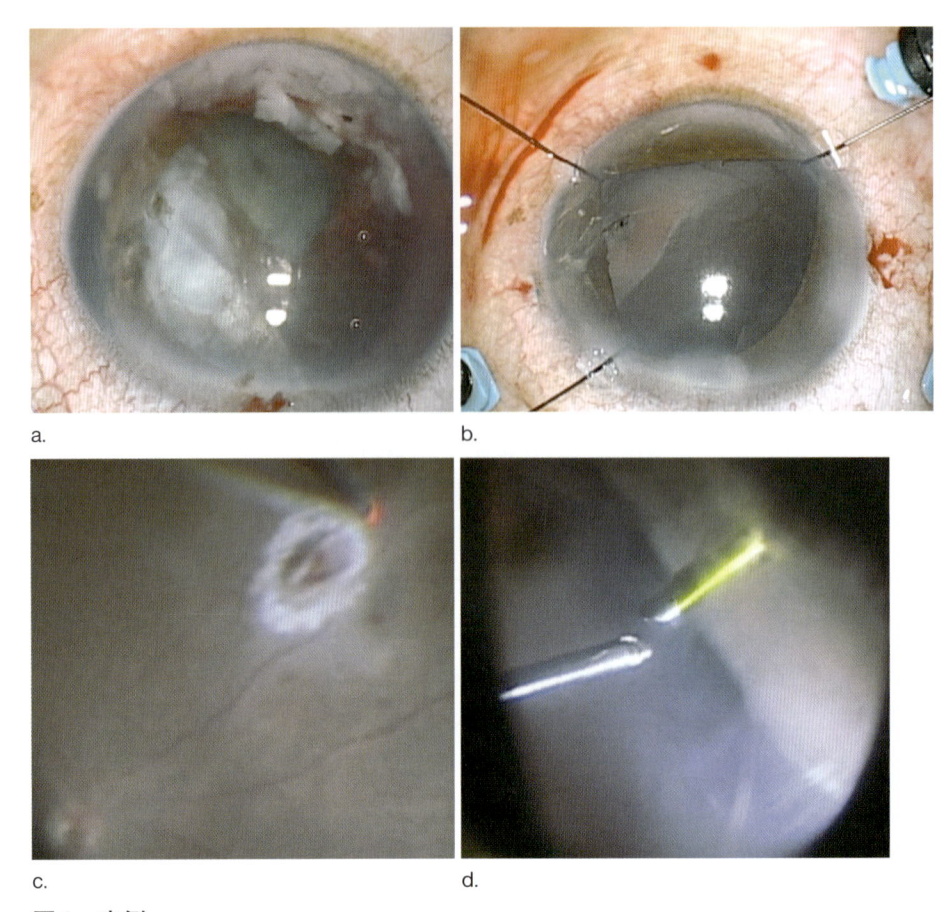

図1 症例
a. 鼻側に角膜穿孔創・虹彩離断を認め，前房出血・外傷性白内障を伴う症例．
b. 角膜穿孔創の縫合，虹彩離断を整復した後，白内障の処理を行う．前眼部の視認性を確保してから硝子体手術に望む．
c. 網膜裂孔に対しレーザー光凝固施行．
d. 周辺部硝子体切除は入念に行う．

治療

一次縫合と視認性の確保：異物を確認すれば，速やかに手術を行う．最初に異物侵入部位である角膜や強膜穿孔創の一次縫合を行う．穿孔創は引き続き行う手術に耐えうるよう water-tight に，また良好な視機能回復に向けたていねいな縫合を心掛ける．前房出血や虹彩離断，外傷性白内障があれば，これらの処置を行う．前眼部の処理を行い視認性の確保を十分行ったのち，硝子体手術に移行する（図1）．外傷性白内障がなくても異物摘出時に水晶体損傷の可能性がある場合や，感染症を疑う場合は躊躇せず水晶体摘出術を併施する．眼内レンズ挿入は，可能であれば一次的に行う．硝子体手術設備がない施設では一次手術（一次縫合）を行い，眼球形態の維持と感染対策

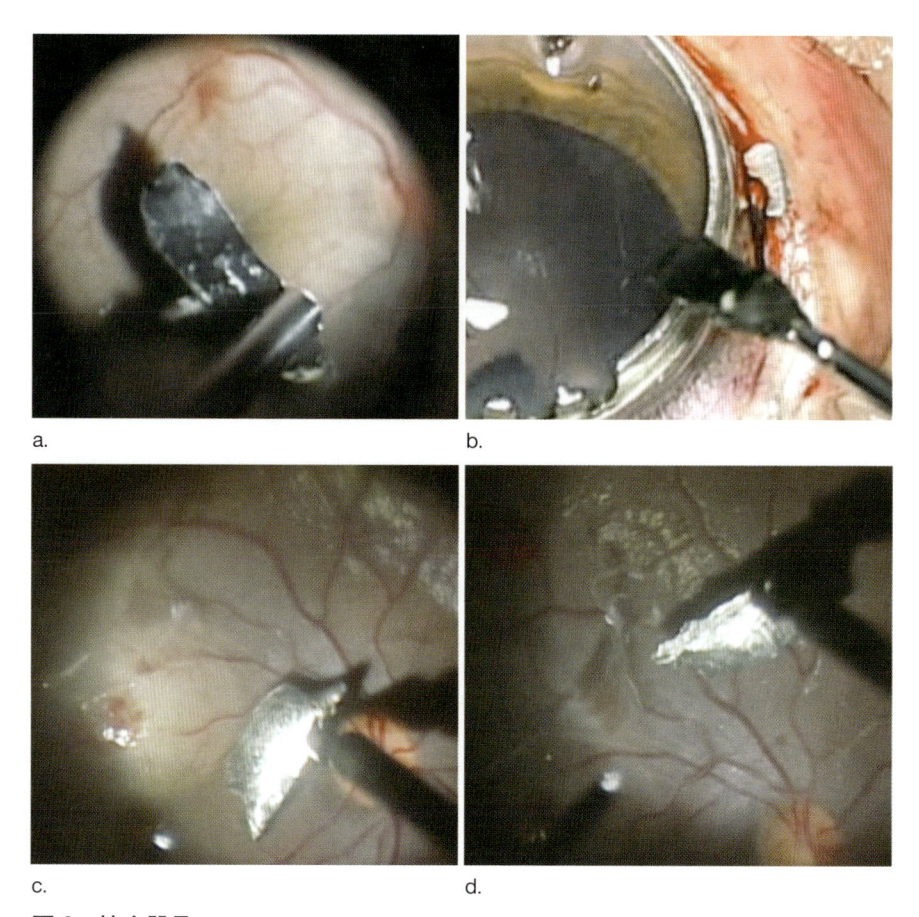

図2　摘出器具
硝子体マグネットで網膜上の磁性異物を浮かび上がらせ（a），鑷子にもち替え眼外に摘出する（b）．
黄斑部に当たった異物を硝子体鑷子で把持し（c），黄斑部から離れた場所に移動させ摘出する（d）．

を行ったうえで至急専門施設へ搬送する．

異物摘出と損傷組織修復：型どおり中心部硝子体切除を施行し，異物周囲と摘出予定の強膜創周囲の硝子体を切除してから硝子体鑷子[*1]や硝子体マグネット[*2]を用い異物を摘出する（**図2，3**）．異物摘出後は後部硝子体剝離（posterior vitreous detachment；PVD）がなければ人工的PVDを作製し，その後徹底的周辺部硝子体切除にて異物侵入に伴う汚染硝子体の除去と，眼底周辺部の網膜裂孔や網膜剝離など眼内病変の検索を図る．また，これら損傷組織は一次的に修復する．

合併症対策

合併症として最も留意すべきは感染症の続発である．眼内異物の10.7％，穿孔性眼外傷の7.4％に外傷性眼内炎が発症するとされ，眼

[*1] 硝子体鑷子はグリップ力の強いものが適しており，異物の形状と摘出時の方向を考え把持する．つかむ際，異物を押して網膜損傷をきたす危険があり，黄斑部から離れた場所でやさしく把持する．

[*2] 硝子体マグネットは網膜上の磁性異物を浮かび上がらせ，網膜損傷のリスク軽減が可能．異物の形状によっては摘出時鑷子にもち替える必要があり，また非磁性異物には使用不可．

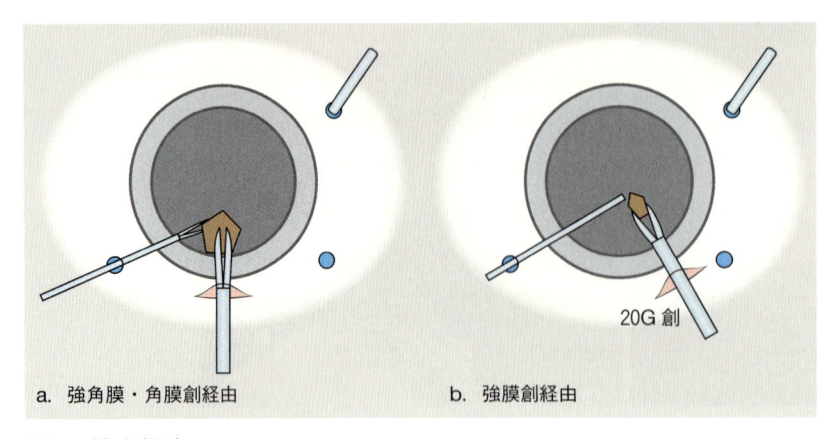

図3 摘出経路

摘出創は異物と把持した鑷子やマグネットの厚みを考慮した少し大きめのサイズとし，創口は輪部に対し水平に作製する．異物摘出時硝子体が強膜創に嵌頓し周辺部裂孔の原因になるため，摘出前に硝子体を切除する．摘出時創口に異物が引っ掛かり再び眼内に滑り落ちることがあり，PVD作製は異物摘出後に行う．
a. 大きい異物は強膜創が大きくなり危険なため，虹彩上まで異物を移動させ白内障手術の強角膜・角膜創から摘出する．
b. 小さい異物は強膜創から摘出可能．MIVS（micro incision vitreous surgery）では，摘出用の20G強膜創を作製する．

内異物ではその頻度はより高くなる[2]．術中は抗菌薬添加灌流液を用い，術後も広域スペクトラムの抗菌薬の全身・局所投与は必要不可欠である．摘出異物や術中採取した眼内液は細菌培養検査に出しておき，その後の感染症対策の参考にする．外傷性眼内炎の場合，黄色ブドウ球菌の頻度が低く複数菌感染の割合が高い．起炎菌としてはグラム陽性菌の *Staphylococcus epidermidis* や *Bacillus cereus* が2/3を占め，グラム陰性菌では緑膿菌が多いとされる[3]．術中灌流液にはバンコマイシンとセフタジジムの混注をベースに使用するが，必要に応じてバンコマイシンとゲンタマイシン（アミノグリコシド系）の併用も考慮する．また，植物性異物を疑う場合は抗真菌薬を追加投与する．時に増殖硝子体網膜症に移行する例もあり，術後も慎重に経過観察を行う．

まとめ

眼内異物に対する視機能回復への最善策は，早期診断・早期治療の一言に尽きる．診断は疑いをもつことから始まり，異物が確認できれば迅速かつ綿密な手術戦略を立て最大限の機能回復を目指した治療を行う．一次手術も，単に創口の閉鎖にとどまらず二次手術を視野に入れた手術内容が要求される．

（池田俊英）

硝子体／眼球鉄症

病態

眼球内の鉄は組織に沈着して限局性の鉄錆症（siderosis）を生じるとともに酸化され，2価鉄，3価鉄イオンとなり，眼球内に広く拡散して眼球鉄（錆）症（siderosis bulbi）と呼ばれる．鉄は上皮細胞（角膜上皮，虹彩色素上皮，毛様体色素上皮と無色素上皮，水晶体上皮，網膜色素上皮）と上皮細胞由来の平滑筋である虹彩の瞳孔散大筋・括約筋，線維柱帯，神経網膜に沈着する[1]．多くは鉄片が飛入した時期に手術にて摘出されるが，眼内に飛入した鉄片に気づかれずに長年月を経て白内障や網膜変性，あるいは頭部MRI撮影の際[2]などに気づかれて眼球鉄症と診断されることがある．大量の眼内出血の結果，ヘモジデリンが沈着するhemosiderosisも同様の病理組織学的変化を生じる．

文献はp.366参照．

水晶体：水晶体前囊下に褐色の鉄錆（rust spot）が形成され，また，皮質白内障が進行する（図1a）．

虹彩，瞳孔：鉄錆は前部虹彩実質に沈着して褐色を呈し，他眼との色の対比で虹彩異色を生じる．また瞳孔散大筋，括約筋に沈着して収縮を障害するため，瞳孔反応は減弱して散瞳傾向となる[3]．

網膜：網膜視細胞と網膜色素上皮は鉄イオンの障害を受けやすい[4]．また，眼球鉄症の進行に伴い網膜内層の神経細胞の萎縮消失も生じる[5]．そのため網膜色素変性と同様，徐々に進行性の視野障害，網膜電図（electroretinogram；ERG）の振幅減弱〜消失に至る（図1b）．

緑内障：隅角線維柱帯に沈着する鉄イオンのために，続発開放隅角緑内障を生じることがある[2]．

硝子体：硝子体は変性融解する．網膜の菲薄化とともに裂孔原性網膜剝離を生じやすくなる．

治療

視細胞障害が進行する前に，原因となった鉄片を手術的に除去す

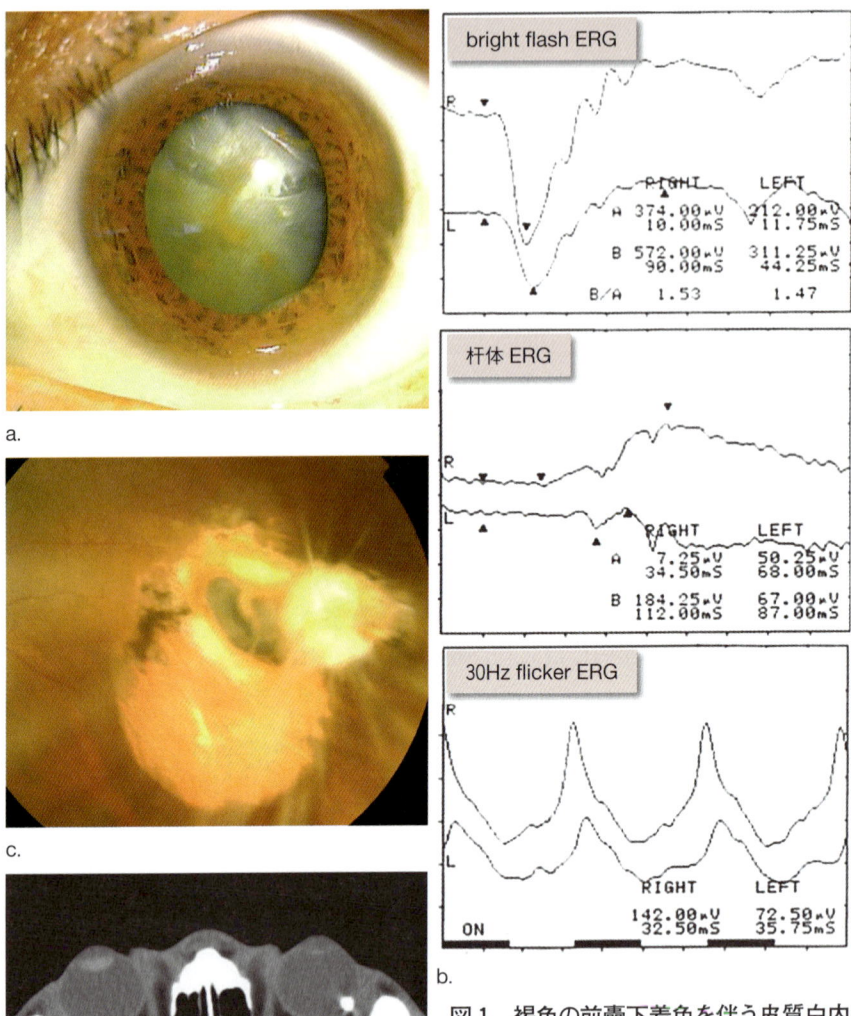

図1 褐色の前嚢下着色を伴う皮質白内障(42歳, 男性. 左眼)
a. 前眼部所見. 5年前にコンクリートをハンマーでたたいていて, 左眼に何かが飛来して前房出血にて治療された既往がある.
b. 網膜電図. bright flash ERG, flicker ERGにて左眼の振幅はa波, b波ともに減弱し, b波のみからなる杆体反応は消失している.
c. 眼底カラー写真. 白内障手術後, 眼底を観察して写真のような耳側の萎縮部に接する白色線維結合織の塊がみられた. この内部にdで示される鉄片が含まれており, 硝子体手術で摘出した.
d. CT所見. 左眼の周辺部網膜に鉄と考えられる高吸収像がみられる.

る. 網膜上に鉄片があっても, 線維結合織の組織で被覆されていると確認が困難だが (図1c), CT画像が鉄片の確認に有用である (図1d).

鉄片が小さい場合, あるいは結合組織で被覆されて鉄イオンの拡散が生じない場合, ERG障害や視野障害をきたさず, 長年月の間, 眼球鉄症の所見が軽度でとどまることがある. その場合, あえて摘出する必要はない[2].

> **カコモン読解** 第22回 一般問題83
>
> 眼球鉄症で誤っているものはどれか.
> a 縮瞳　　b 白内障　　c 虹彩異色　　d ERG b 波消失
> e Descemet 膜への鉄沈着

解説　**a. 縮瞳**：眼球鉄症では，瞳孔括約筋，散大筋への鉄沈着がみられ，瞳孔反応は減弱する．沈着する鉄は散大筋でより目立つとされているが，そのために縮瞳するということはないようだ．むしろ，網膜変性に伴い散瞳するとの記載がある[4]．

b. 白内障：褐色の鉄錆（rust spot）が水晶体前囊下にみられるとともに，皮質白内障を生じる．

c. 虹彩異色：眼球鉄症では眼内のあらゆる組織に鉄錆が証明されるが，特に線維柱帯細胞，毛様体無色素上皮，瞳孔散大筋，前部虹彩実質にみられる．そのために虹彩異色を生じる．

d. ERG b 波消失：ERG は a 波，b 波ともに減弱して，重症例では平坦型となる．病理学的には眼球鉄症の早期には網膜色素上皮への沈着がみられ，視細胞変性がみられる．後期には網膜全体に沈着して内層網膜の萎縮も示す．ERG は最終的には平坦型となるが，小さい眼内鉄片による眼球鉄症の場合，進行に伴う b 波振幅の低下をみるとよいとの記載がある．

e. Descemet 膜への鉄沈着：眼球鉄症での角膜への鉄沈着は，深層角膜実質であるとされている[4]．

模範解答　a

（飯島裕幸）

視神経／外傷性視神経症，視神経管骨折

さまざまある外傷による視神経障害の機序

　鈍的ないし穿通性の頭部や，眼窩外傷による視神経障害を外傷性視神経症という．眼窩ないし頭部に加わった外傷が視神経につながる健常構造を破壊して視神経を直接断裂したり挫滅する場合から，前頭部に加わった鈍的外傷が頭蓋骨を伝わって視神経管内の視神経を間接的に障害する場合など，外傷によって引き起こされる視神経の傷害のしかたは一様ではない．

　網膜中心動・静脈が視神経に出入りする眼球後方1cm以内の視神経近位部の傷害は，検眼鏡的に視神経乳頭腫脹から網膜中心，ないし分枝動脈閉塞症，網膜中心静脈閉塞症や前部虚血性視神経症を呈し，それより後方の視神経鞘内の出血では受傷側に乳頭腫脹が単独に生じる．また，眼窩部視神経に損傷が加わらなくても，頭部外傷による頭蓋内圧亢進によってうっ血乳頭（両側乳頭腫脹）が生じることがある．視交叉近傍の傷害は，半盲性視野欠損を生じ両眼性の視機能障害となる．したがって，個々の症例に応じて，その病態を解析し個別に対応する必要がある．

　本項では，その治療方針に議論が分かれている，日常臨床で比較的よく遭遇する二輪車事故や，転倒して前額部に加わった鈍的外傷による視神経管内視神経が傷害された閉鎖性頭部外傷による外傷性視神経症のとり扱いかたについて述べる．

診断

　外傷性視神経症が疑われる患者の診察は，外傷の程度や範囲，患者の意識状態や患者の眼科的検査の遂行能力や協力性などに大きく左右される．まず，視力を検査する．救急治療室などで動かせない患者では，本人の（近用）眼鏡や持参した検査用凸レンズやピンホールを用いて最大近見視力を求める．意識障害のない協力的な患者では，片眼ずつ対座法あるいは検者の顔面を見てもらい欠損しているところはないか，視野検査する．

外傷性視神経症の診断に最も重要で必須の検査は，対光反射である．片眼性の外傷性視神経症は原則として受傷側に相対的瞳孔求心路障害（RAPD）[*1]を認める．もしRAPDがない場合は，外傷性視神経症が両側発症か，既存の対側視神経疾患によって左右差がないためか，外傷性視神経症が存在しない．眼球運動，三叉神経から眼窩，海綿静脈洞を評価する．散瞳は，脳外科や救急の主治医がいる場合は，可否について相談したうえで行う．眼窩後方の視神経の障害では，受傷後4～6週間は検眼鏡的に乳頭に異常を認めないが，やがて視神経萎縮が明らかになる．こうした症例では，法的にも受傷直後の乳頭所見"正常"の記載・記録が大切で，頭部外傷後急性期に視神経萎縮を認めれば，外傷以前の既存の視神経障害を意味する．眼科外来での検査が可能なら，視神経のカラー眼底写真，乳頭周囲の網膜神経線維層の厚みをOCT（optical coherence tomography）で記録し，また，対座法の結果に基づき定量的視野検査を外来で測定しておく．外傷性視神経症が疑わしい場合，視神経を直ちに出血や骨の写るCT（軸性断＋可能な限り冠状断）で検査する．MRIはCT後に考慮する第二選択の検査で，異物が疑われるときは絶対禁忌である．

治療の考えかたと進めかた

外傷性視神経症の治療には，まだ定まったガイドライン[*2]はない．副腎皮質ステロイドについてメチルプレドニゾロン大量投与（＞2,000 mg/日）は禁忌で一致しているが，メチルプレドニゾロン250 mg 毎6時静注や低～中用量（＜499 mg）の投与については，現場の医師の判断に結局委ねられる．一方，エビデンスレベル[*3]は同様にIVb，Vではあるが，熟練した術者が介入できるならば，外科的視神経管減圧術には一定の適応があると考えてよい．

治療（1）副腎皮質ステロイド療法

ステロイド大量療法の評価の変遷：2011年AJO（American Journal of Ophthalmology）にSteinsapirとGoldbergが，副腎皮質ステロイドは外傷に関連した全身的に必要な場合を除いて，単独の外傷性視神経症例には投与してはいけないという総説[1]を載せて以来，外傷性視神経症の治療法は大きく揺れている．それは，2004年の衝撃的なLancetのCorticosteroid Randomization After Significant Head Injury（CRASH）臨床試験中止の報告に始まる．米国の急性脊髄損

[*1] **RAPD**
relative afferent pupillary defect（相対的瞳孔求心路障害）の略．対光反射で誘発される縮瞳量に左右差があるとき，誘発縮瞳量の小さいほうの眼（刺激側）をRAPD陽性といい，通常，その視神経の障害（網膜なら広範囲な虚血）を示唆する．

[*2] **診療ガイドライン**
診療ガイドラインは，科学的根拠（エビデンス）に基づく医療（evidence based medicine；EBM）を普及させるために，エビデンスレベルに基づいた診断・治療方針を決定する指針のことで，わが国では，厚生労働省の委託事業として日本医療機能評価機構にMinds（Medical Information Network Distribution System）ができ，各学会が作成したガイドラインが収録・公開されている（http://minds.jcqhc.or.jp/）．もともとは米国のAHCPR（Agency for Health Care Policy and Research）の診療ガイドライン作成法に基づき，エビデンスレベルはその規準に従っている．当初，勧告と訳されていたが，現在は，"ガイドラインに従うように推奨する"という表現になった．これは，最終的には現場の医師と患者に決定を委ねるという原則を反映している．

文献は p.366 参照．

[*3] は p.254 参照．

傷の多施設二重盲検臨床試験（NASCIS II）で，8時間以内に投与すれば有効[2]とされたメチルプレドニゾロンの"Megadose"療法（初回 30 mg/kg 静注後 5.4 mg/kg/h 持続静注，たとえば体重 60 kg で 1 日量約 10 g 静注）を同様に頭部外傷後 8 時間以内の患者に行ったら死亡率が有意に高くなり，治験途中で，中止される事態となったのである．

それまで NASCIS II のステロイドの"Megadose"療法が，急性脊髄損傷患者に受傷後 3 時間以内は 1 日，8 時間以内は 2 日間施行すると，運動，感覚機能障害が有意に改善されたという 1990 年に公表された事後解析（post-hoc）の結果が一人歩きし，他領域にも野火のように"ステロイド大量投与"が広まっていた．実際，1990 年代前半，折しも眼科領域では，メチルプレドニゾロン 1,000 mg 静注療法についての視神経炎の米国多施設治験（Optic Neuritis Treatment Trial；ONTT）の結果が報告され，ステロイドのパルス治療を寛大に受けとる風土が醸成されつつあったため，外傷性視神経症の治療において Mauriello らのように導入にメチルプレドニゾロン 1,000 mg 静注後，250 mg 静注毎 6 時間を 3 日間施行する[3]施設もあった．しかし，NASCIS III で 2 日間投与群で重症肺炎，敗血症の合併が有意に高くなることがわかり，わが国でも呼吸器合併症や消化管出血が有意に高くなることが報告され，CRASH の中止が報告されるに及んで潮目が変わった．2005 年，日本脊髄外科学会はガイドラインを発表しステロイド大量療法は現場の医師の判断に任せる option とした[4]．

ステロイド大量療法に対する懐疑の始まり：1994～1997 年にかけて外傷性視神経症の国際的な臨床試験（International Optic Nerve Trauma Study；IONTS）が企画され，偽薬の使用は非倫理的なため単純観察群を設け，ステロイド投与群と外科手術（±ステロイド投与）群の 3 群を比較することになった[5]が，予定した患者数を登録できず，非ランダム化比較臨床試験（$n=133$）となった．そのため限界はあるが，外傷性視神経症では最も大規模で透明性の高い多施設治験で，外傷性視神経症では唯一のレベル III の臨床研究であった．その結果は，当初から治療へのバイアスが働いていたにもかかわらず，3 群間の視力改善率には差はないというものだった．単純観察群（$n=9$）では 1 か月後まで経過の終えた $n=7$ の 57％（4/7）が，Snellen 視力検査表で三段階の改善をみせた．一方，ステロイド群（$n=85$）は，その 58％（$n=50$）が 2,000 mg を超える非常に高

*3 エビデンスレベル
発表された臨床研究の論文の科学的根拠の強さを表す AHCPR（現在は Agency for Healthcare Research and Quality）がつくった規準．質の高い I から低い VI まで 7 段階に分類される．

I	システマティック・レビュー／ランダム化比較試験のメタアナリシス
II	一つ以上のランダム化比較試験による
III	非ランダム化比較試験による
IVa	分析学的研究（コホート研究）
IVb	分析疫学的研究（症例対照研究，横断研究）
V	記述的研究（症例報告やケースシリーズ）
VI	患者データに基づかない，専門委員会や専門家個人の意見

用量が投与されていたにもかかわらず，ステロイド群全体の1か月後の n = 64 の視力改善率は 52％（n = 33）だった．3か月後の視力予後も3群間に差はなく，投与量のいかんにかかわらずステロイドには治療効果は認められなかった．もともと視神経は脊髄神経とは異なり，2000年に入って，実験的にステロイドの大量投与（メチルプレドニゾロン 30～120 mg/kg）がラット視神経損傷後の軸索障害を助長するなど，動物実験モデルにおいてステロイドの大量投与による毒性の報告がなされるようになり，CRASH の報告と相まって外傷性視神経症に対するステロイド大量投与に否定的な見かたが一気に広がるきっかけとなった．

投与法についての現在の論点：こうした背景から，2011年スペインのバルセロナで行われた第2回眼科の争点に関する世界会議（World Congress on Controversies in Ophthalmology；COPHy）で，外傷性視神経症の治療がシンポジウムの一つにとりあげられた．結局，現時点では，副腎皮質ステロイドは用量にかかわらず外傷性視神経症に有効であるという報告は，エビデンスレベルのきわめて低いIVb か V しかない．唯一レベル III の IONTS はステロイドの有益性が認められなかったことから，ステロイドや手術，どちらの治療についても，ガイドラインでいう 95％ 以上の患者に適応される standard care や，50％ の患者に適応を考えてよい option にも該当せず，結局，現場の医師と患者の決定に任せるという結論だった．一方，眼科領域で遭遇する頭部外傷を伴わない意識の清明な外傷性視神経症患者へ CRASH の死亡率を適応する妥当性には問題は残るが，Arnold が主張するように，百害あって一益のない "Megadose" ステロイド[*4] は外傷性視神経症に投与すべきではないという点では，シンポジスト間で一致している．ただ，問題が残るのは，シンポジウムでも指摘された膜の安定化作用や抗炎症作用を示す低用量（プレドニゾン®内服 60～100 mg/日）や中用量（メチルプレドニゾロン静注 1 mg/kg 毎6時），また，JNO（Journal of Neuro-Ophthalmology）でとりあげられたように，頭部外傷のない意識清明な患者において，ONTT で全身的な安全性のわかっているパルス（メチルプレドニゾロン静注 250 mg 毎6時）は投与しても合目的ではないかという，Volpe のような主張があり，解決していない[6]．

治療（2）手術療法

2011年 COPHy のシンポジウムで Miller がまとめたように，意識

[*4] **Megadose ステロイド** 米国の急性脊髄損傷の NASCIS II の投与方法（メチルプレドニゾロン初回 30 mg/kg を15分で静注後，45分後から 5.4 mg/kg/h で23時間持続静注）が知られるようになり，眼科領域では，外傷性視神経症の国際的治験（IONTS）で，メチルプレドニゾロン換算量で1日投与量 5,400 mg 以上を Megadose と定義した．その際，低用量（<100 mg），中用量（100～499 mg），高用量（500～1,999 mg），非常に高用量（2,000～5,399 mg）と分類した[5]．

の清明な患者で，外傷後視力障害が進行性に増悪する場合，また，24〜48時間で視力が改善しない患者でflash VEPが健常眼の，少なくとも50％誘発される例やRAPDが2.1 log単位以下の場合は，視神経管の減圧術の適応を考えてよい[1]．

視神経管へは，従来，前頭側頭開頭下に視神経管上壁を開放したり，経鼻的ないしはLynch切開後，篩骨洞を経て視神経管の内側下壁に到達する方法や，経上顎洞（Caldwell-Luc）的に後部篩骨洞を経て下壁に達する方法があった[7]が，最近は，内視鏡を用いて視神経管に直達する方法が開発された．もちろん，到達方法はCT写真を参考に，脳外科医，耳鼻科医とよく相談し，各術者の最も得意とする手技から，症例に適したアプローチを選択し，術者と術式を決定するのが原則であるが，視神経管減圧術には，なるべくなら手術侵襲が少ない内視鏡手術が望ましく，この手技に熟練した術者がいる場合は，第一選択の手術である．

カコモン読解 第20回 臨床実地問題6

25歳の男性．オートバイで転倒し，右眉毛外側部を強打した．その直後から右眼の視力障害を自覚して来院した．視力は右手動弁（矯正不能），左1.2（矯正不能）．眼圧は右16 mmHg，左17 mmHg．前眼部と中間透光体および眼底に異常はない．頭部CT写真を図に示す．適切な治療はどれか．3つ選べ．

a 眼窩減圧術
b 視神経管開放術
c 眼窩底骨折整復術
d 高浸透圧薬静脈内投与
e 副腎皮質ステロイド薬大量投与

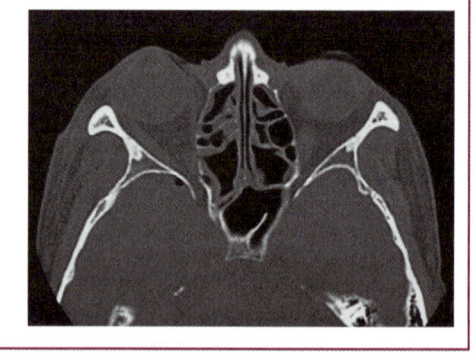

解説 臨床上，診断にあたって，最も大切な瞳孔反応の記載がない不適切問題である．問題文から，右眉毛外側の外傷後の視力障害で，受傷後まもない初診時の眼科的検査で眼底を含めて異常がない状況で，図（CT Bone windowの軸位断）から，右上眼窩裂の内側の篩骨後部と蝶形骨外側壁との連続性が途絶え同部の骨折が示唆されることから，外傷性視神経症が考えられる．視神経管をみるには，図の断面はトルコ鞍の床の一部が写っていることから低すぎる．手術的介入の判断には冠状断が必須の検査である．

a. 眼窩内に血腫（出血）像ないことから減圧術の適応はない．なお，減圧が必要なときは，実地臨床上は外眼角切開が第一選択である．

b. 右眼窩内側壁の後方の骨折像を認めるが，視神経管の状態はこの画像（図）だけでは不十分で，冠状断を含めて，視神経管全体の状況を把握する必要がある．図は上眼窩裂が写っているだけで，視神経管は，この上の軸位断面上にある．

c. 図からは眼窩底はわからないが，問題文には眼窩底骨折を示唆する所見の記載はない．

d. わが国では，昔，外傷性視神経症にD-マンニトールの使用経験の報告がある[8]が，ステロイドに比べ明らかにエビデンスレベル[*3]は低い．また，外傷で急性頭蓋内血腫が疑われる患者には，原則，禁忌である．

[*3] はp.254参照．

e. 副腎皮質ステロイド薬の大量投与といっても投与量が記載されていない．本文の[*4]を参照してほしい．

[*4] はp.255参照．

模範解答 b，d，e（明らかにa，cは除外できるので，b，d，eが残るが，出題者の技量が問われる不適切問題で，専門医志向者は，このような不良問題は無視して，本文を読んで正しく理解するように努めてほしい．）

（柏井　聡）

外傷性視神経障害のERGについて教えてください

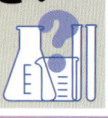

Answer 外傷性視神経症の発症直後のERGは正常です．経過に伴って網膜神経節細胞が萎縮すると，網膜神経節細胞に由来するphotopic negative responseの振幅が低下します．

網膜電図には網膜神経節細胞に由来する成分が含まれている

通常の網膜電図（electroretinogram；ERG）は，主に視細胞と双極細胞（あるいはMüller細胞）の電位から構成されていると考えられてきた．最近，網膜神経節細胞に由来する電位が，ERGの錐体応答に含まれていることが明らかとなり，photopic negative response（PhNR）と命名された[1]．PhNRは錐体応答のb波に続く陰性波である（図1）．

パターンERGは，白黒ハイコントラストの市松模様あるいはストライプ模様をモニターに映し出し，白黒を反転させたときに誘発される電位である．モニターの模様が眼底後極部に投影されるので，誘発される電位は黄斑部とその周囲から記録されたものである．パターンERGも網膜神経節細胞の電位を反映しており，欧米では網膜神経節細胞の機能検査として用いられている．パターンERGと比較したPhNRの利点は，まず，通常のERG記録装置で記録できることにある．また，PhNRは通常のERGの一成分なのでaおよび

文献はp.367参照．

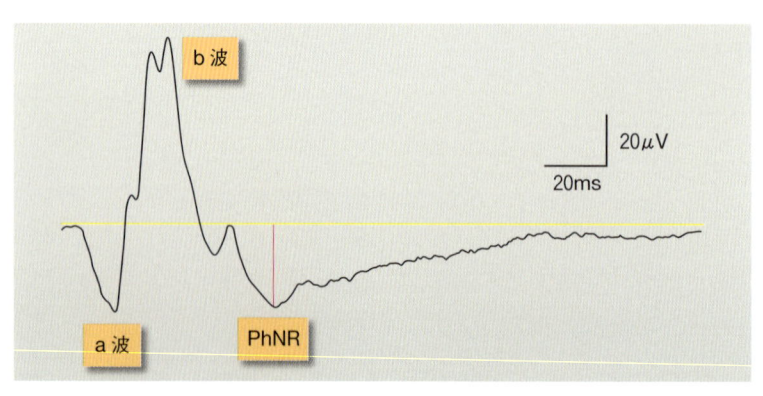

図1　正常眼から明順応下で記録した錐体応答
b波に続く陰性波がphotopic negative response（PhNR）である．

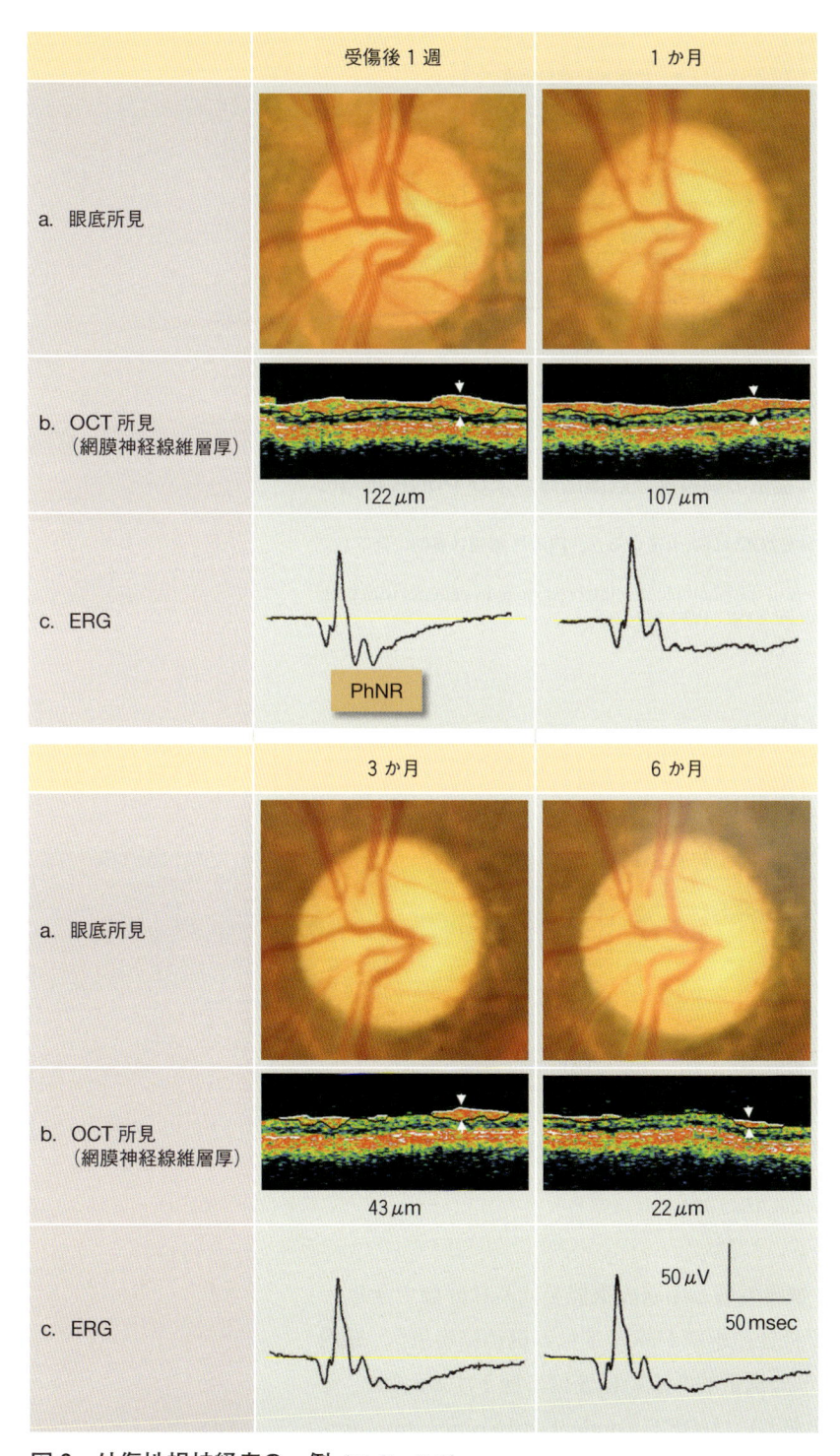

図2 外傷性視神経症の一例（55歳，男性）

受傷後，視神経乳頭が徐々に蒼白となった（a）．視神経乳頭周囲の網膜神経線維層厚（retinal nerve fiber layer thickness；RNFLT）が受傷後3か月から急速に菲薄化した（b）．PhNR振幅は，受傷後1週では正常であったが，受傷後1か月では低下し，その後は不変であった（c）．
（Gotoh Y, et al：Selective loss of the photopic negative response in patients with optic nerve atrophy. Arch Ophthalmol 2004；122：341-346.）

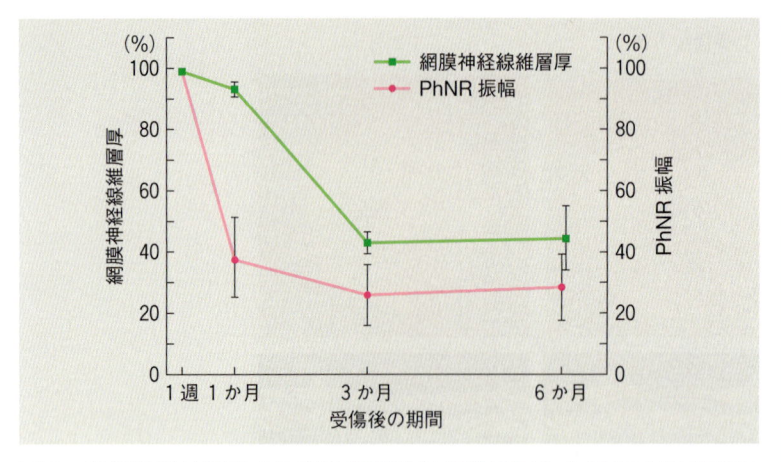

図3 外傷性視神経症4症例の網膜神経線維層厚およびPhNR振幅の平均値

受傷後1か月では網膜神経線維層厚は保たれているが、PhNR振幅は著明に低下していた。
(Gotoh Y, et al：Selective loss of the photopic negative response in patients with optic nerve atrophy. Arch Ophthalmol 2004；122：341-346.)

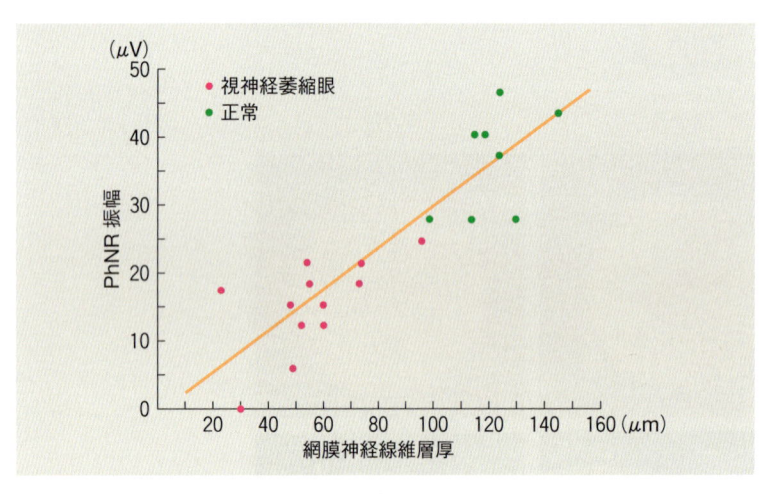

図4 視神経萎縮症例の網膜神経線維層厚とPhNR振幅の関係
(Gotoh Y, et al：Selective loss of the photopic negative response in patients with optic nerve atrophy. Arch Ophthalmol 2004；122：341-346.)

b波を同時に記録し，網膜外層と中層の機能を同時に評価できる。

　PhNR振幅は，網膜神経節細胞が障害される視神経疾患[2]，緑内障[3,4]および網膜疾患[5]で選択的あるいは優位に低下する。また，その振幅低下は視野変化あるいはOCT（optical coherence tomography）などの形態変化と相関し，PhNRは網膜神経節細胞の障害の程度を反映していると考えられる。今回は外傷性視神経症のPhNR所見を解説する。

外傷性視神経症の発症後の ERG 変化

　図2に外傷性視神経症の代表症例を示した．症例は55歳の男性で，泥酔し路上で転倒し，右眉毛外側部を路面に強打した．右眼の光覚は外傷直後から失われ，直接対光反射が低下していた．受傷後2週間では視機能が著しく障害されていても，視神経乳頭の色調および網膜神経線維層厚は良好に保たれていた．この時点では，病変が球後視神経に限局しており，眼内の網膜神経節細胞およびその軸索は正常に保たれていると考えられる．したがってERGを記録してみると，PhNRは正常であった．受傷後1か月になると視神経乳頭がわずかに蒼白となり，PhNR振幅が低下した．その後，網膜神経線維層厚は進行性に薄くなった．

　外傷後の視神経乳頭周囲の網膜神経線維層厚とPhNR振幅の変化を図3に示した．受傷後1か月では網膜神経線維層厚は保たれているが，PhNR振幅は著明に低下していた．受傷後3か月で網膜神経線維層厚は低下した．このことから，網膜神経節細胞の形態的な変化に先行してその機能が変化すると考えられる．

ERG による視機能評価は可能か？

　前述のように，受傷直後のPhNR振幅は正常に保たれるため，PhNRは受傷後早期の視機能検査として適していない．対光反射あるいは視覚誘発電位（visual evoked potential；VEP）のほうが，PhNRよりも発症早期の診断的価値は高い．しかし，受傷後6か月以上が経過し，視神経萎縮に陥った段階では，PhNR振幅と視神経線維層厚は相関する（図4）．このことから，PhNRは外傷後に残存した網膜神経節細胞の機能を反映している可能性がある．

　外傷性視神経症では，残存した視機能が著しく障害されているために，ほかの視覚機能検査を正確に行えない場合が多い．したがって，それらの検査結果とPhNRの相関を検討することは困難である．緑内障，圧迫性視神経症および視神経炎では，視野検査で得られた網膜感度とPhNR振幅が相関することが報告されている．

（町田繁樹）

全身性／むちうち症

概説

むちうち症（外傷性頸部症候群；traumatic cervical syndrome）は，交通事故などにより間接的に頸部に衝撃が加わることによって引き起こされる．損傷部位によってその症状は異なるが，むちうち症では眼症状を含む多くの不定愁訴を呈する．むちうち症の一般的な症状としては表1にみられるようなものがある[1-3]．補償問題などが複雑に絡みあうので，詐病や心因性反応などとの鑑別が必要な場合も多いが，逆に実際の症状があるにもかかわらず詐病とされてしまう場合もある．一般的には予後良好であることを説明し，社会復帰を促す．大多数は時間とともに数か月程度で症状の改善が見込まれるが，約10%程度では，仕事や日常生活に影響がでる症状が残存するとの報告もある．

文献は p.367 参照．

発症のメカニズム

自動車事故などで衝突に際し，頸椎の過伸展が起こり，次に反動と急制動による過屈曲が生じ，頸部の靭帯，筋，椎間板，椎間関節，さらに頸髄や神経根なども障害される[2]．サルの実験では，大脳・脳幹（32%），脊髄（5%），神経根（0.7%），靭帯（11%），その他（咽頭・眼球後部出血など，2%）に損傷がみられている[3]．

眼症状

眼科的合併症の頻度は不詳であるが，関連する症状として眼精疲

表1　むちうち症の一般的な症状

1.	頸部痛および頭痛	頭痛，頭重感，肩こりなどの頸部軟部組織に関する症状．筋緊張型頭痛は精神的ストレスや天候，気候によって左右されやすい．内頸動脈解離や低髄液圧症候群が疑われる場合には脳外科などにコンサルトする．
2.	感覚異常（しびれ），上肢の筋力低下	神経根・脊髄障害に関連する症状
3.	めまい，平衡覚の障害	小脳，椎骨脳底動脈系に関連する症状
4.	流涙，顔面紅潮，瞳孔不同	交感神経系症状．その他として唾液分泌や発汗の異常などもある．

労，霧視，異物感，眼痛，流涙，複視，羞明，充血など，多岐にわたる[1,3]．症状は，受傷直後からの場合もあるし，受傷後1〜2週間してから気がつくという場合もある．これらの症状を呈する症例では，表2のような症候がみられる[1,3-8]．

最も頻度が高いとされているのが，調節障害と輻湊不全で，調節障害のみや，輻湊不全のみの場合もあるが，両者を伴うことが多い．調節障害は，近点計などで評価を行う．調節緊張に対しては0.04〜0.025％シクロペントレートを眠前に投与することもある[1]．ビタミン剤の処方で経過観察するのも一法である．輻湊不全に対しては，エビデンスはないが治療希望が強い患者に対し，輻湊練習を奨めることもある．輻湊機能が低下した例では，近用眼鏡の処方が有用である．徐々に回復する可能性があり，眼鏡度数の変更が必要なことも説明が必要である．

外眼筋麻痺では，外転神経麻痺，上直筋麻痺，上斜筋麻痺などの報告がある．病因は不詳だが，脳幹部への剪断力（shearing force）や伸展が微小出血や虚血，軸索損傷を起こすと考えられている．特に滑車神経核は脳底動脈の傍正中橋枝で栄養されており，剪断損傷に弱い[4]．また，外眼筋麻痺だけでなく，核上性の障害としてsaccade，smooth pursuitの障害，核間麻痺などや[5]，潜在的な斜視が顕在化することもある．軽症の場合は経過観察できるが，症状の強い場合はプリズム処方を考慮する．半年程度で徐々に改善する可能性があり，手術適応は慎重に判断する．

Horner症候群を認めた場合は内頸動脈解離も考え，脳卒中発症予防の観点からさらなる精査加療が必要となる[6]．

視野は通常正常だが，らせん状視野やトンネル状視野など，心因性視覚障害のパターンもみられることがある．（傍）中心暗点など，器質性眼疾患が考えられる場合は，黄斑障害を想定し，OCTで精査を行う[7,8]．黄斑障害では，受傷直後からの軽度の視力低下，（傍）中心暗点などを呈し，OCTでIS/OS lineの異常を認める．剖検例では，網膜分離症を認めたものがあり，病因として硝子体牽引が考えられている．また，網膜血管障害の報告もあり，胸腔内圧の急激な上昇に伴う静脈圧（上大静脈，網膜中心静脈など）の上昇（Valsalva手技の状態となる），血管れん縮，塞栓（空気塞栓，脂肪塞栓）などが影響していると考えられている．

（江本博文，江本有子，清澤源弘）

表2　むちうち症にみられる眼科的症候

調節障害，輻湊不全
外眼筋麻痺，核間麻痺など
Horner症候群，Raeder症候群など
黄斑障害，網膜血管障害
心因性視覚障害

全身性／Purtscher網膜症

概念

　Purtscher網膜症は，1910年にPurtscherにより報告されたまれな疾患である．中年男性が木から転落し，頭部外傷を受傷後，惹起された網膜症がPurtscher網膜症として報告された[1]．起因より，大きく以下の二つに分けられる[2]．

1. さまざまな原因の外傷後に，遠達性に網膜症を発症する典型的なPurtscher網膜症．外傷の原因としては，頭部外傷，交通事故時のシートベルトやエアバッグによる圧迫外傷，骨折などが挙げられる．前眼部への直接打撲による非開放性，鈍的外傷によって衝撃部位の反対側に生ずる網膜振盪とは区別される．
2. 外傷に関連しない手技や，全身疾患に関連して網膜症を発症するPurtscher様網膜症．Purtscher様網膜症を引き起こす手技や全身関連疾患としては，球後麻酔，Valsalva手技，脳動脈瘤へのステントによるコイル塞栓を用いた治療，出産，急性膵炎，血栓性血小板減少性紫斑病[3]，腎不全，全身性エリテマトーデスをはじめとした結合織疾患，骨髄腫などが挙げられる．

文献はp.367参照．

主要な病因

1. 頭部外傷による頭蓋内圧亢進とリンパの網膜への漏出が病因の一つとして挙げられる．細動脈前毛細血管の血栓による閉塞が主な病態であるが，ほかの因子による血管障害も関与する．
2. 胸腔内圧の上昇による静脈の拡張．交通事故時のシートベルトやエアバッグの急激な圧迫，重量挙げや，出産などが原因として挙げられる．
3. 外傷後の遊離脂肪酸（長い骨の骨折による），空気，白血球の凝集，フィブリン・血小板・活性化補体などによる塞栓を原因とする血管閉塞，骨髄腫では血管の粘稠度が上昇することによって血管閉塞が起こるとされる．

　これらの単一因子ではなく，いくつかの因子の組み合わせにより血管内皮を障害することが病態に関与するとされる．

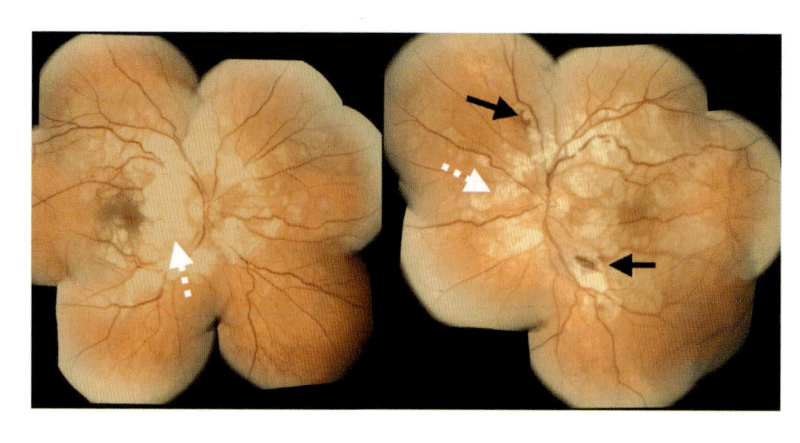

図1 Purtscher網膜症典型例

53歳，男性．両眼後極部網膜の複合眼底写真．小さな火炎状出血（黒矢印）を伴う後極部網膜前部の網膜白濁化（retinal whitening, Purtscher flecken, 白矢印）を示す．
（Nautiyal A, et al：Sudden loss of vision：Purtscher retinopathy in multiple myeloma. CMAJ 2009；181：E277.）

症状

　多くは両眼性で約60％にみられるとされ，片眼性の症例も存在する．視力障害や視野障害をきたす場合がある．視力障害は，外傷やほかの関連する疾患の発症後24～48時間後に遅れて発症する．視力障害の程度はごく軽度から眼前手動弁に至るまでさまざまである．視野障害は，中心暗点，傍中心暗点，弓状暗点などを呈する場合がある．視力障害と視野障害が単独で存在する場合と両者が同時に存在する場合がある．

　後極部に多発するPurtscher fleckenが認められる．これは網膜の白濁化領域で，実際には網膜の虚血部位を示す．網膜綿花様白斑と火炎状・しみ状・点状網膜出血が特徴的である（図1）[4]．

　眼底の中心窩が周囲の網膜と比べて小円形でさくらんぼのように赤くみえる桜実紅斑（cherry red spot）は，網膜中心動脈閉塞症において認められるが，本疾患ではこれに類似して偽桜実紅斑が認められる[5]．

診断[2,6]

1. さまざまな程度の突然の視力障害．
2. 原因となる外傷や手技の時点から遅れて発症（数時間から数日）．その他のPurtscher網膜症関連疾患による発症にも注意．
3. Purtscher flecken（境界鮮明の多角形を呈す．網膜細動脈間で網膜内層に網膜の白濁として存在する）（図1）．特に後極部に限局する綿花様白斑（境界不鮮明で出血や静脈を覆うように存在する）．網膜内小出血（1～10個）．
4. 臨床所見と蛍光眼底造影にて診断がなされる．網膜毛細血管，細動脈レベルでの閉塞が認められる．フルオレセイン蛍光眼底造

影では造影早期の無血管帯領域および血管への造影剤流入遅延に加えて，後期相では造影剤の漏出が認められる．視神経からの漏出も認められる．インドシアニングリーン蛍光造影では，脈絡膜の低蛍光を示す．OCT にて，網膜出血や Purtscher flecken 部位の網膜は肥厚している．

鑑別診断

網膜中心動脈閉塞症，網膜中心静脈閉塞症，網膜中心動脈分枝閉塞症，網膜血管炎，放射線網膜症，網膜振盪症[7]．

治療

治療なしで，ほとんどの症例は 1〜3 か月で視機能が回復する．視力予後は一般的に良好とされる．標準的な治療法は確立されていない．一部の症例ではステロイド全身投与に反応することが報告されている．ステロイドは，障害を受けた神経細胞膜と微小血管床の安定化を図り，不可逆的な障害を受けていない神経線維の部分的な回復を可能にすると考えられる．一部の症例では光凝固が有効と報告されているが，ステロイドや光凝固療法は一般的な治療法ではない．

予後

壊死性急性膵炎および急性腎不全から本疾患に至った場合，予後が悪く，多臓器不全に至ることがある．生命予後にも関係するため，注意が必要である．眼底所見として，視神経乳頭は蒼白化することもある．まれに，網膜剥離や新生血管緑内障に至ることがある．

カコモン読解　第 18 回　一般問題 79

Purtscher 遠達外傷性網膜症で正しいのはどれか．3 つ選べ．
a 軟性白斑　　b 黄斑浮腫　　c 網膜裂孔　　d 網膜下出血　　e 視神経乳頭浮腫

解説　a．後極部に多発する Purtscher flecken，網膜綿花様白斑は特徴的な所見である．
b．主要な病因は，外傷による頭蓋内圧亢進とリンパの網膜への漏出であるため，黄斑浮腫は生じうる．眼底の中心窩が周囲の網膜と比べて小円形でさくらんぼのように赤くみえる桜実紅斑（cherry red spot）は網膜中心動脈閉塞症において認められるが，本疾患ではこれに類似して偽桜実紅斑が認められる．

c. 網膜裂孔は，Purtscher 網膜症の合併症としてはこれまでに報告されていない．

d. 後極部に多発する火炎状・しみ状・点状網膜出血などの網膜内出血が特徴的である．しかし，網膜下出血は特徴的ではない．

e. b と同様に主要な病因は，外傷による頭蓋内圧亢進とリンパの網膜への漏出であるため，頭蓋内圧亢進のため乳頭浮腫を生じうる．

模範解答 a, b, e

カコモン読解 第 23 回 臨床実地問題 41

45 歳の男性．建物の倒壊で左胸腹部を打撲した．その直後から左眼の視力障害を自覚して来院した．糖尿病と高血圧で加療中である．視力は右 1.5（矯正不能），左 0.3（矯正不能）．眼圧は両眼ともに 19 mmHg．両眼の眼底写真を図 A, B に示す．空腹時血糖は 103 mg/dl，血圧は 145/90 mmHg．適切な対応はどれか．

a 経過観察　　b 血圧降下薬投与　　c 抗血小板薬投与　　d 副腎皮質ステロイド投与
e レーザー光凝固

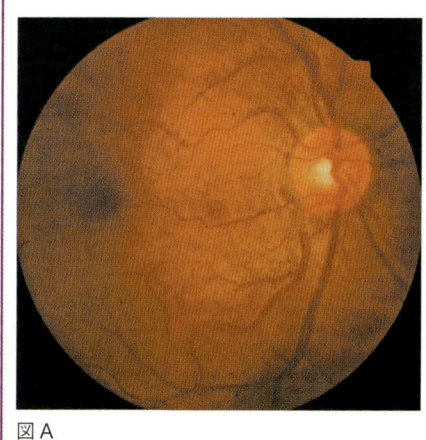

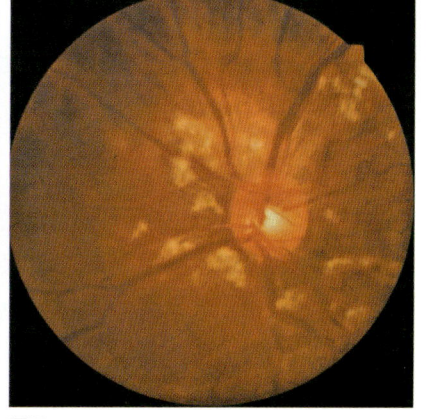

図 A　　図 B

解説 建物の倒壊で左胸腹部を打撲し，その直後から左の視力障害を自覚していることから Purtscher 遠達外傷性網膜症と診断される．鑑別疾患としては網膜中心動脈閉塞症，網膜中心動脈分枝閉塞症，網膜振盪症が挙げられるが，左胸腹部打撲直後の視力障害のため遠達性外傷性であり，直接眼球打撲をしていないことから網膜振盪症は否定的である．建物の倒壊で左胸腹部の打撲を原因としているので，網膜中心動脈閉塞症，網膜中心動脈分枝閉塞症よりは Purtscher 網膜症と診断する．高血圧性網膜症，糖尿病網膜症では両眼に所見が，急性ではなく慢性的に現れるのが一般的である．

a. **経過観察**：治療なしで，ほとんどの症例は 1〜3 か月で視機能が

回復する．標準的な治療法は確立されていない．正解である．

b. **血圧降下薬投与**：Purtscher網膜症には，血圧の因子の関与は報告されていない．

c. **抗血小板薬投与**：本疾患は打撲を契機として発症しているため，血小板の凝集が原因ではないと考えられる．Purtscher網膜症の治療の第一選択には，抗血小板薬投与は報告されていない．

d. **副腎皮質ステロイド投与**：Purtscher網膜症に対し，一部の症例ではステロイド全身投与に反応することが報告されているが一般的ではない．ステロイドや障害を受けた神経細胞膜と微小血管床の安定化を図り，不可逆的な障害を受けていない神経線維の部分的な回復を可能にすると考えられる．正解とするには一般的な解答ではない．

e. **レーザー光凝固**：Purtscher網膜症に対し，一部の症例では光凝固を考慮する必要があることが報告されている．一般的な治療ではないため正解には至らない．

模範解答 a

カコモン読解 第24回 一般問題78

Purtscher網膜症の原因となるのはどれか．
a 眼球打撲　　b 脳脊髄圧低下　　c 下腿の出血性外傷
d シートベルト圧迫　　e 眼窩吹き抜け骨折

解説 a. **眼球打撲**：眼球表面への直接眼球打撲による非開放性，鈍的外傷によって衝撃部位の反対側に生ずる網膜振盪症が生じるが，Purtscher遠達外傷性網膜症とは区別される．

b. **脳脊髄圧低下**：胸腹部や頭部外傷によるPurtscher網膜症は，頭蓋内圧が亢進するために生じる病態である．頭蓋内圧が亢進するため，リンパが網膜へ漏出すると考えられる．

c. **下腿の出血性外傷**：Purtscher網膜症は下腿の出血を契機とはせず，骨折を契機とする．骨折に伴う脂肪塞栓が原因と考えられる．

d. **シートベルト圧迫**：胸腔内圧の上昇による静脈の拡張が原因となるため，正解である．

e. **眼窩吹き抜け骨折**：眼窩吹き抜け骨折で頭蓋内圧が亢進することはまれである．

模範解答 d

（小川葉子，小澤洋子）

クリニカル・クエスチョン

Valsalva 網膜症について教えてください

Answer Valsalva 網膜症は，1972 年に Duane らが報告した疾患で，咳・嘔吐・いきみに代表される Valsalva 手技による急激な静脈圧の上昇を誘因として発症する突発性の出血性網膜症です．

疾患の概要

Valsalva 手技：深呼吸時に息こらえをすることにより胸腔内圧を上昇させる手技である．血圧上昇，頻脈を誘発する．

出血の機序：胸腔内圧あるいは腹腔内圧の増加に伴って静脈灌流が妨げられ，静脈弁が構造的に脆弱な頭部・頸部の静脈系に急激な圧力が働き，眼球内静脈圧が上昇し網膜毛細血管レベルの破裂が生じる．

発症の原因：嘔吐，分娩，重量物運搬時，便秘，交通外傷，虐待による首絞め，風船を膨らます行為，自転車の運転中，重量挙げの競技中，エアロビクスなどがある．また，増殖糖尿病網膜症，sickle cell hemoglobin C disease，congenital retinal microvessel，網膜静脈脆弱部の存在，視神経ドルーゼン，intrapapillary hemorrhage with adjacent peripapillary subretinal hemorrhage などが基礎疾患としてあると，Valsalva 網膜症を発症しやすい．

臨床像：後極や視神経乳頭周囲に 1〜数か所の境界明瞭な後部硝子体膜下あるいは内境界膜下の出血を認める．アーケード血管外に生じることもある．硝子体出血や網膜内・網膜下出血を伴うこともある（図 1a, b）．

鑑別診断：白血病や貧血などの血液疾患，糖尿病網膜症，高血圧網膜症，くも膜下出血，網膜細動脈瘤，後部硝子体剝離，眼外傷，抗リン脂質抗体症候群など．

現在の診療行為との関連

内視鏡検査，歯科インプラント治療，前立腺生検，全身麻酔の抜管時，胸部手術などの医療行為によっても Valsalva 網膜症が生じうる．近年は多くの科で局所麻酔下での検査・手術が増加しており注意を要する．また，局所麻酔下の眼科手術において Valsalva 手技により広汎な脈絡膜出血をきたすことがあり，特に注意が必要である．

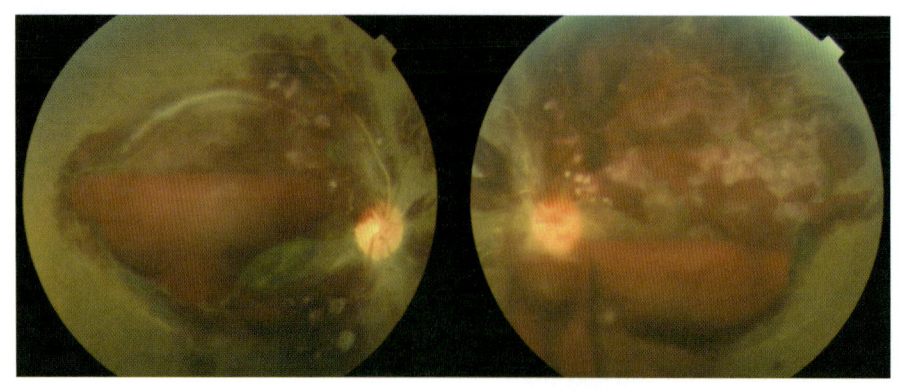

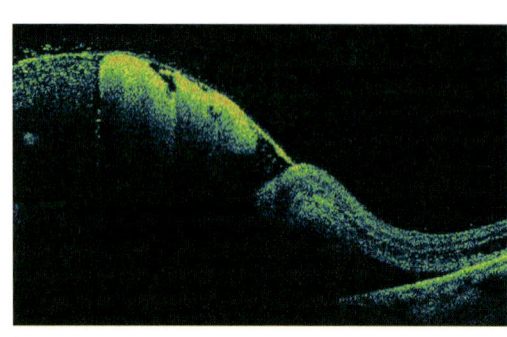

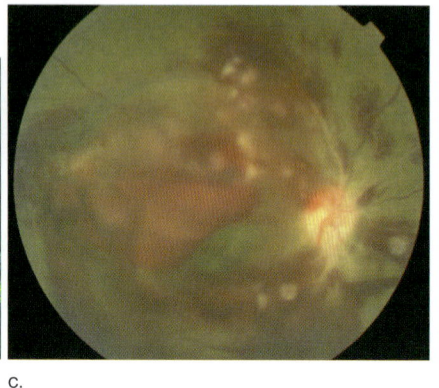

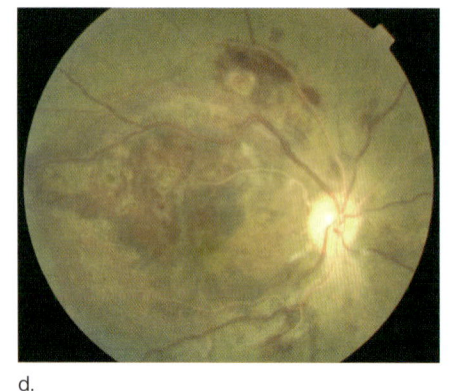

図1 Valsalva 網膜症

37歳，女性．分娩後に Valsalva 網膜症を発症した．
a. 初診時眼底所見．両眼底ともにニボーを伴う内境界膜下出血と網膜下出血を生じている．動脈は白線化しており，軟性白斑を認める．両眼に Nd：YAG レーザー内境界膜切開術を施行した．
b. 右眼の光干渉断層計像．
c. 右眼の Nd：YAG レーザー内境界膜切開術後眼底所見．内境界膜下出血は減少した．黄斑部に網膜下出血が及んでいたため硝子体切除術＋液-空気置換術を施行した．
d. 右眼硝子体術後眼底所見．中心窩下の網膜下出血が移動した．
(a/高木健一ら：分娩時に発症した両眼性の Valsalva 網膜症の1例．あたらしい眼科 2011；28：734-737．)

治療

軽症であれば自然治癒する可能性が高く経過観察を行う．血液が長期間吸収傾向にない場合や黄斑部を傷害する可能性が示唆される場合は，早期視力改善を目指して硝子体手術や Nd：YAG レーザーによる membranotomy（内境界膜切開術）を考慮する（図1c, d）．網膜前出血の自然吸収後に黄斑上膜や硝子体黄斑牽引を生ずる場合があり，網膜前出血が長期化する症例では適切な治療介入が必要である．

（吉田茂生，高木健一）

4. イラストでわかる救急時の眼科特殊処置

眼瞼裂傷への処置

病歴聴取の重要性

　眼瞼への外傷の際には，表皮の縫合・処置を行う前に創部の状況を確認することが重要である．眼瞼・眼窩内異物で来院する患者は，ほとんどの場合に初診時に見逃され，その後の症状の悪化などによって発見・紹介に至る．したがって外傷で受診したときに，皮膚の縫合のことを第一に考えるのではなく，異物が刺入した可能性を念頭に置かねばならない．

　外傷の患者が来院した際には，これら外傷では創部が露出し，場合によっては出血が続いているため医療者側としても皮膚を縫合することにまず集中してしまうが，外傷で最も大事なことは病歴を聴取することである．つまり，受傷機転によって異物混入の可能性が大きく異なるからである．机や蛇口，他人の肘や頭などから受傷した場合には，もちろん創内異物の可能性は低い．また，受傷機転が地面であれば創部に砂がつくためこれを除去する必要がある．一方で木の植え込みやフロントガラス，装用していた眼鏡などで受傷した場合には，受傷機転となる異物が粉々に砕け，これが裂傷の原因となる．この場合は創部が無数に及び，出血や土壌で汚染されていることもあり，異物が見逃される要因となるのである．このように外傷の場合には，受傷機転から異物混入の可能性を疑うことが重要である（図1a〈p.124〉）．このような外傷では骨折を伴っていることもまれではないため，骨折の有無と異物の有無の確認のため積極的にCTを撮影するとよい．ガラス異物では高輝度，植物異物では外皮は高輝度で内部は低輝度から中輝度に撮影される（図1b〈p.124〉）．

異物への対処

　縫合を行う際には異物をすべて除去する必要があり，必ず創をいったん展開することが望ましい．植物片やフロントガラス，砂利などが混入していないかどうか，創部に局所麻酔を行い，十分に麻酔

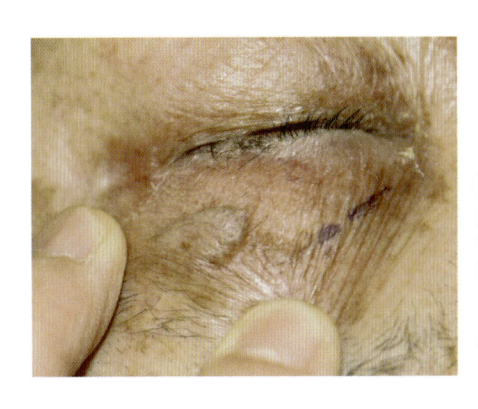

図1 眼瞼内のガラス異物
数年前に転倒して眼鏡を割った．救急部で処置を受けたが，その後眼瞼内に異物があるのに気づいた．左上眼瞼やや外側に皮下のガラス異物がみえる．このように無機物の場合には，炎症反応を起こさないことが多い．

薬の浸潤を待ったのちに，やさしく鈍的に展開すると創部の最深部まで観察することができる．砂の混入については先の繊細な鑷子で一つ一つ除去するのがよい．異物混入が初診時に見逃された場合，生体反応性の有無によってその後の臨床経過が異なる．まず，植物片や木片などの有機物が刺入した場合には，表面に付着した細菌による感染症とともに異物自体に対する炎症反応が惹起されるため，受傷後より発赤や充血があり，創部からは滲出液や膿が漏出する（図1a〈p.124〉）．このときになって画像診断などの検索の結果，異物が発見されることも多い．これら有機物でもごく少量の異物刺入にとどまった場合には，このような反応が起こらないこともある．一方でフロントガラスのような無機物が混入した場合には，生体反応が起こらないことが多く，このため受傷直後に見逃された場合には，受傷後数か月がたち，創部が軟らかくなったのちに"皮下などに硬いものが触れる"，などの主訴によって来院することがあるため注意が必要である（図1）．

術前の準備

異物がないことが確認できた場合には，縫合を行う．眼瞼裂傷ではきれいに真っすぐの創部であることは少なく，むしろさまざまな形状をしていることが多い（図2）．前述したように眼瞼裂傷ではすぐに縫合をしようと焦ってしまうが，じっくり焦らず創部の形状を確認することが大事である．受傷機転にもよるが眼瞼部の欠損はほとんど起こらないと考えてよく，自験例では大きく欠損していた症例はない（図2, 3）．むしろ，他院で受けた一時縫合後の眼瞼の変形を主訴に来院する場合が多いため（図4, 5），重要なのはいかに切開ラインを見分けるかであることに留意すべきである．創部は出血などで汚れているため，皮膚の切開縁が見分けづらくなっている．こ

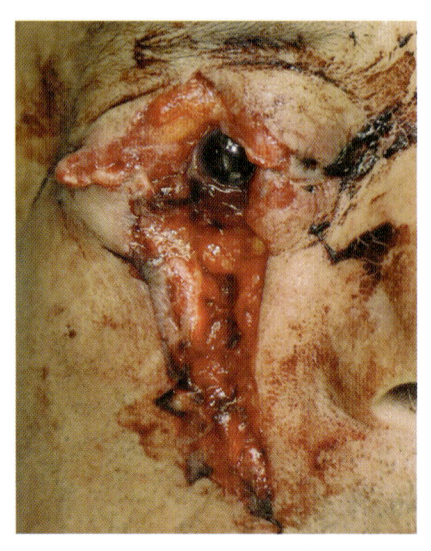

図2 チェーンソーによる右上下にわたる眼瞼裂傷
将棋盤作製中に受傷．上下眼瞼ともに全層の断裂がある．一見して組織欠損がありそうにみえる．

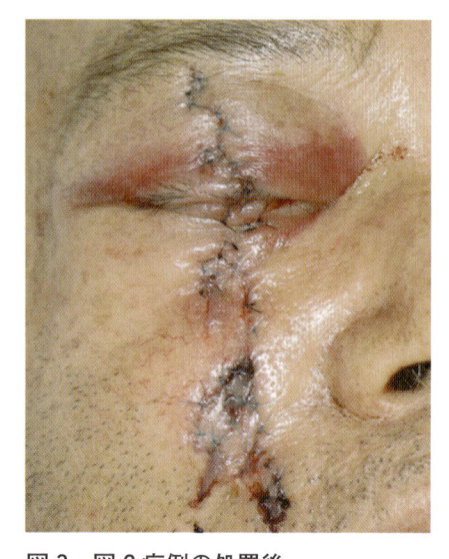

図3 図2症例の処置後
重度に受傷していても，眼瞼の欠損があることはほとんどないと考えて，しっかり探すことが大事である．

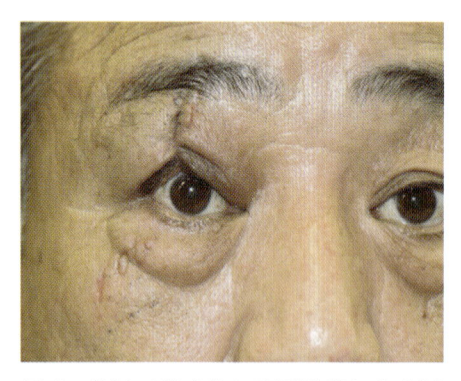

図4 他院で縫合後に変形治癒した症例
受傷後3か月経過しても治らないため，治療目的に来院した．瞼縁の位置がずれていることと，創部が瘢痕化し吊り上げられている．

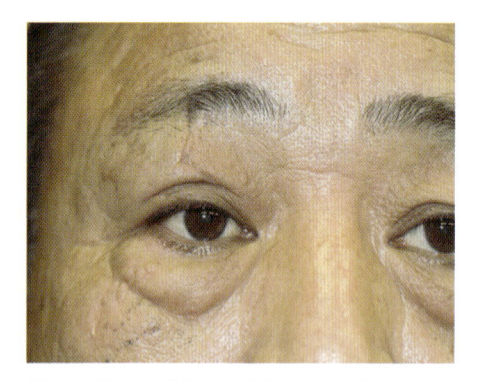

図5 図4症例の再手術1か月後
瘢痕を切除し，瞼縁をきれいに縫合し，重瞼線にあわせてZ形成を行った．若干の創部瘢痕が残っているが，瞼縁の形状は正常化し，顔貌の改善が得られた．

のため生理食塩水を十分に浸したガーゼでやさしくこするとよい．視認性がよくなったら大まかな創のオリエンテーションをつけておく．縫合の前に局所麻酔を注入するが，注入は創内から行い，皮膚からの注入は避ける．また，縫合面が膨潤するとオリエンテーションが判別しにくくなるため，創部断面に大量に注入せず，むしろ創部よりも離れた領域まで針を刺入して麻酔薬を注入することで，広範に膨潤させることなく麻酔をすることが可能である．創部の縫合であるが，眼瞼縁の縫合の場合には7-0程度の非吸収糸，眼瞼以外

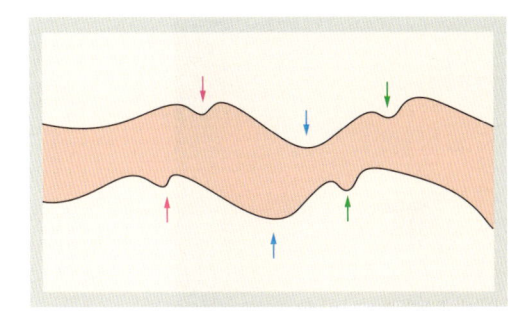

図6 裂傷縫合の指標
創縁は図のようにさまざまな形状をしている．しっかり観察すると，対側にも同様の形状の部位が観察される．これらを指標に，まずこの部位の縫合を行っていく．その後，それらの縫合の間を埋めるように縫合を追加する．

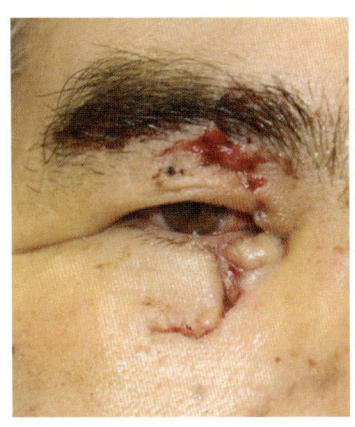

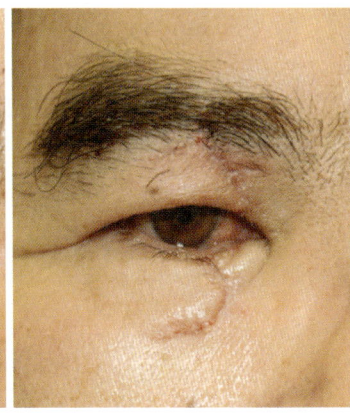

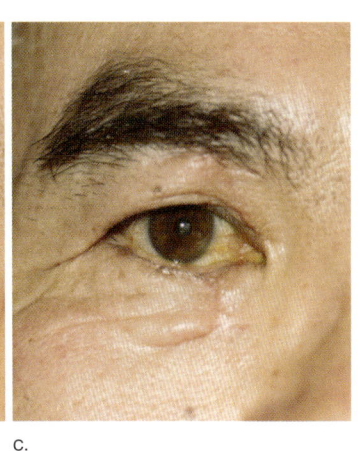

図7 受傷後約1週間で来院した症例
a. 初診時．創縁から内部が露出している．皮膚同士もあっていない．
b. 再縫合後1週間．再縫合処置によって修正されたが，下眼瞼のトラップドア変形を残す．
c. 再縫合後3か月．状態は安定したが，瘢痕は残存している．追加の修正手術は希望しなかった．

の顔面の皮膚の縫合には6-0の非吸収糸を用意する．創が重度の損傷であっても，局所麻酔がうまく注入できれば全身麻酔で手術を行う必要はない．

裂傷の縫合

先述のように眼瞼皮膚の創部断端の形状を十分に確認する．そのようにすると，細かい範囲で断端の形状が合う部分があることに気づくはずである．そのような部位でまず縫合を行うとよい（図6）．大まかなロケーションが定まったのちに，さらに縫合を追加していく．瞼縁の縫合の際には，眼瞼縁がずれないように注意する．特に瞼板の位置の左右差が起こった場合には著しい変形を招くことがあり，修正手術がのちに必要になる可能性がある．初回手術において瞼縁をきれいに整えることは非常に大切である（図7）．眼瞼裂傷ではなく顔面皮膚の裂傷を伴っていた場合には，6-0の非吸収糸で真皮縫合を行ってから皮膚縫合を追加するとよい．その場合には創部

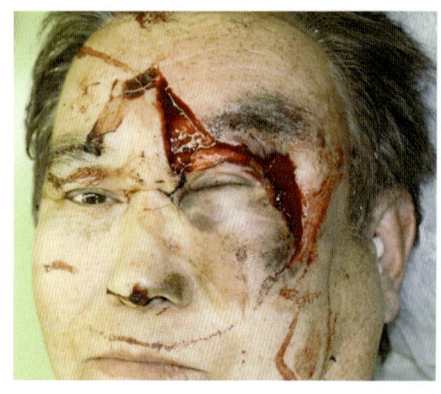

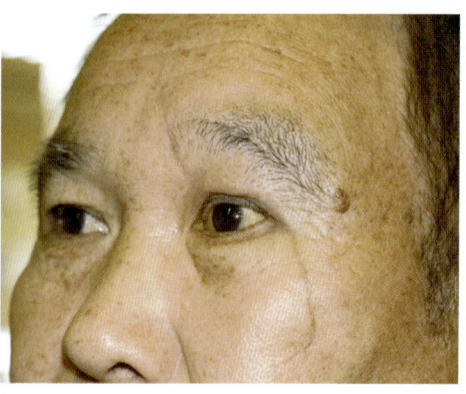

図8 自動車の下で作業を行っていたところ，ジャッキが外れて自動車が落下したことにより受傷した症例
a. 左顔面皮膚が大きく裂けている．
b. 幸運にも骨折は合併しておらず真皮縫合，皮膚縫合を行ったところ軽度の瘢痕化のみで治癒した．

をしっかり洗浄して，縫合糸の感染が起こらないように注意すべきである（図8）．

（鹿嶋友敬）

前房内異物への処置

　前房内異物は，主に角膜を穿孔して異物が侵入し，前房内に存在する状態である．"目に何か飛んできた，入った，痛い"という明らかな主訴がある場合もあれば，異物が飛入した自覚がなく，実際の受傷より数時間から数日経過して眼症状を訴えることもあり，注意が必要である．飛入創と思われる創を発見しても，異物自体を確認する必要があるため，画像診断を含めた異物の位置と種類の同定が重要となる．

病歴聴取

　いつ，何をしているときに，何が，どの方向から飛入したか，いつからどのような症状があるのかを詳細にたずねる．可能であれば，飛入した物質が金属製か否か，磁性かどうか，また異物の汚染状態などを確認する．

検査

視力検査：外傷が他者との関係から生じていると，裁判や労災などで視機能の評価が求められる場合も多いため，可能な限り実施しておく．

細隙灯顕微鏡検査：前房内異物であれば，ほぼ確実に角膜に穿孔創が存在するため，それを確認する．陳旧例では確認できない場合もある．穿孔創が確認できた場合，フルオレセイン染色により房水漏出を確認する．前房内異物を直視下にて確認するが，前房出血を伴う場合には確認は困難となる．また異物が小さく，下方隅角に落下している場合は同定できないこともあり，隅角検査が必要となることもある．水晶体や虹彩に衝突痕がないか，外傷性白内障の有無，前房の炎症の程度やフィブリンの出現などに注意する．鉄製異物が長期存在すると，角膜混濁，虹彩異色，白内障，緑内障などの眼鉄錆症を生じている可能性がある（図1, 2）．

眼圧検査：穿孔創からの房水漏出があれば低眼圧を呈する．漏出がない場合はさまざまな眼圧を示す．

眼底検査：前房内に異物がある場合は，後眼部への影響は少ないと

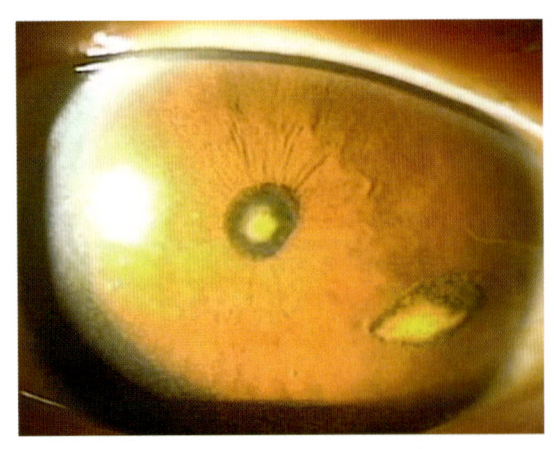

図1 長期存在した鉄片異物による眼鉄錆症
約30年前に飛入したと考えられた前房内鉄片異物で，眼鉄錆症を発症していた．角膜色素沈着と水晶体の前嚢下混濁，4時部の虹彩面上に隆起性病変を認めた．
(写真提供：九州厚生年金病院眼科　武田憲治先生．)

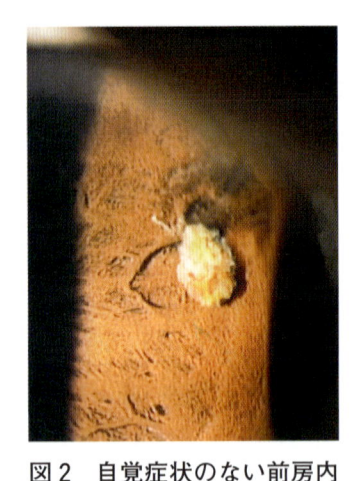

図2 自覚症状のない前房内鉄片異物
2時部の虹彩面上に異物を認めた．
(写真提供：九州厚生年金病院眼科　武田憲治先生．)

考えられる．しかし，外傷による網膜剥離や硝子体出血の可能性も存在し，また感染症が疑われる場合には，その後眼部への波及状況が手術時期に大きく影響する．

画像診断：前房内異物を含めた眼内異物が疑われる場合には，必ず施行する．一般的には単純X線検査，CT検査，超音波検査であり，そのなかでもCT検査が簡便かつ有用な検査である．冠状断，水平断撮影を小さいスライスで行い，異物の有無や位置を正確に把握できる．MRI検査は金属異物，特に磁気異物の可能性がある場合には，発熱や移動による組織障害を起こす可能性があるため禁忌である．

治療

　前房内異物の治療は，異物の摘出と感染予防，合併症への対処である．感染の可能性があれば，可能な限り早期に異物の摘出を行う．具体的な方法を下記に示す．

1. 穿孔創からの房水漏出があり，前房形成が困難である場合，まず10-0ナイロンなどで創縫合を行う（図3a）．
2. サイドポートを作製し，粘弾性物質を前房内に注入，前房形成と角膜内皮の保護に努める．
3. 異物が虹彩などと接着している場合には，フックなどで接着を解除し，異物をフリーな状態にする．また，隅角付近など直視できない位置にある場合は，異物を視認性のよい場所へ移動させる（図3b）．

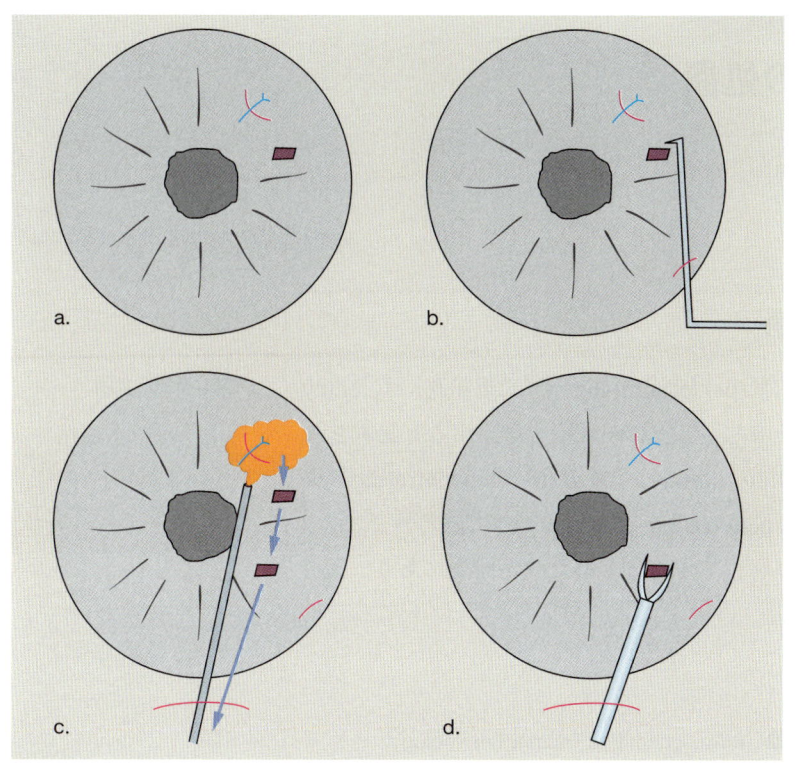

図3 前房内異物の摘出方法
a. 漏出を認める1時部の角膜創を10-0ナイロンで1針縫合.
b. 虹彩と接着している異物を角膜サイドポートからフックを用いて解除.
c. 上方の強角膜創から粘弾性物質を異物の下方に注入し,強角膜創への流れに沿って,異物を眼外へ誘導.
d. 鉗子で直接把持して摘出.

4. 上方に白内障手術と同様の強角膜創を異物の大きさに準じて作製する.
5. 粘弾性物質を異物の奥に入れ,強角膜創への流れに沿って,異物を眼外へ誘導する.困難な場合は,各種鉗子などで直接把持して摘出する.磁性異物の場合は,磁石により摘出が容易になることがある(図3c, d).
6. 前房内の粘弾性物質を人工房水などで洗浄・除去する.このとき,感染予防のために抗生物質を添加した人工房水で洗浄する.
7. 創からの漏出がないことを確認し,手術を終了する.

まとめ

　前房内異物では,まず異物の飛入を主訴としない場合があり,日常の診療でそれを念頭に置くことが必要である.また穿孔創を疑わせる所見があれば,眼内異物を疑って画像診断を積極的に行うことが重要である.それらの意識,所見からの適切な検査のうえ,的確で迅速な初期診断を行い,視力保持を目指した治療方針をたてることが大切である.

(宮崎勝徳)

二重穿孔への処置

眼外傷の分類，用語

『Ocular Trauma』[1]では，perforating injury（二重穿孔）は，entry（穿入）と exit（穿出）を有し，二重に眼球壁を穿孔すると記載されている（表1）．perforating injury（二重穿孔）は penetrating（穿孔）が重なった double penetrating と考えるべきであろう．また，眼外傷の分類，用語を理解しやすくまとめた図が同著にあり，図1に示す[1,2]．

文献は p.368 参照．

表1 眼外傷の分類，用語（Birmingham Eye Trauma Terminology）

用語	意味	説明
eyewall（眼球壁）	強膜と角膜	厳格にいえば，眼球壁は三層構造を成しているが，臨床および実用的利便性のために，最も外層の異常のみ考慮に入れられる．
closed globe injury（非開放性損傷）	眼球壁に全層損傷なし	
open globe injury（開放性損傷）	眼球壁に全層損傷あり	
contusion（打撲）	（全層）損傷なし	物体による直接的なエネルギー，または，眼球の形状変化によってもたらされた損傷．
lamellar laceration（全層に達しない創傷）	眼球壁に中間層損傷あり	眼球壁の創傷は貫通していない．
rupture（眼球破裂）	眼球壁に鈍的外力による全層損傷あり	鈍的外傷による眼球内圧の上昇から生じる強膜，角膜の破裂．
laceration（眼球裂傷）	眼球壁に鋭的外力による全層損傷あり	鋭的外力により眼球壁の全層に及ぶ創．
penetrating injury（穿孔）	穿入創	強膜，角膜の開放創のうち鋭的外力による穿入創．
intraocular foreign body（眼内異物）	眼内に異物が飛入	眼球壁を穿孔した異物が虹彩，毛様体，水晶体，硝子体，網膜，脈絡膜など眼内組織に残留した状態．
perforating injury（二重穿孔）	穿入創と穿出創	眼球穿入創と穿出創を有する．二重に眼球壁を穿孔すること．

（Banta JT：Ocular Trauma. Philadelphia：Sanders；2007. p.39-49.）

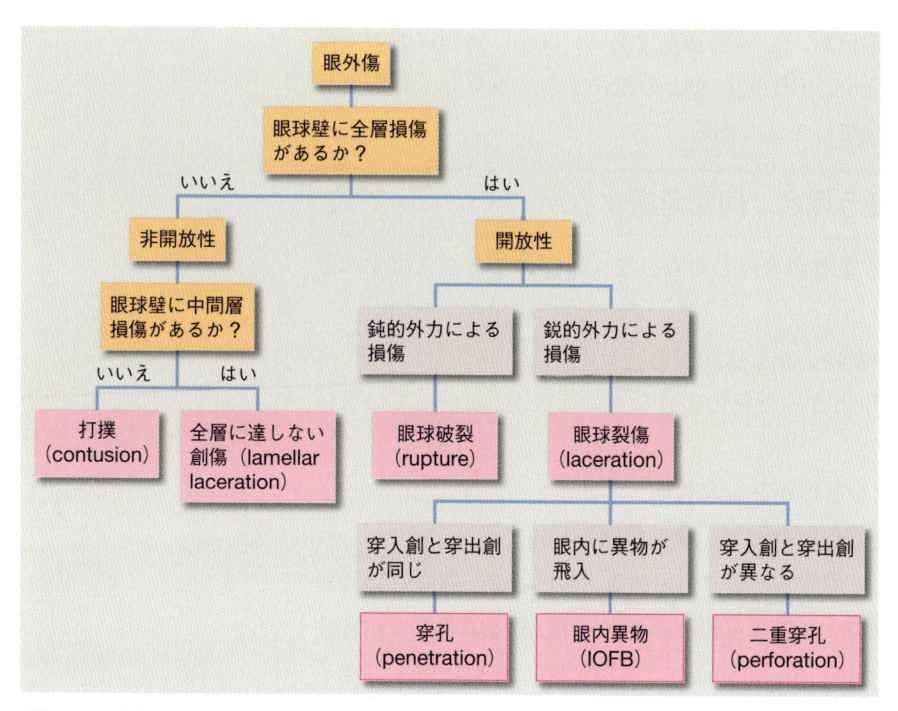

図1 眼外傷の分類，用語（チャート）
IOFB：intraocular foreign body
(Banta JT：Ocular Trauma. Philadelphia：Sanders；2007. p.39-49.
福島美紀子ら：眼球開放創 open globe injury を有する外傷症例．眼科 2007；49：297-305.)

原因分類

　二重穿孔は視力予後不良の外傷である．術中に判明することが多いため，穿孔性眼外傷患者が来院した際，鋭的外力による穿入創を強膜，角膜に確認した場合，必ず穿出創の有無を確認せねばならない．創が判明しなくても低眼圧，結膜血腫などを見逃さないことである．

　原因疾患として成人の場合，草刈り機，釘，針金など，作業中に生じた外傷に多くみられることも知っておくべきである．しかし，乳幼児，精神遅滞者，認知症のある高齢者においては原因が判明しないこともあるので，生活環境を問診することも重要になってくる．

　開放性眼外傷は鈍的外力による損傷に眼球破裂，鋭的外力による外傷に眼球裂傷そして穿孔，眼内異物，二重穿孔に分類されるが，二重穿孔を疑う場合，術前では判明しないことが多く，術中に穿出創がないかを確認せねばならない．

　二重穿孔に伴う眼外傷は症例によって予後が異なるため，分類することは困難であるが，わが国に多いのは①眼内異物，②釘，針

金，③球後麻酔の直針，④強膜通糸である．ほかに外国においてはshotgun, pellet gun, BB gun などの銃による二重穿孔も報告されているが，わが国ではまれである．

二重穿孔を疑う場合，何を考慮するか

二重穿孔を疑う患者が来院したら，まず下記のことを考慮すべきである．

1. 事故の発生がどのような状態であったのか．
2. 穿孔の原因が，とがった釘のようなものなのか，とがっていない異物なのか．
3. 異物の性状は金属性か非金属性か．
4. 前眼部と眼底変化において，飛入経路が特定できるのか．
5. 検査がどこまでできるのか．視力検査，眼圧検査，細隙灯顕微鏡検査，眼底検査はもちろん頭部単純X線検査，CT検査，超音波検査，ERG（electroretinogram；網膜電図）検査などをできるだけ行っておく．MRI検査は金属製の異物があるため，安易に行うべきではない．
6. 眼内感染症の合併はあるのか．緊急性であればあるほど検査を怠るため，日ごろから培養セットは用意しておく．
7. 手術をすぐにすべきか，待たねばならないのか．
8. 手術方法をどの順序で行えばよいのか．
9. 術後の経過観察はどうすればよいのか．

二重穿孔と治療

二重穿孔性外傷が増殖硝子体網膜症（proliferative vitreoretinopathy；PVR）に進展する最も重要な要因は二つあり，硝子体出血と硝子体嵌頓であると考えられる．水晶体，硝子体，毛様体上皮の損傷は，PVRを早めると思われる．

最近は，硝子体手術が二重穿孔性外傷の第一選択と考えてよい．硝子体手術が一般的になる以前は，二重穿孔性眼外傷を負ったほとんどの患者は，非回復性の網膜剥離（retinal detachment；RD）と低眼圧のため光覚を失い，眼球癆になったり，眼球除去が必要になった．

硝子体手術の陥りやすい落とし穴を以下に示す[3]．

1. 早い時期での硝子体手術（たとえば外傷を受けて2日以内）は，後部硝子体剥離の欠如と手術中の深刻な出血のリスクが増加するため，難症例となる．角膜が外傷を負っている場合，可視性も

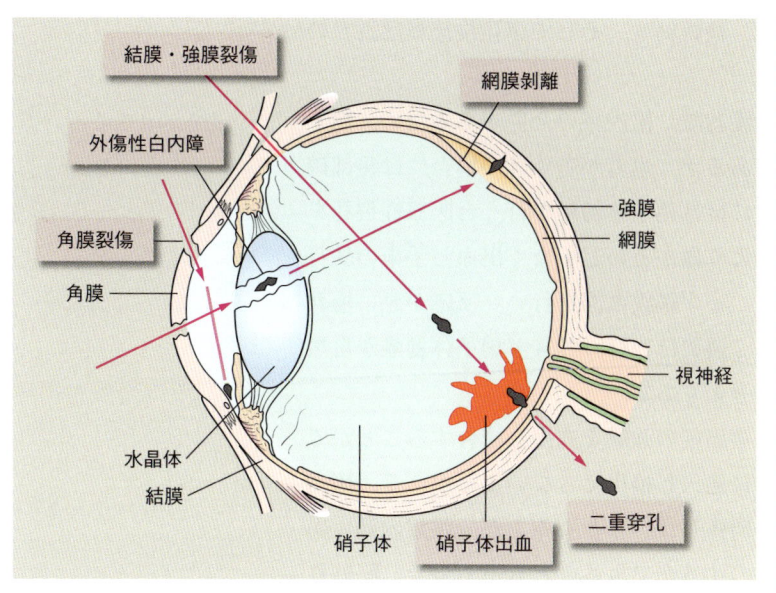

図2 異物飛入経路と合併症
(河合憲司:二重穿孔.樋田哲夫ら編.イラストでみる今日の眼科手術17 眼外傷手術と緊急処置.東京:メジカルビュー社;2000. p.80-87.)

危うくなる．特に穿出創による重大な脅威としては，深刻な出血のため眼内圧を手術中に上げなければならない状況では，硝子体嵌頓と損失が起こる場合がある．
2. 大きな穿出創や後極近くの穿出創の外科的閉鎖は硝子体や網膜の嵌頓を潜在的に防ぐことができるが，高度な手術手技が必要になる．

眼内異物による二重穿孔の処置

　眼内異物はハンマーや草刈り作業中に多く発症する．加速度のついた異物は容易に角膜，強膜を穿孔し，眼内に飛入する．一般的には異物の多くは1～2mm程度の大きさであり，穿孔創は小さく自然に閉鎖されていることもある．一方，二重穿孔の場合，異物の眼内に飛入するエネルギーが大きく，質量の大きいものであることが多く，強角膜裂傷，外傷性白内障，硝子体出血，感染に伴う眼内炎や網膜剥離などの合併を招いている．二重穿孔症例の診断には，CT検査が一番重要と考える．手術方法の選択にも役立つので，重要な検査である．
眼内異物緊急処置：CTなどで二重穿孔が確認できたならば，図2[4)]のように異物飛入経路によって異なる合併症が生じているため，術前に異物の発射点での眼球までの距離と角度より飛入経路を確認しておく．穿孔部の穿入創は角膜裂傷，結膜・強膜裂傷が生じ，次

いで網膜裂孔，硝子体出血，網膜剝離，そして穿孔後後極部近くの強膜に穿出創が生じる．

硝子体手術：異物による網膜剝離，眼内炎の合併があるため，硝子体手術は早期に行うべきであるが，患者が若年者の場合には後部硝子体剝離がないため，無理に後部硝子体剝離を行うと医原性裂孔を誘発したり，術中に穿孔創より血がとめどもなく出血し手術の続行が不可能になる症例もある．まず網膜電図を行い，反応が悪い場合は早期手術が必要だが，1～2週間ほど待って後部硝子体剝離が自然に生じたころに行うという考えもある．

眼窩内に出た異物の処理：穿出創の強膜を露出し縫合することができるが，異物が眼窩組織内に迷入し摘出できないことがある．摘出できなくても予後にあまり関係しないこともあるが，眼窩内鉄片異物により強膜，網膜まで鉄の沈着ができることもあるので，脳外科医または耳鼻科医とともに共同で摘出することがある．

釘，針金による二重穿孔の処置

釘，針金による眼球穿孔の場合，穿孔した異物を現場で抜くべきか，抜かないべきかが予後に影響を及ぼす問題となる．硝子体手術専門医以外の家族，救急隊員，医師などが眼球に刺入している異物を除去しようとして新裂孔，硝子体脱出，低眼圧症などを招くことがあるので，連絡のあった場合はそのままの状態で搬送すべきである．また，手術前にはX線，CTにより二重穿孔の有無もよく確認しておく．また，感染症，外傷性白内障，硝子体出血，網膜剝離，増殖硝子体網膜症の合併なども起こりやすいため，手術方法および複数回の手術を計画しなければならない．

1. **止血**：異物である釘，針金を顕微鏡下にて抜去し，穿入創（角膜，強膜）を縫合する．X線およびCTにて二重穿孔を確認しているならば，二重穿孔した穿出創を可能な限り確認し縫合する．次に外傷性白内障が合併していれば，毛様体扁平部（pars plana）より水晶体切除を行い，硝子体切除を行いながら硝子体出血を吸引する（図3）．

硝子体出血の合併が多くあるためになかなか止血できない場合は，灌流瓶を上昇させて眼内圧を下げ止血を試みるのも一つの方法である（図4）．しかし，後極側の強膜創が閉鎖されていない場合は，時として硝子体灌流液が球後にまわってきて眼球突出が生じることがあるので，穿出創はできる限り縫合するのが望ましい．また，網膜裂孔下に出現した網膜下出血に対し裂孔閉鎖を確実に行うため

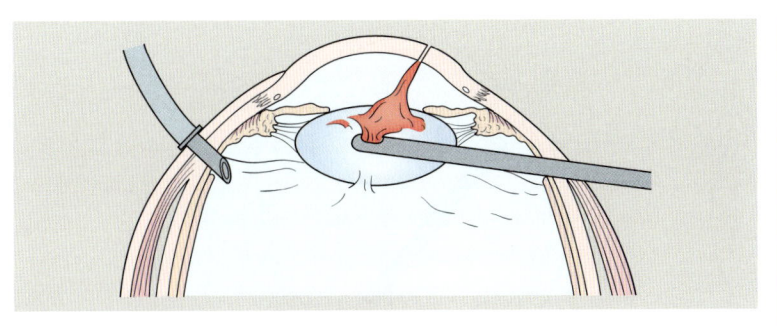

4. イラストでわかる救急時の眼科特殊処置　285

図3　釘，針金による二重穿孔の処置
毛様体扁平部（pars plana）より水晶体切除を行い，硝子体切除を行いながら硝子体出血を吸引する．

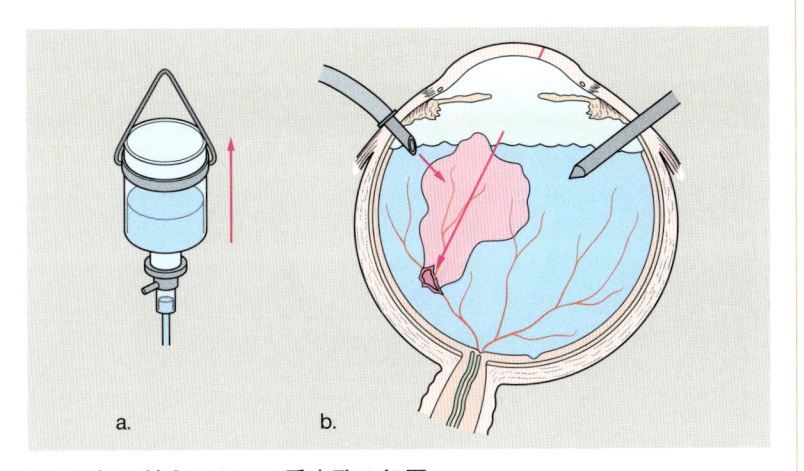

図4　釘，針金による二重穿孔の処置
硝子体出血の合併が多くあるためになかなか止血できない場合は，灌流瓶を上昇させて眼内圧を下げ止血を試みるのも一つの方法である．しかし，後極側の強膜創が閉鎖されていない場合は，時として硝子体灌流液が球後にまわってきて眼球突出が生じることがあるので，穿出創はできる限り縫合するのが望ましい．

に，網膜下血腫の除去を行う（図5）．

2. **眼内炎の合併**：感染性眼内炎の合併を疑う場合，硝子体手術を早急に行う．

3. **穿出創の処理**：異物が引き抜かれた場合は穿入創に，貫通した場合には穿出創に網膜嵌頓がみられることがあり，術中引き出すことができなければ，図6のように嵌頓周囲の網膜切開も必要である．しかし，角膜浮腫などを伴っている場合には手術の困難さが生じるため，人工角膜を必要とすることがある．緊急処置にて穿入部と穿出部の縫合，硝子体出血の除去や同時に硝子体ゲルをできるだけ切除（図7）する．網膜裂孔の処置をして牽引性網膜剥離の合併を予防しておいても，術後の強い炎症，硝子体の再出血そして裂孔周囲の線維細胞性増殖が残存硝子体皮質を収縮させ重篤な網膜剥離（牽引性網膜剥離）を招くことがあるので，術後透見不能である場

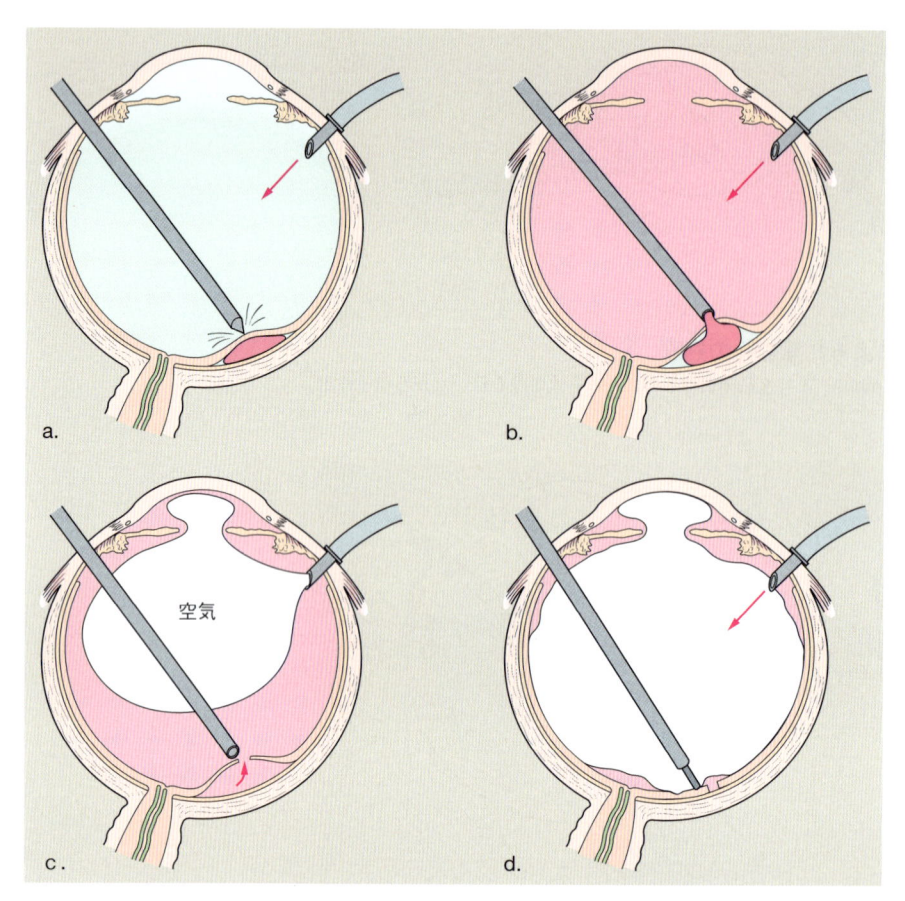

図5 釘，針金による二重穿孔にみられる網膜下血腫の除去処置
a. 眼内ジアテルミーにて医原性裂孔を作製する．
b. 血腫を吸引，除去する．
c. 水－空気置換にて網膜を復位させる．
d. レーザーなどで裂孔周囲を凝固する．

合，超音波などで経過観察が重要である．

　緊急硝子体手術時の不完全硝子体剝離を有すると，その後1～2週間で後部硝子体剝離が発生し，晩期合併症として牽引性網膜剝離が発症することがある．

　重症例においては，交感性眼炎を予防するため眼球摘出を行うことがある．また，健眼の状態も常に精査しなければならない．

球後注射（直針）による二重穿孔の処置

　網膜剝離手術，硝子体手術，成人の斜視手術などにおける麻酔は，いまだ球後麻酔注射を行う施設が多い．

　直針を用いて行う症例に多く，針の刺入方向により下耳側象限の赤道部付近で発生し，後極部近くで眼球を出ていくため，2か所に網膜裂孔を形成する（**図8**）．球後針が強膜を穿孔したとき，通常は

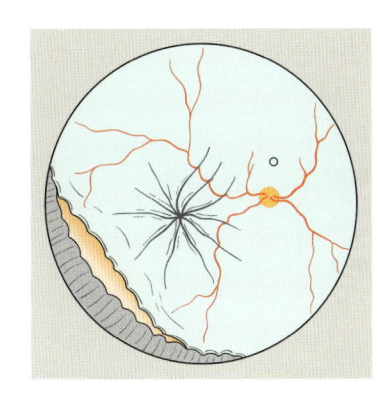

図6　穿出創

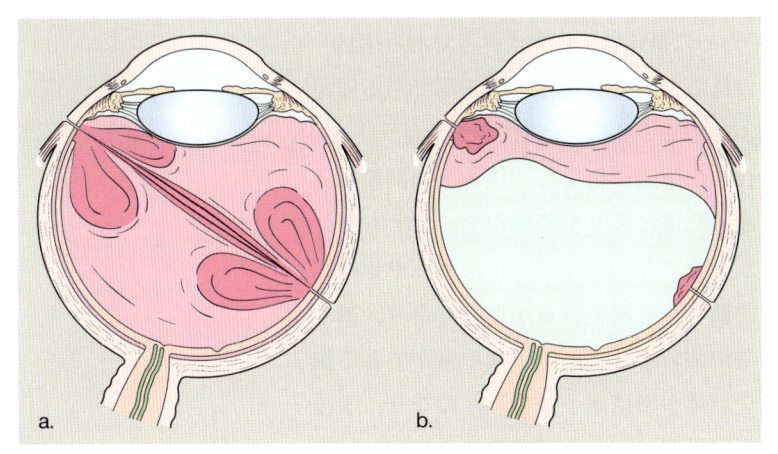

図7　硝子体出血を伴う二重穿孔眼外傷の緊急処置
赤道部よりも後極側の皮質硝子体も含め，硝子体ゲルをできるだけ完全に切除する．穿出創での線維細胞性増殖を最小限にするために，穿出創周囲の硝子体ゲルを切除する．

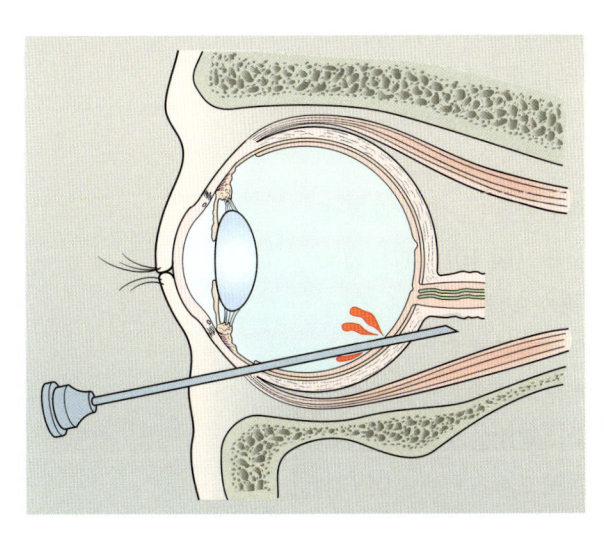

図8　球後麻酔注射による不慮の二重穿孔
直針を用いて行う症例に多く，針の刺入方向により下耳側象限の赤道部付近で発生し，後極部近くで，眼球を出ていくため2か所に網膜裂孔を形成する．

眼球が著しく軟らかくなり，しかも，患者の激しい痛みによる症状で術者は気づくことが多い．このとき術者は慌てず，すぐに眼底検査の用意をし，眼底を精査する．角膜や水晶体の混濁が強く透見で

きない場合は不可能だが，中間透光体が透明なら眼底をすぐ観察し，眼底に出血を見たら二重穿孔を疑うべきである．

裂孔部から硝子体腔へ血液が侵入するため，硝子体出血が存在する．しかもそれぞれ穿孔部位に網膜裂孔を形成しているため，網膜剝離に進展する可能性が大きくなる．後部硝子体剝離を伴っている場合，網膜剝離合併を発生しやすいので高齢者，強度近視眼の患者にはこの点を念頭に置いて処置をすべきである．

硝子体手術における処置は，① 硝子体出血の除去，② 脈絡膜出血の除去，③ 穿出創での嵌頓網膜の整復，④ 網膜裂孔部の光凝固であり，増殖硝子体網膜症にならないために早急に手術をすべきである（図9）．

もし硝子体手術ができない施設であるならば，穿入部である周辺部網膜の網膜裂孔に対し，冷凍凝固で囲み，膨張性ガスを注入して，網膜剝離にならないよう裂孔部の閉鎖に努める．後極部の網膜裂孔は，硝子体出血，脈絡膜出血の合併により視認性が悪いこともありうる．しかし，裂孔の存在が確認できたならば，冷凍凝固や光凝固で治療できる．網膜裂孔が閉鎖されず網膜剝離が進行したり，硝子体出血による中間透光体混濁が強い場合は，硝子体手術ができる施設へ紹介する．放置すると全剝離や増殖硝子体網膜症になり，予後不良となる．経過は超音波断層撮影，網膜電図で確認する．

強膜通糸による（不慮の）二重穿孔の処置

強膜は後方では約1mmの厚みがあるが，赤道部においては0.6mmと徐々に薄くなっているため，バックル縫合時に穿孔しやすくなる．直筋の腱付着部の後方においては0.3mmであり，斜視手術時の二重穿孔が合併しやすい．

斜視手術中での二重穿孔は穿孔部位が網膜まで達し，再び強膜側へ針をもってくれば眼球に対し二重穿孔となる（図10）．筋移動部付近に医原性網膜裂孔が生じた場合，強膜側からはジアテルミー，網膜冷凍凝固を行い，網膜側からは光凝固などで処置することもある．しかし過度の冷凍凝固などは硝子体の変化を誘発し，剝離の発生率を上昇させることもあるので，治療せずに定期的な経過観察のみでもよい．若年者の場合，硝子体ゲルが強固であるため，硝子体ゲルにより穿孔部位が塞がれ，剝離の急激な発生は抑えられることが多い．しかも，穿孔部位は出血に囲まれた孤立した白色病巣として確認でき，いずれ色素沈着によって何事もなかったようになる．

しかし，強膜穿孔に伴う斜視術後の網膜剝離は，ほかの原因によ

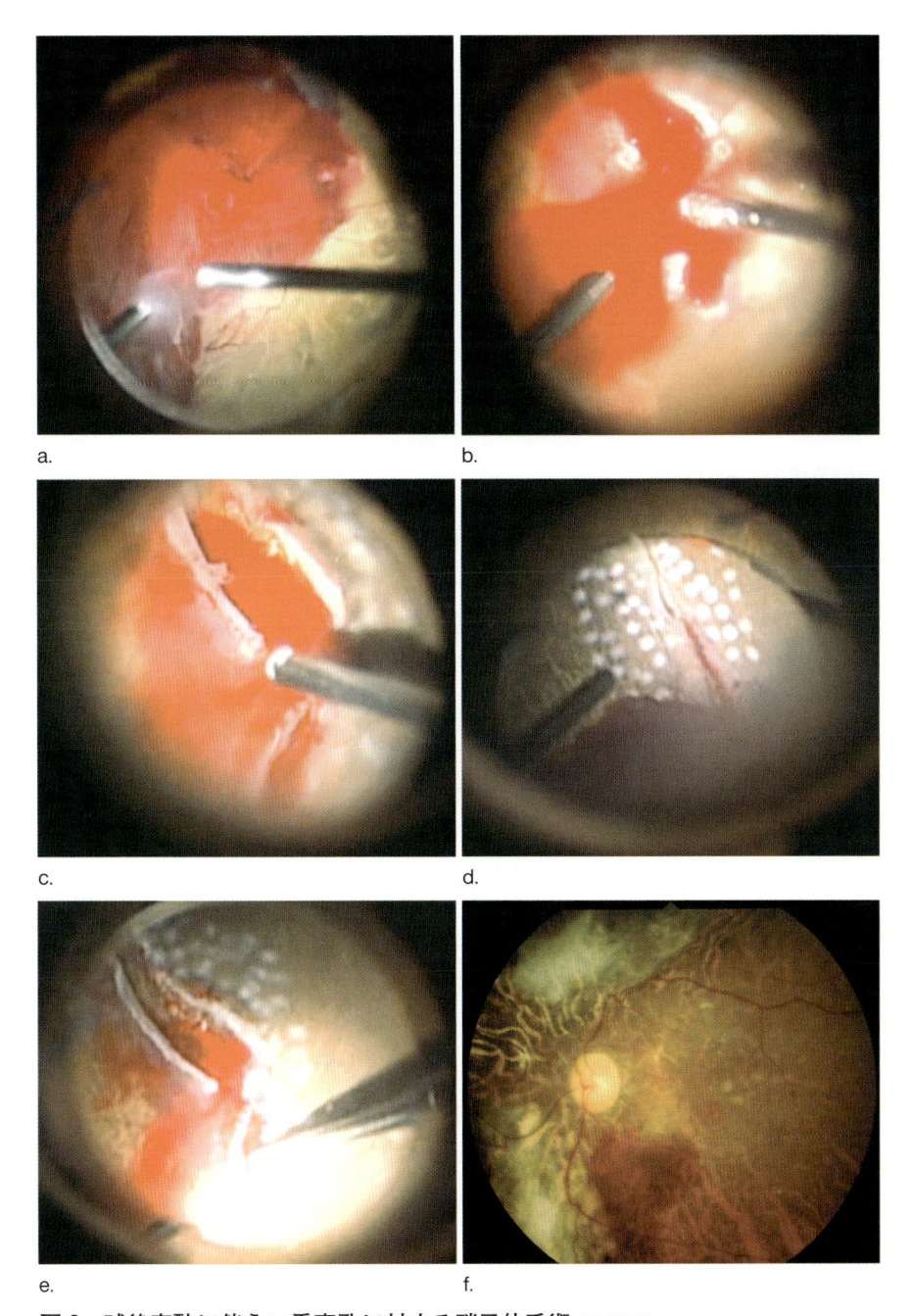

4. イラストでわかる救急時の眼科特殊処置　289

図9　球後麻酔に伴う二重穿孔に対する硝子体手術（自験例）
a. 球後麻酔に伴う二重穿孔．網膜，硝子体出血を認めている．
b. 穿孔による裂孔を凝固しながら出血を硝子体手術にて吸引する．網膜，硝子体出血を認めている．
c. 穿孔による裂孔を凝固しながら出血を吸引する．網膜下出血を認める．
d. 穿孔による裂孔の周囲を光凝固しながら，出血を硝子体手術にて吸引する．
e. 穿入創と穿出創を確認することができた．
f. 術1か月後の眼底写真．網膜は復位している．一部下方に網膜下出血を認める．

る穿孔性眼外傷に類似しているため，網膜剝離患者に斜視手術の既往の有無を聞くことが重要である．その理由として，強膜穿孔部位

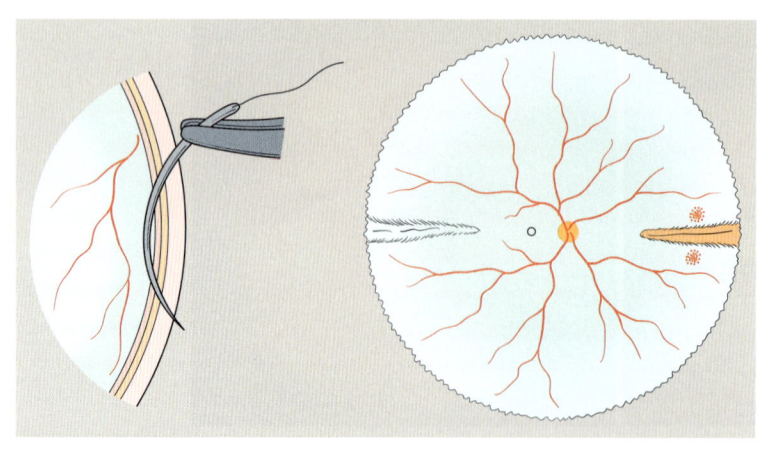

図10 強膜通糸時の不慮の二重穿孔
斜視手術中での二重穿孔は穿孔部位が網膜まで達し，再び強膜側へ針をもってくれば眼球に対し二重穿孔となる．

に一致して網膜下細胞増殖と膜形成により，網膜穿孔を拡大し晩発性の網膜剝離となるからである．この場合，斜視手術によりすでに手術野は癒着を伴っているため，硝子体手術も選択の一つであろう．

> **カコモン読解** 第22回 一般問題82
>
> 外傷時に眼球穿孔が疑われるのはどれか．2つ選べ．
> a 低眼圧　　b 眼球突出　　c 球後出血　　d 結膜下血腫
> e 脈絡膜破裂

解説　穿孔するということは，眼球の内外が容易に交通するルートができたことを示す．穿孔により，眼内の圧（眼圧）は圧の低いほう（眼球外）に逃げるようになり，眼球の内容物が眼外へ流出する．そのため低眼圧になる．流出した内容物は，結膜下に止められると，そこは凸状になり，また穿孔創の出血と交わり，結膜下血腫として所見が得られる．時に，結膜下血腫などを伴う場合は，赤道部より後方の穿孔や破裂を疑う．そして，結膜，Tenon囊，外眼筋などにより穿孔部位が隠されるので，脱出した眼内組織を見落とすことがある．

　bの眼球突出は眼球の後方からの圧迫を示す．cの球後出血は，眼球より後方で生じ，bのような眼球突出をきたす．eの脈絡膜破裂は，外傷性に生じる変化ではあるが，鈍的な衝撃が加わったときにみられる．

模範解答　a，d

（河合憲司）

角膜裂傷への処置

治療方針を決定する要素

　角膜裂傷に対する治療方針の決定には，受傷状況を中心とした詳細なアナムネーゼの聴取と細隙灯顕微鏡検査が重要である．受傷状況の確認は眼内異物が存在するか否かを判断する重要な情報とな

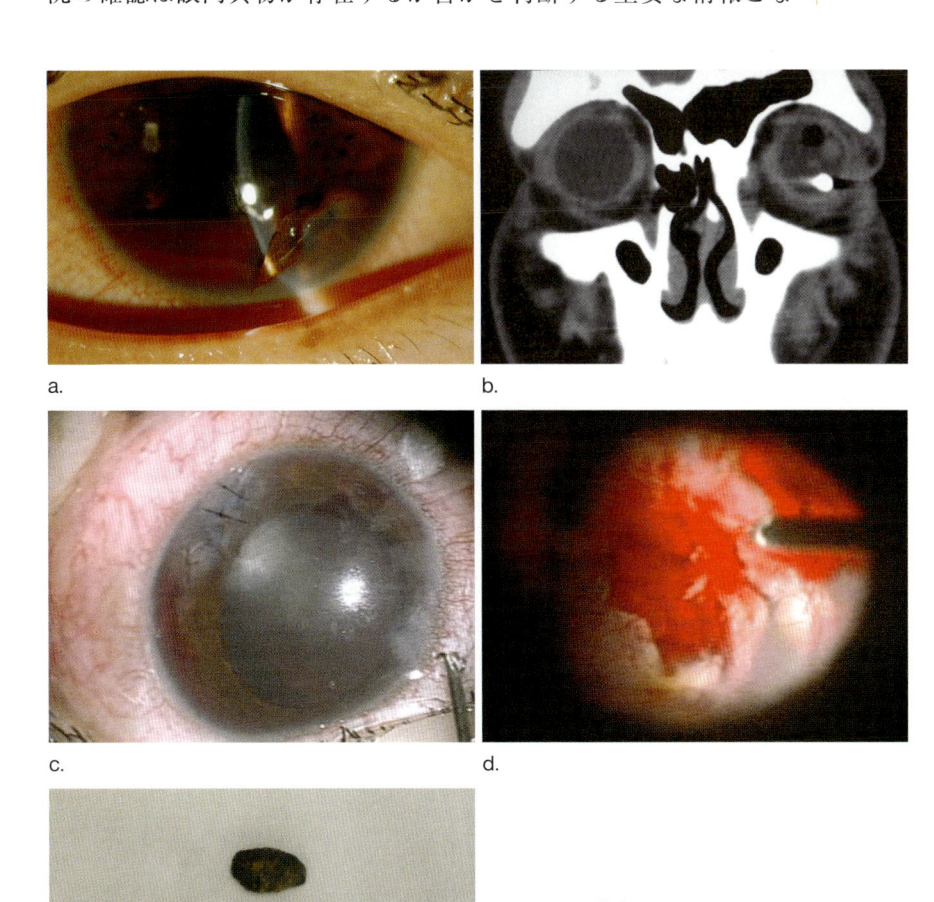

図1　角膜穿孔
31歳，男性．車のタイヤをはずす際，ハンマーの破片が飛来し受傷．
a. 前眼部写真．虹彩脱出および虹彩損傷と前房出血を認める．
b. CT. 左眼硝子体腔に異物と free air を認める．
c. 術中写真．10-0ナイロン糸で4本の角膜縫合を行ったところ．脱出した虹彩は整復されている．白内障を認める．
d. 術中写真．黄斑部やや下方から網膜，硝子体出血を認める．
e. 摘出した異物．

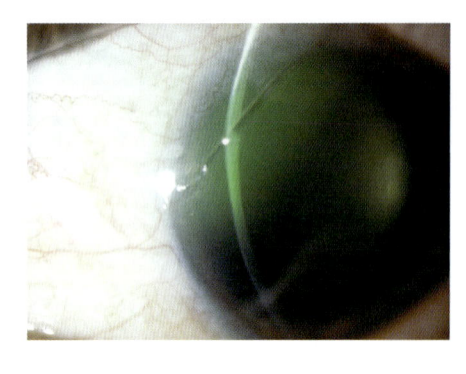

図2 角膜裂傷
58歳，男性．割れたガラス片が飛来し受傷．直線状の角膜裂傷に対して治療用ソフトコンタクトレンズを装用させ，前房は維持されている．

る．細隙灯顕微鏡検査では，角膜創への虹彩前癒着・嵌頓・脱出や，房水漏出（Seidel現象）の有無を確認する．房水漏出がある場合，その程度により，浅前房や前房消失をきたしていることが多く，左右の前房深度を比較することが重要である．

治療方法の選択や予後に大きくかかわる強膜裂傷，外傷性白内障，眼内異物，二重穿孔など，ほかの合併症の存在にも注意し，必要に応じて眼窩単純X線またはCT検査などの画像検査を行う（図1）．その際，MRIは磁性体異物の存在が完全に否定されない限り禁忌である．

保存的治療

房水漏出がなく，ほかの合併症に対する外科的処置を要しない場合は無処置で，房水漏出がわずかで前房深度が十分に保たれている場合は治療用ソフトコンタクトレンズを装用させて，抗菌薬の点眼，内服で経過を観察する（図2）．時間の経過とともに眼圧が上昇することによって創が離開し，前房が消失もしくは浅くなることがあるため入院として，1日に何度か診察を行うことが望ましい．前房深度が不安定な場合，創が安定するまで炭酸脱水酵素阻害薬を内服させ，経過を見つつ角膜縫合を行うことも検討する．

創の自然閉鎖が期待できない，またはほかの合併症に対する外科的処置が必要な状態に対しては，手術治療を選択する．手術は角膜縫合やそのほかの合併症に対する処置を行う．術前には予後についての説明を行い，乱視，角膜混濁，血管進入や感染症による視力低下のリスクがあることや，外傷性白内障，硝子体出血，網膜剝離などの合併症を伴う可能性がある場合は二期的な処置が必要になる場合があること，虹彩などの眼内組織の脱出を認める場合は交感性眼炎についての説明を行う．

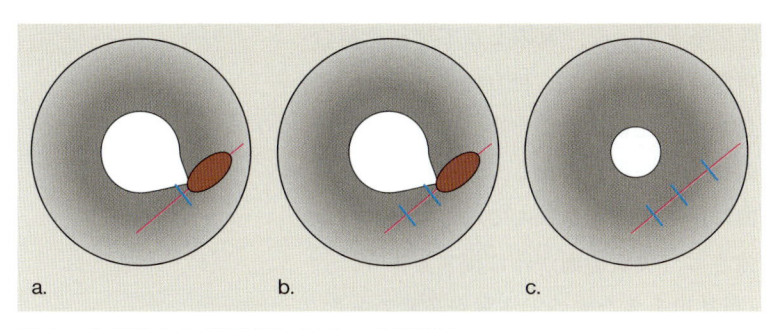

図3 直線状の角膜裂傷に対する角膜縫合
a. 虹彩脱出のない部分から縫合を開始する.
b. ある程度 water tight になった時点で,粘弾性物質や縮瞳薬を使用し前房を形成して虹彩の脱出・嵌頓を解除する.
c. 残りの創に対して縫合を追加していく.

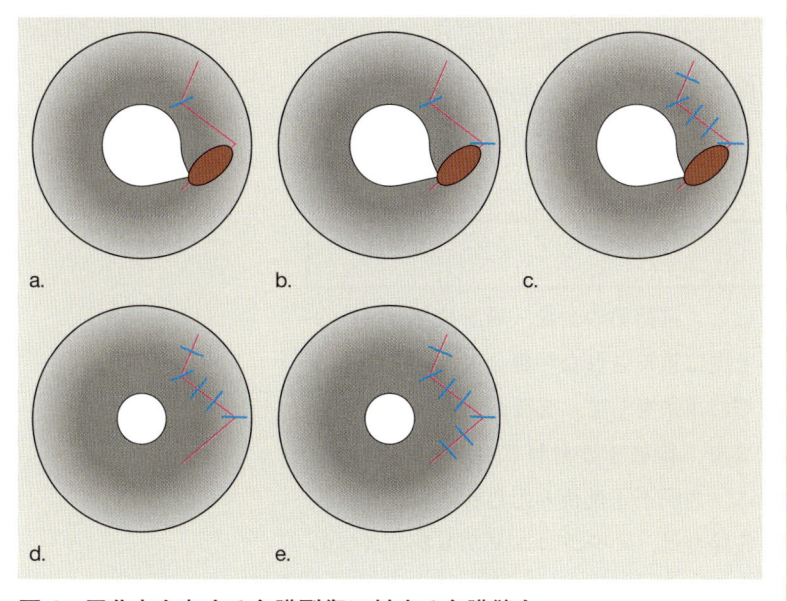

図4 屈曲点を有する角膜裂傷に対する角膜縫合
a, b. 屈曲点から縫合を開始する.
c. 各直線状の創に対して縫合を行う.
d. ある程度 water tight になった時点で,粘弾性物質や縮瞳薬を使用し前房を形成して虹彩の脱出・嵌頓を解除する.
e. 残りの創に対して縫合を追加していく.

手術治療

　手術は全身麻酔が必要か,局所麻酔で施行可能かを迅速に判断し,必要な全身検査を行う.球後麻酔で手術を行う場合,麻酔施行時の眼窩圧上昇に注意が必要で,点眼麻酔で手術を開始し,ある程度創を縫合した後に麻酔を追加することも考える.また,手術に際しての眼表面の消毒は,眼球の圧迫による二次的な損傷や薬剤の眼内移行による組織損傷に注意し,生理食塩水での洗浄も考える.

角膜の縫合は 10-0 ナイロン糸を用いて，原則として単結紮縫合で行う．術後の角膜乱視や角膜混濁を考慮し，縫合は必要最小限にとどめる．可能であれば縫合糸が瞳孔領に掛からないようにデザインするが，あくまでも創の閉鎖が第一目標である．通糸深度は角膜実質深層とし，幅は針の弯曲に沿って，創を挟んで均等にし，結紮部は必ず埋没する．縫合の強さは，実質断面が密に接するように行うが，強すぎる縫合は術後角膜乱視をきたすので注意が必要である．創が直線状であればその中央から，屈曲点を有していればその部位より縫合し，続いて未縫合部の中央を順次 water tight になるまで縫合する．虹彩脱出を伴う場合，非脱出部位から縫合を開始し，ある程度 water tight になった時点で，縮瞳薬を使用し前房を形成して脱出・嵌頓を解除する．脱出した虹彩組織の挫滅や汚染が高度であれば切除する．必要であれば保険適用外であるが粘弾性物質を使用して前房を確保し，脱出・嵌頓を解除した状態で組織を縫い込まないように注意しながら縫合を行う（図3, 4）．

術後管理

　術後は感染症の発症に注意し，抗菌薬の全身，局所投与を行いながら経過を観察する．角膜上皮に被覆されない縫合糸は感染症を誘発する危険があるので，すぐに抜糸をして，必要があれば追加縫合を行う．抜糸は創の状態により，術後 1 か月目ごろから適宜行う．すべての抜糸が終了した後に，角膜不正乱視のため裸眼もしくは眼鏡での矯正視力が不良である場合は，ハードコンタクトレンズでの矯正を試みる．また，虹彩欠損が高度で羞明の訴えが強い場合や，ピンホールで良好な矯正視力が得られる症例に対しては，虹彩つきソフトコンタクトレンズの処方も検討する．

（忍田太紀）

硝子体・網膜異物への処置

　硝子体・網膜異物は，角膜，強膜を貫通して硝子体腔へ異物が入った状態である．異物の鋭利さの問題で，眼球壁を貫通して眼内へ到達するのは，ほとんどの場合が金属製の破片であり，石の破片や木製の異物が硝子体腔まで達する頻度は少ない．金属ハンマーで石や釘をたたく作業中に金属破片が飛入したり，回転式の金属刃をもった自動草刈り機[*1]での草刈り中に，刃が石に当たって，回転刃の破片が眼部に飛入する硝子体・網膜異物が多い．草刈り機によるものは飛入異物が大きいことが多く，角膜穿孔創の挫滅が強く，眼内組織の損傷も重度である．通常，前房出血や硝子体出血を伴っており，重症例が多い．

眼内異物症例の診察のポイント

　穿孔性眼外傷による硝子体網膜異物は，可及的早期の摘出が望ましく，正確に診断する必要がある．

　受傷の際の自覚症状としては，痛みと視力低下を訴えて明らかに眼内異物を疑わせるものもあるが，飛んできた異物が目に当たったくらいの感触のみの，ごく軽微な症状の場合もあるので注意を要する．どのような作業の最中に起こったか，受傷の経緯を慎重に聴取する必要がある．

　まず外眼部から詳細に診察し，角膜穿孔の有無を細隙灯顕微鏡で確認する．必要に応じてフルオレセインで眼表面を染色し，角膜創の部位や漏出の有無を確認していく．角膜穿孔の場合には，飛入経路上に一致して虹彩穿孔も認められることが多い．一方で，結膜と強膜を穿孔して飛入する眼内異物は，角膜穿孔よりも頻度は少ない[1]．

　異物が細隙灯顕微鏡や検眼鏡で確認できてもできなくても，眼球を含む眼窩部のCTは施行しておく．特に金属異物はCTではっきりと写り，単純X線撮影よりも有用である．また，眼球内，眼球周囲のすべての異物を確認するのに必要である．眼内に金属異物を残存させた場合，長期経過後には眼球鉄症などが起こるので注意が必要である．なお，当然ながらMRIは金属異物が疑われる場合には禁

[*1] 回転式金属刃のものは防護眼鏡の使用が必須であるが，防護眼鏡なしで作業する人が後を絶たない．最近はナイロンコード式の回転刃のものが普及してきて，重症の眼内金属異物の症例は減少したが，切れ味の問題で金属刃のものが選択される場合もいまだに多い．

文献は p.368 参照．

忌である．

異物除去の実際

1. **麻酔, 消毒**：眼球破裂と異なり，硝子体・網膜異物の場合には眼球形態が維持されていることが多く，局所麻酔で対処できる場合が多い．瞬目麻酔，球後麻酔，Tenon囊下麻酔を，症例に応じて適宜選択，組み合わせて用いる．二重穿孔の危険がある場合や，重症の網膜剝離をすでに起こしている場合，広範な脈絡膜出血が疑われる場合，あるいは感染を生じて硝子体が高度に混濁している例などでは，手術が長時間になる場合もあり，できれば全身麻酔が望ましい．消毒，洗眼は通常の内眼手術と同様に行えばよいが，穿孔創があるので眼球を過度に圧迫しないように注意が必要である．

2. **角膜, 強膜の縫合**：角膜に穿孔創がある場合で，虹彩嵌頓や房水漏出がほとんどない場合には，創を縫合せず，そのままとしてもよい．多少とも房水漏出を認める場合には角膜縫合が必要である．角膜輪部にサイドポートを作製し，粘弾性物質を前房内に注入して前房を保持し，虹彩嵌頓があるようならスパーテルなどを用いて眼内に戻す．角膜創は，10-0ナイロン糸を用いて縫合する．

　強膜穿孔の場合には，結膜を切開して結膜下組織を剝離し，強膜創を露出したうえで，10-0ナイロン糸か8-0ナイロン糸で縫合閉鎖する．

3. **水晶体の処置, 硝子体手術ポートの準備**：水晶体を貫通している場合には，白内障手術が必要になる．虹彩に穿孔創を認めても，Zinn小帯部を通過していて水晶体損傷がない場合もあり，そのような場合には水晶体を温存できる可能性もある．

　水晶体の処置は，角膜切開でも強角膜切開でもよく，通常の白内障手術に準じて行う．通常，後囊破損も存在するので，水晶体核の破片や皮質が硝子体腔に落下したり，硝子体が前房へ脱出してきたりするが，白内障手術創からは無理をせず，そこから水晶体処理できる分のみを処理する．

　水晶体処理の際，水晶体囊は周辺部分をなるべくきれいに残して，眼内レンズを囊外固定できるように努力する．後囊破損が小さい場合には，囊内固定できる場合もある．

　硝子体手術ポートの準備は，大きな後囊破損が予想される場合には水晶体処理の前に作製し，後囊破損が少ない場合には水晶体処理後に作製してもよい．硝子体腔への灌流は，カニューラが硝子体腔

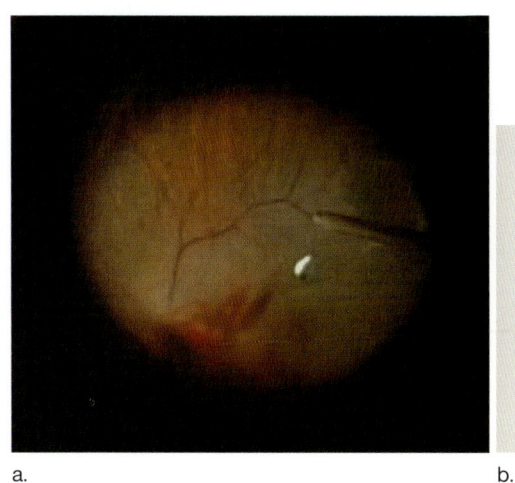

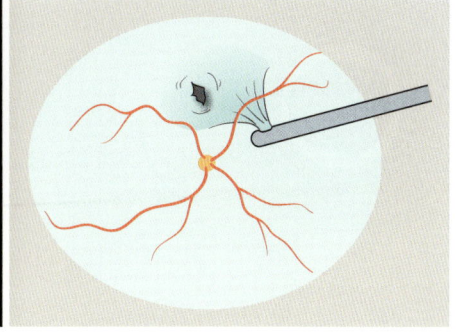

a.　　　　　　　　　　　　　　　　　　b.

図1　硝子体切除
a. やや小さな異物で，網膜表面に乗っているだけのような場合には，硝子体ゲル切除時に異物が動いてしまう．
b. 異物の動きにより周囲の網膜を傷つけたり，バウンドして離れた部の網膜を損傷したりする可能性があるので，硝子体切除時には注意が必要である．圧迫しての周辺硝子体切除時には眼内の灌流液の流速も速くなりやすく，特に慎重な操作で行う．黄斑部損傷を絶対に避けることが重要である．

へきちんと到達していることを確認してから開始する．

4．硝子体切除：水晶体処理，ポート作製に続き，硝子体切除を施行する．硝子体ゲルの切除時には，硝子体ゲルが牽引されて異物が動き，網膜損傷が広がらないよう，硝子体ゲルの動きをよく観察しながら，慎重に切除を進める．特に周辺硝子体処理時には，異物が舞ってほかの部位の網膜を損傷する可能性もあり，周辺硝子体切除と異物摘出のどちらを先に行うかは状況によって判断する（**図1a, b**）．

異物を直視下に確認したら，その大きさによって摘出する部位を考える．硝子体手術用のポートから摘出できる大きさならば，ポート部からの摘出を考慮する．硝子体ポートを拡大する程度で摘出できそうなら，必要に応じて創を拡大する．さらに大きな異物については，水晶体処置後で前房にアクセスできるようであれば，前房経由で白内障手術創からか角膜サイドポートを拡大してそこから摘出する（**図2**）．

硝子体手術用のマグネットは有用であるが，最近では23Gや25Gの小切開タイプの硝子体手術器具を用いることも多く，マグネットを使用しない場合も増えてきている．硝子体鉗子で把持する場合には，硝子体手術創を通して摘出する際や，前房内での鉗子のもち替え時に異物をとり落とす可能性があり，眼球を少し傾けて黄斑部が最下部にこないようにして，異物再落下による黄斑損傷を避けるよ

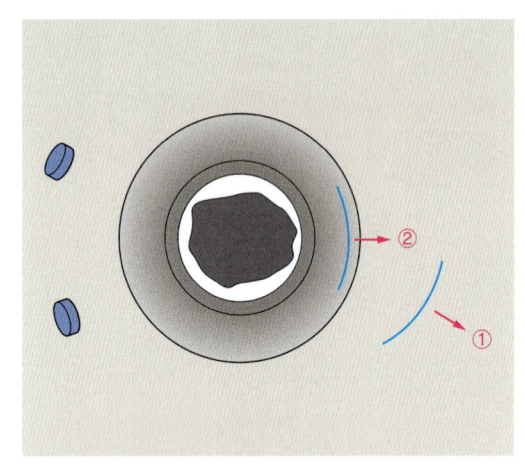

図2 異物の摘出の経路
異物のとり出しは，大きさによって経路を選択する．① カニューラをはずして，必要ならば創を円周方向に拡大して，そこからとり出せる異物の場合には経毛様体扁平部経路，② 特に大きな異物の場合には，水晶体損傷部を通して前房側に異物を挙上し，角膜輪部を切開してとり出す経前房角膜経路を，必要に応じて選択する．

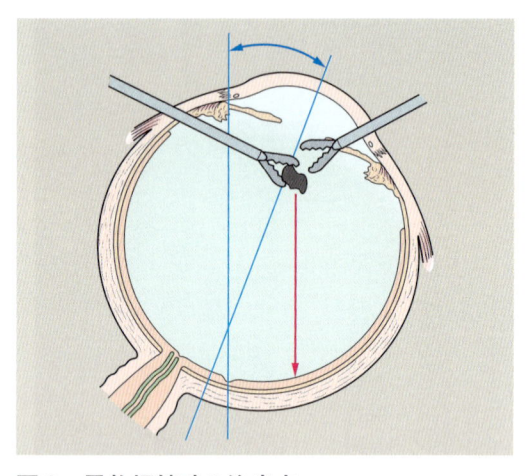

図3 異物把持時の注意点
眼内で異物をもち替える際などには，とり落としたときに異物が黄斑部に衝突することを避けられるよう，眼球を傾けて最下部に黄斑がこないようにして行う．

うに注意が必要である（**図3**）．

5. 網膜損傷部位の確認，網膜裂孔閉鎖，残存硝子体切除：異物摘出後，摘出創を必要に応じて縫合閉鎖し，網膜損傷の程度について観察する．裂孔形成があれば眼内レーザーで凝固して閉鎖する．異物摘出前に十分に硝子体切除できていない場合や，感染がすでに起こって混濁した硝子体がまだ残存する場合には，周辺部圧迫や内視鏡を併用して十分に残存硝子体を郭清する．ただし，出血や混濁で視認性が悪い場合には，より慎重な操作が必要である．医原性網膜損傷の危険もあるので，深追いしすぎないほうが賢明である．網膜剥離がある場合や，網膜裂孔から網膜剥離を続発しそうな場合には，気圧伸展してガスタンポナーデを施行する．

6. 眼内レンズ挿入：眼内がきれいで感染がほとんど起こっていない場合は，一期的に眼内レンズ挿入を行える場合もあるが，眼内感染の危険を考慮して，原則として眼内レンズは二期的に挿入する．症例によって異なるが，1週間～数か月おいて十分に炎症が消炎してから行うほうが安全である．

カコモン読解　第19回 臨床実地問題37

32歳の男性．草刈り機で作業中，右眼の視力低下を訴えて来院した．右眼眼底写真を図Aに示す．図Bに示す器具で異物摘出に用いるのはどれか．

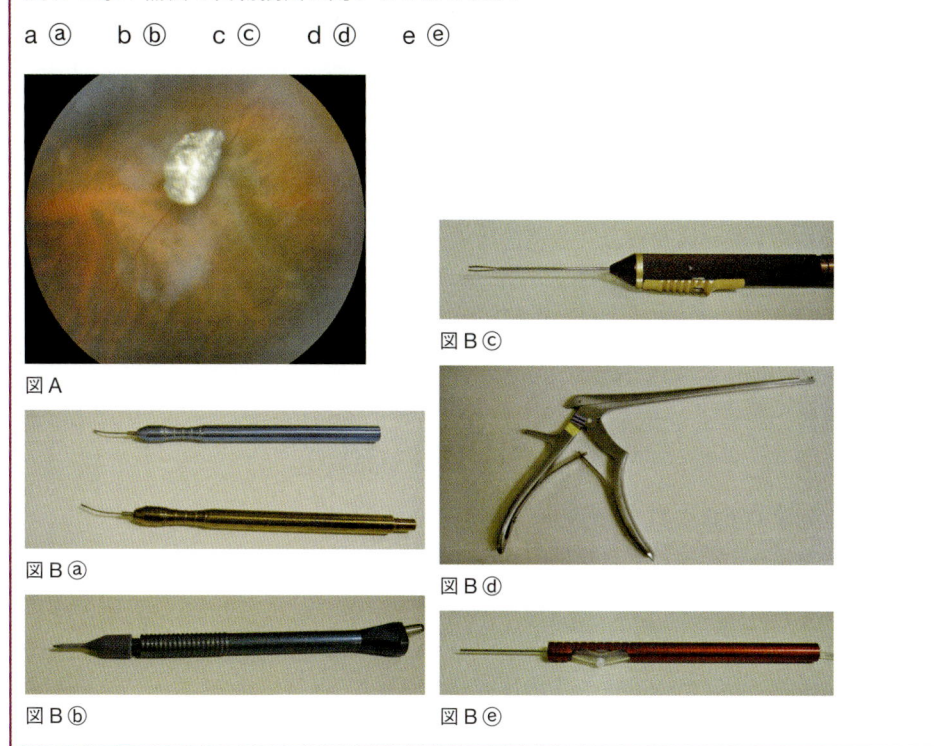

a ⓐ　　b ⓑ　　c ⓒ　　d ⓓ　　e ⓔ

図A

図Bⓒ

図Bⓐ

図Bⓓ

図Bⓑ

図Bⓔ

解説　草刈り中の受傷による視力低下の場合，自動草刈り機であれば眼内金属異物を考える必要がある．眼底写真（図A）では，眼底周辺部に，眼内に飛入した金属異物を認める．手術的に摘出する必要があり，この程度の大きさの異物であれば硝子体手術によって眼内側から摘出するのが一般的であろう．五つの手術器具が続いて掲示されている（図B）が，異物摘出そのものに必要な器具を答えることが期待されている．

ⓐはバイマニュアルの水晶体灌流吸引ハンドピースだろう．ⓑは通常の白内障手術用の灌流吸引ハンドピースで，これら二つは摘出そのものに用いられるものではない．ⓒは硝子体鉗子で，今回の異物の大きさならばこれを用いて把持，摘出することになるだろう．ⓓは彫骨器で涙嚢鼻腔吻合術や耳鼻科手術で用いる．ⓔは硝子体手術用バックフラッシュニードルで，さらに小さな異物の場合にはこれで吸引しつつ把持，摘出できる場合があるが，今回の異物の大きさでは無理であろう．

模範解答　c

（小泉　閑）

駆逐性出血への処置

原因・危険因子と予後

　駆逐性出血，すなわち上脈絡膜出血は，毛様動脈の破綻により生じる．全内眼手術の0.19％，網膜硝子体手術の0.4％に発症し，その危険因子としては，術前の高眼圧，高度近視，高血圧，高年齢，無水晶体眼，全身麻酔，術後低眼圧などが知られている[1]．頻度としては少ないが，内眼手術の術中合併症としては最も重篤であり，ひとたび発症すると視機能の保持ができるか否かは，速やかに適切な対応がとれるか否かにかかってくる．不幸にして水晶体嚢外摘出，あるいは嚢内摘出時のように比較的大きな開放創を作製した状態で急激に本症を発症すると，硝子体だけでなく網脈絡膜などの眼内組織が瞬く間に脱出してしまう可能性がある（いわゆる駆逐性出血）．このように発症時の状態によっては，たとえ適切な対応がとられたとしても視機能の保持が不可能なことも少なくない[2]．

文献はp.368参照．

上脈絡膜出血の発見

　白内障あるいは緑内障手術時に発症すると急激に硝子体圧が上昇し，房水が抜け前房が消失しているのに著しい高眼圧であること，あるいは創口から急激に硝子体が脱出してくることで発見される．網膜硝子体手術の内眼操作時には，それまでなかったはずの脈絡膜剝離が新たに出現することで，外眼操作時には急激な眼圧上昇とともに瞳孔を通して脈絡膜剝離や硝子体出血が観察されたり，前房出血が生じたりすることで発見される．また，硝子体手術の灌流ポートを作製した象限で生じると，出血による脈絡膜剝離のために今まで硝子体腔内に出ていた灌流プラグの先端が上脈絡膜腔内に埋没されることで灌流チューブ内に上脈絡膜腔内の血液が逆流するのが観察され，それにより気づく場合もある（図1）．いずれの場合も発症時には，患者は突然の痛みを訴える場合が多いので，そのような際には，いったん手術操作を止めて眼内の異変の有無を確認し，早期発見に努めるべきである．

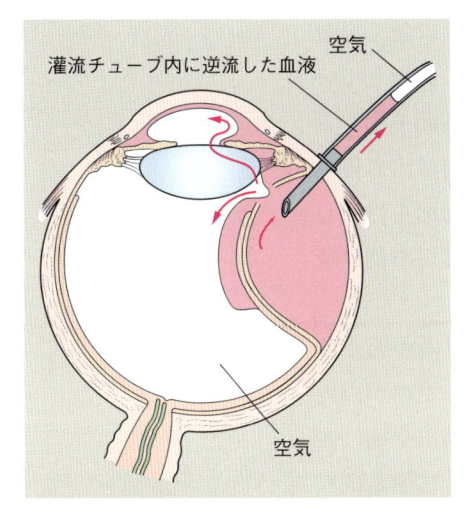

図1 出血性脈絡膜剥離による灌流プラグの埋没
出血性脈絡膜剥離が灌流プラグ刺入部に生じるとプラグ先端が上脈絡膜腔内に埋没し、灌流チューブ内に血液が逆流してくる場合がある．

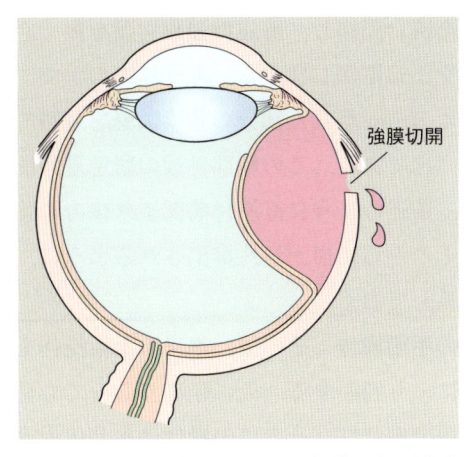

図2 強膜切開創からの上脈絡膜出血の排除
上脈絡膜出血を生じている部位の強膜に子午線方向の全層切開をおき，上脈絡膜腔内の血液を可能な限り排除する．

発症時の処置（1）白内障あるいは緑内障手術時

即座に創閉鎖が可能な場合の応急処置：手術操作の途中であっても，まず創を閉鎖し，上脈絡膜出血の拡大と眼内組織の脱出を防ぐ．出血の拡大停止が確認できたら，結膜切開を広げ強膜表面を後極側まで露出する．そして，クレセントナイフやゴルフ刀などを用いて，脈絡膜剥離を生じている象限の直筋付着部より数 mm 後極側に 4 mm 程度の長さの子午線方向の強膜全層切開を置き，上脈絡膜腔内の血液を可能な限り排除する（図2）．とはいっても，通常，凝血のため上脈絡膜腔内の血液をすべて排除することは不可能である．このため，後で凝血塊が溶解して自然排出されるよう強膜切開創は縫合せずに，そのまま開放しておいてもよい．ただし，結膜は手術終了時にもとの位置に戻し，きちんと縫合しておく．術後，溶解した血液は結膜下に排出されるため，暗赤色の結膜下出血が広範囲に長期間観察されるが，いずれは消退する．

比較的大きな開放創がある場合の応急処置：水晶体嚢外摘出，あるいは嚢内摘出時のように比較的大きな創が開放した状況下で急速に上脈絡膜出血が拡大してきた場合では，創を縫合している時間的余裕などない．すぐさま創口を指で直接圧迫してふさぎ，硝子体脱出，さらにはそれに続いて起こる眼内組織の脱出をなんとしても防がねばならない．しばらくの間，圧迫を続け，出血の拡大停止が確認で

きた後に創を縫合閉鎖し，前述の強膜切開を置く．本当に急ぐ場合は片手で創を圧迫閉鎖しながら，もう片方の手ですでに露出している輪部から4,5mm離れた部分の強膜に緊急避難的に切開を置くことも考慮すべきである．この輪部付近の緊急避難的切開は出血停止後に縫合し，前述のように直筋付着部より後方に強膜切開を作製し直し，後にそこから出血が自然排出されるように，こちらの創は縫合せずに開放しておく．

応急処置後の手術操作：その後，本来の手術操作を続けるか否かは出血の程度により判断する．仮に軽度であっても発症したのが白内障手術の途中であれば，その後の操作は水晶体内容の摘出や創に嵌頓する硝子体の切除にとどめ，眼内レンズの挿入は後日にするほうがよい．緑内障の濾過手術の最中に発症した場合は嵌頓硝子体切除と創の閉鎖を優先し，手術による眼圧下降は後日，眼内の状態が安定した後に考えるほうが無難である．もし，短期間の後に何らかの事情で網膜硝子体手術が必要な場合，上脈絡膜出血排出のために縫合せずに開放させておいた強膜創は縫合してから手術操作を開始する必要がある．これを怠ると，眼内灌流圧を上げた際に網脈絡膜が創から脱出したり，破裂したりする可能性があるので注意を要する．

発症時の処置 (2) 硝子体手術時

応急処置：まず，灌流プラグの先端が眼内に保たれているか確認する．出血性の脈絡膜剝離のために上脈絡膜腔内に埋没している場合は，灌流プラグを押し込んで硝子体腔内に戻す．次に眼内灌流圧を上げる．灌流圧を上げるのみで上脈絡膜出血が拡大しない場合は，しばらくそのまま止血を試みる．重篤な場合は，空気灌流のままでは灌流圧を上げても上脈絡膜出血の拡大を止められないので，灌流液に戻して灌流圧を上げる．その後，前述のように上脈絡膜出血を生じている象限の赤道部付近に前述の強膜切開を置き，血液を排除する．圧を上げても出血が拡大してくる場合は，急いで強膜創を強膜プラグまたは縫合糸で閉鎖し，強膜切開をして血液を可能な限り排除する．本当に急ぐ場合は創の閉鎖よりも先に輪部から4,5mm以上離れたすでに露出している強膜に緊急避難的に切開を置くのも考慮すべきである．

応急処置後の手術操作：その後，本来の手術操作を続けるか否か，タンポナーデ物質を使用するか否かは出血の程度，原疾患やその重症度を勘案して判断する．網膜剝離や黄斑円孔などで眼内タンポナ

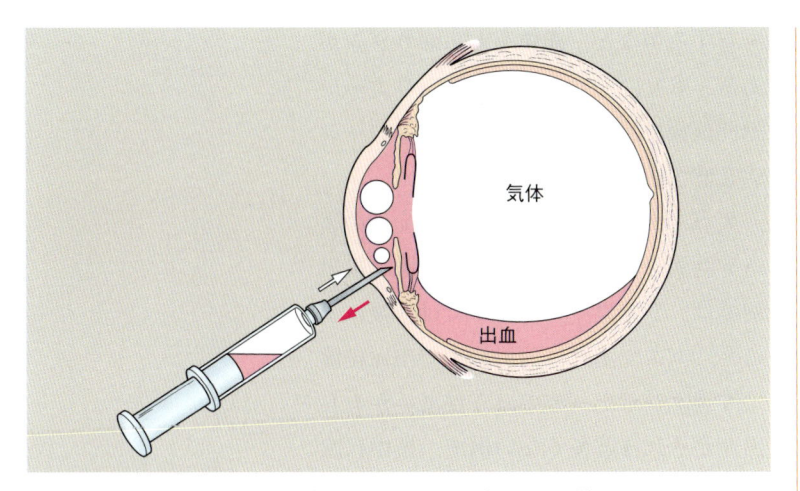

図3 経角膜輪部での液空気置換による眼内出血の排除
細隙灯顕微鏡下，起坐位にて耳下側の角膜輪部から瞳孔へ向けて前房内へ針を刺入，少量の空気もしくは濃度調製した膨張性ガスを眼内へ注入した後，針先を前房下方の血液が貯留している部分に移し，眼球が虚脱しないように，注入した体積と同量の眼内の出血を吸引除去する．針を前房に刺入したまま，これらの操作を繰り返すことで，いったん，前房内に貯留している出血をすべて除去する．一度この操作を行っても，通常，硝子体腔内にはまだ大量の血性眼内液が残存している．そこで患者に数秒間，その場で下向きをしてもらうことで硝子体腔の血性眼内液を前房に集めた後，顔を上げてもらい，再度，細隙灯顕微鏡下で同様の操作を行う．これを何回か繰り返すことで眼内の出血をすべて除去できる．

ーデの必要がある場合，気体を用いるかシリコーンオイルを用いるかで，その後の経過や要する追加処置は異なる．

　気体を用いた場合はその浮力で押され，術後，溶解した上脈絡膜腔の出血が3ポート作製部の毛様体扁平部の創口から硝子体腔に圧出されて大量に出てくる．手術時に水晶体を摘出し，前房と硝子体をつないでおけば，術後，うつむき姿勢をとることで硝子体腔の出血は前房にまで出てくるので，その後，再手術をしなくても病棟で細隙灯顕微鏡下に液空気置換することで眼内の出血を除去できる（**図3**）[3,4]．術後，この操作を可能にするために，前嚢あるいは後嚢温存例では術中，嚢の中央部を円形に切除しておき，あえて眼内レンズを挿入しないでおくとよい．眼内レンズ挿入は，眼内が十分落ち着いてから考える．

　シリコーンオイルを用いた場合は気体と比較し浮力が弱いためか，3ポート部の創口内側をオイルがふさぐからか，出血は硝子体腔にあまり出てこない場合が多い．このため他眼失明例など，術後早期から眼内の透明性を維持したい例ではシリコーンオイルを充填しておくほうが有利である．一方で，出血性脈絡膜剝離が消退し硝子体腔容積が正常化し増加してくると，その分，硝子体腔容積に比較してシリコーンオイルが不足傾向となるため，下方の裂孔あるい

は多発裂孔による網膜剥離を有する例など，網膜をしっかりタンポナーデしたい例では不利である．もし，そのような例でシリコーンオイルを使用した場合は1週間前後で再手術をし，再度シリコーンオイルかガスでタンポナーデし直す必要がある．

　以上のような特性，利点，欠点，出血の重症度，個々の症例の事情などを考慮し，タンポナーデ物質を決定する．大量に上脈絡膜出血が残存した状態で終わる例では，シリコーンオイルでは術後にタンポナーデ物質が不足すること，ガスであれば前房経由で出血排除が可能なことを考慮すると，ガスタンポナーデのほうがよいかもしれない．残存する上脈絡膜出血がそれほど多くない例で，術中に眼内レンズを挿入しておきたい例，すでに眼内レンズが挿入されている例，片眼失明例などではシリコーンオイルを注入するほうがよいかもしれない．

再手術

　網膜硝子体の再手術が必要な場合は，術後7～10日前後でこれを行う．多少なりとも上脈絡膜出血が残存している状態で手術するのであれば，先端が確実に硝子体腔に出るように灌流プラグを強膜面に対して垂直に設置しなくてはならないし，後述のように3ポート設置部位から上脈絡膜出血を排出してから手術操作を開始すべきであるので，20Gシステムで手術するほうがよい．まず，灌流プラグを設置する前に，灌流プラグ設置用の強膜創から上脈絡膜腔の血液を抜く．前房内あるいは硝子体腔にBSSを注入しながらVランスで創を押し広げるようにすれば暗赤色の血性液が排出される．同様にほかのポート作製部からも排出する．十分排出した後，灌流プラグを設置するが，この際，灌流プラグの先が十分硝子体腔内に出ていることを確認してから灌流を開始する．もし準備があれば，先が長めの6mmの灌流プラグを用いるのも一法である．前回手術時に出血排出用の強膜創が無縫合である場合は，これを縫合閉鎖してから手術操作を開始しないと，眼内灌流圧を上げた際に網脈絡膜が創から脱出したり，破裂したりする可能性があるので注意を要する．眼内を観察し出血性脈絡膜剥離が残存している象限があれば，その象限に前回作製した強膜切開創があればそこから，なければ新たに強膜切開創を作製して上脈絡膜腔の血液を抜く．もちろん，出血を十分排出した後には，これらの強膜切開創も縫合閉鎖してからその後の手術操作を行わなくてはならない．この後，前回残した必要な手

術操作があればそれを行う．再手術時に再び上脈絡膜出血を起こす危険性もある[4]ので，後述のような点に気をつけて極力，再出血を防がなくてはならない．

駆逐性出血を起こさないための注意点

　眼内圧の著しい変化により誘発されると考えられている[5]ので，極力これを避ける．特に硝子体手術時の空気灌流下では，液灌流時とは異なりチューブ内の流入抵抗がないので，眼内への器具の出し入れに際し，急激に眼内圧が変化しやすいので注意が必要である．すなわち，器具を抜いた際には創の開放により眼圧は0になり，器具の挿入により創が閉鎖された途端に設定された灌流圧にまで上昇してしまう．予防効果の有無は不明であるが，筆者は空気灌流下の器具の出し入れは，極端な眼内圧の変化を避けるとともに，灌流空気による網膜傷害を防ぐために，灌流圧を10mmHgに下げて行っている．また強膜バックルのための通糸を行う場合には，眼球の圧迫や，その解除を繰り返すが，空気灌流下の操作では同様の理由で内圧の著しい変化を生じ危険である．このため強膜への通糸やバックルの設置は可能な限り空気灌流時を避け，液灌流時に行うようにしている．空気灌流した後にバックルや輪状締結を設置する場合は，いったん眼内を灌流液に戻して行い，必要ならその後，再び空気に置換し直すようにしている．

　また，仮に上脈絡膜出血が起きたとしても大事に至らずに済むように，可能な限り自己閉鎖創を用いた術式を選択し，大きな開放創を用いた術式は避けるほうがよい．たとえば亜脱臼した水晶体を摘出し，眼内レンズを縫着するのであれば，輪部強角膜に大きな切開創を作製して水晶体を囊内摘出するよりも経毛様体扁平部で乳化吸引除去し，輪部強角膜の切開創は縫着する眼内レンズを挿入するための自己閉鎖創のみにとどめるほうが駆逐性出血予防の観点から考えれば，より安全である．

〔櫻井真彦〕

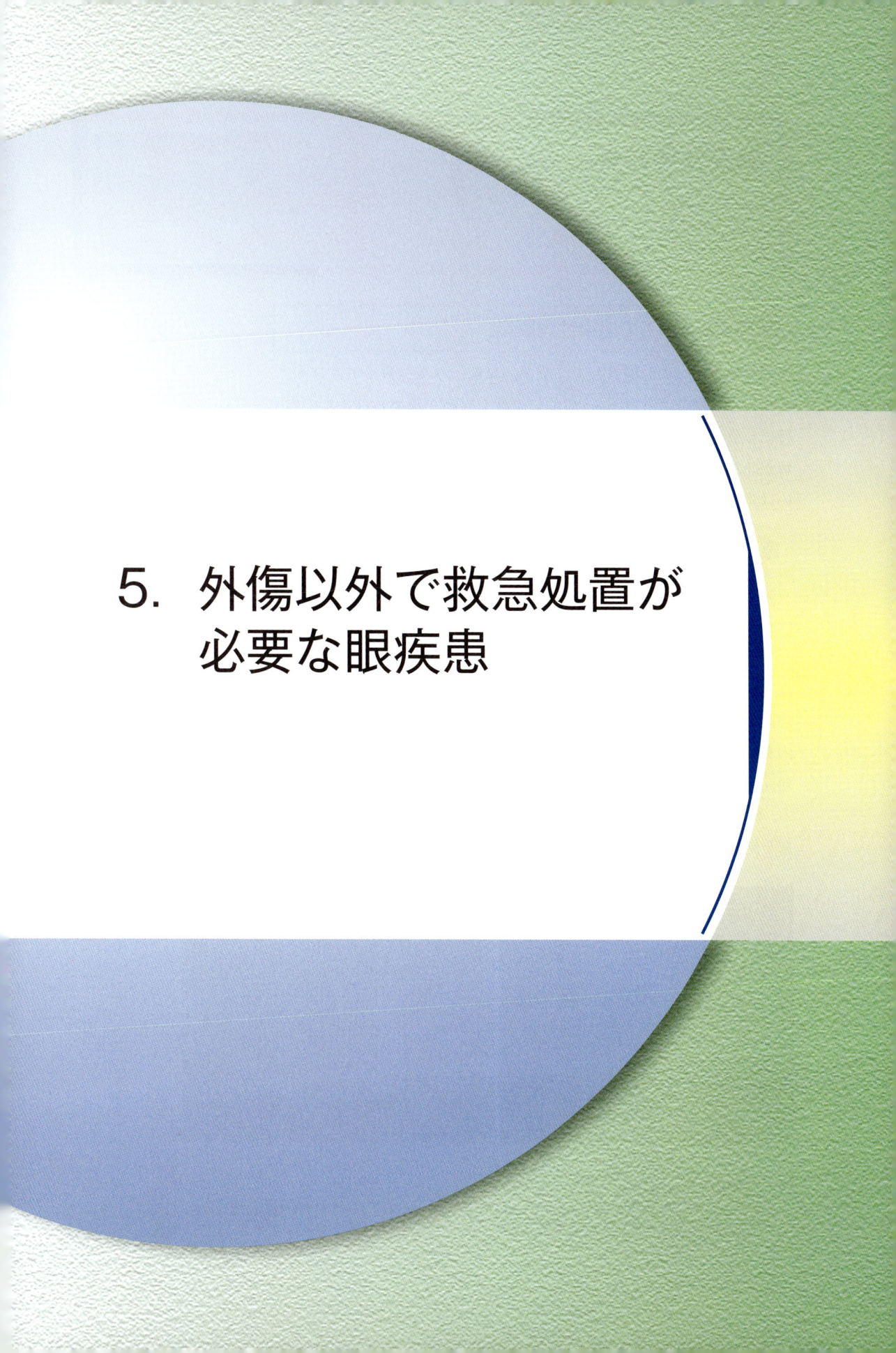

5. 外傷以外で救急処置が必要な眼疾患

感染性角膜炎

救急疾患としての感染性角膜炎

　感染性角膜炎の原因として，細菌，真菌，ヘルペス，アカントアメーバなどが挙げられる．一般的に迅速な対応が求められるものの，特に救急疾患の側面をもつものとして，①浸潤病巣の拡大や角膜融解が急激に起こってくる場合，②角膜穿孔が危惧される場合，あるいは角膜穿孔をきたしている場合が挙げられる．

急激な増悪に対応する

　時々刻々と増悪する場合の代表的な起炎菌として，緑膿菌がまず挙げられる．緑膿菌性角膜炎ではごく初期には小さな棘状不整形の病巣を呈するが，角膜浮腫や融解もなく，炎症所見に乏しい．これを無治療で放置すると，数時間の単位で病巣が拡大する（図1）[*1]．その後，急激に角膜融解が始まり，病巣周囲の角膜浮腫と強い毛様充血・前房内炎症を呈するようになる．輪状膿瘍の所見が教科書的に強調される傾向にあるが，これに至るまでは多彩な所見を呈しうることに注意する．感染症を疑った時点で角膜病巣擦過を行い，検鏡でグラム陰性桿菌を見つけることが肝要である．コンタクトレンズ装用者であること，

[*1] 棘状の所見は，急速に病巣を拡大しつつあることを示唆するものであろう．治療開始すると，病巣の辺縁は平滑となる．

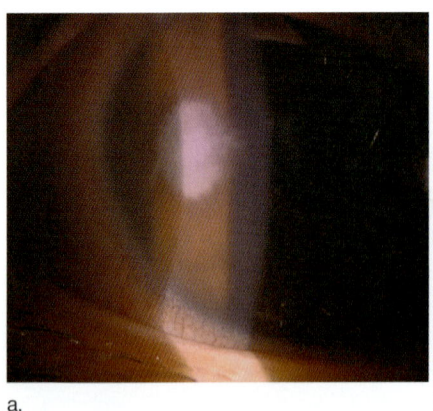

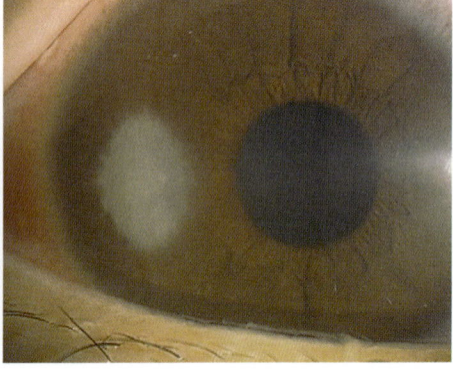

図1　緑膿菌性角膜炎の一例
a. 前医における所見．円板状の融解を伴わない浸潤病巣を認める．辺縁は棘状不整形であることに注目．
b. aの数時間後の所見．無治療で紹介受診される．明らかに病巣は拡大している．

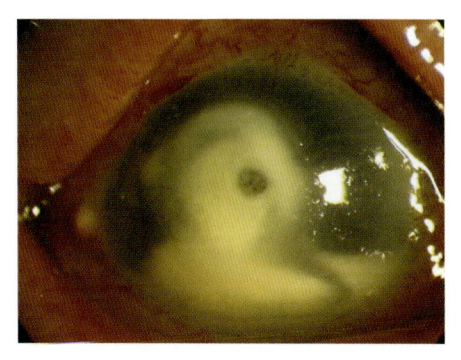

図2　アスペルギルスが検出された真菌性角膜炎
抗真菌薬の局所・全身投与にもかかわらず中央部角膜が穿孔．前房は，ほぼ消失している．

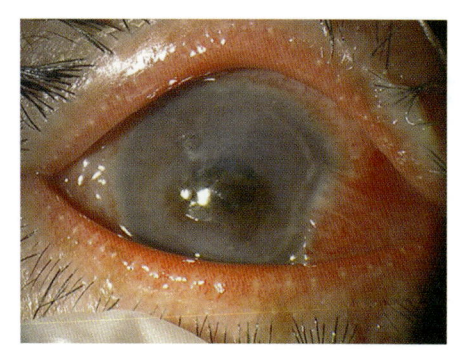

図3　淋菌性結膜炎の治療中に角膜穿孔をきたした症例

1～3日程度の短いエピソードであるといった背景も緑膿菌を疑う要素となる．緑膿菌を含めたグラム陰性桿菌では，通常，キノロン系およびアミノグリコシド系抗菌点眼薬を使用するが，治療開始後でも一時的に角膜融解や炎症の増悪をみることがあるので，これを念頭に冷静に判断する必要がある．なお，多くのグラム陽性球菌，真菌，アカントアメーバでは時間単位の増悪は少なく，冷静に対応すべきである．

角膜穿孔に対応する

前述の緑膿菌性角膜炎のみならず，緩慢な経過で増悪する症例においても治療が極端に遅れた場合，適切な抗微生物薬を選択できなかった場合，薬剤に対して抵抗性である場合，角膜実質の融解が進行し角膜穿孔に至ることがある．このような症例に対して細菌学的検査を行う際，病巣中央の融解した実質に侵襲を与えると穿孔を誘発することがある．病巣周辺部でまだ融解していない部分に生菌が存在することが多いので，ここを中心に検体採取する．

角膜穿孔を生じていても前房深度が保たれている場合には，通例どおり抗微生物薬による点眼加療[*2]を行う．非感染性の角膜穿孔では治療用コンタクトレンズ装用や角膜縫合などの選択肢があるが，感染が原因の場合，このような治療を適用することが困難である．角膜融解が進行し前房が消失している場合は，感染の眼内への波及とともに隅角閉塞のリスクが高くなる．点眼などの保存的治療に抵抗性である場合，早急に治療的角膜移植を考慮すべきである（図2）．

厳密には感染性角膜炎の範疇を超えるが，淋菌性結膜炎も短時間で角膜穿孔をきたす（図3）．大量の膿性眼脂を認めた場合，強い眼瞼腫脹で開瞼困難な場合には，これを念頭に置くべきである[*3]．

（宇野敏彦）

[*2] 特に高齢者では不用意に眼球を圧迫するリスクがあるため，点眼は介助者が慎重に行うことが望ましい．また，金属や樹脂製のカプセルを装着させるべきである．

[*3] 淋菌性結膜炎の感染の主座は，あくまで結膜である．角膜は明らかな浸潤病巣を認めないまま急速に穿孔する．キノロン耐性であることがほとんどであり，セフェム系薬剤を点眼および全身投与する．セフトリアキソンがきわめて有効であり，これを点眼用に調製し使用する場合もある．

コンタクトレンズによる障害

診察時の注意点

コンタクトレンズ（contact lens；CL）使用者が急患で受診する場合には，自覚症状としては，疼痛，充血を自覚することが多い．CLの装用状況や現在使用している点眼薬などを問診で確認した後，診察を開始する．

CL の固着，破損 CL による障害

CLが角膜や結膜に固着し，患者が時間外で受診する場合がある．このCLの固着は，CLの汚れや変形，涙液不足が原因とされる．HCL（hard contact lens）では上方の結膜囊に固着することもあり，この場合には，十分に下方視をした状態で鑷子を用いてCLを摘出する．固着のため，もしくは摘出時に破損することもあるので，摘出したCLに破損がないか確認する．

CLが破損していた際には，フルオレセイン染色にて擦過された上皮障害が観察できることが多い．角膜上皮障害の状態から破損CLの存在部位を推測し，眼瞼を翻転，破損CL片がないかを確認する．HCLの破損の場合には，CLの破片を集め，原型を回復できるか確認する．回復できなかった場合には，破片が結膜囊に残存している可能性が否定できないため，さらに検索を行うが，帰宅後に疼痛が再燃する可能性を十分に説明して再受診を指示する．

角膜上皮障害を認めた場合は，CL装用の中止を指示し，抗菌薬点眼を処方して帰宅させる．特に角膜上皮障害が強い場合には，疼痛対策として油性眼軟膏を点入し，疼痛の程度によっては瞬目に伴う眼瞼運動の制限目的で，ガーゼによる眼帯の使用も検討する．必ず翌日の再受診を指示する．

連続装用による障害（オーバーウェアリング）

SCL（soft contact lens）の連続装用によるオーバーウェアリングは，眼痛や流涙，視力低下などの自覚症状で発症する．細隙灯顕微

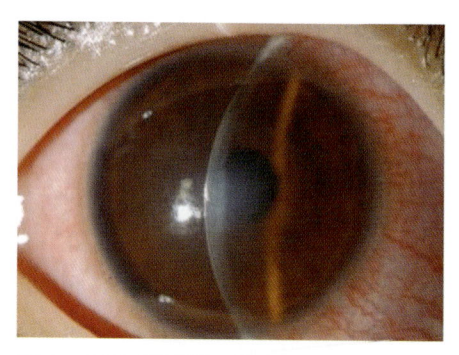

図1 SCL連続装用患者にみられた角膜実質浮腫

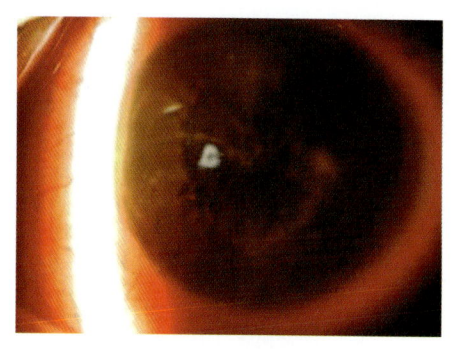

図2 アカントアメーバ角膜炎にみられた放射状角膜神経炎

鏡検査では,顕著な実質浮腫を角膜中央部に認める(図1).慢性的な角膜への酸素供給の低下が発症の要因であるため,SCL装用を直ちに中止し,抗菌薬点眼を処方すると約1〜2週間で角膜上皮障害,実質浮腫は治癒する.

感染

日本コンタクトレンズ学会および日本眼感染症学会が中心となって調査を行った『重症コンタクトレンズ関連角膜感染症全国調査』[1]では,入院加療を必要としたCL関連重症角膜感染症の350例中,アカントアメーバ角膜炎が56例,緑膿菌を起炎菌とする感染症が70例検出されており,この二つの病原微生物がCL使用者における二大起炎菌といえる.感染が疑われた場合には,角膜擦過物を塗抹検鏡し,病原微生物の培養検査を行って,診断を確定する.またCLケース内の保存液も病原微生物の培養検査を行うことが望ましい.病原微生物培養検査の結果を待たずに,臨床所見および問診より起炎菌を考えて治療を開始する.その後,培養で同定された起炎菌の結果を参照し,投薬内容を継続または変更する.

文献はp.368参照.

アカントアメーバ角膜炎:2005年以降,アカントアメーバ角膜炎の発症頻度が激増し,社会問題にまで発展した感染症である[2].患者の自覚症状としては,強い眼痛,視力低下,結膜充血,羞明,流涙がある.臨床所見と比べて疼痛が強いのが特徴である.低濃度のステロイド点眼を使用したために,検眼鏡的には炎症所見に乏しいこともあるので,問診は重要である.アカントアメーバは臨床所見から初期,移行期,完成期に分けられる[3].初期アカントアメーバ角膜炎の特徴的な所見は,放射状角膜神経炎(図2)である.それぞれの病期での特徴を表1に示す.アカントアメーバ角膜炎の治療は,

表1　アカントアメーバ角膜炎の病期による所見の特徴

初期	移行期	完成期
放射状角膜神経炎 偽樹枝状病変 毛様充血	輪状浸潤 角膜上皮欠損 （前房蓄膿）	円板状潰瘍 角膜上皮欠損 前房蓄膿

表2　アカントアメーバ角膜炎の治療プロトコール

局所投与 （点眼・眼軟膏）	0.05％ヒビテン®　1日6回 ジフルカン®点眼液　1日6回 クラビット®点眼液　1日6回 ピマリシン眼軟膏　1日2回
全身投与（内服）	イトリゾール®　100mg/日　内服　2cap
外科的治療	角膜上皮掻爬術　週2〜3回程度

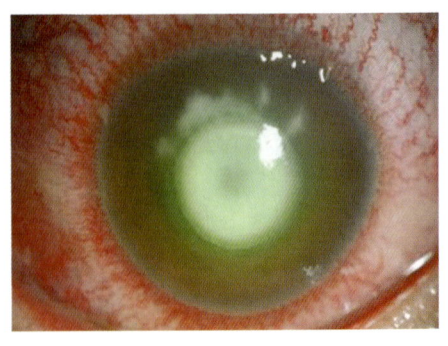

図3　緑膿菌感染による輪状膿瘍

三者併用療法（外科的掻爬，局所投与，抗真菌薬の全身投与）を行う[4]．疼痛も強く，入院管理のうえで治療を行うことが望ましい．表2に治療プロトコール例を示す．

緑膿菌感染：グラム陰性桿菌である緑膿菌感染では，融解傾向，輪状膿瘍を認める（**図3**）．重症例では前房蓄膿を伴う．病巣周囲の角膜においても炎症細胞の浸潤が強い．アミノグリコシド系薬であるジベカシン硫酸塩（パニマイシン®）の局所投与や全身投与が有効である．

カコモン読解　第21回　臨床実地問題16

23歳の女性．ソフトコンタクトレンズを使用していた．10日前から左眼の充血と疼痛とを自覚していたが放置していた．徐々に視力が低下し，眼痛も強くなったため来院した．左眼前眼部写真を図に示す．考えられるのはどれか．

a アカントアメーバ角膜炎
b 角膜ヘルペス
c 細菌性角膜炎
d 再発性角膜びらん
e 薬剤性角膜障害

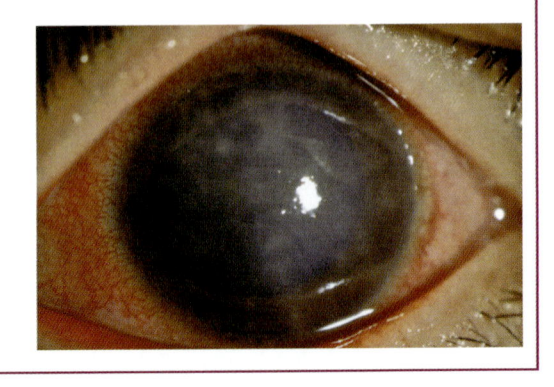

解説 SCL 使用者，充血，眼痛という特徴を有する症例である．結膜充血，広範な細胞浸潤，放射状角膜神経炎がみられる．CL 使用者における角膜感染症の起炎菌は，緑膿菌とアカントアメーバが多い．フルオレセイン染色の写真はなく偽樹枝状角膜炎の有無は判定不能である．

　角膜ヘルペスでは白色の樹枝状病変を角膜上皮に認める．フルオレセイン染色やローズベンガル染色で terminal bulb を伴う樹枝状潰瘍が顕著となる．細菌性角膜炎では，上皮欠損を伴う感染病巣が明瞭であることが多い．特に CL 使用者に多い緑膿菌感染では角膜中央部に円形の潰瘍（輪状膿瘍）を認める．再発性角膜びらんでは，反帰光で描出される subepithelial bleb を認めるが，顕著な細胞浸潤はみられないことが多い．薬剤性角膜障害では角膜全体にびまん性の上皮障害がみられ，実質の細胞浸潤を伴うことはない．

模範解答 a

（守田裕希子，森重直行，植田喜一）

再発性角膜びらん

病態と症状

再発性角膜上皮びらんは，角膜上皮の接着不良を基盤として発症し，いったん治癒した角膜上皮欠損が同一部位に繰り返し生じる．起床時に突然発症することが多く，数時間から数日以内に治癒するが，その間は強い疼痛，充血，流涙を生じる．数週間から数か月で再発を生じる．

原因

表1のような原因によって，角膜上皮細胞と基底膜との間の接着が不十分となり，その部位に限局した角膜びらんを繰り返す．びらん部位の基底膜，ヘミデスモゾームやアンカーリング線維の異常がみられるとされる．睡眠中に涙液分泌が減少することにより眼瞼結膜と角膜上皮との摩擦が大きくなるため，典型例では起床時の開瞼によって再発する．

角膜上皮接着障害をきたしうる基礎疾患がない場合は，爪や紙など鋭利な物体によって角膜上皮を削ぐような角膜外傷の既往があることが多い．

糖尿病患者では角膜上皮の接着性の不良や涙液分泌の低下，角膜知覚の低下がみられるために角膜上皮障害を生じやすいが，さらに硝子体手術時に透見性確保を目的に角膜上皮剥離を行うと，遷延性角膜上皮欠損や本疾患をしばしば生じる．

細隙灯顕微鏡所見

フルオレセイン染色で角膜上皮の比較的小さな欠損がみられ，その周囲の角膜上皮接着不良が認められることが多い．剥離した角膜上皮下にフルオレセインが貯留する（図1）．受診時には上皮欠損のみが認められ，剥離した角膜上皮はすでに接着していることもある．その場合には，角膜上皮内に微小嚢胞がみられることも多い．

表1 再発性角膜びらんの原因

外傷
糖尿病角膜症
硝子体手術時の角膜上皮剥離
角膜ジストロフィ
上皮基底膜ジストロフィ
格子状角膜ジストロフィ
Reis-Buckler角膜ジストロフィ
Meesmann角膜ジストロフィ

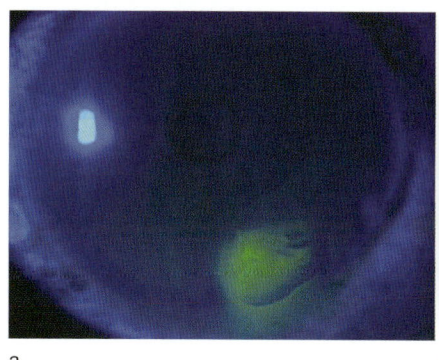

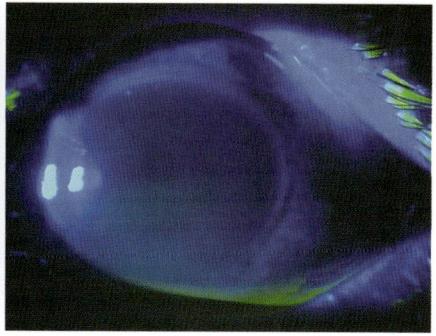

図1　再発性角膜びらんのフルオレセイン染色像（48歳, 男性）
起床時に突発した眼痛を主訴に来院した．1か月前に子どもの爪が目にあたったことがある．
a. 剝離した角膜上皮下にフルオレセインの貯留が観察できる．
b. 剝離上皮を除去し，ソフトコンタクトレンズを装用して1週間経過したところ．角膜上皮欠損・接着不良は消失し，平滑な角膜上皮が得られた．

角膜ヘルペスとの鑑別

　角膜上皮欠損の治癒過程で一見樹枝状を呈したり，周辺部が terminal bulb のようにみえたりすることがあるため，上皮型角膜ヘルペスと間違われてアシクロビル眼軟膏が投与されていることがある．角膜ヘルペスでは，上皮欠損周辺の細胞浸潤がみられることが鑑別に役立つ．

治療

　角膜上皮と基底膜の接着性を回復させ，再発を防ぐことが主眼となる．

　発症直後の治療としては，角膜上皮保護および疼痛の軽減を目的として眼軟膏の点入と圧迫眼帯を行う．角膜上皮が広く剝離している場合には，接着不良の上皮を鑷子で剝離除去する．治療用ソフトコンタクトレンズの装用も効果的である．上皮欠損が存在している間は，感染予防のために抗菌薬点眼を併用する．

　いったん治癒した後は，再発の予防を目的として少なくとも1～2か月間は就寝前に眼軟膏を点入することが推奨されるが，自覚症状が消失しているために継続できずに再発する患者も多い．

　再発を繰り返す場合には，anterior stromal puncture を考慮してもよい．エキシマレーザーによる表層角膜切除が有効であったという報告もある．

（内野英輔）

急性前部ぶどう膜炎

概要

　急性前部ぶどう膜炎（acute anterior uveitis；AAU）は，急性に発症する虹彩毛様体炎で，強い前房炎症と線維素析出，前房蓄膿などをみる．AAU にはヒト白血球抗原（human leukocyte antigen；HLA）-B27 陽性者が多い[1]．最近の研究では HLA-B27 に加え，第 9 番染色体短腕上の 9p21-24 領域が HLA-B27 関連ぶどう膜炎のもう一つの重要な遺伝因子として注目されている[2]．さらに HLA クラス II の HLA-DR12 や HLA-DR1 が何らかの影響を有するという報告もある[3]．

　一方，HLA-B27 非保有者でも AAU がみられることがある．原因疾患をきちんと精査し，治療方針を決定することが重要である．

文献は p.368 参照．

疫学

　欧米における HLA-B27 陽性者は全人口の 6〜8％ にみられ，中国や韓国でも 3〜5％ が保有しているが，わが国ではわずか 0.1〜0.8％ である．太平洋島嶼国ではほぼゼロであることから，本遺伝子に限れば日本人はユーラシア大陸よりも南洋系民族の影響が色濃いといえる．急性虹彩毛様体炎患者のうち HLA-B27 陽性率は白人では 32〜88％ であり，黒人では陽性率は低いが，わが国では 4〜63％ と，報告によりばらつきが大きい．HLA-B27 関連ぶどう膜炎は欧米では非常に多くみられる疾患であるが，わが国では本遺伝子の保有者自体が大陸各国より極端に少ないため，全ぶどう膜炎の 5％ 前後である．頻度では，サルコイドーシス，Vogt-小柳-原田病，Behçet 病に次いで 4 位である[4]．

眼所見と救急処置の必要性

　多くは片眼性，再発性である．強い毛様充血，前房蓄膿，線維素析出，細かな角膜後面沈着物がみられ，虹彩後癒着の頻度が高い（図 1）．特に前房蓄膿は特徴的で Behçet 病のさらさらしたものとは

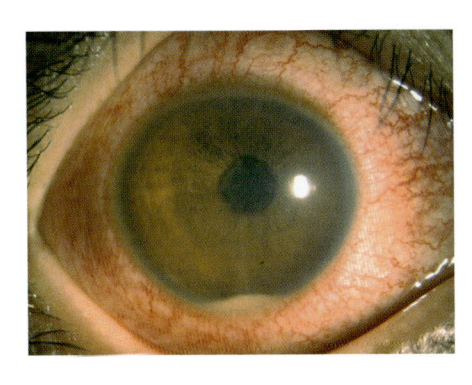

図 1 HLA-B27 関連ぶどう膜炎の前眼部写真
強い毛様充血，線維素析出，虹彩後癒着，前房蓄膿がみられる．前房蓄膿は Behçet 病とは異なり，粘稠で中央部が隆起している．

異なり，粘稠で中央部が隆起してみえる（図1）．眼痛を自覚することが多く，しばしば Descemet 膜皺襞を形成し，時に眼瞼腫脹を伴うこともある．視神経乳頭発赤，軽度硝子体混濁がみられることもあるが，その他の眼底病変がみられることはまれである．一般に視力予後は良好であるが，線維素析出のために瞳孔領に線維膜を形成し，一過性に著明な視力低下をきたすことがある．また，前部硝子体混濁の残存により消炎後も数週間視力回復が遅れることもある．

鑑別診断

ヘルペス性虹彩毛様体炎：豚脂様角膜後面沈着物がみられ，眼圧上昇を伴うことが多い[5]．部分的な虹彩萎縮を伴うと確実であるが，初期にははっきりしないことが多い．PCR 法による前房水からのウイルス DNA の検出が診断に有効である．

炎症性腸疾患：Crohn 病，潰瘍性大腸炎などの炎症性腸疾患で急性前部ぶどう膜炎をきたすことがある．注腸バリウム検査，内視鏡検査などで診断する．

Behçet 病：本症とともに前房蓄膿がみられる疾患である[6]．Behçet 病の眼発作時にみられる前房蓄膿は体動とともに容易に移動する，さらさらとした性状である．一方，HLA-B27 関連ぶどう膜炎では，粘稠度が高く移動性に乏しい．眼外症状の有無をよく聴取することも診断の一助となる．

Posner-Schlossman 症候群：眼圧上昇を伴うことが多いが，虹彩後癒着をつくらないこと，患眼隅角の色素脱失，周辺部虹彩前癒着がみられないのが特徴である[7]．

急性網膜壊死：眼底周辺部から始まる網膜壊死が急速に広がり，網膜剥離へと移行する予後不良の疾患である．前眼部に強い炎症がみられることも特徴の一つであり，眼底をよくみないと本疾患と見誤

表1　急性前部ぶどう膜炎に対する処方例

軽症例
1. リンデロン®点眼液（0.1%）　1日3回 2. ミドリン®P　1日1回就寝時

中等度例
1. リンデロン®点眼液（0.1%）　1日6回 2. ミドリン®P　1日3回

重症例で虹彩後癒着を伴う場合
1. リンデロン®点眼液（0.1%）　1日6回 2. ミドリン®P　1日6回 3. サイプレジン®　1日6回 4. ネオシネジン®　1日6回 5. リュウアト®眼軟膏　1日1回就寝時 6. デキサメタゾン2mgを連日結膜下注射 　　上記1〜6.で改善しない場合，下記7.を加える 7. プレドニン®錠（5mg）　6錠　分2　朝4錠，昼2錠　2〜4週ごとに5〜10mg漸減中止

る恐れがある．網膜周辺部に特徴的な黄白色病変がみられる[8]．

糖尿病虹彩炎（diabetic iritis）：糖尿病のコントロールが不良な患者では，強い前眼部炎症がみられることがある[9]．線維素析出を伴うこともある．毛様充血は比較的軽度で，前房蓄膿はまれである[10]．両眼性が多いが，片眼のこともある．網膜症の有無，血糖値，HbA_{1c}値が診断の決め手となる．血糖コントロールに伴い改善する．

治療

最も重要なのは，散瞳薬の点眼による瞳孔管理である．初診時すでに虹彩後癒着がみられることが多いが，日中は短時間作用型の散瞳薬の頻回点眼，および夜間のアトロピン硫酸塩眼軟膏により解除できることが多い．消炎のためにステロイド点眼薬，および必要に応じてステロイドの結膜下注射を行う．眼痛を伴うことが多く，発症から数日は治療に抵抗して症状が悪化することも多い．ステロイドの内服は不要のことが多いが，炎症が長期間持続する場合や眼痛を伴う場合にはプレドニゾロン1日30mg程度の経口投与を短期間行う[11]．急性で激しいぶどう膜炎であるため，眼科救急対応が必要なことがある．症状・重症度に応じた処方例を示す（**表1**）．

カコモン読解 第24回 臨床実地問題21

40歳の女性．数日前からの左眼霧視を主訴に来院した．視力は右1.0（矯正不能），左0.9（矯正不能）．眼圧は両眼ともに13mmHg．2年前から左右1回ずつ（計2回）異なる時期に同様の症状を経験している．左眼前房蓄膿は体位による変動を認めない．後眼部に異常所見は認めない．両眼の前眼部写真を図A，Bに示す．最も考えられるのはどれか．

a Behçet病　　b Fuchs虹彩異色性虹彩毛様体炎　　c Posner-Schlossman症候群
d 急性前部ぶどう膜炎　　e 転移性眼内炎

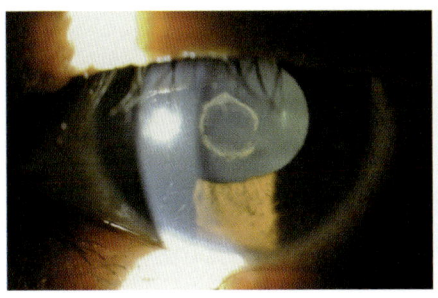

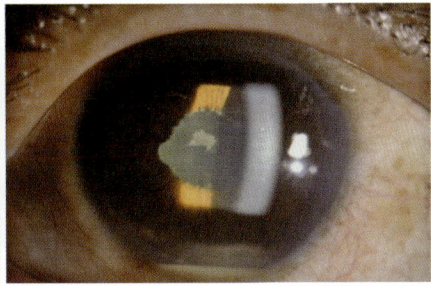

図A（右眼）　　図B（左眼）

解説　後眼部に異常所見はないとの記載があり，病変は前眼部に限局していると考えられる．設問の図には虹彩後癒着と前房蓄膿が示されている．

虹彩後癒着は，サルコイドーシス，Behçet病，急性前部ぶどう膜炎，遷延型原田病などでよくみられる．

前房蓄膿の原因として多いものはBehçet病，急性前部ぶどう膜炎，糖尿病虹彩炎，手術後眼内炎，転移性眼内炎などである．

Behçet病の前房蓄膿はさらさらしており，体位により容易に変動するが，急性前部ぶどう膜炎のそれは粘稠で体位による変動が少ないのが特徴である．

Fuchs虹彩異色虹彩毛様体炎の炎症は比較的軽度で，急性所見はほとんどみられない．前房蓄膿や虹彩後癒着は，まれである．

Posner-Schlossman症候群は，急激な片眼の眼圧上昇を伴うことが特徴で，虹彩後癒着はほとんどみられない．

模範解答　d

（北市伸義）

クリニカル・クエスチョン

Behçet病の発作時の診断治療を教えてください

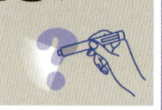

Answer 真菌性眼内炎，細菌性眼内炎，急性前部ぶどう膜炎などを鑑別することによって的確にBehçet病の眼発作であると診断し，速やかに眼発作部位に即した消炎治療を十分に行います．

Behçet病の眼発作の診断

多くの患者はすでにBehçet病と診断がついており，過去の眼発作歴から診断することは容易である．まれに初めての眼発作を呈して来院したときに他疾患との鑑別が必要となる．前房蓄膿の形成や濃い硝子体混濁がある場合に鑑別すべき疾患は，真菌性眼内炎，細菌性眼内炎，急性前部ぶどう膜炎である．眼内炎の場合には，内眼手術の既往，カテーテル留置の既往，敗血症に至る全身疾患の有無を聴取することにより，ある程度鑑別が可能である．また，眼外症状の有無を聞くことも重要であるが，必ずしも初めから眼外症状が出ているわけではなく，経過とともに眼外症状が発現してくることも多い．

眼発作の治療

Behçet病では，炎症により組織が破壊されて視機能が障害されていく．視機能に重大な影響を及ぼす炎症発作であれば，できるだけ速やかな消炎が必要である．眼発作を繰り返す場合には眼発作を抑制する治療の導入を検討すべきであり，程度にあわせてコルヒチン，シクロスポリン，インフリキシマブなどを用いる．

前眼部眼発作に対する治療：前眼部の眼発作は，たいてい点眼治療のみで対応できる．ステロイド点眼薬に加えて散瞳点眼薬を処方する．

処方例：0.1％ベタメタゾン点眼薬（リンデロン®）1日1〜16回
　　　　トロピカミド・フェニレフリン塩酸塩（ミドリン®P）点眼薬　1日1〜16回．

前房蓄膿を伴う重篤な前眼部の炎症発作には，上記点眼に加え，水溶性ステロイド薬の結膜下注射を行う．炎症時の結膜下注射は疼

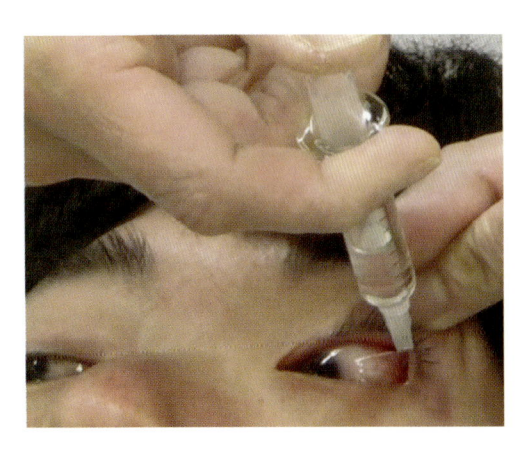

図1 後部 Tenon 嚢下注射
鼻下側を注視してもらい，上耳側から強膜壁に沿って針先を眼球後方まで進めて注入する．その際に，時々針先を振って強膜に刺さっていないことを確認しながら刺入するとよい．

痛を伴うため，キシロカイン®を混合し，できるだけ角膜から離れた円蓋部にゆっくり注入するなどの工夫が必要である．

処方例：デキサメタゾン（デカドロン®）1.65 mg/0.5 mL
　　　　＋2% キシロカイン® 0.1 mL 結膜下注射

後眼部眼発作に対する治療：後眼部に炎症がおよぶ場合には，水溶性ステロイド薬の後部 Tenon 嚢下注射を行う（**図1**）．特に黄斑部に発作巣がある場合には，連日1〜7日間行う．

処方例：デキサメタゾン（デカドロン®）3.3 mg/1.0 mL 後部 Tenon 嚢下注射

　後部 Tenon 嚢下注射が困難な場合には，デキサメタゾン（デカドロン®）8 mg 点滴静注を1〜3日間，もしくはプレドニゾロン30〜40 mg を7日間ぐらい内服させる．

〔南場研一〕

流行性角結膜炎

臨床症状と診断のポイント

　流行性角結膜炎（epidemic keratoconjunctivitis；EKC）は，潜伏期が7～10日で発症する．典型的な症例では，急性濾胞性結膜炎，角膜上皮下混濁，耳前リンパ節腫脹がみられる．EKCの典型例は，8型をはじめとするD種の19型や37型でみられる．発症早期にはしばしば点状表層角膜症を生じ，時に結膜偽膜（図1），結膜下出血や瞼球癒着のみられる症例もある．臨床症状は発症後5～8日ごろに最も強くなり，以後速やかに消退する．しかし，角膜上皮下混濁を残し，羞明を長い期間自覚することもある．一方，咽頭結膜熱もアデノウイルスによるが，3型などのB種によるものが多く，結膜症状は比較的軽症であるのに対し，咽頭痛，気管支炎，発熱などの全身症状が強くみられる．しかし，臨床症状と種は完全には一致しない症例もある．発症後10日前後には，中和抗体価[*1]が臨床症状の軽快と一致して上昇していく．一方，近年導入されたアデノウイルスの型は後述するように，中和反応によらないため，従来の終生免疫という前提は成り立たなくなっている．臨床的に鑑別の対象となる感染性の急性濾胞性結膜炎を呈するものに，クラミジアと単純ヘルペスウイルスによるものがある．前者は片眼性で，2週間以上続く亜急性濾胞性結膜炎を呈し，尿道炎，子宮頸部炎などの病歴を有することが特徴である．検査診断はPCR（polymerase chain reac-

[*1] 中和抗体
中和抗体は，アデノウイルスの表面抗原であるヘキソンに対してつくられる．そのため，一度その血清型に罹患して治癒した場合は，再感染を中和抗体が防いでいる．しかし，たとえば免疫抑制状態などでは中和抗体そのものが産生されず，通常とは異なる経過となる．

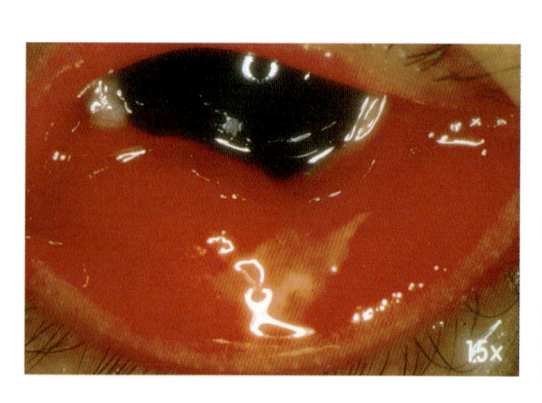

図1　アデノウイルス結膜炎の結膜偽膜
重症例の急性期にみられる所見である．アトピー性皮膚炎合併例であった．

tion）法がよく行われる．単純ヘルペスウイルス結膜炎はアデノウイルス結膜炎との臨床的な鑑別は困難であるが，角膜炎は通常生じない．

治療の進めかた

　現在のところ，アデノウイルスに対する特異的治療薬として，適応が認可された薬剤はない．発症初期は感染予防の目的で抗菌点眼薬を投与し，広範な点状表層角膜症，結膜偽膜合併例などの重症例にはステロイド点眼薬を投与するのが原則である．ただし，初期の角膜病変は軽度の上皮障害であり，角膜ヘルペスと区別しがたいことがある．角膜ヘルペスではステロイド点眼薬は禁忌なので，慎重に用いる必要がある．アカントアメーバ角膜炎は初期病変からはアデノウイルス結膜炎と臨床診断されることがあり，これに対してもステロイド点眼薬は用いるべきではない．非ステロイド性抗炎症点眼薬（ブロムフェナクナトリウムなど）は，流涙，異物感など自覚症状の強い例に併用することがある．基本的に自然治癒する疾患とはいえ，治療期間短縮や眼痛，異物感，流涙などの自覚症状の軽減のために，特異的な治療が待ち望まれている．エイズや骨髄移植後などの免疫抑制状態では，アデノウイルスによる急性出血性膀胱炎や肺炎などが致死的となるため，*in vitro* の有効性が報告されている cidofovir（シドフォビル）やリバビリン（レベトール®，MSD）などが全身投与されている．ただし，これらは適応外使用である．

原因ウイルスと病態

　従来，アデノウイルスは血清型によって分類されていたが，近年血清型ではなく，PCR 法と遺伝子系統解析によって"型"と呼ぶことになり，52 型以降の新しい型が次々に報告されている[1,2]．現在，少なくとも 57 型までが新型として報告されており，このなかで 53 型，54 型および 56 型は結膜炎を生じ，実際に日本国内から検出されている．54 型は，1990 年代後半からわが国でしばしば院内感染から分離されていた 8 型変異株である．53 型はヘキソン，ファイバーの遺伝子が血清型のキメラを呈しているが，新型ということになり，散発的に国内の各地から報告されている[*2]．

消毒法と感染対策

　アデノウイルスは脂質を含まない小型 DNA ウイルスなので，消

文献は p.369 参照．

[*2] **新型アデノウイルス**
PCR 法による同定法が今世紀に入って広く行われるようになり，新しい型が次々に報告されている．ゲノムの変異率に基づいて分類するため，型と呼ぶ．本来の新型のほかに中間型や組み換え型なども多数含まれ，その扱いは国際的にまだ一致していない．

毒には中等度以上の薬剤が必要である．一般の診療器具の消毒にはホルムアルデヒド，グルタールアルデヒドやフェノールが最も有効である．しかし，ガラス面や接着剤などを用いている器具の場合にはこれらの薬剤では器具を傷めることがある．消毒用エタノール（80％以上）を5〜10分以上作用させる必要がある．ポビドンヨードは，2〜10％の高濃度よりも0.5％以下の低濃度が有効である[3]．診療スタッフについては手指を介して感染が広がることが多いので，流水による手洗いが重要であるが，薬剤ではポビドンヨードが適当である．

(内尾英一)

サイエンティフィック・クエスチョン

急性結膜炎の簡便な診断法について教えてください

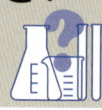

Answer 急性結膜炎（acute conjunctivitis）の診断には，アデノウイルスとアレルギーに対するイムノクロマトグラフィ法迅速診断キットを用いれば，臨床の現場でも診断の精度を十分上げることができます．また，感染性と非感染性の鑑別には，微細な臨床所見を見逃さないことが大切です．

クエスチョンの背景

　急性結膜炎には大別して感染性結膜炎と非感染性結膜炎とがあり，臨床所見だけでは鑑別は容易ではない．充血，濾胞，乳頭，浮腫などはいずれにもみられる所見であるが，特異的な所見もある．近年それぞれの結膜炎の代表的な病因に対する迅速診断キットが使用できるようになり，診断の精度は上昇している．

アンサーへの鍵

臨床所見からのアプローチ：結膜炎の所見の多くは鑑別の鍵とはならないが，結膜出血は感染性結膜炎，特にウイルス性結膜炎に特異的な所見である．結膜下出血，結膜内出血などの形をとるが，細胞障害現象の結果を示している．ウイルス性結膜炎で多く，細菌性結膜炎では少ない．それは，ウイルスが細胞内寄生体であるためである．急性濾胞性結膜炎の症例の眼瞼縁粘膜上に点状出血としてみられるものを見逃さないことである（図1）．

検査キットを用いた診断の実際：現在，臨床で使用できるアデノウ

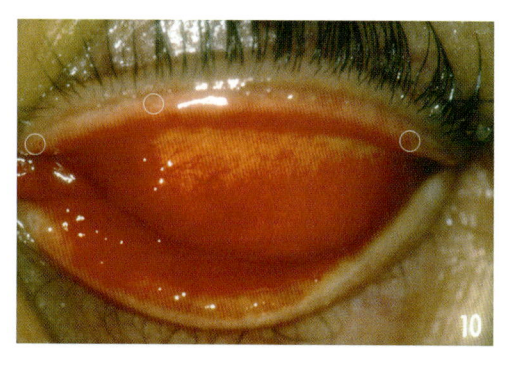

図1　アデノウイルス結膜炎の結膜出血所見
アデノウイルス34型症例であり，眼瞼縁に点状の出血（白丸部）がみられる．

表1 アデノウイルス検出のための免疫クロマトグラフィ法キットの諸製品

製品名	発売元	発売（改良再発売）年	形態	保険点数
アデノチェック	参天製薬	1997	ディスク型	210
イムノカード® ST アデノウイルス II	日東メディック	2002（2008）	スティック型	210
アデノテスト AD®	シード，三菱化学メディエンス	2002	ディスク型	210
キャリピア® アデノアイ Neo	わかもと製薬，タウンズ	2003（2009）	ディスク型	210
クイックチェイサー® Adeno 咽頭／角結膜	ミズホメディー，日本点眼薬研究所	2008	ディスク型	210
ポクテム® S アデノ	シスメックス	2008	スティック型	210
イムノエース® アデノ	タウンズ，栄研化学	2008	ディスク型	210
クイックナビ™-アデノ	デンカ生研，大塚製薬	2008	ディスク型	210*
ラピッドエスピー® アデノ	DSファーマバイオメディカル	2009	スティック型	210*
ラピッドテスタ® hs アデノ	積水メディカル	2009	スティック型	210*

* 咽頭拭い液専用，いずれも検体検査判断量144点を別に請求．
主な製品を表示している．

イルスの免疫クロマトグラフィ法キットを表1にまとめる．スティック型では，判定部は尿検査紙のような濾紙であり，これを抽出液に浸してから判定に入る．検体をスポイトなどで吸い上げる手順を省略できるため，スティック型が若干簡便である．ただ，両者の間には特に感度の差はない．判定までの時間は通常数分以内だが，ウイルス量が微量の場合には，30分程度経過してから薄い陽性ラインが出ることもある．感度は，改良により約70％程度である．一方，アレルギー性結膜疾患用に涙液総IgE測定キットが使用できる．製品はアレルウォッチ 涙液 IgE（製造販売：日立化成，販売：わかもと製薬）である[*1]．アデノウイルスのキットと異なり，濾紙を組み込んだSchirmer試験と同様にスティック状涙液採取紙を結膜嚢に挿入して，約5分間保持した後，展開液に浸し，10分ほどで判定する．発色が弱い場合は15分まで待つ．重症度により感度が異なり，春季カタルでは100％であるが，アレルギー性結膜炎では約60％である．

（内尾英一）

[*1] アレルギー性結膜疾患の確定診断
アレルギー性結膜疾患診療ガイドラインでは，臨床所見に加えて，結膜局所の好酸球が示されることで確定診断としている．細胞診が必要ということである．涙液総IgE検査は簡便で感度も高いが，現時点では準確定診断扱いである．

細菌性眼内炎

分類

細菌性眼内炎（bacterial endophthalmitis）は，感染ルートによって，遠隔臓器の原病巣から起炎菌が血行性に眼内に移行して起こった内因性（転移性）眼内炎と，内眼手術，穿孔性眼外傷，角膜潰瘍などによって，起炎菌が直達的に眼内に及んで起こった外因性眼内炎に分けられる．いずれも救急処置が必要な眼疾患の代表と位置づけられる．

ここでは，転移性細菌性眼内炎と術後細菌性眼内炎についてまとめる[*1]．

転移性細菌性眼内炎

病態：転移性細菌性眼内炎は，全眼内炎の2〜6%とまれな疾患であるが，予後はきわめて不良で，指数弁以上の視力を維持できるものは32%，光覚を失うものが44%，眼球摘出を要するものが25%との報告もあり[1]，その存在を忘れてはならない．

本疾患を疑った場合は，眼科的検査・治療のみならず，全身科と協力して，速やかに原病巣の検索，その治療にあたらねばならない[*2]．眼外の原病巣は67%に発見され，複数のこともある．肝膿瘍が26%と最多で，肺炎12%，中枢神経系感染10%，心内膜炎10%，腎尿路系感染10%と続く[1]．

背景疾患をもつものが56%を占め，その最多が糖尿病で，HIV感染，自己免疫疾患，血液疾患，アルコール中毒などがそれに続く[1,2]．そのほか，薬物の血管内投与や外科手術・血液透析などの治療や，免疫抑制薬投与に関連した症例の報告も多い．

起炎菌：グラム陰性菌に起炎するものが多く，なかでも *Klebsiella* が約3割と最多で，*Escherichia coli* や *Pseudomonas aeruginosa*，*Neisseria meningitides*，*Serratia marcescens* と続く．グラム陽性菌としては，*Staphylococcus aureus* や *Streptococcus pneumoniae* が多い[*3]．

近年，*Klebsiella* による転移性眼内炎が増加傾向にあるといわれ，

[*1] 外傷性感染性眼内炎については，本巻 "ぶどう膜／外傷性感染性眼内炎"（p.198）を参照されたい．

文献は p.369 参照．

[*2] 自験例の80%は，眼科受診が契機となって全身検査が行われ，原病巣が同定された[2]．早期診断，早期治療のため，他科の医師にも啓発を広めるとともに，協力してその診断，治療にあたることが，眼科的・全身的予後にとって重要である．

[*3] 転移性眼内炎の原病巣，起炎菌には，地域差があるといわれる．欧米ではグラム陽性菌を起炎菌とした心内膜炎や尿路感染が原病巣であることが多いのに対して，東アジアでは，*Klebsiella pneumoniae* を主としたグラム陰性菌による，胆肝系感染が原病巣であることが多い[1-4]．

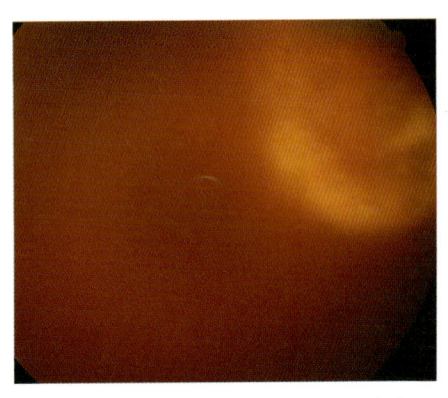

図1 肝膿瘍にて治療されていた患者に起こった転移性細菌性眼内炎
網膜下膿瘍は，硝子体手術，抗菌薬投与で漸減しつつある．

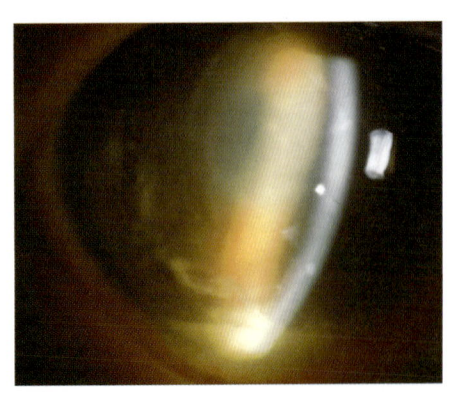

図2 白内障手術後眼内炎
前房蓄膿，フィブリン析出を認める．

注意が必要である．*Klebsiella* による肝膿瘍患者の3％に転移性眼内炎が起こり[3]，*Klebsiella* による転移性眼内炎の3分の2は肝膿瘍があるといわれる[1]．

臨床症状：眼痛，視力障害，眼瞼腫脹，結膜充血，結膜浮腫，虹彩炎，前房蓄膿，前房フィブリン析出，眼圧上昇，角膜浮腫，硝子体混濁，網膜血管の白鞘化，網膜滲出斑，網膜出血，網膜下膿瘍（**図1**），網膜剝離などの症状をみる[1,2]．僚眼にも症状を認めることがあり，眼底透見性が不良な場合には，その所見が参考となる．

発熱，全身倦怠感などの全身症状が先行するものが多いが，全身的自覚症状を欠くものもあり注意が必要である．

診断[*4]：血液・眼内液・原病巣の組織（液）の培養・検鏡が最も信頼性の高い診断法である．最近では，PCR（polymerase chain reaction）法による起炎菌の検出も行われており，迅速に高感度の検査結果がもたらされるようになってきたが，コンタミネーションによる偽陽性や，まれな起炎菌のための偽陰性結果に注意が必要である．

薬物治療：全身科との協力のもと，抗菌薬全身投与を含む原病巣治療の治療を速やかに開始する．同時に，抗生物質の硝子体内投与を行う．

投与例（培養・感受性結果がでるまでの期間）：バンコマイシン1mg/0.1mL＋セフタジジム（モダシン®）2mg/0.1mL. 硝子体注射．

硝子体手術：転移性眼内炎においても，視機能予後に対する早期硝子体手術の有用性が報告されている[1,2,4]．また，前房水培養で陰性でも硝子体液から血液培養と一致した細菌が検出されることもあり，診断的意義も高い[2]．

[*4] 頻度が低い疾患であり，非感染性眼内炎や真菌性眼内炎，あるいは大人では緑内障発作，子どもでは網膜芽細胞腫と間違えられることもある．全身状態不良の患者に眼内炎症を認めた場合，転移性眼内炎を鑑別の一つに入れることを忘れてはならない．まず疑う，そして徹底的に他科との協力のもと，速やかに全身検索を行うことが大切である．

術後細菌性眼内炎

病態：白内障術後眼内炎の頻度は一般に0.07〜0.13％，わが国においては若干低く，0.05％とされる．緑内障における濾過手術後早期眼内炎発症頻度は約0.1％，晩期感染症は，マイトマイシンC併用では1.6〜3.1％とされる．感染が濾過胞や前房内にとどまる際は濾過胞炎，硝子体に波及した際は眼内炎と呼ぶ．硝子体手術においては0.02〜0.05％と，白内障手術単独よりも低い値の報告が多い．また，ほとんどが3日以内の早期に発症するのも特徴である．

　いずれも糖尿病での発症頻度が高いとする報告が多い．

起炎菌：結膜嚢常在菌であるcoagulase-negative Staphylococci（CNS）が最も多く，黄色ブドウ球菌やレンサ球菌がこれに次ぐ．また，白内障手術では急性発症・予後不良で知られる腸球菌の頻度が欧米に比してわが国では高い．*Propionibacterium acnes*は白内障手術においては晩発性眼内炎の起炎菌として知られるが，硝子体手術後においては早期眼内炎の起炎菌としての報告もあり，細菌に抵抗力の弱い硝子体腔内への直接侵入では，弱毒菌も早期眼内炎起炎菌となりうることにも注意が必要である．

臨床症状：視力障害，虹彩炎，前房蓄膿，前房フィブリン析出（図2），角膜浮腫，硝子体混濁，網膜血管の白鞘化，網膜滲出斑，網膜出血などの症状をみる．

治療：抗菌薬の硝子体注入・点眼・全身投与[5]，期を逸しない硝子体手術を行う．

投与例（培養・感受性結果がでるまでの期間）：バンコマイシン1mg/0.1mL＋セフタジジム（モダシン®）2mg/0.1mL硝子体注射．

ニューキノロン系＋セフメノキシム（ベストロン®）点眼1時間ごと交互．

カルバペネム系（チエナム®）0.5g　点滴静注　1日2回．

（喜多美穂里）

クリニカル・クエスチョン

真菌性眼内炎の特徴を教えてください

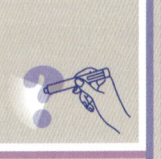

Answer 経中心静脈高カロリー輸液（intravenous hyperalimentation；IVH）や免疫抑制状態などの背景に，後極部を中心とした黄白色円形網脈絡膜滲出斑や硝子体混濁があれば，真菌性眼内炎（fungal endophthalmitis）を疑います．

病態を知る

真菌性眼内炎は，眼外傷や眼内手術創からの直達感染で起こる外因性のものと，血行性に眼内に転移して起こる内因性（転移性）のものがある．後者が大半を占める．

内因性のものは，通常，健常人で起こることはなく，IVHや静脈留置カテーテル・バルーンの留置歴，外科手術歴，悪性疾患など免疫機能低下状態などの背景をもつ例がほとんどである[*1]．原因となる真菌は80％以上がカンジダで，特に *Candida albicans* が多い．しかし，最近はその頻度の低下，*Candida glabrata*，*Candida krusei*，*Candida tropicalis* など，フルコナゾール低感受性のものの増加が報告されている．外因性のものでは，細菌との混合感染の可能性もある．

[*1] IVHの約3％，真菌血症の約35％に眼内炎が発症するといわれる．

臨床症状

内因性のものは，発熱や白血球増多，CRP（C-reactive protein）上昇といった全身症状に，飛蚊症・視力低下・充血・眼痛といった眼科所見を伴う．初期病変は網脈絡膜にあり，眼底後極部を中心に小円形の黄白色滲出斑がみられる（図1）．進行とともに硝子体に進展し，びまん性・球状の硝子体混濁，重症例では牽引性網膜剥離・線維血管膜を生じる．

診断と治療

確定診断には，カテーテル先端や血液，硝子体・前房水からの真菌の検出（培養・鏡検），血清および硝子体の真菌症の遺伝子診断によって行われるが，血液および硝子体のβ-D-グルカン上昇[*2]，各種

[*2] β-D-グルカン（ファンギテック®GテストMK）は，接合菌を除く真菌がもつ細胞壁骨格多糖成分で，測定値が病勢を反映しているため，治療効果の指標としても用いられる．感度はカンジダで約90％，特異度は70～80％といわれる．セルロース膜による血液透析患者や外科手術での大量のガーゼ使用によって偽陽性に出ることがあり，注意が必要．

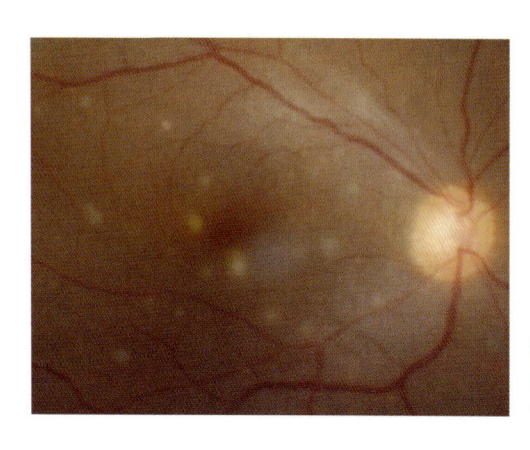

図1　真菌性眼内炎
眼底後極部を中心に小円形の黄白色滲出斑がみられる.

真菌特異的抗原陽性も診断の参考となる.
　本症の診断がつけば,あるいは疑わしいときには,抗真菌薬点滴静注を開始する.
全身投与例：ホスフルコナゾール（プロジフ®）,あるいはフルコナゾール（ジフルカン®）400mg/日.
　薬物療法が奏効しないときは,機を逸せず手術療法に移行する.全身状態が不良で硝子体手術が困難なときなどには,硝子体内注入を併用する*3.
硝子体内投与例：フルコナゾール（ジフルカン®）100μg/0.1mL.糸状菌が考えられる場合は,ボリコナゾール（ブイフェンド®）100μg/0.1mL.
　全身状態が改善してから,眼科を受診することもあるので,炎症所見を有する患者をみたら,本症の可能性を考えて,既往歴をチェックする必要がある.内因性ぶどう膜炎と勘違いして,副腎皮質ステロイドを投与すると症状の悪化を生じる.

（喜多美穂里）

[*3] プロドラッグであるホスフルコナゾール（プロジフ®）は,生体内のアルカリホスファターゼによって加水分解されてフルコナゾールに変換されるため,硝子体内注入・点眼など眼局所投与は意味をもたない.

急性緑内障発作

急性緑内障発作とは？

急性緑内障発作は，隅角が虹彩根部により閉塞し，急激な眼圧上昇を伴う病態である．相対的瞳孔ブロックが関与している症例が多い．

症状と臨床所見

急性緑内障発作眼には，急激な激しい痛みが生じる．発作は片眼性のことが多いが，5～10％の症例においては両眼同時に発症する．また視力低下，虹輪視，すりガラス状角膜浮腫，毛様充血，中等度散瞳，眼瞼浮腫，悪心，嘔吐，発汗が起こる（図1）．対光反応は消失するか，鈍い反応を示す．前房内は通常，軽度～中等度の炎症所見を認める．

急性緑内障発作は通常，眼圧が40～80 mmHgにまで上昇する．発作眼の多くの症例で相対的瞳孔ブロックが生じている．相対的瞳孔ブロックは虹彩中央部と水晶体前面が接触する際に前後房間に圧格差が生じ，後房圧が前房圧を超えることで生じる[1]．

文献は p.369 参照．

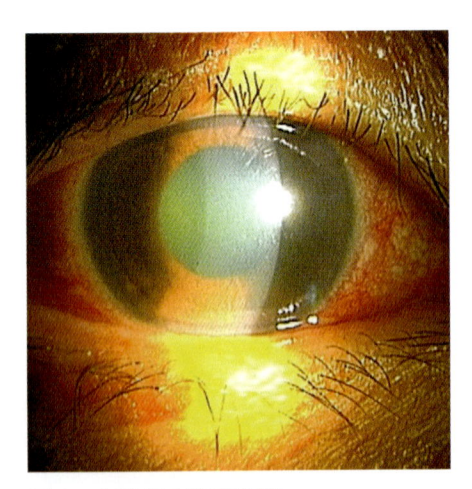

図1 急性緑内障発作眼
中等度散瞳，毛様充血，すりガラス状角膜浮腫を認める．

表1 van Herick 法

分類	AC/CT	隅角閉塞の可能性
Grade 4	角膜厚≦	なし
Grade 3	角膜厚の1/2～1/4	ほぼなし
Grade 2	角膜厚の1/4	やや可能性がある
Grade 1	＜角膜厚の1/4	可能性あり
Grade 0	虹彩と角膜内皮の接触	高い可能性あり

AC/CT：周辺前房深度/角膜厚比

図2　隅角閉塞の指標である Shaffer 分類
(Stamper RL, et al：Becker-Shaffer's Diagnosis and Therapy of the Glaucoma. St. Louis：Mosby；1999.)

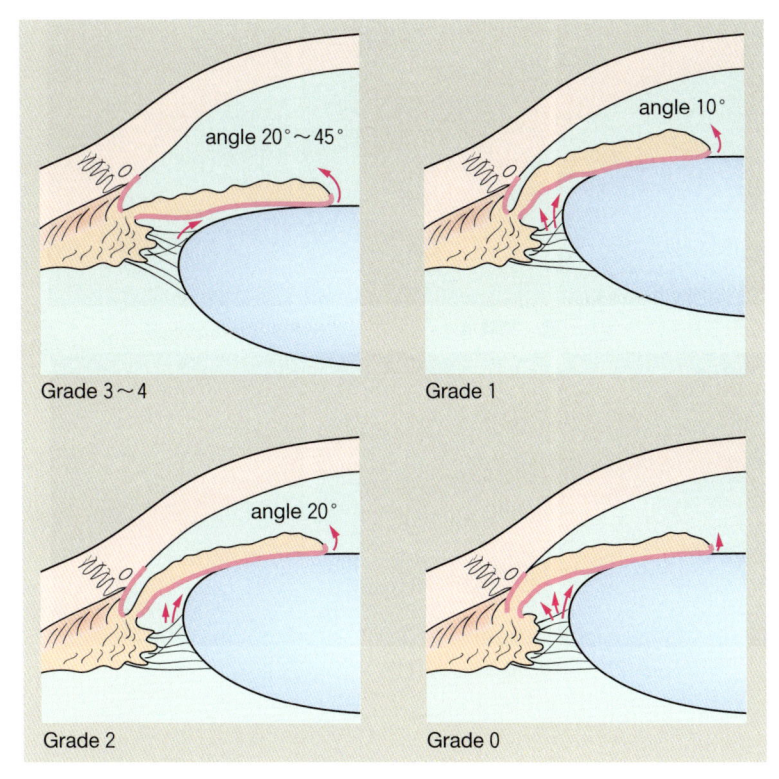

分類	臨床的意義
Grade 3〜4	隅角閉塞は生じない
Grade 2	隅角閉塞が生じうる
Grade 1	隅角閉塞がいずれ生じる
Grade 0	隅角閉塞が生じている

　眼底所見として発作の初期には，視神経乳頭は充血し浮腫状を呈する．視神経乳頭に陥凹を認めた場合は，過去に眼圧上昇の既往があることを意味し，慢性閉塞隅角緑内障へ移行していると考えるべきである．

スクリーニングと診断

　細隙灯顕微鏡による van Herick 法（**表1**）は，非侵襲的で簡便に狭隅角・閉塞隅角のスクリーニングを行うことができる．スリット光を細くして中心から耳側に 60°傾けて観察する．周辺前房深度/角膜厚比（AC/CT 比）が 1/4 未満で閉塞隅角を疑う．

　確定的な診断には隅角鏡を用いた検査が必要で，閉塞の有無と範囲を確認する．Shaffer 分類 Grade 0〜2（**図2**）[2] は，隅角閉塞をきたす可能性がある．そのほかに隅角閉塞の有無と部位を確認する検査方法として，UBM 検査，前眼部 OCT 検査（**図3**）がある．

　近年，原発閉塞隅角緑内障（primary angle-closure glaucoma；PACG）の診断基準が変わり，原発閉塞隅角緑内障を緑内障視神経

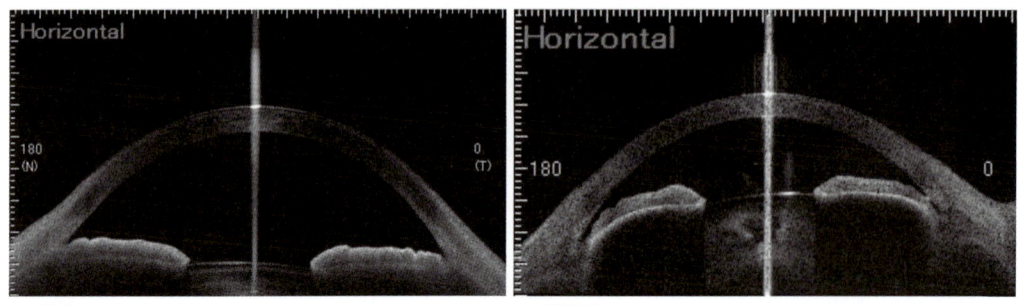

a. 健常
b. 狭隅角
c. プラトー虹彩 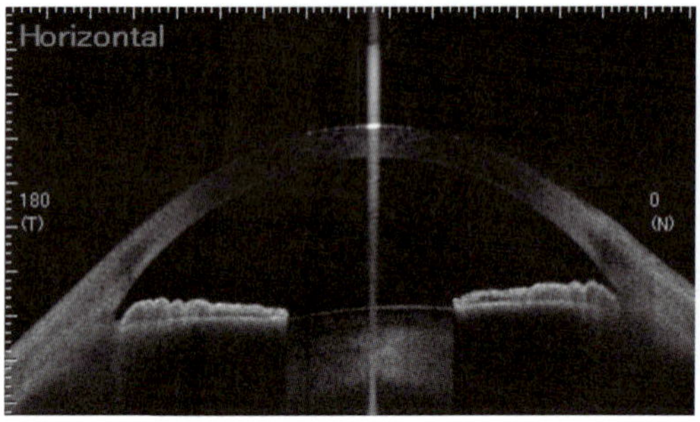
d. 急性緑内障発作 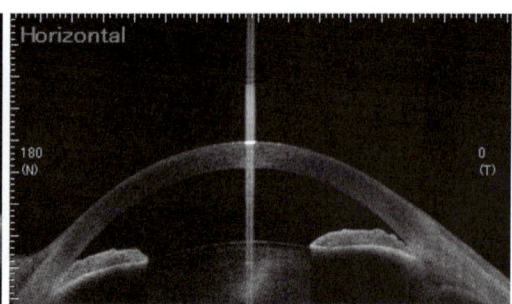

図3 前眼部 OCT の写真

表2 PAC の診断基準（ISGEO 分類）

分類	特徴	治療
PACS	狭隅角で PAS，眼圧上昇がみられない	経過観察
PAC	狭隅角で PAS か眼圧上昇またはその両方がみられる	LI か水晶体再建術，隅角癒着解離術など
PACG	PAC に緑内障性視神経症を伴ったもの	PAC と同様

ISGEO：International Society of Geographical and Epidemiological Ophthalmology
PACS：primary angle-closure suspect（原発閉塞隅角疑い）
PAC：primary angle-closure（原発閉塞隅角）
PACG：primary angle-closure glaucoma（原発閉塞隅角緑内障）
PAS：peripheral anterior synechia（周辺虹彩前癒着）
LI：laser iridotomy（レーザー虹彩切開術）

症のある症例に限定して定義し，新たに原発閉塞隅角（primary angle-closure；PAC），原発閉塞隅角疑い（primary angle-closure suspect；PACS）という分類が付け加えられた．その診断基準と治療介入について示す（**表2**）．

治療

放置すると失明の危険性が高く，素早い対応が必要．できるかぎ

り早期に介入することで，ダメージを受けた視力・視野は回復することもある．

1. 縮瞳薬として2％ピロカルピンを10～15分おきに点眼する．
2. 高浸透圧薬は20％D-マンニトールを約1～2g/kg，45～60分ほどで静注するか，10％グリセロールを同様に静注する．また，前房内の炎症軽減にはリンデロン®点眼液を処方する．
3. 角膜の透明性が改善した後，レーザー虹彩切開術を行い，瞳孔ブロックの解除を図る．第一段階の設定として200～500μm，100～200mW，0.2～1.0秒で4～5発を虹彩に照射して穿孔予定部位を進展させる．第二段階として50μm，800～1,000mW，0.02～0.05秒，数十発で虹彩を穿孔可能なまで薄くさせ，第三段階でNd：YAGレーザーを用い，3.0～6.0mJ/発，3～4発で穿孔させる．

また，隅角閉塞の治療法として白内障手術の有用性が近年報告されている[3]．白内障手術は水晶体容積がとり除かれることで相対的瞳孔ブロックが解消され，また毛様体突起の後方回旋が生じることにより，プラトー症候群にもある程度の解消作用があると考えられている．

（有村尚悟，稲谷　大）

クリニカル・クエスチョン

血管新生緑内障の治療を教えてください

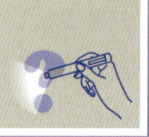

Answer まず，網膜虚血病変に対する治療として，汎網膜光凝固をできるだけ密に行います．眼圧下降が不十分であれば薬物治療，線維柱帯切除術，毛様体破壊術の順に行います．

原因疾患と病態

血管新生緑内障（neovascular glaucoma；NVG）の発症には，網膜虚血が大きく関わっており，三大原因疾患として増殖糖尿病網膜症，網膜中心静脈閉塞症，眼虚血症候群が挙げられる．血管内皮増殖因子（vascular endothelial growth factor；VEGF）は網膜の虚血病変から産生され，前眼部に拡散することによって，隅角線維柱帯組織で血管新生を引き起こし，隅角表面が線維膜で覆われたり周辺虹彩前癒着が形成されたりして，房水流出抵抗が増大し，眼圧が上昇する．

治療（1）汎網膜光凝固術

NVGの治療を考えるうえでは，その予防および進行阻止という点において網膜虚血病変に対する治療がまず必要である．汎網膜光凝固術を第一選択とし，可能な限り密なレーザー凝固を行う．硝子体出血があり，眼底の透見ができない場合には，硝子体手術を行い，眼内レーザーによって汎網膜光凝固術を完成させる．

治療（2）薬物治療

汎網膜光凝固術を行っても眼圧下降が不十分であれば，薬物治療を行う．著しい高眼圧で角膜浮腫が強い場合には，高浸透圧薬を点滴し，眼圧を一時的に下げると，角膜の透明性が改善し，汎網膜光凝固術を行いやすい．

治療（3）観血治療

汎網膜光凝固術を完成させ，薬物治療で眼圧下降を行っても，高眼圧が持続する場合には，観血治療を選択する．マイトマイシンC

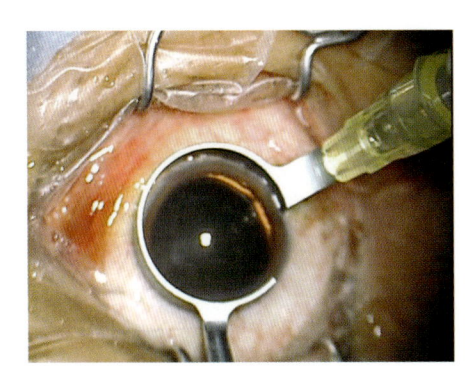

図1 ベバシズマブの硝子体内投与
ガイドを用いることで,安全に施行できる.

を併用した線維柱帯切除術(trabeculectomy)を施行するのが一般的であるが,虹彩や線維柱帯を切除する際に新生血管を切ってしまうので,術中に前房出血をきたし,術後に前房出血が遷延してしまう点が問題である.線維柱帯切除術の術前に,ベバシズマブを硝子体内に投与(図1)しておくと,隅角や虹彩の新生血管が退縮し,術中の前房出血を抑えることができる.しかし,ベバシズマブの効果は一過性であるため,術後数か月後に血管新生が再発する症例もある[1].血管新生緑内障に対する線維柱帯切除術の手術成績は不良であり[2],再手術が必要になる症例がある.線維柱帯切除術が不成功に終わった症例に対する治療として,バルベルト緑内障インプラントを用いたチューブシャント手術が選択される.これらの観血治療でも眼圧上昇が再発する症例に対しては,毛様体破壊術が行われる.経強膜的に,半導体レーザーで毛様体破壊術を行う方法が一般的である.

文献は p.369 参照.

(髙村佳弘,稲谷 大)

網膜中心動脈閉塞症

症状

　網膜中心動脈閉塞症（central retinal artery occlusion；CRAO）は急激な視力低下で発症する．ほとんど片眼性である．患者は起床時になどに突然に気がつくこともあるが，日中に発症すると急激な視力低下や視野障害の経過を克明に記憶していることもある．また，高齢の人では視力低下に気づかず，数日から数か月後に受診する人もいる．

原因

　網膜中心動脈の原因は塞栓またはけいれんであるといわれているが，臨床的には塞栓がほとんどである．塞栓の原因としては，内頸動脈硬化病巣の剝離，心房細動による血栓であることが多い．側頭動脈炎に合併することもある．

検査所見

　視力は，0.1以下に低下することが多い．網膜動脈分枝閉塞症の場合は，視力が良好なことが多い．対光反応は遅鈍となりrelative afferent pupillary defect（RAPD）陽性となる．網膜は後極を中心に内層の白濁を認める．中心窩では脈絡膜血流が保たれているため，中心窩が赤色に見える現象（cherry-red spot，図1a）が有名である．多発塞栓で乳頭上の動脈起始部または末梢に塞栓子がみられることがある．網膜動脈内の血流が少なくなると血流が分節状に動脈内を移動する様子を見ることができることがあり，予後不良のサインである（図1b）．フルオレセイン蛍光眼底造影では，網膜中心動脈への色素の流入遅延がみられる．通常，CRAOのフルオレセイン蛍光眼底造影では腕-眼循環時間が延長する．腕-眼循環時間は，体循環の動態や撮影器機によっても異なるが，20秒以上あれば循環遅延が推定される．また，乳頭上網膜動脈に蛍光色素が出現してから乳頭上網膜中心静脈が造影され，層流が消失するまでの網膜内循環時間も延長している．光干渉断層計（optical coherence tomography；

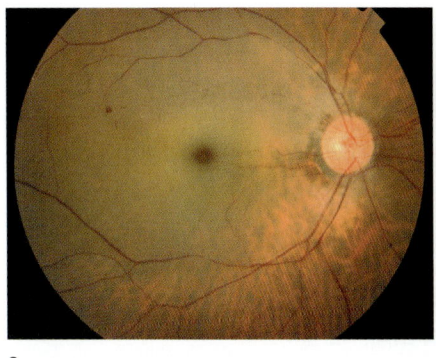

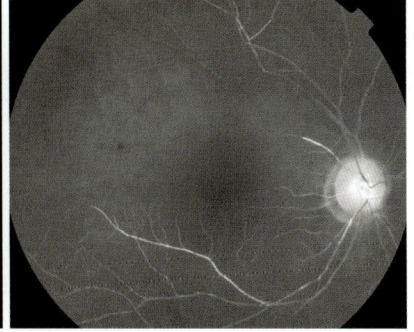

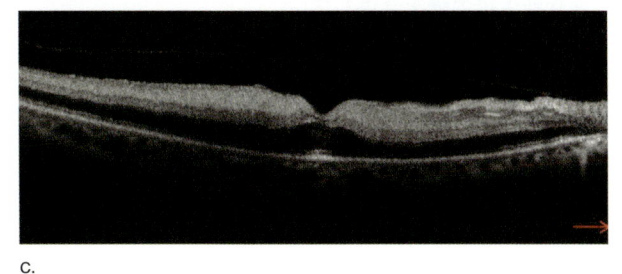

図1 網膜中心動脈閉塞症（78歳，男性）
a. 眼底所見．中心窩が赤く見える（cherry-red spot）．視力は光覚弁．
b. 蛍光眼底造影．動脈血流が分節状になっている．
c. OCT所見．網膜内層が膨化し高信号となっている．

OCT）では，外網状層から内層の網膜の信号強度が強くなる特徴的な像を呈する（**図1c**）．

治療

急性期治療および背景となった疾患の検索とその治療に分けられる．急性期では網膜血流の再開を目指す[*1]．簡便で非侵襲的なのは眼球マッサージである．そのほかに前房穿刺，ニトログリセリンなどの血管拡張薬，血栓が疑われる症例に対する血栓溶解療法などの治療方法があるが，明らかな有効性が示された治療方法はない．多くは高齢者が対象となるため，発症原因が明らかになるまでは非侵襲的な治療法を選択したほうがよい．塞栓の原因となる頸動脈硬化症，心房細動，側頭動脈炎の発見のため，頭部MRI，頸動脈エコー，心電図，CRP（C-reactive protein；C反応性蛋白）を含めた血液学的検査が必要である．CRAOの約10％に血管新生緑内障が発症するとする報告があるが，汎網膜光凝固は初期治療では一般には行われない．

[*1] 完全な網膜虚血から網膜機能をレスキューするためのゴールデンタイムは2時間といわれている．閉塞の程度により異なるが，少なくとも24時間以内の治療開始が推奨されている．

鑑別疾患

眼動脈閉塞症，虚血性視神経症，側頭動脈炎，球後腫瘍などが鑑別の対象となる．急性期を過ぎたCRAOでは網膜浮腫が消退しており，典型的なcherry-red spotはきたさないので注意を要する．

（石龍鉄樹）

クリニカル・クエスチョン
網膜中心静脈閉塞症で緊急治療が必要なものはありますか？

Answer 網膜中心静脈閉塞症（central retinal vein occlusion；CRVO）で視力低下をきたす原因として，黄斑浮腫，硝子体出血，血管新生緑内障の三つが重要です．このなかで，血管新生緑内障を合併していることがわかった場合は緊急処置が必要です．

クエスチョンの背景

網膜中心静脈閉塞症（CRVO）は，フルオレセイン蛍光眼底造影で網膜に広範囲な無灌流領域がみられる虚血型と，そうでない非虚血型に分類される[*1]．非虚血型のCRVOであれば，視力低下の原因は多くの場合が黄斑浮腫であり，これは緊急を要することはない．しかしながら，虚血型のCRVOの場合には後に網膜血管新生による硝子体出血や隅角血管新生による緑内障を起こす可能性があり，注意が必要である．なかでも，すでに隅角に血管新生がみられて眼圧が上昇しているような場合には，早急な治療が必要である．

[*1] 発症時は非虚血型であったものが途中から虚血型にコンバートするものもあり，注意が必要である．疑わしい場合は，定期的に蛍光眼底造影を行う．

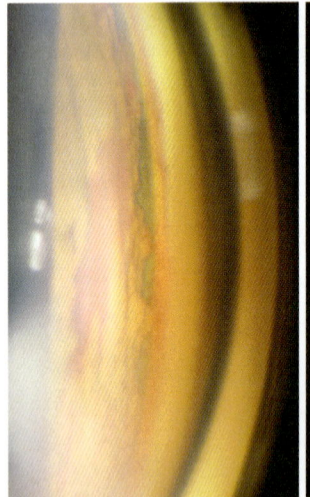

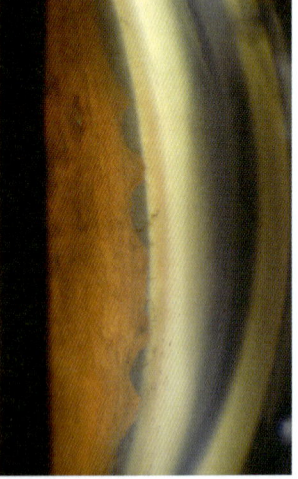

a. 注射前　　b. 注射後4日

図1　CRVOにより隅角に新生血管を生じた症例の隅角所見
aは抗VEGF薬（ベバシズマブ）注射前，bは抗VEGF薬注射後4日．注射により隅角の新生血管は退縮している．

アンサーへの鍵

　CRVO の患者がすでに血管新生緑内障を伴っていると判断された場合，まずは正確な隅角所見（血管新生の程度と隅角の閉塞範囲）を把握する．汎網膜光凝固（panretinal photocoagulation；PRP）が行われていない場合には，早急に PRP を開始する[*2]．抗 VEGF（vascular endothelial growth factor；血管内皮成長因子）薬の硝子体内注射は，早急に隅角の新生血管を退縮させる目的で効果的であり，PRP とほぼ同時に施行される[*3]．PRP を即日完成させ，その後に消毒し抗 VEGF 薬の硝子体内注射を行うこともある[*4]．

　もしも PRP が密に施行されていない場合，さらにレーザーを追加する．すでに密な PRP が行われている場合には，網膜の最周辺部に冷凍凝固を追加する場合もある．また，濃い硝子体出血を伴って PRP が施行できない場合には，抗 VEGF 薬を注射した後に硝子体手術を行い，術中に十分な PRP を追加する．

　これらの治療に抵抗して緑内障が進行してしまった場合には，線維柱帯切除術（trabeculectomy）などの緑内障手術が必要になる．

（近藤峰生）

[*2] 一度に PRP を完成させる際には，パターンスキャンレーザーが効果的である．

[*3] 現時点では，血管新生緑内障に対して使用できる抗 VEGF 薬はベバシズマブ（アバスチン®）の適応外使用である．

[*4] 先に注射を行うと，その後のレーザーで注射部位が不潔になる可能性がある．また，注射後に前房出血することもあるので，同日に行う場合には注射を後にするほうが望ましい．

網膜下出血

網膜下出血をきたす疾患

外傷以外では網膜細動脈瘤破裂，近視性新生血管黄斑症，加齢黄斑変性などの疾患で網膜下出血が生じる．また，わが国では加齢黄斑変性の病型でポリープ状脈絡膜血管症の占める割合が高く，しばしば大量の網膜下出血をきたす（図1）．

網膜下出血による網膜障害の機序

大量の網膜下出血の自然吸収は困難であり，出血が黄斑部に及べば著しく視力が低下する．視細胞の障害は網膜下出血後24時間以内に始まっており，さらに3〜14日にかけて不可逆的な網膜変性が進行する[1]．よって，黄斑部の網膜変性を防ぐためには可能な限り早期の血腫除去が望ましいと考えられる．網膜下出血において視機能が著しく障害されるメカニズムについては，血腫形成過程で生じるフィブリンによる機械的な視細胞の牽引や，赤血球に含まれるヘモグロビンの代謝物である鉄イオンの毒性などが提唱されている．最近，分子生物学的な解析から，赤血球に含まれるアデノシン三リン酸（ATP）が発症早期の視細胞の障害に関与する可能性が報告され

文献はp.369参照．

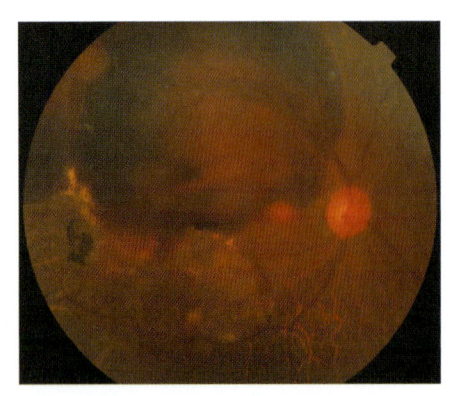

図1 ポリープ状脈絡膜血管症により大量の網膜下出血を起こした症例
黄斑部に厚い網膜下出血がみられる．

5. 外傷以外で救急処置が必要な眼疾患　343

a.　　　　　　　　　　　　　b.

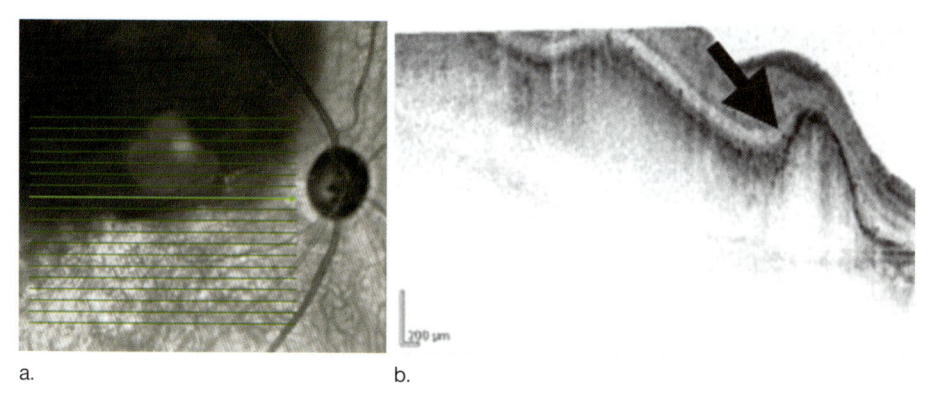

図2　図1と同症例のOCT所見
網膜下の血腫とともにポリープ状病巣が検出できる（黒矢印）．

a.　　　　　　　　　　　　　b.

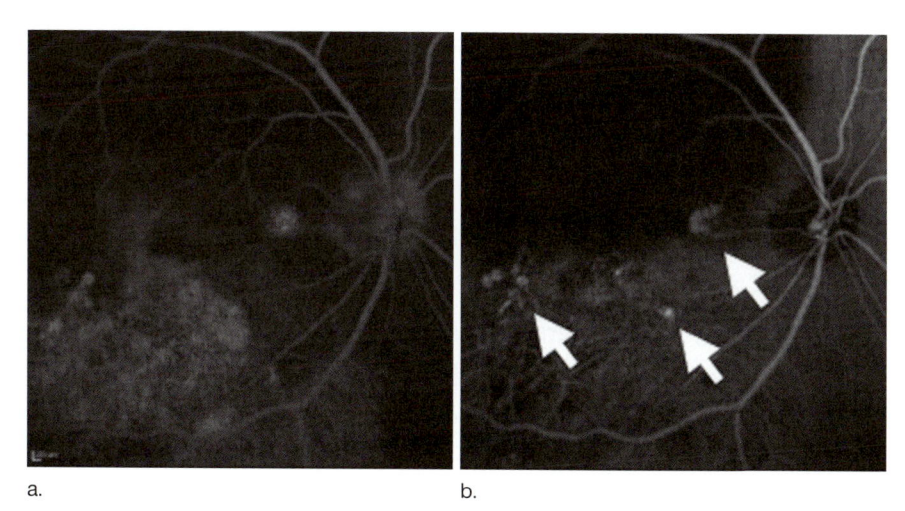

図3　図1と同症例のFA（a）とIA（b）の同時蛍光眼底造影写真
IA（b：白矢印）により，ポリープ状病巣が明瞭に描出されている．

ている[2,3]．ATPは赤血球内に豊富に含まれており，網膜下血腫の溶血とともに大量に細胞外に放出される．細胞外に放出されたATPはP2X7受容体に作用し，視細胞障害を起こすことが報告されている[*1]．

[*1] 本巻"出血が組織障害を起こすメカニズムについて教えてください"（p.207）を参照されたい．

検査，診断

　検眼鏡的に網膜下出血は暗赤色調のドーム状隆起性病変として観察される．光干渉断層計（optical coherence tomography；OCT）で出血の局在を確認することができる（**図2**）．加齢黄斑変性による網膜下出血では，脈絡膜新生血管（choroidal neovascularization；CNV）や色素上皮下出血なども観察される場合がある．網膜細動脈瘤破裂の場合は網膜下出血と同時にしばしば内境界膜下出血をきたし，検眼鏡的に区別できる．フルオレセイン蛍光眼底造影（fluorescein

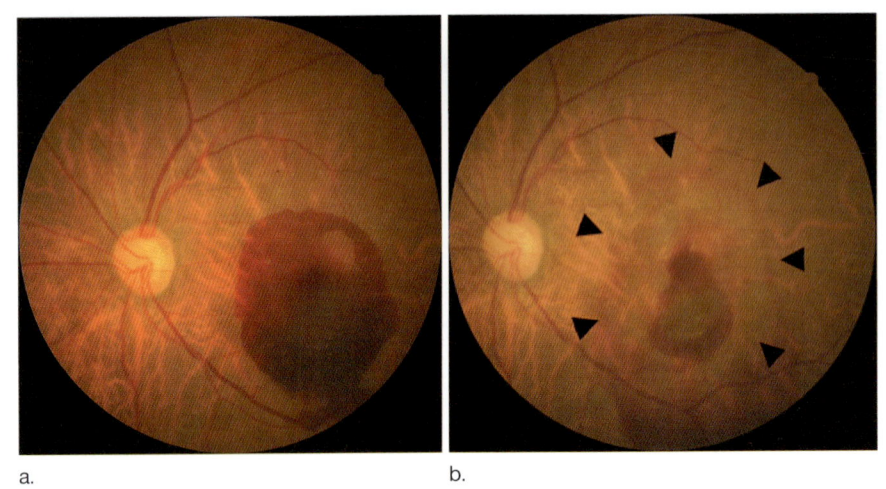

図4 加齢黄斑変性により黄斑下出血をきたし，SF₆ガスの硝子体注入を行った症例
a. 発症時には黄斑全体に網膜下出血を認める．
b. SF₆ガス注入により黄斑下血腫は下方に移動した．一部，色素上皮下出血が残存している．

angiography；FA）では，出血によるブロックで脈絡膜新生血管や網膜細動脈瘤の観察が難しくなることもあり，インドシアニングリーン蛍光眼底造影（indocyaninegreen angiography；IA）が有用となる（図3）．穿破性の硝子体出血を伴う場合は，眼底透見が不良となり診断が困難となる．

外科的治療の適応

発症から約2週間以内の比較的新鮮な出血，黄斑部を含む厚い出血，発症前の視力が良好な症例では，外科的な網膜下血腫移動・除去術を検討する．ただし加齢黄斑変性では，網膜細動脈瘤破裂などと比べ血腫除去を行っても，元来のRPE（retinal pigment epithelium；網膜色素上皮）障害やCNVの存在により長期的な視力予後は不良となる傾向がある．

外科的治療の選択肢

古典的な外科的網膜下血腫除去術は，侵襲が大きく治療成績は不良であった．1990年代初頭に組織プラスミノーゲン活性化因子（tissue plasminogen activator；t-PA）による血栓溶解を利用した網膜下血腫除去法が報告され[4]，血腫の除去に伴う視細胞の機械的損傷が低減される可能性が示された．さらにC₃F₈やSF₆などの膨張性ガスを用いた血腫移動術が報告され，外科的な侵襲を抑えて血腫の除

去・移動ができるようになった（図4)[5]．現在でも膨張性ガスまたは空気注入による血腫移動術はよく選択されるが，同時に硝子体切除を行うか，t-PAを硝子体注射あるいは網膜下注入で併用するか，など多くの選択肢がある．t-PAは健常網膜の透過性は乏しいことが知られており[6]，大きな網膜下血腫では硝子体切除後にt-PA網膜下注入を行い，ガス液置換を併施する方法が効果的であるとの報告がある[7]．一方でt-PAの網膜毒性を指摘する報告もあり[8]，膨張性ガス注入による黄斑下血腫移動術単独でも良好な結果を得られる症例も存在する[9]．どの手法が優れるか大規模なスタディによる明確なエビデンスはなく，個々の症例で治療法を慎重に検討する必要がある．

　加齢黄斑変性による黄斑下血腫の場合，硝子体手術や膨張性ガス注入で血腫を除去できても高率に再出血を起こす危険性があるため，CNVに対する長期的管理を十分に行わなければならない．最近では，加齢黄斑変性による黄斑下出血の症例に対し，これらの血腫除去・移動術と同時に血管内皮増殖因子（vascular endothelial growth factor；VEGF）阻害薬の投与を行い，出血原因となった新生血管の抑制を行う治療も試みられている[10]．

　加齢黄斑変性の治療において抗VEGF治療は欠かせないものとなったが，その有効性を示した大規模なスタディで大きな黄斑下出血を含む症例は除外されている．また，血腫移動術により良好な結果が得られる症例も確かに存在するが，外科的な治療においても大規模なスタディによる明確なエビデンスはないのが現状である．このように網膜下出血が予後不良因子であることの背景には，外科的侵襲なしに血腫を完全に除去することが難しいことと，視細胞障害による網膜変性を防ぐことができないことがあると考えられ，網膜変性の抑制を目的とした新たな治療法の模索が必要と考えられる．

　前述のように，網膜下出血の視細胞障害には細胞外ATPとP2X7受容体が関与している可能性がある[2]．硝子体手術の手術補助剤として用いられるBrilliant Blue G（BBG）は内境界膜染色作用だけでなくP2X7受容体の阻害作用をもつことが知られている．BBGの投与によって視細胞死を抑制できる可能性があり[3]，網膜神経保護を目的とした薬剤としての新たな応用も期待されている．

カコモン読解 第20回 臨床実地問題18

61歳の男性．右眼の急激な視力低下と変視とを自覚して来院した．視力は右0.3（矯正不能），左1.2（矯正不能）．右眼眼底写真と蛍光眼底造影写真とを図A，Bに示す．適切な処置はどれか．

a 経過観察
b プロスタグランジン関連薬内服
c レーザー光凝固
d 放射線療法
e 光線力学療法

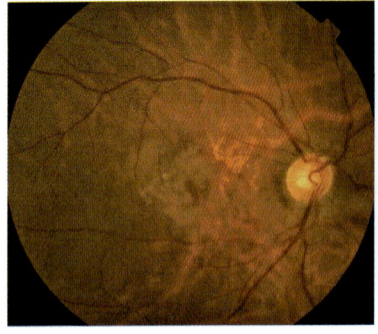

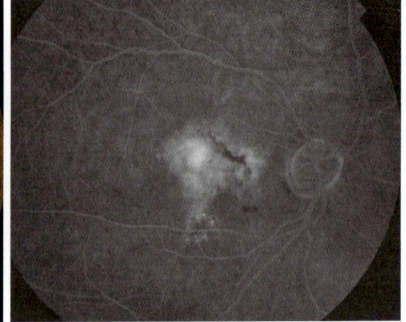

図A　図B

解説　眼底写真では黄斑部に黄白色病変を認め，図A，Bから判別しにくいが，黄斑やや耳側には一部ドルーゼン様の所見がある．蛍光眼底造影写真からは旺盛なleakを認め，classic CNVである．明らかなポリープ状病巣は認めず，診断は典型AMD[*2]で比較的新鮮な症例と思われる．出題当時の解答はeの光線力学療法であったが，現在は『加齢黄斑変性の治療指針』[11)]が示すとおり，抗VEGF薬が第一選択となる．

抗VEGF薬として保険適応となっている薬剤には，VEGF-Aのすべてのアイソフォームを阻害できる，抗VEGF中和抗体のFab断片であるラニビズマブ（ルセンティス®），$VEGF_{165}$に対するアプタマーであるペガプタニブナトリウム（マクジェン®），VEGF受容体の一部をIgGのFc部分と融合させた，遺伝子組み換え融合蛋白であるアフリベルセプト（アイリーア®）の三剤がある．アフリベルセプト（アイリーア®）は2012年11月に承認された現在最も新しい抗VEGF薬で，VEGF-AのほかVEGF-B，PlGF（placental growth factor；胎盤増殖因子）など，幅広いVEGFファミリーに強力な阻害作用をもつ．また，ラニビズマブと比べて分子量が大きいため眼内滞留時間が長く，作用持続性に優れるという特徴をもつ．

[*2] AMD
age-related macular degeneration（加齢黄斑変性）

模範解答　e

（納富昭司，久冨智朗）

裂孔原性網膜剥離

網膜剥離に早急な処置が必要な理由

　網膜剥離とは，網膜色素上皮細胞層と感覚網膜が分離することをいう．網膜剥離には，網膜裂孔ができて網膜剥離になる裂孔原性網膜剥離と網膜裂孔を伴わない非裂孔原性網膜剥離がある．非裂孔原性網膜剥離は，Vogt-小柳-原田病に代表されるぶどう膜炎などで生じる．ここでは裂孔原性網膜剥離について述べる．

　網膜剥離では，感覚網膜と網膜色素上皮細胞が分離するため，感覚網膜の外層にある視細胞は外節が再生できなくなり，光に対する感受性が低下する．そのため網膜剥離になった部分は，視野欠損として自覚される．網膜剥離になると網膜外層に萎縮が始まる[1]．特に網膜のなかでも視細胞が集中して酸素需要が高い黄斑部が剥離すると網膜の外層の萎縮が早急に起こり，治療によって網膜を復位させたとしても変視症や視力障害が生じる．そこで網膜剥離の治療のポイントとしては黄斑部に及ばないうちに治療を行うこと，黄斑部に及んでいれば早急に治療を行うことである．したがって，裂孔原性網膜剥離は救急処置が必要な眼疾患である．一方で，黄斑部剥離となって長期に経過している場合には，早急に手術を行っても治療成績に差がない．

文献は p.370 参照．

網膜剥離の治療法

　Gonin は網膜剥離の治療は網膜裂孔を閉鎖することであると述べ，それまで治療できなかった網膜剥離への治療が始まった[2]．後に硝子体牽引を減少させる強膜バックリングが開発されてから網膜復位術は飛躍的に向上した[3]．強膜バックリングでは，治療成績が不良であった増殖硝子体網膜症への硝子体手術の開発や，近年では深部裂孔や上方の胞状網膜剥離に対する硝子体手術が適応拡大されている．

　網膜剥離が好発する年齢分布には二峰性があることが知られている[4,5]．一つ目のピークは 20～30 歳代であり，近視眼に網膜格子状

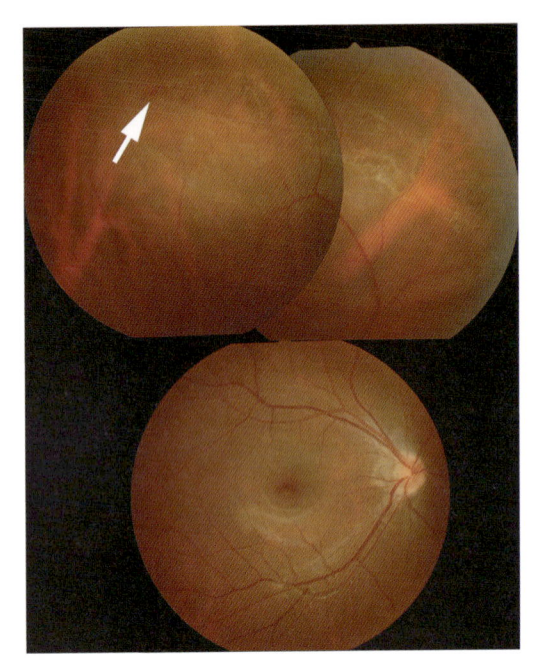

図1 黄斑部を含んでいない網膜剥離症例の眼底パノラマ写真
上方の網膜格子状変性巣内の萎縮円孔（矢印）によって限局性の網膜剥離がある．一般的に進行は緩徐ではある．局所バックルで治療を行う．

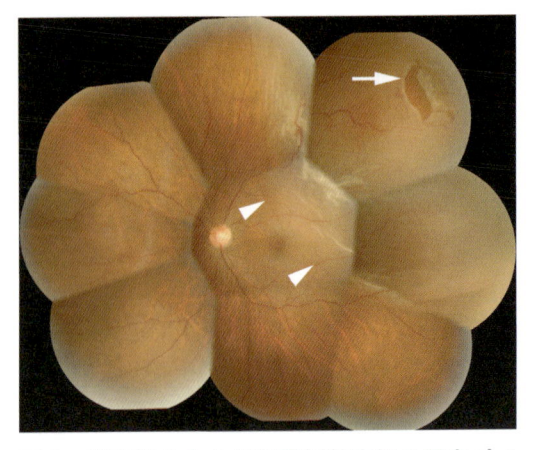

図2 黄斑部を含んだ網膜剥離症例の眼底パノラマ写真
網膜格子状変性の後方に後部硝子体剥離に伴う弁状裂孔（矢印）が生じている．網膜剥離（矢頭）は黄斑部にかかっており，早急な手術が望まれる．局所バックルか硝子体手術でもよい．

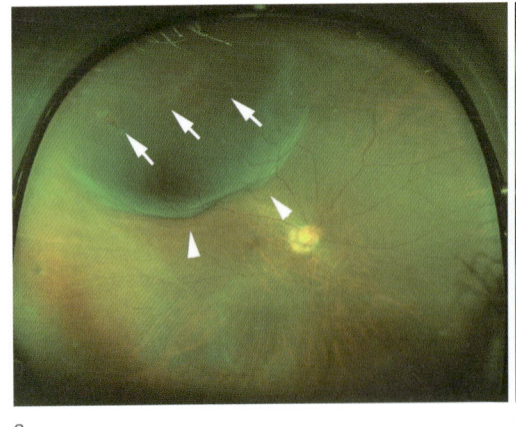

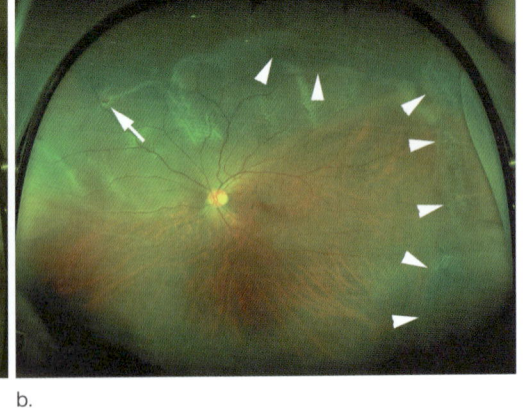

図3 黄斑部を含んでいない網膜剥離症例の Optos 眼底像
a. 耳側上方にある弁状裂孔（矢印）で後極血管アーケード内に及んだ網膜剥離（矢頭）が生じている．耳側に別の弁状裂孔もある．黄斑部に及ぶ前に早急な手術が必要である．
b. 鼻側上方にある弁状裂孔（矢印）による網膜剥離で耳側にも網膜格子状変性（矢頭）が多発している．網膜剥離は視神経乳頭で止まっているが，黄斑部に及ぶ前に早急な手術が必要である．耳側の格子状変性も光凝固か冷凍凝固を行う．硝子体手術か強膜バックリングによる輪状締結が好ましい．

変性に伴う萎縮性円孔によって網膜剥離が生じる（図1）．二つ目のピークは 50〜60 歳代で，後部硝子体剥離に伴う弁状裂孔よって生じる（図2, 3）．格子状変性の境界では，網膜と硝子体が垂直方向に

癒着している．その周囲に起こる硝子体の液化で萎縮性円孔に接線方向で硝子体牽引が起こって網膜剝離が生じる．萎縮性円孔による網膜剝離には，強膜バックリングで治療を行う．萎縮性円孔の周囲にジアテルミー凝固や冷凍凝固を行い，強膜バックルを設置する．バックルは眼球を一周してバックルを設置する輪状締結と部分的に設置する局所バックルがある．局所バックルには，円周方向に設置する場合と眼球に対して子午線方向に設置する子午線バックル（ラジアルバックル）がある．子午線バックルは網膜裂孔の前方の牽引を減弱するのに優れており，主に単発の弁状裂孔に対して用いられる．円周方向に弁状裂孔が並んでいる場合には設置することが難しいため，円周方向のバックルが選択される．後部硝子体剝離に伴う網膜剝離の場合は，強膜バックリングか硝子体手術を選択する．網膜裂孔の位置や配列によって強膜バックルの種類を選択するが，硝子体手術は網膜裂孔の位置による制約がない．しかし，硝子体を切除することで網膜が再剝離した際には増殖硝子体網膜症になりやすい．また，硝子体を切除すると核白内障が進行することが知られており，白内障手術が必要になるというデメリットもある．そこで，症例によってどちらが最終的にはメリットが大きいかで術式を選択する．

（井上　真）

眼窩蜂巣炎

さまざまな原因疾患

急性涙嚢炎，急性涙腺炎，副鼻腔炎（副鼻腔膿瘍），結膜炎や眼瞼炎（麦粒腫）などの細菌性炎症が眼窩結合組織に波及した場合がある．また，外傷によって異物が眼窩に入って起こる炎症もある．高齢者では急性涙嚢炎の背後に涙嚢悪性腫瘍が潜んでいることもある．急性涙腺炎の原因がサルコイドーシスによる炎症，梅毒や結核のような感染であることもある．小児や高齢者では，原因がはっきりせず眼窩蜂巣炎をきたすことも多い．

原因として腫瘍も疑うべき：眼窩腫瘍の急速な拡大が，眼窩の急性炎症のように見えることがある．小児では，横紋筋肉腫や白血病の眼窩浸潤，成人では，悪性リンパ腫（図1）や癌転移の可能性もあることを念頭に置いて，検査を進める．

急性化膿性炎症の判定

細菌性炎症の場合，早急な抗菌薬投与が必要となる（図2）．画像診断がすぐに行えない場合には，先に抗菌薬投与を始める．涙嚢部が発赤腫脹していれば，涙嚢の急性化膿性炎症である．異物が入っ

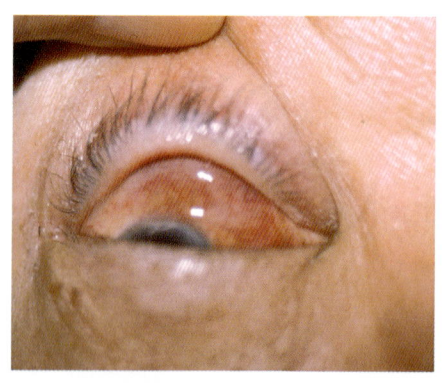

図1　全身悪性リンパ腫（びまん性大細胞B細胞リンパ腫）の右側眼窩浸潤による右眼球結膜腫脹
急速に拡大し，急性炎症と紛らわしい．

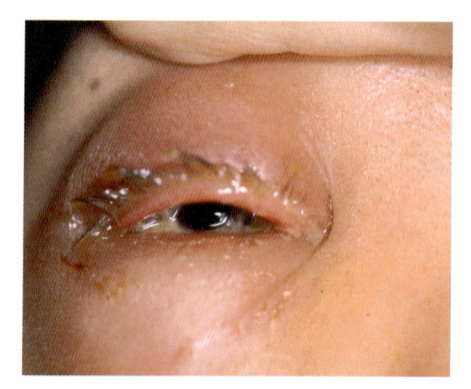

図2　眼窩蜂巣炎による右眼瞼と結膜の腫脹
34歳，女性．結膜嚢培養では淋菌が検出された．

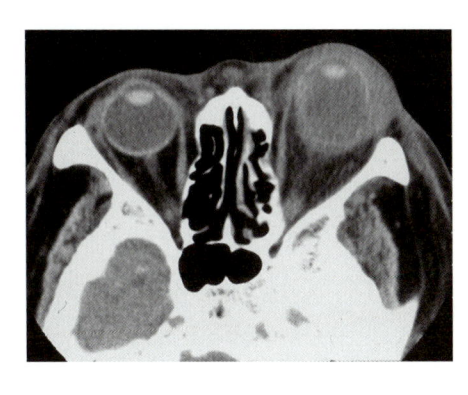

図3 眼窩蜂巣炎のCT
85歳，女性．左眼球の周囲の軟部組織腫脹．もともと左眼のみ強度近視．

た既往があれば異物による化膿性炎症である．副鼻腔炎の既往があれば，副鼻腔膿瘍の眼窩への波及も考えられるので，耳鼻科に紹介する．

症状，所見

眼瞼の発赤腫脹と疼痛，眼瞼下垂，眼球突出，眼球偏位，複視，眼球運動制限，球結膜の充血や浮腫がある．眼窩縁，眼瞼，眼球のまわりを触診し，腫瘤を触知しないかどうか確認する．また，顎下，耳下リンパ節を触知するかどうかも確かめる．腫瘤を触知した場合，腫瘤の硬さ（弾性硬，弾性軟），境界が明瞭か不明瞭か，腫瘤の可動性があるかどうか，まわりの組織，たとえば眼窩縁の骨や皮膚と癒着していないかどうかを確認する．どの部位の腫脹が強いかをみる．眼瞼か，涙嚢部か，涙腺部か，あるいは眼窩全体に腫脹がみられるかを観察する．全身的には，発熱がないかどうか，また，ほかの基礎疾患がないかどうかを聞く．

検査

画像診断：画像診断としてはX線CT，核磁気共鳴画像（magnetic resonance imaging；MRI）を行う．緊急CTのほうが，短時間で撮れるのでよい．腫瘤がないかどうか，もし腫瘤があれば腫瘤内が均質かどうか，腫瘤とまわりの組織，たとえば外眼筋，眼球，視神経，眼窩骨壁との位置関係をよく確認する．こうした情報は，手術や穿刺を行う際に必要である．一方，眼窩のまわりの組織，副鼻腔（前頭洞，篩骨洞，上顎洞）や頭蓋内に異常がないかも確認する（図3）．
全身検査：白血球数，白血球分画，赤血球沈降速度，CRP（C-reactive protein；C反応性蛋白）値などの血液検査を行い，全身の炎症所見をみる．好酸球増多や梅毒反応が陽性かどうかもみる．胸部単純X

表1　眼窩蜂巣炎への抗菌薬全身投与の処方例

下記の内服か点滴のいずれかを処方する．高齢者や腎機能低下者では，1日量を半分にする．小児では，体重から計算する．

点眼　ベガモックス®　　1日4～8回
内服　クラビット®　　　500mg 1日1回　5日
点滴　カルベニン®　　　1g×2　3日

線写真にて結核やサルコイドーシスの所見はないかをみる．

原因菌の同定：たとえば，涙嚢部が主に腫脹しており，急性涙嚢炎が考えられる場合，麦粒腫の眼窩への波及が考えられる場合，抗菌薬の投与に先だって結膜嚢液を培養しておく（**図2**）．菌が同定でき抗菌薬に対する感受性がわかれば，初期投与の抗菌薬が効かなかった場合に薬の種類を変更する目安になる．

当面の治療

急性化膿性炎症の場合，まず抗菌薬を全身投与する（**表1**）．それからCT，MRIを行い，急性炎症の背後に潜んでいる病変を探す．画像上，明らかな占拠病変がある場合は，手術による完全摘出あるいは生検を考える．

抗菌薬を全身投与し，それに反応して炎症が治まれば問題はない．しかし，なお炎症所見が続く場合には，原因を探るべく，生検による病理診断に踏み切る．

眼窩内圧が上昇している場合，皮膚から膿瘍を穿刺して，注射器で膿を吸い出し，眼窩内圧を下げる選択もある．

後日の治療

もともと鼻涙管閉塞があり涙嚢感染を繰り返す場合，涙嚢摘出や涙嚢鼻腔吻合術を行う．眼瞼外傷の既往があり，異物が原因と考えられるときには，肉芽腫を摘出する．悪性リンパ腫や炎症性偽腫瘍が考えられるときには，腫瘍の生検を行い，ヘマトキシリン・エオジン染色，免疫染色を行って，診断を確定する．

（松尾俊彦）

視神経炎

診断の進めかた

突然の視力低下，相対的瞳孔求心路障害（RAPD）が陽性，限界フリッカ値の低下があれば視神経疾患を疑う．視神経炎（optic atrophy）の鑑別に必要な検査を**表1**に示す．

視神経炎は視神経の炎症性病変であり，非炎症性の変化（虚血性，中毒性，遺伝性，圧迫性，外傷性）による視神経症との鑑別が必要となる．視神経疾患では視神経乳頭所見が重要であるが，検鏡的に異常があっても視神経乳頭所見だけでは診断は困難であり，また，視神経乳頭所見が正常の視神経疾患も存在する．よって，視神経乳頭所見のほかに問診による発症経過や視野所見，および MRI（magnetic resonance imaging），および採血結果から総合的に診断していく必要がある．

診断に必要な検査

問診：視神経炎の鑑別診断には問診が重要である．医師側から視神経疾患の鑑別に必要な項目（表2）について問診していく．また，ウイルスや細菌，真菌感染による視神経炎の鑑別のために，発症前の発熱など感冒の有無や予防接種受診歴を，多発性硬化症の鑑別のために全身的な自覚症状がないか，また既往歴を確認しておく．

相対的瞳孔求心路障害(relative afferent pupillary defect；RAPD)：視神経炎では必ず RAPD 陽性となる．散瞳前に必ず RAPD の有無を

表1 視神経炎の鑑別に必要な検査

問診：発症経過（急性もしくは亜急性の経過）や眼痛の有無
相対的瞳孔求心路障害（RAPD）の有無
限界フリッカ値
視神経所見
頭部 MRI
視野所見
採血

RAPD：relative afferent pupillary defect

表2 視神経炎鑑別のための問診事項

発症経過	虚血性視神経症の場合は卒中型の発症だが，視神経炎では急性または亜急性の経過をたどる．
痛みの有無	視神経炎では眼痛や眼球運動痛が半数以上にあるが，視神経症では無痛である．
視野欠損の状態	中心がみえない，下方が見えない，全体がかすむなど初期の視野異常を確認すると，初診時視力や視野が測定できない場合などの参考になる．

確認することで，視力低下の原因が視神経疾患かその他の疾患か鑑別することができる．

限界フリッカ値：視神経疾患の抽出に有用な検査である．もし散瞳後で RAPD が確認できない場合でも，片眼性の場合は，左右差を比較すると低下しているか判断できる．

視神経所見：急性期に視神経乳頭が腫脹している場合と健常の場合がある．視神経所見より**表 3**のような疾患を鑑別しながら診断を進める．

頭部 MRI：視神経炎の診断には MRI の検査が必須となる（CT では視神経炎を診断できない）．また，視神経炎と診断するのに適した MRI の撮像で評価する必要があり，眼窩内の情報を多く含む頭部 MRI（眼窩 MRI）で水平断だけでなく，冠状断の評価が重要であり，脂肪抑制 T2 強調画像もしくは STIR 法や造影 T1 強調画像で視神経の高信号を判定する（**図 1**）[*1]．

視野所見：視神経炎では中心暗点が多いが，半盲様視野，求心性視野など実際には多彩な視野所見を呈する．視野の全体像を把握するには Goldmann 視野検査が適するが，中心付近の感度を調べるには Humphrey 視野検査が適しており，可能であれば両方の視野検査を測定し視野経過を追うと治療効果の判定に役立つ．

採血：高齢者で視神経乳頭の腫脹がある場合には，動脈炎性虚血性視神経症との鑑別が必要になるので，白血球，血沈，CRP（C-reactive protein）の炎症所見の有無を確認する．また，自己免疫性視神経炎や抗アクアポリン（aquaporin；AQP）4 抗体陽性視神経炎の鑑別のため，各種自己抗体（抗核抗体，抗 SS-A 抗体，抗 SS-B 抗体，抗サイログロブリン抗体，TPO 抗体），および抗 AQP4 抗体[*2] について測定していく．

感染が疑われる場合には，ウイルス抗体価など感染の有無をチェックしていく．

治療指針

特発性視神経炎は自然回復傾向がある疾患であり，視力低下が軽度な場合はビタミン B_{12} 製剤投与で経過観察する．視神経炎の治療については，1992 年の米国の視神経炎治療多施設トライアル（Optic Neuritis Treatment Trial；ONTT）[1,2] およびわが国の視神経炎治療多施設トライアル研究[3] の結果，ステロイドパルス治療と未投与群（偽薬もしくはビタミン剤投与）を比較すると，ステロイドパルス群

表 3　視神経疾患の鑑別

視神経が腫脹している場合
視神経炎 虚血性視神経症 うっ血乳頭 偽うっ血乳頭

視神経が腫脹していない場合
視神経炎 虚血性視神経症 Leber 病 AZOOR など網膜疾患 頭蓋内病変による視力障害 心因性視覚障害

AZOOR：acute zonal occult outer retinopathy

[*1] 視神経萎縮の場合も STIR（short-tau inversion recovery）法や脂肪抑制 T2 強調像で高信号を呈したり，視神経周囲炎様の乳頭所見を呈し，視神経炎と誤診される場合もある．造影 T1 強調画像で高信号を呈さなければ炎症性の変化ではない．また，眼球直後の視神経スライスでは高信号を呈することがあるが，連続した次のスライスで高信号がなければアーチファクトと考えてよい．

[*2] 抗 AQP4 抗体
視神経脊髄炎（neuromyelitis optica；NMO）の特異的抗体であり，多発性硬化症（multiple sclerosis；MS）のうちわが国に多い視神経脊髄型 MS と同一疾患と考えられている．通常型 MS では病態は脱髄が主体であるのに対し，NMO の病態はアストロパチーで，抗 AQP4 抗体が中枢性のアストロサイトに結合し，補体が活性化することで引き起こされる細胞障害であり，その結果，脱髄が引き起こされると考えられている．抗 AQP4 抗体陽性視神経炎は，NMO の視神経炎と考えられる．

文献は p.370 参照．

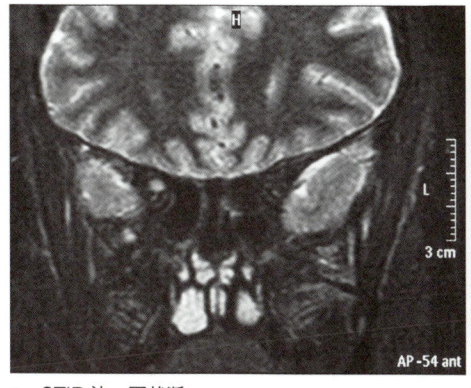

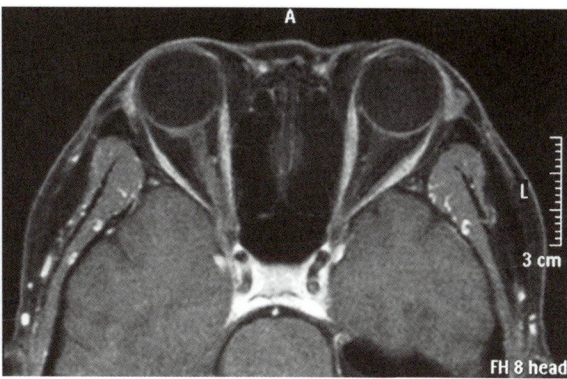

a. STIR法，冠状断．　　　　　　　　　　　b. 造影T1強調画像，水平断．

図1　右視神経炎
水平断だけでなく，冠状断を撮像し，視神経の高信号の有無を判定していく必要がある．
STIR：short-tau inversion recovery

は視力回復期間を短縮させるが，最終的な視力は未投与群と同程度であり，また，ステロイドの内服治療のみは，再発率を増加させるので投与すべきではないと報告された．一方，近年明らかにされた抗AQP4抗体陽性視神経炎は，非常に重篤な視機能障害を呈する難治性視神経炎であり，炎症による組織壊死を食い止めるために急性期にステロイドパルス療法が必須であり，十分な効果が得られない場合には血漿交換療法[4]や免疫グロブリン大量療法[5]が有効とされる．女性（9割が女性），両眼性，重篤な視機能障害，自己抗体陽性（約6割でほかの自己抗体を合併している），MRIで長い視神経炎病変を呈している場合や脳室周囲にも病変が認められる場合など，抗AQP抗体陽性視神経炎が疑われる場合には，抗AQP4抗体の採血結果を待たずにステロイドパルスを早期に導入していく必要がある．よって，表4[6]にまとめるステロイドパルス治療の適応で治療を行う．

ステロイドパルス療法は，通常ソル・メドロール® 1,000 mgの静脈投与を3日間行い，後療法としてプレドニゾロン0.5 mg/kg/日から内服を行い漸減していく．抗AQP4抗体陽性例で，ステロイドパルス治療無効例の場合は，血漿交換療法や免疫グロブリン大量療法の導入を検討していく必要がある．また，維持療法としてプレドニゾロン内服や免疫抑制薬の投与が再発予防には重要となる．

（山上明子）

表4　ステロイドパルスの適応

ステロイドパルス治療が比較的進められる場合
発症後3～4週間しても改善傾向がまったくみられない
自己抗体が証明される
両眼性の場合
重篤な視力障害（視力0.1以下）
患者が社会的理由などから早い回復を切望する
多発性硬化症の増悪期
MRIで多数の脳室周囲脱髄プラークが存在する
ステロイドパルス治療が必須
抗AQP4抗体陽性

（久保玲子ら：視神経炎に対するステロイド治療の適応と実際．眼科 2002；44：197-203より改変．）

クリニカル・クエスチョン

視神経炎と間違えやすいぶどう膜炎を教えてください

Answer ぶどう膜炎では乳頭腫脹がみられることがあり，前房混濁や硝子体混濁がなく，乳頭腫脹だけが目立つ場合は視神経炎と間違えられることがあります．特に間違えやすいのは Vogt-小柳-原田病，サルコイドーシス，猫ひっかき病などです．

Vogt-小柳-原田病

滲出性網膜剝離が目立たない乳頭浮腫型の原田病は，病初期には前房混濁がないことも多く，両眼性の視神経炎と誤診されやすい（図1）．検眼鏡的に網膜剝離がはっきりしなくても，OCT（optical coherence tomography）でわずかな網膜剝離，網膜色素上皮の波打ち，脈絡膜の肥厚がみられる[*1]．インドシアニングリーン蛍光眼底造影検査では，中期〜後期に斑状低蛍光が眼底後極に散在する．

[*1] 脈絡膜肥厚は，enhanced depth imaging-OCT で観察しやすい．

サルコイドーシス

前眼部炎症がはっきりしない場合や，乳頭腫脹が先行し，後から

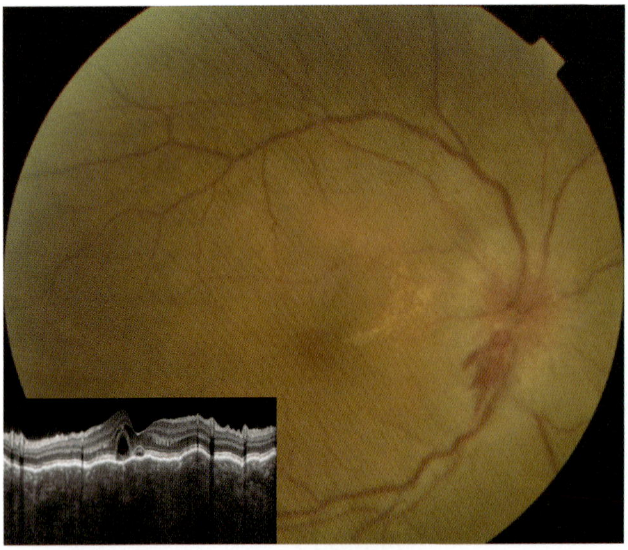

図1 Vogt-小柳-原田病（乳頭浮腫型）
乳頭が発赤腫脹し，出血もみられる．黄斑部 OCT では，網膜色素上皮が波打ち，脈絡膜が肥厚している．

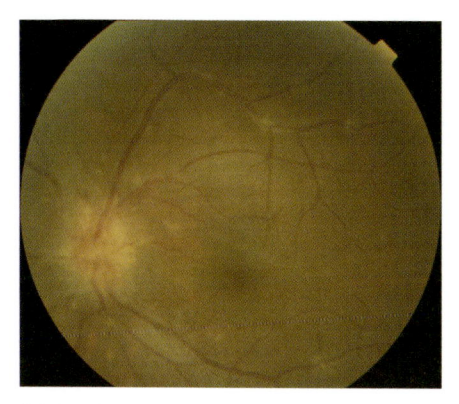

図2 サルコイドーシス
乳頭腫脹と網膜血管の白鞘がみられる．

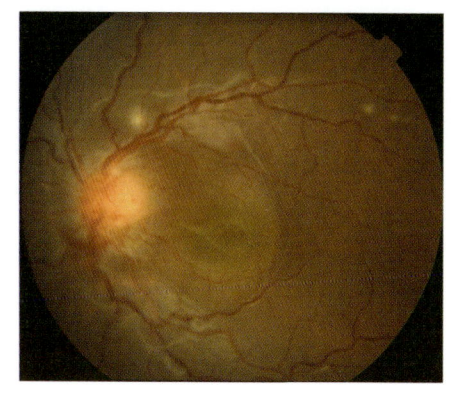

図3 猫ひっかき病
乳頭が腫脹し，黄斑部に及ぶ網膜浮腫と白斑がみられる．

ぶどう膜炎所見が出現してくる場合があり，視神経炎と誤診されることがある．乳頭腫脹は片眼性にみられることが多く，ぶどう膜炎の波及による腫脹と，視神経乳頭肉芽腫による腫脹がある（図2）．検眼鏡で網膜静脈炎の所見がはっきりしない場合でも，フルオレセイン蛍光眼底造影検査をすると網膜静脈からの漏出がみられることが多い．

猫ひっかき病

片眼の乳頭腫脹をきたし，黄斑部網膜浮腫や星芒状白斑を伴う視神経網膜炎を呈する（図3）．猫との接触歴があり，発熱やリンパ節腫脹が先行することが多い．

（中尾久美子）

文献

項目起始頁	文献番号	文献
		■ 流涙
5	1	Zoukhri D：Effect of inflammation on lacrimal gland function. Exp Eye Res 2006；82：885-898.
5	2	Belmonte C, et al：Sensory innervation of the eye. In：Levin LA, et al, editors. Adler's Physiology of the Eye. 11th ed. New York：Elsevier Saunders；2011. p.363-384.
5	3	Bartley, GB：Acquired lacrimal drainage obstruction：an etiologic classification system, case reports, and a review of the literature. Part 3. Ophthal Plast Reconstr Surg 1993；9：11-26.
5	4	坂井　譲ら：TS-1 による涙道障害の多施設研究．臨床眼科 2012；66：271-274.
5	5	弓削経一：日本眼科学会編．日本眼科全書 第15巻 涙器疾患．東京：金原出版；1960．p.78-82.
5	6	星　兵仁：流涙．眼科 1981；23：745-751.
5	7	Dagi LR, et al：Associated signs, demographic characteristics, and management of dacryocystocele in 64 infants. J AAPOS 2012；16：255-260.
5	8	MacEwen CJ, et al：Epiphora during the first year of life. Eye 1991：5；596-600.
		■ 複視
21	1	大塚賢二：眼科当直医・救急ガイド．東京：文光堂；2004．p.226-232.
21	2	遠藤高生ら：複視，眼筋麻痺の診断と治療．耳鼻咽喉科・頭頸部外科 2012；84：743-747.
21	3	森田陽子：複視（眼球運動障害），瞳孔異常．medicina 2012；49：606-609.
		■ 頭痛，悪心，嘔吐
24	1	嘉鳥信忠ら：眼窩壁骨折の画像診断．あたらしい眼科 2004；21：1603-1609.
24	2	渡辺彰英：眼窩壁骨折．あたらしい眼科 2007；24：587-593.
24	3	Murad-Kejbou S, et al：Pituitary apoplexy：evaluation, management, and prognosis. Curr Opin Ophthalmol 2009；20：456-461.
24	4	Jain R, et al：Tolosa-Hunt syndrome：MRI appearances. J Med Imaging Radiat Oncol 2008；52：447-451.
		■ 結膜下出血
37	1	アレルギー性結膜疾患診療ガイドライン（第2版）．日本眼科学会雑誌 2010；114：829-870.
		■ 眼脂
40	1	Anatomy and Physiology. In：BenEzra D, editor. Blepharitis and Conjunctivitis：Guidelines for Diagnosis and Treatment. Barcelona：Editorial Glosa；2006. p.23-32.
40	2	中川　尚ら：眼科医のための塗抹検鏡アトラス．東京：インフロント；2010.
40	3	向井　規ら：細菌性結膜炎における細菌培養と塗抹所見の関連性．あたらしい眼科 2004；21：375-377.
40	4	井上幸次ら：感染性角膜炎診療ガイドライン．日本眼科学会雑誌 2007；111：769-809.
40	5	庄司　純ら：アレルギー性結膜疾患診断における自覚症状，他覚所見および涙液総 IgE 検査キットの有用性の検討．日本眼科学会雑誌 2012；116：485-493.

文献番号：アラビア数字（1, 2, 3…）は本文中に参照位置のある文献，ローマ数字（i, ii, iii…）は項目全体についての参考文献であることを示します．

項目起始頁	文献番号	文献
40	－ 6	中川やよい，ら：アレルギー性結膜疾患に対する涙液中総 IgE のイムノクロマトグラフィ測定法の臨床的検討．臨床眼科 2006；60：951-954.
40	－ 7	岸本 寿：淋菌感染症．性感染症 診断・治療ガイドライン 2011．日本性感染症学会誌 2011；22：6-13.
		■ 角膜炎，角膜潰瘍
46	－ 1	宇野敏彦ら：重症コンタクトレンズ関連角膜感染症全国調査．日本眼科学会雑誌 2011；115：107-115.
46	－ 2	感染性角膜炎全国サーベイランス・スタディグループ：感染性角膜炎全国サーベイランス—分離菌・患者背景・治療の現況．日本眼科学会雑誌 2006；110：961-972.
46	－ 3	Inoue Y, et al：Multicenter clinical study of the herpes simplex virus immunochromatographic assay kit for the diagnosis of herpetic epithelial keratitis. Br J Ophthalmol 2013；97：1108-1112.
46	－ i	井上幸次ら：感染性角膜炎診療ガイドライン．日本眼科学会雑誌 2007；111：769-809.
		■ 眼圧上昇
51	－ i	日本緑内障学会緑内障診療ガイドライン作成委員会：緑内障診療ガイドライン第 3 版．日本眼科学会雑誌 2012；116；5-46.
51	－ ii	眼科診療プラクティス編集委員編：眼科当直医・救急ガイド．東京：文光堂；2004.
51	－ iii	必読！眼科救急外来．眼科 2009；51.
		■ 前房蓄膿
54	－ i	臼井嘉彦：Toxic anterior segment syndrome（TASS）．IOL & RS 2007；21：546-548.
		■ 白色瞳孔
60	－ 1	Reese AB, et al：Retinal dysplasia. Am J Ophthalmol 1950；33：23-32.
60	－ 2	網膜芽細胞腫全国登録委員会：網膜芽細胞腫全国登録（1975-1982）．日本眼科学会雑誌 1992；96：1433-1442.
60	－ 3	Shields CL, et al：Chemoreduction in the initial management of intraocular retinoblastoma. Arch Ophthalmol 1996；144：1330-1338.
60	－ 4	Suzuki S, et al：Selective ophthalmic arterial injection therapy for intraocular retinoblastoma：The long-term prognosis. Ophthalmology 2011；118：2081-2087.
		■ 網膜周辺部変性・裂孔
76	－ 1	Byer NE, et al：Long-term natural history of lattice degeneration of the retina. Ophthalmology 1989；96：1396-1401. discussion 1401-1402.
76	－ 2	Sasaki K, et al：Risk of retinal detachment in patients with lattice degeneration. Jpn J Ophthalmol 1998；42：308-313.
76	－ 3	松井瑞夫ら監訳：マイケルズ網膜剝離．東京：文光堂；1995.（Michels RS, et al：Retinal Detachment. St. Louis：CV Mosby；1990.）
76	－ 4	Colyear BH Jr, et al：Preventive treatment of retinal detachment by means of light coagulation. Trans Pac Coast Otoophthalmol Soc Annu Meet 1960；41：193-217.
76	－ 5	Davis MD, et al：The natural history of retinal breaks without detachment. Trans Am Ophthalmol Soc 1973；71：343-372.
76	－ 6	Shea M, et al：Retinal breaks without detachment, treated and untreated. Mod Probl Ophthalmol 1974；12：97-102.

項目起始頁	文献番号	文献
76	- 7	Kita M, et al：Photothermal, cryogenic, and diathermic effects of retinal adhesive force in vivo. Retina 1991；11：441-444.
		■うっ血乳頭，乳頭浮腫
82	- i	Burde RB, et al：Optic neuropathies. In：Burde RB, et al, editors. Clinical Decisions in Neuro-Ophthalmology. 3rd ed. St. Louis：Mosby；2002. p.27-59.
82	- ii	Pane A, et al：Swollen disc/s, normal vision. In：Pane A, et al, editors. The Neuro-Ophthalmology Survival Guide. Edinburgh：Mosby Elsevier；2007. p. 113-157.
82	- iii	Friedman DI：Papilledema. In：Miller NR, et al, editors. Walsh & Hoyt's Clinical Neuro-Ophthalmology. 6th ed. Philadelphia：Lippincott Williams & Wilkins；2005. p.237-293.
		■眼球運動障害
92	- i	Burde RD, et al：Trobe：Diplopia, Clinical Decisions in Neuro-Ophthalmology 3rd ed. St. Louis；Mosby；2002. p.158-197.
92	- ii	Pane A, et al：The Neuro-Ophthalmology Survival Guide. Mosby Elsevier；2007. p.179-257.
92	- iii	Sargent JC：Nuclear and Infranuclear Ocular Motility Disorders. In：Miller NR, et al, editors. Walsh & Hoyt's Clinical Neuro-Ophthalmology. 6th ed. Philadelphia：Lippincott Williams & Wilkins；2005. p.1041-1084.
		■眼振
98	- 1	小林泰輔ら：末梢性めまいが疑われた後下小脳動脈内側枝梗塞の2症例：Equilibrium Research 2009；68：131-137.
98	- 2	日本神経治療学会治療指針作成委員会：標準的神経治療：めまい．神経治療 2011；28：187-212.
98	- 3	Hashimoto M, et al：Superior oblique myokymia caused by vascular compression. J Neuroophthalmol 2004；24：237-239.
98	- 4	Mehta1 AR, et al：The pharmacological treatment of acquired nystagmus. Pract Neurol 2012；12：147-153.
98	- 5	Ruben ST, et al：The use of botulinum toxin for treatment of acquired nystagmus and oscillopsia. Ophthalmology 1994；101：783-787.
		■眼窩／眼窩骨折
106	- 1	鹿嶋友敬：眼窩壁骨折．眼科 2010；52：1673-1681.
106	- 2	Jonathan JD：Atlas of Clinical and Surgical Orbital Anatomy. Philadelphia；WB Saunders；1994.
106	- 3	稲富　誠：眼窩吹き抜け骨折の診断と治療．眼科 1999；41：385-391.
106	- 4	渡辺彰英：眼窩壁骨折．あたらしい眼科 2007；24：587-593.
		■眼窩／眼窩内異物
111	- 1	福島　豊ら：オトガイ下部ガラス片異物迷入の1例．CT値の測定について．日本口腔外科学会雑誌 2006；52：183-186.
111	- 2	Shelsta HN, et al：Wooden intraorbital foreign body injuries：clinical characteristics and outcomes of 23 patients. Ophthal Plast Reconstr Surg 2010；26：238-244.
111	- 3	八子恵子ら：眼窩内木片異物のCT所見．日本眼科紀要 1990；41：400-405.
111	- 4	大谷悦子ら：眼窩木片異物のCT値の経時的変化．日本眼科紀要 1991；42：1259-1262.
111	- 5	古川晶子ら：眼窩木片異物のMRI像の経時的変化．日本眼科紀要 1993；44：736-740.

項目起始頁	文献番号	文献
		■ 眼瞼／眼瞼挫傷・裂傷・欠損
117 - 1		大島浩一：眼瞼の再建. 腫瘍・外傷. 根本祐次編. 眼科診療プラクティス99 眼の形成外科. 東京：文光堂；2003. p.48-55.
117 - 2		武田啓治：眼瞼外傷. 大鹿哲郎編. 眼科プラクティス19 外眼部手術と処置. 東京：文光堂；2008. p.104-109.
117 - 3		渡辺彰英ら：眼瞼裂傷. 木下 茂編. 顕微鏡下眼形成手術. 東京：メジカルビュー社；2013. p.186-191.
		■ 眼瞼／外傷性眼瞼下垂
120 - 1		渋谷裕子ら：こんなときどうする？ 眼科の応急処置室 眼瞼裂傷, 外傷性眼瞼下垂, 涙小管断裂. 眼科ケア 2000；2：530-533.
120 - 2		河井克仁：眼外傷とその取り扱い方 眼瞼 外傷性眼瞼下垂. 眼科当直医・救急ガイド. 東京：文光堂；2004. p.68-69.
		■ 眼瞼／涙小管断裂
126 - i		永原 幸：眼瞼裂傷（涙小管断裂を伴う）. 野田実香編. 眼手術学2 眼瞼. 東京：文光堂；2013.
126 - ii		栗橋克昭：ダクリオロジー. 東京：メディカル葵出版；1998. p.112.
		■ 外傷後の眼瞼形成について，専門医に送る際の注意点を教えてください
129 - 1		河井克仁：眼外傷とその取り扱い方 眼瞼 外傷性眼瞼下垂. 眼科当直医・救急ガイド. 東京：文光堂；2004. p.68-69.
		■ 結膜／結膜異物
131 - i		藤田邦彦：人工スクラブ剤洗顔料による結膜異物. 日本の眼科 1990；61：941-942.
131 - ii		舘野静佳：眼科救急外来における結膜異物症例の統計的観察. 眼科臨床医報 1994；88：145-148.
131 - iii		松原 稔：結膜異物. 眼科診療プラクティス19 外眼部の処置と手術. 東京：文光堂；1995. p.166-169.
131 - iv		松原 稔：結膜異物の統計的研究. 眼科臨床医報 1996；90：721-726.
131 - v		園田 靖：結膜異物. 眼科当直医・救急ガイド. 東京：文光堂；2004. p.75-77.
		■ 角膜／角膜異物
137 - i		妹尾 正：外来処置の手順 角結膜異物の除去. 眼科プラクティス10 眼科外来必携. 東京：文光堂；2006. p.148-151.
137 - ii		小出良平：眼異物の除去と眼洗浄. 外科治療 2006；94（増刊）：643-647.
137 - iii		松原 稔：角結膜の手術と処置 角膜異物. 眼科プラクティス19 外眼部手術と処置. 東京：文光堂；2008. p.295-301.
137 - iv		越智順子ら：栗イガによる角膜外傷の1例. 臨床眼科 2011；65：1075-1078.
137 - v		今泉敦志ら：毛虫の毒毛針による難治性ぶどう膜炎の1例. 臨床眼科 2003；57：471-475.
137 - vi		松原 稔：角膜深層を移動する毒針毛・毛虫による眼傷害のメカニズム. あたらしい眼科 2007；24：509-512.
		■ 角膜／薬物・熱傷による角膜傷害
151 - 1		木下 茂：化学腐食, 熱傷. 真鍋禮三ら監修. 角膜疾患への外科的アプローチ. 東京：メジカルビュー社；1992. p.46-49.

項目起始頁	文献番号	文献
151	2	Sotozono C, et al：Cytokine expression in the alkali-burned cornea. Curr Eye Res 1997；16：670-676.
151	3	日野智之ら：羊膜移植の適応と効果．日本眼科学会雑誌 2012；116；374-378.
151	4	Sotozono C, et al：Visual improvement after cultivated oral mucosal epithelial transplantation. Ophthalmol 2013；120：193-200.
		■ 角膜再生治療の現状を教えてください
162	1	Pellegrini G, et al：Long-term restoration of damaged corneal surfaces with autologous cultivated corneal epithelium. Lancet 1997；349：990-993.
162	2	Nishida K, et al：Functional bioengineered corneal epithelial sheet grafts from corneal stem cells expanded ex vivo on a temperature-responsive cell culture surface. Transplantation 2004；77：379-385.
162	3	Nishida K, et al：Corneal reconstruction with tissue-engineered cell sheets composed of autologous oral mucosal epithelium. N Engl J Med 2004；351：1187-1196.
		■ 強膜／強膜破裂
164	1	May DR, et al：The epidemiology of serious eye injuries from the United States Eye Injury Registry. Graefes Arch for Clin Exp Ophthalmol 2000；238：153-157.
164	2	Kuhn F, et al：A standardized classification of ocular trauma. Ophthalmology 1996；103：240-243.
164	3	浅見　哲：開放性眼外傷(4)．臨床眼科 2008；62：1054-1059.
164	4	浅見　哲：開放性眼外傷(1)．臨床眼科 2008；62：450-455.
164	5	浅見　哲：開放性眼外傷(5)．臨床眼科 2008；62：1238-1243.
164	i	浅見　哲：眼球破裂．眼科 2006；48：1211-1218.
		■ 水晶体／外傷性白内障
170	1	谷口重雄：手術器具　カプセルエキスパンダー．IOL & RS 2004；18：82-83.
170	2	Nishimura E, et al：Capsular stabilization device to preserve lens capsule integrity during phacoemulsification with a weak zonule. J Cataract Refract Surg 2006；32：392-395.
170	3	Hara T, et al："Equator ring" for maintenance of the completely circular contour of the capsular bag equator after cataract removal. Ophthalmic Surg 1991；22：358-359.
170	4	Nagamoto T, et al：A ring to support the bag after continuous curvilinear capsulorhexis. J Cataract Refract Surg 1994；20：417-420.
170	5	小池　昇ら：豚眼を使用した外傷性白内障に対する白内障手術の条件設定の検討．IOL & RS 2000；14：411-414.
170	6	西村栄一：眼内レンズ嚢内・嚢外固定および毛様溝縫着術の適応．IOL & RS 2008；22：10-15.
		■ ぶどう膜／前房出血
178	i	矢部比呂夫ら：硝子体手術を施行した鈍的外傷による眼球破裂眼の検討．あたらしい眼科 1992；9：1787-1791.
178	ii	Walton W, et al：Management of traumatic hyphema. Surv Ophthalmol 2002；47：297-334.
178	iii	坂本英久ら：眼内レンズ挿入術後の眼球破裂に対し一期的に硝子体手術を行った2症例．臨床眼科 2003；57：49-54.
178	iv	山川良治：疾患別治療戦略と処方の実際．外傷性前房出血．眼科プラクティス 23 眼科薬物治療 A to Z．東京：文光堂；2008．p.124-125.
178	v	熊倉重人：眼球打撲（前房出血/隅角離開/虹彩断裂/眼圧異常）．眼科 2009；51：1205-1209.

項目起始頁	文献番号	文献
		■ ぶどう膜／虹彩離断，隅角離開
184	1	Ulagantheran V, et al：Hyphema due to blunt injury：a review of 118 patients. Int J Ophthalmol 2010；3：272-276.
184	2	Herschler J：Trabecular damage due to blunt anterior segment injury and its relationship to traumatic glaucoma. Trans Sect Ophthalmol Am Acad Ophthalmol Otolaryngol 1977；83：239-248.
184	3	Sihota R, et al：Early predictors of traumatic glaucoma after closed globe injury：trabecular pigmentation, widened angel recess, and higher baseline intraocular pressure. Arch Ophthalmol 2008；126：921-926.
184	4	Naumann GOH, et al：Ciliary body. In：Naumann GOH, et al, editors. Applied Pathology for Ophthalmic Microsurgeons. Berlin, Heidelberg：Splinger-Verlag；2008. p.176-216.
184	5	Takaya K, et al：Four cases of hypotony maculopathy caused by traumatic cyclodialysis and treated by vitrectomy, cryotherapy, and gas tamponade. Graefe's Arch Clin Exp Ophthalmol 2006；244：855-858.
184	6	Manners T, et al：Trabeculectomy with mitomycin C in the treatment of post-traumatic angle recession glaucoma. Br J Ophthalmol 2001；85：159-163.
		■ ぶどう膜／外傷性散瞳
189	1	Ogawa GS：The iris cerclage suture for permanent mydriasis：a running suture technique. Ophthalmic Surg Lasers 1998；29：1001-1009.
		■ ぶどう膜／脈絡膜破裂
202	1	AAO Practicing Ophthalmologists Curriculum Retina/Vitreous 2005-2007.
202	2	河野剛也：脈絡膜破裂. 眼科プラクティス 21 眼底所見を読み解く. 東京：文光堂；2008. p.384-387.
202	3	竹田宗泰：脈絡膜新生血管の臨床的研究 その2 外傷性脈絡膜破裂による脈絡膜新生血管. 日本眼科紀要 1982；33：1771-1779.
202	4	Kohno T, et al：Indocyanine green angiographic features of choroidal rupture and choroidal vascular injury after contusion injury. Am J Ophthalmol 2000；129：38-46.
202	5	Maberley AL, et al：The visual field in indirect traumatic rupture of the choroid. Can J Ophthalmol 1977；12：147-154.
202	6	本川和義ら：外傷性脈絡膜破裂の SLO Microperimetry 所見. 日本眼科紀要 1996；47：996-1000.
		■ 出血が組織障害を起こすメカニズムについて教えてください
207	1	Hochman MA, et al：Pathophysiology and management of subretinal hemorrhage. Surv Ophthalmol 1997；42：195-213.
207	2	Glatt H, et al：Experimental subretinal hemorrhage in rabbits. Am J Ophthalmol 1982；94：762-773.
207	3	Bhisitkul RB, et al：Neuroprotective effect of intravitreal triamcinolone acetonide against photoreceptor apoptosis in a rabbit model of subretinal hemorrhage. Invest Ophthalmol Vis Sci 2008；49：4071-4077.
207	4	Toth CA, et al：Fibrin directs early retinal damage after experimental subretinal hemorrhage. Arch Ophthalmol 1991；109：723-729.
207	5	Notomi S, et al：Dynamic increase in extracellular ATP accelerates photoreceptor cell apoptosis via ligation of P2RX7 in subretinal hemorrhage. PLoS ONE 2013；8：e53338.

項目起始頁	文献番号	文献
207 - 6		Notomi S, et al：Critical involvement of extracellular ATP acting on P2RX7 purinergic receptors in photoreceptor cell death. Am J Pathol 2011；179：2798-2809.
		■shaken baby syndromeについて教えてください
210 - 1		中村　肇：AHTとは．正しい理解のために．Emergency Care 2010；23：636-643.
210 - 2		中山百合ら：被虐待児症候群とその対応．仁科幸子編．専門医のための眼科診療クオリファイ9 子どもの眼と疾患．東京：中山書店；2012．p.258 261.
210 - 3		Levin AV：Retinal hemorrhage in abusive head trauma. Pediatrics 2010；126：961-970.
210 - 4		Squier W：The "shaken baby" syndrome：pathology and mechanisms. Acta Neuropathol 2011；122：519-542.
210 - 5		Kivlin JD, et al：Shakin baby syndrome. Ophthalmology 2000；107：1246-1254.
		■網膜／網膜振盪症
216 - 1		Berlin R：Zur Sogennanten Commotio Retinae. Klin Monatsbl Augenheikd 1873；1：42-78.
216 - 2		Mansour AM, et al：Histopathology of commotio retinae. Retina 1992；12：24-28.
216 - 3		Meyer CH, et al：Acute commotio retinae determined by cross-sectional optical coherence tomography. Eur J Ophthalmol 2003；13：816-818.
216 - 4		Itakura H, et al：Restored photoreceptor outer segment in commotio retinae. Ophthalmic Surg Lasers Imaging 2011；42：e29-31.
		■網膜／外傷性網膜壊死
218 - 1		Blanch RJ, et al：Neuroretinal cell death in a murine model of closed globe injury：pathological and functional characterization. Invest Ophthalmol Vis Sci 2012；53：7220-7226.
		■網膜／外傷性黄斑円孔
225 - 1		Mitamura Y, et al：Spontaneous closure of traumatic macular hole. Retina 2001；21：385-388.
225 - 2		Takahashi H, et al：Optical coherence tomography images of spontaneous macular hole closure. Am J Ophthalmol 1999；128：519-520.
225 - 3		Yamada H, et al：Spontaneous closure of traumatic macular hole. Am J Ophthalmol 2002；134：340-347.
225 - 4		Amari F, et al：Vitreous surgery for traumatic macular holes. Retina 1999；19：410-413.
225 - 5		井戸　涼ら：若年者外傷性黄斑円孔の硝子体手術．臨床眼科 2011；65：803-807.
		■網膜／外傷性低眼圧黄斑症
229 - 1		Gass JDM：Hypotony maculopathy. In：Bellow JG, et al, editors. Contemporary Ophthalmology. Baltimore：Williams & Wilkins；1972. p.343-366.
229 - 2		Chandler PA, et al：A major case of hypotony. Am J Ophthalmol 1961；52：609-618.
229 - 3		出田真二ら：外傷性低眼圧黄斑症の5例．臨床眼科 2003；57：1477-1480.
		■網膜／レーザー光による障害
233 - 1		上條由美ら：日本におけるレーザー眼外傷．眼科臨床医報 2003；97：95-100.
233 - 2		Barkana Y, et al：laser eye injuries. Surv Ophthalmol 2000；44：459-478.
233 - 3		Kitaguchi Y, et al：Imaging of titanium：sapphire laser retinal injury by adaptive optics fundus imaging and Fourier-domain optical coherence tomography. Am J Ophthalmol 2009；148：97-104.

項目起始頁	文献番号	文献
233 – 4		Sou R, et al：Optical coherence tomographic evaluation of a surgically treated traumatic macular hole secondary to Nd：YAG laser injury. Am J Ophthalmol 2003；135：537-539.
233 – 5		Ying HS, et al：Accidental Nd：YAG laser-induced choroidal neovascularization. Lasers Surg Med 2008；40：240-242.
■ 外傷性網膜病変のOCT所見について教えてください
240 – 1		Itakura H, et al：Restored photoreceptor outer segment in commotio retinae. Ophthalmic Surg Lasers Imaging 2011；42：e29-31.
240 – 2		Ahn SJ, et al：Optical coherence tomography morphologic grading of macular commotio retinae and its association with anatomic and visual outcomes. Am J Ophthalmol 2013；156：994-1001.
240 – 3		Yamada H, et al：Spontaneous closure of traumatic macular hole. Am J Ophthalmol 2002；134：340-347.
240 – 4		Yamashita T, et al：Spontaneous closure of traumatic macular hole. Am J Ophthalmol 2002；133：230-235.
240 – 5		Francis JH, et al：Photoreceptor reconstitution correlates with visual improvement after intravitreal bevacizumab treatment of choroidal neovascularization secondary to traumatic choroidal rupture. Retina 2011；31：422-424.
■ 硝子体／眼内異物
245 – 1		河井克仁：穿孔性眼外傷の診断．臨床眼科 2000；54：117-119.
245 – 2		Brinton GS, et al：Posttraumatic endophthalmitis. Arch Ophthalmol 1984；102：547-550.
245 – 3		丸尾敏夫編：眼科学．東京：文光堂；2005.
■ 硝子体／眼球鉄症
249 – 1		Yanoff M, et al：Ocular pathology. London：Mosby-Wolfe；1996.
249 – 2		村田　和ら：長期間眼内金属異物が存在した2症例．眼科臨床紀要 2012；5：1124-1128.
249 – 3		Eagling EM：Laceration and foreign bodies. In：Easty DL, et al, editors. Oxford Textbook of Ophthalmology. New York：Oxford University Press；1999. p.1289-1295.
249 – 4		Wright KW：Ocular trauma. In：Wright KW, editor. Textbook of Ophthalmology. Baltimore：Williams & Wilkins；1997. p.889-897.
249 – 5		Apple DJ, et al：Clinicopathologic Correlation of Ocular Disease：A Text and Stereoscopic Atlas. St.Louis：CV Mosby；1978. p.112.
■ 視神経／外傷性視神経症，視神経管骨折
252 – 1		Steinsapir KD, et al：Traumatic optic neuropathy：an evolving understanding. Am J Ophthalmol 2011；151：928-933.
252 – 2		Bracken MB, et al：A randomized, controlled trial of methylprednisolone or naloxone in the treatment of acute spinal-cord injury. Results of the Second National Acute Spinal Cord Injury Study. N Engl J Med 1990；322：1405-1411.
252 – 3		Mauriello JA, et al：Management of traumatic optic neuropathy - a study of 23 patients. Br J Ophthalmol 1992；76：349-352.
252 – 4		小柳　泉ら：急性頸椎頸髄損傷：ガイドラインから．脳神経外科ジャーナル 2007；16：18-25.
252 – 5		Levin LA, et al：The treatment of traumatic optic neuropathy. The International Optic Nerve Trauma Study. Ophthalmology 1999；106：1268-1277.

項目起始頁	文献番号	文献
252 - 6		Volpe NJ, et al：How should patients with indirect traumatic optic neuropathy be treated? J Neuro-Ophthalmology 2011；31：169-174.
252 - 7		柏井 聡：外傷性視神経症. 樋田哲夫ら編. 眼外傷手術と緊急処置. 東京：メジカルビュー社；2000. p.126-129.
252 - 8		Matsuzaki H, et al：Optic nerve damage in head trauma：clinical and experimental studies. Jpn J Ophthalmol 1982；26：447-461.
		■ 外傷性視神経障害のERGについて教えてください
258 - 1		Viswanathan S, et al：Smith III EL The photopic negative response of the macaque electroretinogram：reduction by experimental glaucoma. Invest Ophthalmol Vis Sci 1999；40：1124-1136.
258 - 2		Gotoh Y, et al：Selective loss of the photopic negative response in patients with optic nerve atrophy. Arch Ophthalmol 2004；122：341-346.
258 - 3		Viswanathan S, et al：The photopic negative response of the flash electroretinogram in primary open angle glaucoma. Invest Ophthalmol Vis Sci 2001；42：514-522.
258 - 4		Machida S, et al：Correlation between photopic negative response and retinal nerve fiber layer thickness and optic disc topography in glaucomatous eyes. Invest Ophthalmol Vis Sci 2008；49：2201-2207.
258 - 5		Machida S, et al：Predominant loss of the photopic negative response in central retinal artery occlusion. Am J Ophthalmol 2004；37：938-940.
		■ 全身性／むちうち症
262 - 1		江富朋彦ら：交通外傷と調節・輻輳障害. 根木 昭編. 眼科プラクティス5. これならわかる神経眼科. 東京：文光堂；2005. p.286-287.
262 - 2		滋賀医科大学生理学講座. 統合臓器生理学部門. http://www.shiga-med.ac.jp/~koyama/analgesia/pain-trauma.html
262 - 3		Burke JP, et al：Whiplash and its effect on the visual system. Graefes Arch Clin Exp Ophthalmol 1992；230：335-339.
262 - 4		Makki AA, et al：A trochlear stroke. Neurology 2005；65：1989.
262 - 5		Mosimann UP, et al：Saccadic eye movement disturbances in whiplash patients with persistent complaints. Brain 2000；123：828-835.
262 - 6		Healy JF, et al：Raeder syndrome associated with lesions of the internal carotid artery. Radiology 1981；141：101-104.
262 - 7		Kelley JS, et al：Whiplash maculopathy. Arch Ophthalmol 1978；96：834-835.
262 - 8		Mavrakanas N, et al：OCT III imaging of whiplash maculopathy. Eye 2008；22：860-861.
		■ 全身性／Purtscher網膜症
264 - 1		Purtscher O：Noch Unbekannte Befunde Nach Schadeltrauma. Ber Dtsch Ophthalmol Ges 1910；36：294-301.
264 - 2		Miguel AI, et al：Systematic review of Purtscher's and Purtscher-like retinopathies. Eye 2013；27：1-13.
264 - 3		Mayer C, et al：Purtscher-like retinopathy caused by acute pancreatitis. Lancet 2011；378：1653.
264 - 4		Nautiyal A, et al：Sudden loss of vision：Purtscher retinopathy in multiple myeloma. CMAJ 2009；181：E277.

項目起始頁	文献番号	文献
264 - 5		小川葉子：18. 眼外傷 Purtscher 網膜症. 田野保男ら編. 今日の眼疾患 治療指針 第2版. 東京：医学書院；2007. p.545-546.
264 - 6		Agrawal A, et al：Purtscher's retinopathy：epidemiology, clinical features and outcome. The Br J Ophthalmol 2007；91：1456-1459.
264 - 7		尾花 明：18. 眼外傷 Purtscher 網膜症. 田野保男ら編. 今日の眼疾患 治療指針 第2版. 東京：医学書院；2007. p.574
		■ 二重穿孔への処置
280 - 1		Banta JT：Ocular trauma. Philadelphia：Sanders；2007. p.39-49.
280 - 2		福島美紀子ら：眼球開放創 open globe injury を有する外傷症例. 眼科 2007；49：297-305.
280 - 3		Kuhn F, et al：Ocular trauma：principles and practice. New York：Thieme；2002. p.273-279.
280 - 4		河合憲司：二重穿孔. 樋田哲夫ら編. イラストでみる今日の眼科手術 17 眼外傷手術と緊急処置. 東京：メジカルビュー社；2000. p.80-87.
		■ 硝子体・網膜異物への処置
295 - 1		Demircan N, et al：Pars plana vitrectomy in ocular injury with intraocular foreign body. J Trauma 2005；59：1216-1218.
		■ 駆逐性出血への処置
300 - 1		Speaker MG, et al：A case-control study of risk factors for intraoperative suprachoroidal expulsive hemorrhage. Ophthalmology 1991；98：202-210.
300 - 2		Lambrou FH Jr, et al：Secondary surgical management of expulsive choroidal hemorrhage. Arch Ophthalmol 1987；105：1195-1198.
300 - 3		石田 晋ら：硝子体腔落下眼内レンズに対する手術中に発症した上脈絡膜腔駆逐性出血の1例. 日本眼科紀要 1999；50：66-69.
300 - 4		星 太ら：上脈絡膜出血を繰り返し生じ網膜の復位に難渋した1症例. 眼科臨床医報 2006；100：877-881.
300 - 5		根路銘恵二ら：硝子体手術における持続眼圧測定の試み. 眼科臨床医報 1986；80：1897-1900.
		■ コンタクトレンズによる障害
310 - 1		宇野敏彦ら：重症コンタクトレンズ関連角膜感染症全国調査. 日本眼科学会雑誌 2011；115：107-115.
310 - 2		能美典正ら：アカントアメーバ角膜炎の臨床像の推移. 臨床眼科 2009；63：1385-1390.
310 - 3		太刀川貴子ら：初期から完成期に至るまでの経過観察できたアカントアメーバ角膜炎の1例. 日本眼科紀要 1995；46：1035-1040.
310 - 4		石橋康久ら：アカントアメーバ角膜炎の治療 トリアゾール系抗真菌剤の内服, ミコナゾール点眼, 病巣掻爬の3者併用療法. あたらしい眼科 1991；8：1405-1406.
		■ 急性前部ぶどう膜炎
316 - 1		南場研一ら：HLA-B27 関連ぶどう膜炎. 臨床眼科 2008；62：1950-1954.
316 - 2		Martin TM, et al：A locus on chromosome 9p predisposes to a specific disease manifestation, acute anterior uveitis, in ankylosing spondylitis, a genetically complex, multisystem, inflammatory disease. Arthritis Rheum 2005；52：269-274.
316 - 3		丸山耕一：急性前部ぶどう膜炎. 岡田アナベルあやめ編. 眼科プラクティス 16 眼内炎症診療のこれから. 東京：文光堂；2007. p.136-139.

項目起始頁	文献番号	文献
316	4	北市伸義ら：サルコイドーシス．臨床眼科 2008；62：444-449.
316	5	北市伸義ら：ヘルペス虹彩毛様体炎．臨床眼科 2008；62：1430-1435.
316	6	南場研一ら：Behçet 病．臨床眼科 2010；64：630-636.
316	7	宮崎晶子ら：Posner-Schlossman 症候群．臨床眼科 2007；61：2000-2003.
316	8	吉沢史子ら：急性網膜壊死．臨床眼科 2010；64：276-279.
316	9	北市伸義ら：眼科プラクティス 7 糖尿病眼合併症の治療指針．東京：文光堂；2006. p.162-164.
316	10	北市伸義ら：糖尿病虹彩炎．臨床眼科 2010；64：2010-2013.
316	11	北市伸義：急性前部ぶどう膜炎．眼科薬物療法．眼科 2012；54：1358-1361.
		■ 流行性角結膜炎
322	1	Engelmann I, et al：An outbreak of epidemic keratoconjunctivitis caused by a new intermediate adenovirus 22/H8 identified by molecular typing. Clin Infect Dis 2006；43：e64-66.
322	2	Ishiko H, et al：Novel human adenovirus causing nosocomial epidemic keratoconjunctivitis. J Clin Microbiol 2008；46：2002-2008.
322	3	柳井亮二ら：アカントアメーバおよびウイルスに対するポビドンヨード製剤の有効性．日本コンタクトレンズ学会誌 2005；47：37-41.
		■ 細菌性眼内炎
327	1	Jackson TL, et al：Endogenous bacterial endophthalmitis：A 17-year prospective series and review of 267 reported cases. Surv Ophthalmol 2003；48：403-423.
327	2	中西秀雄ら：硝子体手術を施行した転移性細菌性眼内炎の 5 例．臨床眼科 2006；60：1697-1701.
327	3	Chang FY, et al：A clinical study of *Klebsiella* liver abscess. J Formosan Med Assoc 1988；87：282-287.
327	4	Yoon YH, et al：Result of early vitrectomy for endogenous *Klebsiella pneumoniae* endophthalmitis. Retina 2003；23：366-370.
327	5	薄井紀夫：初期治療プロトコール．大鹿哲郎編．眼科プラクティス 1 術後眼内炎．東京：文光堂；2007. p.29-33.
		■ 急性緑内障発作
332	1	Mapstone R：Mechanics of pupil block. Br J Ophthalmol 1968；52：19-25.
332	2	Stamper RL, et al：Becker-Shaffer's Diagnosis and Therapy of the Glaucoma. St. Louis：Mosby；1999.
332	3	Nonaka A, et al：Angle widening and alteration of ciliary process configuration after cataract surgery for primary angle closure. Ophthalmology 2006；113：437-441.
		■ 血管新生緑内障の治療を教えてください
336	1	Saito Y, et al：Clinical factors related to recurrence of anterior segment neovascularization after treatment including intravitreal bevacizumab. Am J Ophthalmol 2010；149：964-972.
336	2	Takihara Y, et al：Trabeculectomy with mitomycin C for neovascular glaucoma：prognostic factors for surgical failure. Am J Ophthalmol 2009：147：912-918.
		■ 網膜下出血
342	1	Glatt H, et al：Experimental subretinal hemorrhage in rabbits. Am J Ophthalmol 1982；94：762-773.

項目起始頁	文献番号	文献
342 - 2		Notomi S, et al：Dynamic increase in extracellular ATP accelerates photoreceptor cell apoptosis via ligation of P2RX7 in subretinal hemorrhage. PLoS ONE 2013；8：e53338.
342 - 3		Notomi S, et al：Critical involvement of extracellular ATP acting on P2RX7 purinergic receptors in photoreceptor cell death. Am J Pathol 2011；179：2798-2809.
342 - 4		Lewis H：Intraoperative fibrinolysis of submacular hemorrhage with tissue plasminogen activator and surgical drainage. Am J Ophthalmol 1994；118：559-568.
342 - 5		Ohji M, et al：Pneumatic displacement of subretinal hemorrhage without tissue plasminogen activator. Arch Ophthalmol 1998；116：1326-1332.
342 - 6		Kamei M, et al：A study of the ability of tissue plasminogen activator to diffuse into the subretinal space after intravitreal injection in rabbits. Am J Ophthalmol 1999：128；739-746.
342 - 7		Haupert CL, et al：Pars plana vitrectomy, subretinal injection of tissue plasminogen activator, and fluid-gas exchange for displacement of thick submacular hemorrhage in age-related macular degeneration. Am J Ophthalmol 2001；131：208-215.
342 - 8		Chen SN, et al：Retinal toxicity of intravitreal tissue plasminogen activator：case report and literature review. Ophthalmology 2003；110：704-708.
342 - 9		Fujikawa M, et al：Comparison of pneumatic displacement for submacular hemorrhages with gas alone and gas plus tissue plasminogen activator. Retina 2013；33：1908-1914.
342 - 10		Treumer F, et al：Long-term outcome of subretinal coapplication of rtPA and bevacizumab followed by repeated intravitreal anti-VEGF injections for neovascular AMD with submacular haemorrhage. Br J Ophthalmol 2012；96：708-713.
342 - 11		髙橋寛二ら：加齢黄斑変性の治療指針．厚生労働省網膜脈絡膜・視神経萎縮症調査研究班加齢黄斑変性治療指針作成ワーキンググループ．日本眼科学会雑誌 2012；116：1150-1155.
		■ 裂孔原性網膜剥離
347 - 1		Machemer R：Experimental retinal detachment in the owl monkey. II. Histology of retina and pigment epithelium. Am J Ophthalmol 1968；66：396-410.
347 - 2		Gonin J：The evolution of ideas concerning retinal detachment within the last five years. Br J Ophthalmol 1933；17：726-740.
347 - 3		Schepens CL, et al：The scleral buckling procedures. I. Surgical techniques and management. AMA Arch Ophthalmol 1957；58：797-811.
347 - 4		眼科 Surgeons の会：網膜剥離の手術―確実な復位をめざして．東京：医学書院；1986.
347 - 5		眼科 Surgeons の会：網膜剥離の手術―さらなる復位率の向上をめざして．東京：医学書院；1996.
		■ 視神経炎
353 - 1		Beck RW, et al：A randomized, controlled trial of corticosteroids in the treatment of acute optic neuritis. The Optic Neuritis Study Group. N Engl J Med 1992；326：581-588.
353 - 2		The clinical profile of acute optic neuritis：experience of the Optic Neuritis Treatment Trial. Optic Neuritis Study Group. Arch Ophthalmol 1991；109：1673-1678.
353 - 3		Wakakura M, et al：Multicenter clinical trial for evaluating methylprednisolone pluse treatment of idiopathic optic neuritis in Japan. Jpn J Ophthalmol 1999；43：133-138.
353 - 4		中尾雄三ら：抗アクアポリン4抗体陽性視神経炎の臨床的特徴．神経眼科 2008；25：327-342.
353 - 5		中尾雄三ら：ステロイド治療が無効な抗 Aquaporin4 抗体陽性視神経炎に対する免疫グロブリン大量静注療法．神経眼科 2012；29：424-433.
353 - 6		久保玲子ら：視神経炎に対するステロイド治療の適応と実際．眼科 2002；44：197-203.

索引

あ行

アイリーア®	74, 346
アイリスリトラクター	64
アカントアメーバ	309, 311
アカントアメーバ角膜炎	46, 48, 143, 311, 323
亜急性濾胞性結膜炎	322
アキュビュー®	145
悪性黒色腫	73
悪性緑内障	52
悪性リンパ腫	54, 56, 66, 67, 90, 350
朝顔症候群	70, 86, 87
朝のこわばり	56
アシクロビル	315
アジスロマイシン	45
アスペルギルス	309
アセタゾラミド	51, 72, 74, 103
圧迫眼帯	181, 315
圧迫性視神経症	82, 87–89, 261
アデノウイルス結膜炎	41, 46, 322, 323, 325
アデノシン三リン酸	207, 342
アトピー性皮膚炎	322
アドレナリン	73
アトロピン	24, 39, 50, 142, 186, 191, 318
アバスチン®	341
アプラクロニジン	58
アフリベルセプト	74, 346
アポトーシス	208, 219
アミノグリコシド	39, 248, 309, 312
アミノピリジン	103
アミロイドーシス	66
アルカリ外傷	10
アルゴンレーザー	230, 233
アルベカシン	43
アレルウォッチ涙液 IgE	326
アレルギー性結膜炎	39, 41
アンカーリング線維	314
異形成性乳頭陥凹	86
医原性裂孔	284
異色性虹彩毛様体炎	52
移植片対宿主病	6
イソジン®	147
イソニアジド	103
一次縫合	167, 246
一過性視覚喪失	83
一致性	18
遺伝性視神経症	87
イドクスウリジン	39
糸状角膜炎	157, 158
イトリゾール®	312
異物飛入経路	283
イミペネム・シラスタチンナトリウム	199
異名半盲	18
インスリン	5
インターフェロン網膜症	70
インドシアニングリーン蛍光眼底造影	344, 356
インドメタシン	235
インフリキシマブ	320
ウイルス性結膜炎	33
うっ血乳頭	29, 82, 83, 252
羽毛状滲出斑	70
上向き眼振	101
鋭的外傷	220
栄養欠乏性視神経症	86, 88
液空気置換	303
液体パーフルオロカーボン	65, 221, 222
エジチウムブロマイド	156
エストロゲン	5
エビデンスレベル	254
塩化ベンザルコニウム	55, 73
炎症性腸疾患	54, 317
炎症性腸疾患関連ぶどう膜炎	55, 56
炎性視神経萎縮	86
エンドトキシン	55
円板状角膜炎	47
桜実紅斑	265
黄色ブドウ球菌	39, 44
嘔吐	24, 51, 106, 332
黄白色円形網脈絡膜滲出斑	330
黄白色滲出斑	331
黄斑円孔	190, 202, 214, 218, 221, 225, 235, 241
黄斑上膜	270
黄斑前膜	73
黄斑部の皺襞	229
黄斑分割	19
横紋筋肉腫	90, 350
オーグメンチン®	14
オーバーウェアリング	310
悪心	24, 51, 106, 332
オフロキサシン	141
温度受容器	5

か行

外陰部潰瘍	55
外眼筋麻痺	263
皆既日食	231
開瞼器	165
開瞼障害	130
外斜視	219
外傷性黄斑円孔	202, 214, 219, 221, 225, 242
外傷性角膜穿孔	10
外傷性眼瞼下垂	120, 129
外傷性感染性眼内炎	198
外傷性頸部症候群	262
外傷性虹彩炎	182, 186
外傷性散瞳	184, 189, 190
外傷性視神経症	252, 258
外傷性低眼圧黄斑症	229
外傷性白内障	170, 171, 176, 182, 184, 190, 193, 246, 277, 283
外傷性脈絡膜破裂	243
外傷性網膜壊死	218
外傷性網膜剝離	220
外節	208, 218, 347
回旋性眼振	98, 99, 101
外側膝状体	19
外転神経	22
回転性めまい	99
開放型骨折	107
開放隅角	52
開放性眼外傷	164
開放性損傷	280
海綿静脈洞症候群	23
海綿静脈洞病変	94
海綿静脈洞瘻	23
潰瘍性大腸炎	317
解離眼振	101, 103
火炎状出血	213
化学外傷	153, 162
蝸牛神経	102
核下性神経麻痺	22
角強膜網	185
角結膜異物	7
角結膜炎	7
核間性眼筋麻痺	103
核間麻痺	263
核磁気共鳴断層撮影	123
核性神経麻痺	22
角膜異物	137

角膜炎	46
角膜潰瘍	46
角膜拡張症	161
角膜血染症	167, 178
角膜後面沈着物	47, 49, 316
角膜混濁	182, 277
角膜再生治療	162
角膜色素沈着	278
角膜傷害	151
角膜上皮移植	155
角膜上皮幹細胞	153
角膜上皮幹細胞疲弊症	162
角膜上皮欠損	152
角膜上皮浮腫	24
角膜真菌症	35
角膜穿孔	145, 198, 246, 291
角膜鉄錆症	138
角膜トポグラフィー	177
角膜びらん	7
角膜浮腫	47, 51, 55, 174
角膜不正乱視	148, 294
角膜フリクテン	47, 48
角膜ヘルペス	46, 315
角膜縫合	147, 148
角膜輪部機能不全	158
角膜裂傷	145, 178, 198, 220, 283, 291
下垂体腫瘍	29, 87, 88
下垂体卒中	88
ガスタンポナーデ	179, 180, 298, 304
下直筋絞扼型	109
活性酸素	231
滑車神経	22
滑車神経核	263
滑車神経麻痺	58
カバペンチン	103
かぶせ義眼	62
カプセルエキスパンダー	64, 172, 175
カプセルテンションリング	172, 175
下壁骨折	108, 120
かみそり負け	55
仮面症候群	54, 55
ガラス	111, 121, 139, 245, 273
カラレット	49
下涙小管断裂	126
カルバマゼピン	103
カルベニン®	352
加齢黄斑変性	16, 17, 66, 70, 75, 207, 343, 345
眼圧上昇	24, 51
眼位保持の障害	101
眼瞼炎性偽腫瘍	13
眼窩感染症	90
眼窩気腫	90
眼窩筋炎	97
眼窩減圧術	89
眼窩骨折整復術	120
眼窩出血	90
眼窩腫瘍	91
眼窩静脈瘤	91
眼窩先端症候群	33
眼窩先端部病変	94

眼窩底吹き抜け骨折	178
眼窩内異物	111
眼窩膿瘍	90
眼科の争点に関する世界会議	255
眼窩吹き抜け骨折	268
眼窩部腫瘍	34
眼窩蜂巣炎	8, 9, 14, 33, 34, 90, 113, 350
眼球運動障害	7, 92, 191
眼球虚脱	239
眼球穿孔	114
眼球打撲	216
眼（球）鉄（錆）症	245, 249, 278, 295
眼球突出	89, 351
眼球破裂	280
眼球壁	280
眼球偏位	351
眼球マッサージ	72, 339
眼球癆	282
眼虚血症候群	336
間欠性眼球突出	91
眼瞼下垂	22, 57, 92, 96, 118, 191, 351
眼瞼挙筋	117, 118, 120
眼瞼腫脹	39, 44, 124, 198
眼瞼浮腫	332
眼瞼縫合	130
眼瞼裂傷	117, 272
幹細胞	152
眼脂	40, 44
肝膿瘍	327, 328
冠状断	26
眼振	98, 101, 102
眼精疲労	262
関節リウマチ	48, 55, 56
乾癬	54, 56
感染性角膜炎	308
感染性角膜潰瘍	10
感染性眼内炎	198
感染性結膜炎	37
感染性視神経症	88
乾癬性ぶどう膜炎	55, 56
眼痛	2, 51, 182, 192, 263, 330
眼底白斑	69
眼動脈	28
眼トキソカラ症	60, 70
眼トキソプラズマ症	55, 56
眼内異物	244, 280, 295
眼内レンズ	176
眼内レンズ縫着術	230
顔面神経麻痺	22
灌流チューブ	300
灌流プラグ	300, 304
眼輪筋	117, 120
眼類天疱瘡	162
偽桜実紅斑	265
機械的侵害受容器	5
義眼	62
偽樹枝状角膜炎	47
キシロカイン®	121, 321
偽性うっ血乳頭	83

キッシング涙点	6
基底細胞癌	6
気道浮腫	32
気脳症	111, 114
機能性流涙	6, 7
偽膜	39, 133, 153
虐待	210
球結膜の充血	351
球後麻酔	264
球後麻酔注射	287
弓状暗点	265
急性アレルギー性結膜炎	35
急性うっ血乳頭	82
急性結膜炎	325
急性原発閉塞隅角症	9, 10, 12
急性出血性結膜炎	37
急性出血性膀胱炎	323
急性膵炎	264, 266
急性脊髄損傷	254
急性前部ぶどう膜炎	54−56, 316, 319, 320
急性閉塞隅角緑内障	3, 24
急性網膜壊死	71, 72, 317
急性緑内障発作	7, 8, 24, 332, 334
急性涙嚢炎	7, 8
急性濾胞性結膜炎	39
狭隅角	334
頬骨	106
共同性の内斜視	94
強膜炎	35
強膜内陥術	180, 230
強膜バックリング	221, 347
強膜バックル	305
強膜破裂	164
強膜裂傷	37, 179, 220
虚血性視神経症	16, 17, 87, 353
巨大裂孔網膜剥離	221
偽落屑症候群	63
偽流涙症	8
金環日食	231
筋緊張型頭痛	262
金属異物	111
金箔反射	217
近見反応	190
クインケの浮腫	33
隅角解離	58
隅角蓄膿	54
隅角閉塞	333
隅角離開	178, 184, 187, 190, 191
隅角離断	170
釘	172, 284
草刈り（機）	295, 299
駆逐性出血	300
くも膜下出血	24, 28, 92, 210
クラビット®	14, 135, 136, 160, 312, 352
クラミジア	38−40, 44, 45, 322
クラミジア・トラコマチス	45
グリセオフルビン	73
グリセロール	335
栗のイガ	137, 140

グルココルチコイド	5	口蓋骨	106	コンタクトレンズ	16, 46, 131, 310
グルタールアルデヒド	324	抗核抗体	85, 354		
クレセントナイフ	301	交感性眼炎	66, 165, 196, 286, 292	**さ** 行	
クロナゼパム	103	抗癌薬	6		
クロラムフェニコール	43	工業用レーザー	233	サーチコイル法	99
経口抗癌薬	6	高血圧	69	細菌性角膜炎	313
経前房角膜経路	298	高血圧眼底	70, 71	細菌性眼内炎	56, 70, 198, 245, 320, 327
経中心静脈高カロリー輸液	330	高血圧網膜症	73, 79, 80	細菌性心内膜炎	81
経毛様体扁平部経路	298	膠原病	69	サイトメガロウイルス	69, 71
結核腫	70	交互点滅対光反射試験	11	再発性角膜（上皮）びらん	46, 47, 313, 314
結核性ぶどう膜炎	70	虹彩悪性黒色腫	194		
血管炎	74	虹彩萎縮	58	サイプレジン®	318
血管腫	73	虹彩異色	277	細胞質内封入体	45
血管新生緑内障	81, 194, 336, 337, 339, 340	虹彩炎	7, 8	痤瘡様皮膚炎	55
		虹彩角膜内皮症候群	194	サッカーボール	225, 241
血管線維腫	6	虹彩嵌頓	296	サポニン	140
血管内皮増殖因子	209, 235, 336, 345	虹彩後癒着	319	サリン中毒	57
血管内皮成長因子	341	虹彩-水晶体	52	サルコイドーシス	6, 66, 67, 85, 90, 316, 356
結合暗点	18	虹彩切除術	24		
血腫移動術	80	虹彩脱出	192, 291	サルコイド視神経炎	82
血漿交換療法	354	虹彩断裂	178	酸アルカリ外傷	33
血清アンジオテンシン変換酵素	85	虹彩つき眼内レンズ	191	三角症候群	243
結節性紅斑	55	虹彩縫縮術	191	三叉神経	4, 5
血栓性血小板減少性紫斑病	264	虹彩毛様体炎	3	三叉神経第2枝	106, 110
結膜異物	131	虹彩離断	184, 246	散瞳	24, 57, 58, 249, 253, 332
結膜炎	13, 14, 37, 40, 44, 350	虹彩リトラクター	172	散瞳不良	55
結膜円蓋部	152	虹彩リング	191	三半規管	102
結膜下血腫	290	抗サイログロブリン抗体	354	サンピロ®	51
結膜下出血	37, 178, 322	好酸球	351	サンベタゾン®	160
結膜偽膜	322	光視症	20, 76	霰粒腫	13
結膜・強膜裂傷	283	格子状角膜ジストロフィ	314	ジアテルミー（凝固）	180, 224, 230, 286, 288
結膜結石	133	格子状変性	76, 78		
結膜弛緩（症）	6, 35, 36	甲状腺眼症	13, 21, 23, 88-90	ジアミノピリジン	103
結膜シスト	35, 36	向精神薬	57	シーソー眼振	101, 102
結膜充血	39, 152, 198	硬性白斑	70	シートベルト	268
結膜浮腫	32, 35, 198	光線過敏症	56	視運動性眼振	98
結膜薬症	38	光線力学的療法	75	視蓋瞳孔	57, 58
結膜裂傷	33, 134	好中球	42	視覚入力障害	101
ケニセフ®	43	高張浸透圧薬	51	視覚誘発電位	261
ケフラール®	14	交通性水頭症	84	自家培養口腔粘膜上皮シート移植	154
ケフレックス®	14	後天性眼振	98, 101, 103	磁気共鳴画像	245
毛虫の毒針毛	137, 140	後天性免疫不全症候群	71	磁気共鳴静脈造影	84
ケラトエクタジア	161	光投影能	194	色素縁	190
牽引性網膜剥離	199, 237, 285, 330	後部虚血性視神経症	17	色素散乱症候群	52
原因物質	151	項部硬直	21	色素性緑内障	52, 187
限界フリッカ値	353, 354	後部硝子体剥離	76, 80, 247	子宮頸部炎	322
瞼球癒着	322	後部硝子体膜	66	シクロスポリン	320
限局性網膜剥離	226	硬膜下血腫	210	刺激性眼振	101
ゲンタマイシン	248	後部Tenon囊下注射	321	視交叉	18
原発アミロイドーシス	52	抗緑内障薬	39	子午線バックル	349
原発開放隅角緑内障	52	虹輪視	332	篩骨	106
原発閉塞隅角	334	コーヌス	71	視細胞外節先端	234
原発閉塞隅角緑内障	10, 52, 333	コカイン	57	視細胞内節外節境界面	234, 241
瞼板	120	口腔粘膜	154	視細胞内節外節接合部	217, 218
抗AQP4抗体	354	黒内障発作	58	視索	19
抗SS-A抗体	354	後交通動脈	28	視神経萎縮	86
抗SS-B抗体	354	後交通動脈分枝部	22	視神経管骨折	252
抗VEGF薬	74, 209, 235, 340	骨条件	26	視神経管の減圧術	256
抗VEGF療法	74	コルヒチン	320	視神経ドルーゼン	269
抗アクアポリン	354	ゴルフ刀	301	視神経乳頭欠損	87
抗アレルギー薬	32	コレステロール	68		

視神経乳頭浮腫	229
耳性眼振	98
耳前リンパ節腫脹	45
視束管骨折	220
下向き眼振	101
実質浮腫	311
児童虐待	221
シドフォビル	323
ジフルカン®	312, 331
四分の一盲	18
ジベカシン	312
視放線	19
脂肪塞栓	268
若年網膜分離症	66
斜行性眼振	99
ジャッキ	276
シャンデリア光源	220
シャンデリア照明	223
周期性交代性眼振	101
充血	4, 182, 192, 263, 330
重症筋無力症	21, 23, 97
周辺虹彩前癒着	194
周辺前房深度/角膜厚比	332
終末位眼振	98
羞明	182, 263
縮瞳	57
縮瞳薬	294
樹枝状角膜炎	47
出血性脈絡膜剥離	304
術後細菌性眼内炎	329
純回旋性眼振	101
春季カタル	326
漿液性網膜剥離	218
上顎骨	106
小眼球	62
上眼瞼挙筋	96
上眼瞼後退	89
上眼瞼遅延	89
症候性流涙	6, 7
硝酸銀	6
硝子体黄斑牽引症候群	73
硝子体鉗子	297
硝子体牽引	241
硝子体混濁	15, 17, 66, 320, 330
硝子体出血	15, 79, 182, 190, 193, 283
硝子体鑷子	247
硝子体切除	297
硝子体マグネット	247
上斜筋ミオキミア	101, 103
上唾液核	5
小瞳孔	77
上頸神経節	5
衝動性眼球運動	98
衝動性眼振	98
小脳梗塞	98
上皮基底膜ジストロフィ	314
上方注視麻痺	58
静脈洞血栓症	84
上脈絡膜出血	300, 301
上涙小管断裂	120
植物性異物	112

シリコーンオイル	180, 223, 303
シリコーンプロンベ強膜縫着術	186
視力低下	24, 51, 73, 185, 192, 330, 332
心因性視覚障害	263
新型アデノウイルス	323
真菌性角膜炎	309
真菌性眼内炎	56, 69, 320, 330
神経性分泌	5
神経特異的エノラーゼ	61
神経梅毒	88
神経麻痺性角膜症	157
進行性虹彩萎縮	194
人工多能性幹細胞	163
滲出型加齢黄斑変性	73
滲出性網膜症	61
滲出性網膜剥離	60, 356
浸潤性視神経症	82
新生血管緑内障	266
新生児膿漏眼	45
腎性網膜症	70
シンナー中毒	88
心内膜炎	327
腎不全	264, 266
心房細動	338
髄液鼻漏	23
水晶体	60, 63
水晶体亜脱臼	63, 174, 190
水晶体起因性ぶどう膜炎	56
水晶体コロボーマ	176
水晶体振盪	170
水晶体脱臼	52, 63
水晶体脱出	193
水晶体動揺	63
水晶体偏位	64, 170, 171, 174, 178
垂直性眼振	99
水痘	46
水痘角膜炎	47
水痘帯状疱疹ウイルス	56
水平注視中枢	102
水平方向	26
髄膜炎菌	41
頭蓋底骨折	23
頭蓋内気腫	117
スクラブ洗顔	137
スコポラミン	103
頭痛	24, 51, 97
ステロイド	72, 74, 89, 153, 220, 320, 354
ステロイド大量療法	253
ステロイドパルス療法	354
ステロイド緑内障	52
スプリング剪刀	124
スペクチノマイシン	43, 45
すりガラス状角膜浮腫	332
星状硝子体症	66, 68
星芒状白斑	357
生理の眼振	98
生理の乳頭陥凹	86
生理の流涙	6
赤外線網膜強膜反射法	99

脊髄小脳変性症	102
セフィキシム	45
セフェム	44, 309
セフォジジム	43
セフタジジム	199, 248, 328, 329
セフトリアキソン	43, 44, 309
セフメノキシム	43, 44, 329
セメント	131
線維素析出	316
線維柱間隙	186
線維柱帯	185, 249
線維柱帯切除術	336, 337, 341
遷延性角膜上皮欠損	158
前眼部 OCT	334
閃輝暗点	20
閃輝硝子体融解	66, 67
閃輝閃光	20
穿孔	280
穿孔性外傷	170, 171, 178, 213
穿孔性眼外傷	38, 196, 224
穿孔性眼窩外傷	111
穿孔創	277
線状角膜上皮障害	133
扇状虹彩萎縮	56
全身性エリテマトーデス	55, 70, 85, 264
浅前房	24, 193
剪断力	263
前庭神経炎	101, 102
先天性眼振	98
先天性乳頭小窩	86, 87
先天性涙嚢ヘルニア	7, 8
先天白内障	60
前頭骨	106
前嚢切開	172
前部虚血性視神経症	17, 87
前房出血	178, 186, 190, 246, 277, 291
前房穿刺	72, 339
前房洗浄	148
前房蓄膿	54, 198, 199, 312, 316, 319, 320, 328, 329
前房内異物	277
前房の消失	193
腺様嚢胞癌	6
双球菌	42, 44
双極細胞	258
増殖硝子体網膜症	79, 167, 221, 245, 282, 288, 347
増殖糖尿病網膜症	15, 81, 207, 269, 336
増殖網膜症	79
相対的瞳孔求心路障害	253, 353
相対的瞳孔ブロック	9, 12, 24, 332
相対的入力瞳孔反射異常	94
側頭動脈炎	17, 72, 97, 338
速度減少型眼振	100
速度増加型眼振	100
続発開放隅角緑内障	249
続発性後天性涙道障害	6
続発緑内障	187, 194

索引

た 行

組織プラスミノーゲン活性化因子	344
ソル・メドロール®	154, 354
ダイアモックス®錠	51
第一次硝子体過形成遺残	60, 62, 66, 70
対光反射	11, 190, 191, 212, 253, 261
対光反応	88, 332, 338
対座法	253
胎児血管遺残	62
帯状疱疹ウイルス結膜炎	35
体性幹細胞	162
大脳鎌	211
胎盤増殖因子	346
太陽光	231
打撃損傷	213
脱髄性視神経症	88
縦長散瞳	57
タバコ	131
タバコ・アルコール視神経症	88
多発性硬化症	21, 88, 95, 353
打撲	164, 280
タリビッド®	14
胆管癌	34
炭酸脱水酵素阻害薬	51, 180, 292
単純ヘルペスウイルス	56, 322
単純ヘルペス角膜炎	41
単神経麻痺	22
単性視神経萎縮	86
端々縫合	135
タンポナーデ	303
チェーンソー	274
チエナム®	329
チストトーム	175
チタンサファイアレーザー	233
チモプトール®	51
チモロールマレイン酸塩	51
注視眼振	99, 101, 102
虫刺症	14
注視中枢	22
注視麻痺性眼振	102
中心暗点	18, 19, 231, 265
中心暗点表	18
中心窩陥凹	225
中心性漿液性脈絡網膜症	70, 208, 234
中心フリッカ検査	30
中心フリッカ測定	182
中枢性前庭障害	101
中枢性前庭入力障害	101
中毒性視神経症	87, 88
中和抗体価	322
超音波	63, 79, 221
超音波水晶体乳化吸引術	172
蝶形紅斑	56
蝶形骨	106
蝶形骨髄膜腫	94
調節障害	263
チョコレート寒天培地	44

治療用（ソフト）コンタクトレンズ	145, 292, 315
低眼圧	282, 290
低眼圧黄斑症	178, 185, 191, 229
低髄液圧症候群	262
ディスポーザブル注射針	139
ディフ・クイック™	41
堤防状濾胞	45
デカドロン®	321
デキサメタゾン	321
鉄イオン	207, 342
鉄錆症	249
鉄片異物	278
デブリドマン	118
デマル（開瞼）鈎	117, 193
転移性細菌性眼内炎	327
電気性眼炎	156
点状表層角膜症	156
テント状周辺虹彩前癒着	187
ドイツ水平面	220
動眼神経	22
動眼神経線維束症候群	97
動眼神経単独麻痺	92
動眼神経麻痺	57, 58, 96, 191
瞳孔異常	57
瞳孔括約筋	184, 189, 190
瞳孔緊張症	191
瞳孔散大	92
瞳孔不整	170, 171
瞳孔不同	57, 189
瞳孔ブロック	52, 174, 332
瞳孔麻痺	97
等速度型眼振	100
糖尿病	56, 69
糖尿病角膜症	314
糖尿病虹彩炎	54, 55, 318
糖尿病性虹彩炎	56
糖尿病網膜症	16, 66, 70, 74, 79, 80
同名半盲	18
動揺視	98
導涙性流涙	6, 8
兎眼	33, 35
トキソカラ症	55, 56
トキソプラズマ	85
特発性外眼筋炎	90
特発性眼窩炎症	90
特発性若年性関節炎	55, 56
特発性頭蓋内圧亢進症	84
特発性網膜動脈拡張症	73
ドライアイ	40
トラップドア変形	275
トリアムシノロン	74
トリヘキシフェニジル	103
ドルーゼン	71
トルエン中毒	88
トルコ鞍部腫瘍	29
トロピカミド	142, 320
トロビシン®	43
豚脂様角膜後面沈着物	317
鈍的外傷	170, 171, 176, 178, 213, 225

な 行

内眼角靱帯	116, 126
内境界下出血	80, 215
内境界切開術	270
内頸動脈	28
内頸動脈海綿静脈洞瘻	33, 90, 91
内頸動脈解離	58, 262
内頸動脈硬化病巣	338
内頸動脈-後交通動脈分岐部	27, 58
内頸動脈動脈瘤	97
内眥靱帯	121
内斜視	94
内側眼瞼靱帯	116
内側縦束症候群	95
内側縦束吻側介在核	102
内反症	7
内壁骨折	108
内リンパ水腫	102
軟性白斑	70
ニコチン酸	73
二次的硝子体手術	167
二重穿孔	164, 245, 280, 283, 296
日光網膜炎	231
日光網膜症	231
日食網膜症	231
ニトログリセリン	339
日本工業規格	233
乳酸脱水素酵素	62
乳頭炎	73
乳頭陥凹	86
乳頭腫脹	252
乳頭ドルーゼン	83
乳頭浮腫	19, 82, 229
乳幼児頭部外傷	211
乳幼児鞭打ち揺さぶられ症候群	210
尿道炎	322
ネオシネジン®	318
ネオメドロールEE®	14
猫ひっかき病	85, 356
熱凝固説	231
熱傷	151, 154
熱傷説	231
粘弾性物質	170, 172, 194, 279, 294, 296
嚢外摘出術	172
脳幹梗塞	97
脳腫瘍	28
膿性眼脂	44
脳動下垂体腫瘍	87
脳動脈瘤	24, 27
嚢内摘出術	172
嚢胞様黄斑浮腫	67

は 行

肺炎	323, 327
肺炎球菌	44
バイクリル®	134, 141
胚性幹細胞	163

梅毒	85
梅毒性ぶどう膜炎	55, 56
梅毒反応	88, 351
バイポーラ	118
培養角膜上皮シート移植	162
培養口腔粘膜上皮シート移植	162
培養粘膜上皮シート移植	155
白色瞳孔	60, 239
拍動性眼球突出	91
白内障	10, 55, 251, 291, 328
麦粒腫	3, 13, 14, 33, 34, 350
バクロフェン	102, 103
パターンスキャンレーザー	341
パタノール®	14
発汗	332
白血病	54, 70, 350
馬蹄型裂孔	77
パニマイシン®	312
馬尿酸検査	88
針金	284
バルプロ酸	103
バルベルト緑内障インプラント	337
バンコマイシン	43, 199, 248, 328, 329
バンコマイシン®	199
反射波法	237
反衝損傷	213
反跳眼振	101, 102
反応性リンパ過形成	90, 91
ハンマー	291, 295
汎網膜光凝固	74, 336, 337, 341
ヒアルロン酸	133, 147
ヒーロン®V	172, 175
非開放性損傷	280
光干渉断層計	19
光凝固	288
非感染性角膜潰瘍	9
被虐待児症候群	210, 214
非共同性眼振動	101
非交通性水頭症	84
皮質白内障	250, 251
非ステロイド系抗炎症薬	74
非ステロイド性抗炎症点眼薬	323
鼻性視神経症	88
ビタミンB	88
ビタミンB$_{12}$	354
ヒト白血球抗原	316
飛入経路	283
ヒビテン®	312
ビブラマイシン®	45
飛蚊症	20, 67, 76, 330
ピマリシン	312
びまん性大細胞B細胞リンパ腫	350
非緑内障性乳頭陥凹	86
鼻涙管狭窄	7
ピロカルピン	24, 51, 191, 335
貧血	70
頻打性眼振	99
片頭痛	20
ファンギテック®Gテスト MK	330
不一致性	18
ブイフェンド®	331
フィブリン	54, 70, 71, 183, 198, 207, 208, 277, 342
フィブリン析出	56, 199, 328
フィブロネクチン	158
封入体	38, 42, 45
フェノール	324
フェムトセカンドレーザー	161
不完全麻痺	92
吹き抜け骨折	106
複合神経麻痺	22, 94
複視	21, 106, 109, 263, 351
副腎皮質刺激ホルモン	5
副腎皮質ステロイド	30, 46, 183, 253, 268, 331
輻湊	103
輻湊後退眼振	101, 103
輻湊不全	263
副鼻腔炎	350
副鼻腔嚢腫	7
副鼻腔嚢胞	6
浮腫	351
不正乱視	145, 148, 177, 294
ブドウ球菌	49
ブドウ球菌性結膜炎	39
ぶどう膜炎	7-9, 12, 17, 52, 54, 66, 73, 74, 196, 197, 356
ぶどう膜欠損	70
ぶどう膜網	185
部分日食	231
フラグマトーム	65
プラスチック	139, 182, 203, 245
フラップの皺	159
フラップの偏位	159
プラトー虹彩	53, 334
プラトー虹彩緑内障	52
プラトー症候群	335
プラトン	231
フラビン	231
フリーリンガーリング	147, 149
振子様眼振	98, 100
フルオレセイン	132, 148, 152, 182
フルオレセイン蛍光眼底造影	343, 357
フルオロキノロン	43
フルコナゾール	330, 331
フルメトロン®	14, 135, 136
プレドニゾロン	30, 154, 321, 354
プレドニゾン	255
プレドニン®	318
プロジフ	331
プロスタグランジン	51, 73, 75, 180
ブロムフェナクナトリウム	323
分節様運動	58
分泌性流涙	6
閉鎖型眼窩骨折	24
閉鎖型骨折	107, 109
閉塞隅角	52
閉塞隅角緑内障	175
ペガプタニブナトリウム	346
ベガモックス®	352
ベストロン®	43, 329
ベタメタゾン	30, 153, 154, 320
ペニシリン	34
ベノキシール®	121, 193
ベバシズマブ	337, 340
ヘミデスモゾーム	314
ヘモグロビン	342
ヘモジデリン	178, 208, 249
ヘモフィルス	44
ヘルペス性虹彩毛様体炎	55, 56, 317
ヘロイン	57
弁状裂孔	76, 78, 348
ベンズトロピン	103
傍Schlemm管結合組織	185
放射状角膜神経炎	48, 311
放射線	157
放射線角膜症	157
放射線網膜症	70, 73
胞状網膜剥離	347
房水漏出	292, 296
傍正中橋枝	263
蜂巣炎	13, 61
傍正中橋網様体	102
傍中心暗点	265
傍中心窩毛細血管拡張症	70, 75
防腐剤網膜症	75
膨隆水晶体	52
補償光学	234
ホスフルコナゾール	331
ボツリヌス	103, 191
ポビドンヨード	147, 324
ホモシスチン尿症	63
ポララミン®	14
ポリープ状脈絡膜血管症	79, 80, 342
ボリコナゾール	331
ポリヘキサニド	46
ポリモーダル侵害受容器	5
ホルムアルデヒド	324
ホルモン性分泌	5
翻転網膜	221

ま行

マイクロ鑷子	132
マイクロペリメトリ	203
マイトマイシンC	329, 337
マイボーム腺炎	49
マクジェン®	346
マグネット	140, 247, 297
マスキン	121
末梢性出力障害	101
末梢性前庭入力障害	101
末梢性めまい症	102
麻痺性外下斜	57
麻痺性眼振	101
慢性涙嚢炎	7
マンニゲン®	51
ミドリン®	50
ミドリン®P	318, 320
ミノサイクリン	43
脈絡膜新生血管	79, 80, 343
脈絡膜剥離	221

脈絡膜破裂	202, 203, 214, 243	網脈絡膜萎縮	218, 241	輪状暗点	20
脈絡膜毛細血管板	202	網脈絡膜炎	196	輪状筋	184
霧視	73, 83, 182, 185, 263	網脈絡膜皺襞	229	輪状締結（術）	180, 349
むちうち症	262	網脈絡膜破裂	193	輪状膿瘍	143, 308, 313
迷走神経反射	109	毛様溝	175	リンデロン®	136, 318, 320, 335
目が赤い	9	毛様充血	24, 51, 308, 316, 332	リンパ管拡張症	35
目が腫れた	13	毛様体帯	185	輪匙	65
メチシリン耐性黄色ブドウ球菌	43, 143	毛様体解離	178, 184, 187, 221	涙液分泌反射弓	5
メチシリン耐性表皮ブドウ球菌	42	毛様体縦走筋	184	涙骨	106
メチルアルコール中毒	87	毛様体神経	4	涙小管炎	7
メチルプレドニゾロン	235, 253	毛様体扁平部	284	涙小管形成術	120
メニエール病	101, 102	毛様体縫着術	180, 186	涙小管断裂	8, 126, 129, 130
メマンチン	103	毛様網膜動脈	71	涙腺	5
メラノサイト	197	モスキート鑷子	118	涙腺炎	350
免疫クロマトグラフィ法	41, 49	モダシン®	199, 328, 329	涙腺核	5
免疫グロブリン大量療法	354	モルヒネ	57	涙点外反	7
綿花様白斑	214, 265, 266			涙点閉鎖	7
毛囊炎様皮膚炎	55	**や** 行		涙道通水検査	7
網膜下血腫	286	野球ボール	226, 241	涙囊炎	13, 350
網膜芽細胞腫	54, 60, 66, 70, 239	薬剤性角膜障害	313	涙囊腫瘍	7
網膜下出血	213, 342	薬物	151	ルセンティス®	74, 346
網膜感度	203	矢状断	26	冷凍凝固術	180, 230
網膜虚血	194	有機リン中毒	57	レーザー屈折矯正角膜切除	160
網膜血管腫	70	有線領	19	レーザー虹彩切開術	24, 335
網膜血管の蛇行	229	遊離結石	133	レーザー後嚢切開術	74
網膜細動脈瘤	16, 66, 70, 73, 79, 80, 207	雪玉状混濁	67	レーザー線維柱帯形成術	24
網膜細動脈瘤破裂	17	揺さぶられっ子症候群	210	レーザーの安全基準	233
網膜色素上皮	217, 218, 240, 344	揺すぶられ衝撃症候群	210	レーザー光凝固（術）	180, 268
網膜色素上皮萎縮	243	羊膜	146	レーザー網膜障害	233
網膜色素変性	20, 66, 73, 75	羊膜移植	155	裂孔原性硝子体出血	66, 237
網膜視細胞内節外節境界ライン	240	翼口蓋神経節	5	裂孔原性網膜剝離	20, 79, 221, 223, 224, 249, 347
網膜出血	79, 213	予防の強膜内陥術	77	裂傷縫合	275
網膜上膜	204	予防の網膜光凝固	78	レバミピド	158
網膜静脈脆弱部の存在	269			レベチラセタム	103
網膜静脈分枝閉塞症	70	**ら** 行		レベトール®	323
網膜静脈閉塞（症）	15-17, 66, 74, 79, 80	落屑症候群	174	レンサ球菌	198
網膜神経線維層厚	259	落屑緑内障	52, 187	連続円形切囊	64, 175
網膜深層出血	213	ラジアルバックル	349	連続装用	310
網膜振盪（症）	175, 184, 190, 202, 214, 216, 225, 240, 242, 264	ラニビズマブ	74	連続縫合	134
		卵黄状黄斑ジストロフィ	70	濾過胞炎	10
網膜性視神経萎縮	86	リドカイン	118	ロセフィン®	14, 43
網膜星状膠細胞腫	70	リバビリン	323	濾胞性結膜炎	45
網膜前出血	213	リポフスチン	70, 231		
網膜打撲壊死	202, 214, 217, 218	リュウアト®	318	**わ** 行	
網膜中心静脈閉塞症	70, 74, 336, 340	流行性角結膜炎	33, 37, 39, 46, 48, 322	歪視	73
網膜中心動脈閉塞症	17, 71	流涙（症）	5, 118, 192, 263	若木骨折	107
網膜電図	17, 55, 223, 249, 258, 282	良性頭位性眩暈症	101, 102	腕-眼循環時間	338
網膜動脈閉塞症	16	緑内障	178, 261		
網膜内出血	213	緑内障性視神経萎縮	86	**数字**	
網膜白濁化	265	緑内障性視神経症	88	5-フルオロウラシル	6
網膜剝離	76, 78, 79, 114, 193, 220, 266, 282, 283, 288, 296, 347	緑内障性乳頭陥凹	86	5-FU	6
		緑内障発作	191	20G 硝子体カッター	65
網膜パッカー	223	緑膿菌	143, 308, 311	27G 針	132
網膜光凝固	74, 77	緑膿菌感染	312		
網膜復位術	347	緑膿菌性角膜炎	40, 308	**ギリシャ文字**	
網膜冷凍凝固	77, 288	淋菌	42, 44, 143, 350		
網膜レーザー光凝固	221	淋菌性角膜炎	143	β 遮断薬	39, 51, 180
網膜裂孔	76, 182, 193, 214	淋菌性結膜炎	9, 40, 44, 309	β-D-グルカン	330

A–E

AAU	316
abusive head trauma in infants and young children	211
AC/CT	332
ACE	85
acquired immunodeficiency syndrome	71
ACTH	5
acute anterior uveitis	316
acute conjunctivitis	325
acute primary angle-closure	10, 12
adaptive optics	234
Adie 瞳孔	57, 191
adrenocorticotropic hormone	5
Agency for Health Care Policy and Research	253
age-related macular degeneration	346
AHCPR	253
AHT	211
AIDS	71
AJO	253
AMD	346
amellar-laceration	164
American Journal of Ophthalmology	253
Amsler チャート	20
angiotensin converting enzyme	85
angle hypopyon	54
angle recession	184
anterior stromal puncture	315
AO	234
APAC	10, 12
AQP	354
aquaporin	354
asteroid body	66
asteroid hyalosis	66
ATP	207, 342
aural nystagmus	98
Axenfeld 症候群	195
axial	26
Bacillus	199
Bacillus cereus	248
bacterial endophthalmitis	327
bamboo spin	56
BB 弾	190
BBG	209, 345
Behçet 病	54–56, 66, 316, 317, 320
Bell 現象	167
benign paroxysmal positional vertigo	102
Berlin's edema	216
Best 病	70
bone density	26
bright flash ERG	250
Brilliant Blue G	209, 345
Bruch 膜	202, 213
Bruns 眼振	99, 101, 102
Bruns-Cushing nystagmus	102

C 反応性蛋白	351
C_3F_8	344
Ca チャネル阻害作用	103
Cajal 間質核	102
Caldwell-Luc	256
Candida albicans	330
Candida glabrata	330
Candida krusei	330
Candida tropicalis	330
capsular tension ring	175
carotid cavernous fistula	90, 91
CCC	64, 172, 175
CCF	90, 91
central retinal artery occlusion	338
central retinal vein occlusion	340
Chandler 症候群	194
chemoreduction 治療	61
cherry-red spot	71, 265, 338
Chiari 奇形	102
child abuse	221
Chlamydia trachomatis	45
choroidal neovascularization	343
choroidal rupture	243
cidofovir	323
classic CNV	346
clinically significant macular edema	74
closed globe injury	164, 280
Clostridium	199
CNS	329
CNV	343
coagulase-negative Staphylococci	329
Coats 病	60, 61, 70
Cochet-Bonnet 角膜知覚計	49
Cogan-Reese 症候群	194
collarettes	49
color sense	223
commotio retinae	184, 216, 240
compromised host	56
coneouter segment tip	241
congenital dacryocystocele	8
congenital retinal microvessel	269
congruous	18
connective tissue septa	106
continuous curvilinear capsulorrhexis	64, 172, 175
contrecoup injury	213, 225
contusion	164, 280
convergence retraction nystagmus	103
COPhy	255
corneal ectasia	161
corneoscleral meshwork	185
coronal	26
Corticosteroid Randomization After Significant Head Injury	253
COST line	234, 241
coup injury	213
CRAO	338
CRASH	253
C-reactive protein	351
Crohn 病	56, 317

CRP	351
CRVO	340
CSME	74
CT	236
CTR	175
CT venogram	84
Cushing 反射	82
cyclodialysis	184
D-マンニトール	51, 257, 335
Dalrymple 徴候	89
dendritic keratitis	47
Descemet 膜	185, 251
Descemet 膜皺襞	49, 317
Desmarres 開瞼鉤	193
diabetic iritis	318
diffuse lamellar keratitis	47
dissociated nystagmus	103
dominant cystoid macular edema	73
double penetrating	280
Duane 症候群	93
Eales 病	66
ECCE	172
eclipse retinopathy, solar retinopathy	231
Ehlers-Danlos 症候群	66, 68, 174
EKC	33, 322
electroretinogram	17, 55, 223, 249, 258, 282
embryonic stem cell	163
end-position nystagmus	98
enhanced depth imaging–OCT	356
epidemic keratoconjunctivitis	33, 322
epithelial crack line	47
ERG	17, 55, 223, 249, 251, 258, 282
ES 細胞	163
Escherichia coli	327
esotropia	94
ET	94
euthyroid Graves' disease	89
extracapsular cataract extraction	172
eyewall	280

F–J

FA	229, 344
Fisher 症候群	21, 23, 57, 59, 94
flash VEP	256
flicker ERG	250
fluid cuff	226, 228
fluorescein angiography	229, 343
free air	23, 291
Frenkel syndrome	175
Frenzel 赤外線眼鏡	99
Fuchs 虹彩異色虹彩毛様体炎	319
fungal endophthalmitis	330
gaze-evoked nystagmus	98, 102
gaze-paretic nystagmus	102
GFP	156
Goldmann-Favre 症候群	66
Gonin	347
Graefe 徴候	89

graft versus host disease	6	kinetic diagnosis	238	open-globe injury	164, 280
gray line	117, 118	*Klebsiella*	327	operculum	241
green fluorescent protein	156	laceration	164, 280	optical coherence tomography	19
GVHD	6	lactate dehydrogenase	62	optically empty vitreous cavity	68
Haemophilus	44	lamella	142	optic atrophy	353
hemosiderosis	249	lamellar laceration	280	optic disc cupping	86
herpes simplex virus	47, 56	LASIK	159	Optic Neuritis Treatment Trial	254, 354
Hess チャート	25, 106	LDH	62
HLA	197	Leber 遺伝性視神経症	82	optokinetic nystagmus	98
HLA-B27	55, 316	leukocoria	60	Optos	348
HLA-B27 関連ぶどう膜炎	316	light projection	194, 223
Horner 筋	129	Lyme 病	66	**P–T**
Horner 症候群	22, 57, 94, 263	Lynch	256
HSV	47, 56	macular sparing	18	P2X7 受容体	209, 343
human leukocyte antigen	197, 316	magnetic resonance imaging	123, 245	PAC	334
I 型アレルギー反応	39	magnetic resonance venography	84	PACG	333
IA	344	maia	203	PACS	334
ICCE	172	MALT リンパ腫	91	painful ophthalmoplegia	30
ICE	52	Marchesani 症候群	63	panretinal photocoagulation	341
IC-PC	27, 58	Marfan 症候群	63, 66, 68, 174	paramedian pontine reticular formation	102
IDU	39	medial longitudinal fasciculus	97
IgG4 関連疾患	13, 90	Meesmann 角膜ジストロフィ	314	pars plana	284
image diagnosis	236	"Megadose" 療法	254	PAS	187
IMS	172	membranotomy	270	PCR	39, 322
incogruous	18	Ménière's disease	102	PDT	75
indocyaninegreen angiography	344	*meningitides*	327	PEA	172
induced pluripotent stem cell	163	methicillin-resistant *Staphylococcus aureus*	43, 143	Pellegrini	162
infusion misdirection syndrome	172	pendular type	98
inner segment/outer segment junction	217	penetrating injury	164, 280
methicillin-resistant *Staphylococcus epidermidis*	42	perfluorocarbon liquid	222
internal carotid artery-posterior communicating artery	27, 58	perforating injury	164, 280
Meyer 係蹄	19	periodic alternating nystagmus	101
International Optic Nerve Trauma Study	254	micro incision vitreous surgery	248	peripheral anterior synechia	187
minor leak	28	persistent fetal vasculature	62
intertrabecular space	186	missing rectus	23, 27, 109	persistent hyperplastic primary vitreous	62
intracapsular cataract extraction	172	MIVS	248
intraocular foreign body injury	164	MLF 症候群	97	PFCL	222
intraocular foreign body	280	MMC 併用線維柱帯切除術	186	PFV	62
intraocular lens	176	Mooren 角膜潰瘍	47, 48, 50	phacodonesis	63
intravenous hyperalimentation	330	MP-1	203	phacoemulsification and aspiration	172
IOL	55, 176	MPS	46	PhNR	258
IONTS	254	MRI	123, 236, 245	photodynamic therapy	75
iPS 細胞	162, 163	MRSA	43, 143	photopic negative response	258
iridocorneal endothelial	52	MRSE	42	photoreceptor 層	234
iridodialysis	184	MRV	84	photoreceptor apoptosis	221
iris bombé	52	mucosa-associated lymphoid tissue lymphoma	91	photorefractive keratectomy	160
Irvine-Gass 症候群	73, 74	PHPV	62
ISGEO	334	Müller 筋	117, 118	pinpoint pupil	57
IS/OS	204, 216–219, 234, 240, 241, 263	Müller 細胞	258	placental growth factor	346
multiple traction sutures	127	PlGF	346
IIVH	330	multi-purpose solution	46	polymerase chain reaction	39, 322
Japanese Industrial Standards	233	Nd：YAG レーザー	233, 270, 335	Posner-Schlossman 症候群	52, 317, 319
jerkey type	98	*Neisseria*	327
JIS	233	*Neisseria gonorrhoeae*	44	posterior vitreous detachment	247
JNO	255	neovascular glaucoma	336	PPRF	102
Journal of Neuro-Ophthalmology	255	neuron specific enolase	61	primary angle-closure	333, 334
juxtacanalicular connective tissue	185	neurotrophic keratopathy	157	PRK	160
NSAIDs	74	proliferative vitreoretinopathy	282
K–O	NSE	61	*Propionibacterium acnes*	329
NVG	336	PRP	341
Kempe	210	OCT	19	*Pseudomonas aeruginosa*	327
		ONTT	254, 354

Pseudomonas	199
Purtscher 遠達外傷性網膜症	266, 267
Purtscher 網膜症	214, 264
Purtscher 様網膜症	264
Purtscher flecken	265
PVD	247
PVR	282
Q 値	55
Quincke の浮腫	33
Raeder 症候群	263
RAPD	94, 253, 338, 353
RD	282
rebound nystagmus	102
Reis-Buckler 角膜ジストロフィ	314
relative afferent pupillary defect	94, 253, 338, 353
retinal detachment	282
retinal nerve fiber layer thickness	259
retinal pigment epithelium	217, 218, 344
retinal whitening	265
retinotomy	222
ri-MLF	102
RNFLT	259
rostral interstitial nucleus of medial longitudinal fasciculus	102
Roth 斑	71, 81, 211
RPE	217, 218, 344
rupture	164, 280
rust ring	138
rust spot	249
saccade	263
sagittal	26
SBS	210
Schlemm 管	52, 185
Schwalbe 環	195
Schwalbe 線	185
Schwartz 症候群	52
SCL	310
SD-OCT	74, 216, 218, 233, 234
see-saw nystagmus	102
Seidel 現象	292
Seidel 試験	182
Seidel test	148
serologic test for syphilis	56, 88
Serratia marcescens	327
SF$_6$	344

Shaffer 分類	333
shaken baby syndrome	210
shaken impact syndrome	210
shearing force	263
shorttau inversion recovery	354
sickle cell hemoglobin C disease	269
siderosis	249
siderosis bulb	249
siderosis of cornea	138
"silent" 侵害受容器	5
silicone oil	223
SLE	56, 85
smooth pursuit	263
SO	223
solar retinitis	231
solar retinopathy	231
spectral-domain OCT	74, 216, 218, 234
SS-OCT	74
Staphylococcus	199
Staphylococcus aureus	327
Staphylococcus epidermidis	248
stem cell	152
Stevens-Johnson 症候群	6, 9, 162
Stickler 症候群	66, 68
STIR	354
Streptococcus	199
Streptococcus pneumoniae	327
STS	56, 88
subepithelial bleb	313
swept source	74
swinging flashlight test	11
sympathetic ophthalmia	196
synchysis scintillans	67
systemic lupus erythematosus	85
TASS	55
Tenon 囊	32
terminal bulb	47, 313, 315
Terson 症候群	66
the battered-child syndrom	210
the whiplash shaken infant syndrome	210
tissue plasminogen activator	344
Tolosa-Hunt 症候群	21, 24, 30
TONO-PEN®	52
toxic anterior segment syndrome	55
t-PA	344

TPHA	56, 88
TPO 抗体	354
trabeculectomy	337, 341
traumatic cervical syndrome	262
traumatic macular hole	241
Treponema pallidum hemagglutination	56, 88
TS-1®	6

U-Z

UBM	229
ultrasound biomicroscope	229
USG	236
uveal meshwork	185
Valsalva 手技	263, 264, 269
Valsalva 網膜症	269
van Herick 法	332
varicella zoster virus	56
vascular endothelial growth factor	74, 209, 235, 336, 341, 345
VEGF	209, 336, 345, 346
VEP	261
vestibular neuronitis	102
visual evoked potential	261
vitreomacular traction syndrome	73
VKH	197
VMTS	73
Vogt-小柳-原田病	197, 316, 347, 356
VZV	56
Wagner 病	66, 68
Waters 法	220
Wegener 肉芽腫(症)	6, 90
Weiss ring	66
Wernicke 脳症	94
Whipple 病	66
white centered hemorrhage	212
wide viewing system	220, 223
World Congress on Controversies in Ophthalmology	255
worm-like movement	58, 191
Z 形成	274
Zinn 小帯	63, 166, 174, 176, 184, 296
Zinn 小帯脆弱	172
Zinn 小帯断裂	172, 178

中山書店の出版物に関する情報は，小社サポートページをご覧ください．
http://www.nakayamashoten.co.jp/bookss/define/support/support.html

---

専門医のための眼科診療クオリファイ　21
眼救急疾患スクランブル

2014年4月7日　初版第1刷発行©〔検印省略〕

シリーズ総編集・・・・・・・・大鹿哲郎
　　　　　　　　　　大橋裕一

編集・・・・・・・・・・・・・・・坂本泰二

発行者・・・・・・・・・・・・・平田　直

発行所・・・・・・・・・・・・・株式会社　中山書店
　　　　　　〒113-8666 東京都文京区白山 1-25-14
　　　　　　TEL 03-3813-1100（代表）　振替 00130-5-196565
　　　　　　http://www.nakayamashoten.co.jp/

本文デザイン・装丁・・・・・・藤岡雅史（プロジェクト・エス）

印刷・製本・・・・・・・・・中央印刷株式会社

ISBN 978-4-521-73918-2
Published by Nakayama Shoten Co., Ltd.　　　　　　　　　　　　Printed in Japan
落丁・乱丁の場合はお取り替えいたします

・本書の複製権・上映権・譲渡権・公衆送信権（送信可能化権を含む）は株式会社中山書店が保有します．

・ JCOPY ＜(社)出版者著作権管理機構 委託出版物＞
本書の無断複写は著作権法上での例外を除き禁じられています．複写される場合は，そのつど事前に，(株)日本著作出版権管理システム（電話 03-3817-5670, FAX 03-3815-8199, e-mail: info@jcls.co.jp）の許諾を得てください．

本書をスキャン・デジタルデータ化するなどの複製を無許諾で行う行為は，著作権法上での限られた例外（「私的使用のための複製」など）を除き著作権法違反となります．なお，大学・病院・企業などにおいて，内部的に業務上使用する目的で上記の行為を行うことは，私的使用には該当せず違法です．また私的使用のためであっても，代行業者等の第三者に依頼して使用する本人以外の者が上記の行為を行うことは違法です．

■東京都眼科医会監修■
インフォームドコンセント支援システム

iCeye
アイシーアイ

白内障・緑内障・加齢黄斑変性

標準価格￥76,000（税別）
WindowsXP/Vista/7対応

「何度も同じ説明をするのが大変」
「いくら説明してもわかってもらえない」

☞ 病気説明の負担を軽減する3つのツール

病気解説ツール
患者様の待ち時間を利用して
病気を知っていただく解説動画

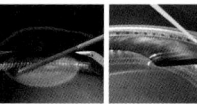

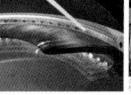

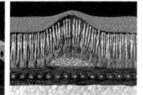

超音波乳化吸引術　レーザー線維柱帯形成術　滲出型加齢黄斑変性

眼球描画ツール
患部説明の書き込みが可能な
3次元CG眼球模型

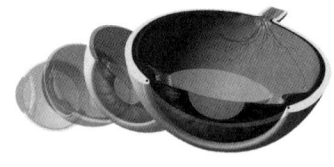

CG描画ツール
書き込み可能なCG動画で
資料作成の時間短縮

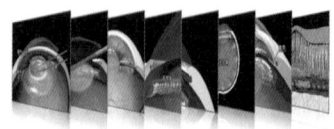

ご注文
お問合せ
Mimir Sun-Bow
有限会社ミミル山房

TEL 042-577-3299
（平日10:00～20:00）

FAX　042-577-3705
E-mail　iceye@mimir.ne.jp
Web　http://iceye.mimir.ne.jp

〒186-0004
東京都国立市中1-9-4国立ビル506

iCeyeはミミル山房の登録商標です。

詳細はWebで　http://iceye.mimir.ne.jp

デモ版無料貸出　※製品の全内容をご確認の上ご購入いただけます

起きてからでは間に合わない！"万一"のための戦略集！

白内障
術中トラブルと
リカバリーの基本

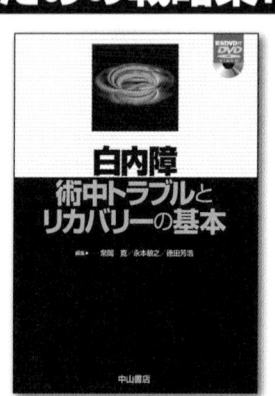

動画DVD付

ISBN978-4-521-73120-9

編集●常岡　寛（東京慈恵会医科大学眼科学講座）
　　　永本敏之（杏林大学医学部眼科学）
　　　徳田芳浩（井上眼科病院）

B5判／並製／200頁／DVD（約130分）
定価（本体12,000円＋税）

CONTENTS
- 疼痛制御でのトラブル
- 切開時のトラブル
- CCC作製時のトラブル
- チン小帯脆弱例でのトラブル
- hydrodissection時のトラブル
- 核処理時のトラブル
- 後嚢のトラブル
- 核落下のトラブル
- IOLのトラブル
- IOL縫着時のトラブル

中山書店　〒113-8666 東京都文京区白山1-25-14　TEL 03-3813-1100　FAX 03-3816-1015
http://www.nakayamashoten.co.jp/

動画でベテランから眼科小手術を学ぶ!

動画でナットク!
眼科小手術の基本テクニック

編集●大木孝太郎(大木眼科)

B5判／並製／152頁
DVD(約110分)
定価(本体8,400円+税)
ISBN4-521-69201-X

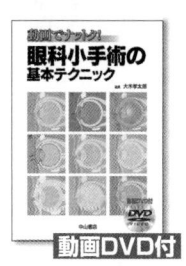

動画DVD付

外来(日帰り)でできる手術(眼瞼内反症,霰粒腫,睫毛乱生,緑内障濾過胞再建など)やレーザーによる処置(網膜裂孔,緑内障など)の基本テクニックを,豊富なイラストや写真,DVDビデオでビジュアルに解説.ベテランの手技をわかりやすく紹介し,若手医師の技術の向上をアシスト.

臨床眼科医 必須の検査・診断スキル

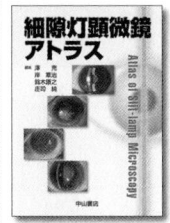

細隙灯顕微鏡アトラス

"「見えない所見」を見る力"を養う!
臨床で必須の症例を厳選.簡潔で要点をついた疾患解説.

編集●澤 充(日本大学) 岸 章治(群馬大学) 鈴木康之(帝京大学) 庄司 純(日本大学)

B5変型判／並製／224頁／定価(本体12,000円+税)　　　ISBN978-4-521-73015-8

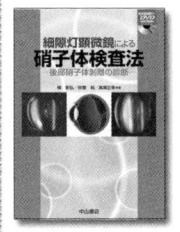

細隙灯顕微鏡による硝子体検査法
後部硝子体剥離の診断

コツを掴めば必ず見える!
ポイントは動的観察.80分のDVDビデオと豊富な症例で自分のものに.

編集●梯 彰弘(自治医科大学附属さいたま医療センター) 秋葉 純(環状通り眼科) 髙橋正孝(髙橋眼科医院)

B5変型判／並製／120頁／DVD(約80分)／定価(本体12,000円+税)　　　ISBN978-4-521-73067-7

創意にみちたクリニカルガイド!

眼科診療のコツと落とし穴

編集●樋田哲夫(杏林大学前教授) 江口秀一郎(江口眼科医院院長)

眼科臨床の最前線で活躍する医師らが,めざましく進歩する診療技術を日常臨床のなかでいかに取り入れ,どのように工夫しているか,そのコツと落とし穴を開示.

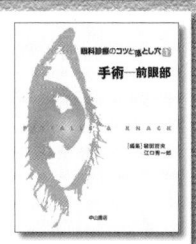

AB判／並製／平均240頁

① **手術―前眼部**
定価(本体10,000円+税)　ISBN978-4-521-73053-0

② **手術―後眼部・眼窩・付属器**
定価(本体10,000円+税)　ISBN978-4-521-73068-4

③ **検査・診断**
定価(本体11,000円+税)　ISBN978-4-521-73069-1

④ **薬物療法**
定価(本体9,000円+税)　ISBN978-4-521-73062-2

中山書店 〒113-8666 東京都文京区白山1-25-14　TEL 03-3813-1100　FAX 03-3816-1015
http://www.nakayamashoten.co.jp/

著者40年の歩みのまさに『集大成』！
白内障手術が完璧にマスターできる！

[動画＋本文PDF] DVD付

連続写真と動画で学ぶ
白内障手術パーフェクトマスター
基本から難症例への対処法まで

入局以来40年を白内障手術とともに歩んできた著者が，12年間1万5千件の手術に基づき，白内障手術の基本から難症例への対処法までを，多数の連続写真と動画によって詳細に解説．

特徴
- 写真中に手技のポイントが直接記載されており，非常にわかりやすい．
- 患者さんへの手術説明やインフォームド・コンセントにも役立つ内容．
- DVDには本文全頁のPDFファイルと計4時間40分に及ぶ動画188本を収載．

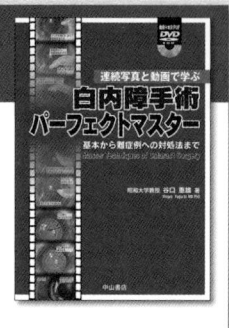

著●谷口重雄（昭和大学教授）

B5版／上製／4色刷／344頁
定価（本体23,000円＋税）
ISBN978-4-521-73910-6

専門医認定をめざす，専門医の資格を更新する眼科医必携！
変化の速い眼科領域の知見をプラクティカルに解説

専門医のための 眼科診療クオリファイ

2014年3月 第Ⅲ期（21〜30巻）刊行開始！

シリーズ総編集●大鹿哲郎（筑波大学）　大橋裕一（愛媛大学）
● B5判／4色刷／各巻約250頁

●各巻の構成と編集

巻	タイトル	編集	価格
21	眼救急疾患スクランブル	坂本泰二（鹿児島大学）	定価（本体14,500円＋税）
22	弱視・斜視の診療	不二門 尚（大阪大学）	本体予価13,500円
23	眼科診療と関連法規	村田敏規（信州大学）	本体予価13,500円
24	前眼部の画像診断	前田直之（大阪大学）	本体予価13,500円
25	角膜混濁のすべて	井上幸次（鳥取大学）	本体予価13,500円
26	ロービジョンケアの実際	山本修一（千葉大学）	本体予価13,500円
27	視野検査とその評価	松本長太（近畿大学）	本体予価13,500円
28	近視の病態とマネジメント	大野京子（東京医科歯科大学）	本体予価13,500円
29	眼形成手術	嘉鳥信忠（聖隷浜松病院）渡辺彰英（京都府立医科大学）	本体予価13,500円
30	眼の発生と解剖	大鹿哲郎（筑波大学）	本体予価13,500円

※配本順，タイトルは諸事情により変更する場合がございます．

パンフレットございます！

おトクで確実です!! 第Ⅲ期 購読申込受付中!!

第Ⅲ期（全10冊）本体予価合計
~~136,000円＋税~~
→ セット価格
120,000円＋税
16,000円off!!

※送料サービス
※お支払は前金制
※お申し込みはお出入りの書店または直接中山書店までお願いします

中山書店　〒113-8666　東京都文京区白山1-25-14　TEL 03-3813-1100　FAX 03-3816-1015
http://www.nakayamashoten.co.jp/